FACULDADE DE CIÊNCIAS MÉDICAS DA SANTA CASA DE SÃO PAULO

PROTOCOLOS DE EMERGÊNCIA EM GINECOLOGIA E OBSTETRÍCIA

Faculdade de Ciências Médicas da
Santa Casa
de São Paulo

PROTOCOLOS DE EMERGÊNCIA EM GINECOLOGIA E OBSTETRÍCIA

EDITORAS
Adriana Bittencourt Campaner
Lilian de Paiva Rodrigues Hsu

manole
editora

2ª EDIÇÃO

Produção editorial: Rosana Arruda da Silva
Projeto gráfico: Departamento de arte da Editora Manole
Editoração eletrônica e ilustrações: Estúdio Castellani
Capa: Ricardo Yoshiaki Nitta Rodrigues
Imagem da capa: www.freepik.com

CIP-BRASIL. CATALOGAÇÃO NA PUBLICAÇÃO
SINDICATO NACIONAL DOS EDITORES DE LIVROS, RJ

P962
2. ed.

Protocolos de emergência em ginecologia e obstetrícia / editor Adriana Bittencourt Campaner, Lilian de Paiva Rodrigues Hsu. - 2. ed. - Barueri [SP] : Manole, 2025.
640 p.

ISBN 9788520468487

1. Emergências obstétricas. 2. Emergências ginecológicas. I. Campaner, Adriana Bittencourt. II. Hsu, Lilian de Paiva Rodrigues.

25-98092.0 CDD: 618.0425
CDU: 618:616-083.98

Editora Manole Ltda.

Alameda Rio Negro, 967, cj. 717
06454-000 – Barueri – SP – Brasil
Tel.: (11) 4196-6000
www.manole.com.br
https://atendimento.manole.com.br

Impresso no Brasil
Printed in Brazil

Dedicatória

Minha gratidão eterna ao meu marido, Paulo Affonso, porto seguro que me impulsiona e celebra cada conquista, tornando esta jornada mais leve e significativa.

Aos dedicados residentes e médicos do nosso Departamento, minha profunda admiração pela troca constante de conhecimentos, pelo apoio nos desafios e pela construção de um ambiente de cuidado excepcional.

Às pacientes, minhas maiores mestras, cujas histórias de luta e esperança ecoam em cada linha deste trabalho, motivando-me a buscar sempre o melhor em prol da sua saúde e do seu bem-estar.

Adriana Bittencourt Campaner

Dedico este livro com todo o meu amor, aos meus pais, que me deram os primeiros exemplos de compromisso, responsabilidade e generosidade. Tudo o que construí teve como base os valores que recebi deles. Cada lição, cada gesto de paciência e rigor, cada palavra de incentivo, tudo isso permanece vivo na forma como ensino e exerço minha profissão.

Aos meus filhos, Camila e Vinicius, meu amor maior, minha fortaleza silenciosa e meu norte em todos os momentos. Obrigada por compreenderem minhas ausências e vibrarem com cada conquista. Tudo o que faço carrega um pouco de vocês.

Aos alunos e residentes da Santa Casa de Misericórdia de São Paulo, que representam a continuidade do saber, da ética e da responsabilidade na arte de cuidar. Que este livro sirva como ferramenta de apoio, clareza e segurança diante dos desafios que a ginecologia e a obstetrícia impõem diariamente. É nosso dever formar não apenas técnicos, mas médicos humanos e comprometidos com a vida.

E, sobretudo, às mulheres que atravessam nossos corredores e nossas histórias. São vocês, com suas dores, coragem e esperanças, que nos ensinam diariamente sobre força, entrega e renascimento. Vocês são a razão maior deste trabalho, a essência do que nos move. Que nunca nos falte sensibilidade para enxergar além dos sintomas e humanidade para cuidar com a alma.

Lilian de Paiva Rodrigues Hsu

Agradecimentos

Agradecemos, em especial, à Santa Casa de Misericórdia de São Paulo pela confiança depositada em nosso trabalho e pela liberdade que nos foi concedida para liderar, com responsabilidade e paixão, este projeto.

Expressamos nossa gratidão também à Faculdade de Ciências Médicas da Santa Casa de São Paulo, que nos proporcionou o suporte acadêmico necessário para o desenvolvimento deste livro, reforçando nosso compromisso com a excelência na formação e atendimento em obstetrícia e ginecologia.

A todos os colaboradores que tornaram esta obra possível – colegas, residentes, equipe administrativa, técnica e editorial – nosso sincero obrigado. Cada contribuição foi essencial para que este livro nascesse com a qualidade e o compromisso que ele carrega.

Este trabalho é, acima de tudo, coletivo. E nasce do desejo profundo de servir às mulheres com excelência, ciência e humanidade.

"E cuidarei deles com um coração puro e os conduzirei com mãos sábias." – Ezequiel 34:16

Adriana Bittencourt Campaner
Lilian de Paiva Rodrigues Hsu

Editoras

Adriana Bittencourt Campaner
Chefe do Setor de Patologia do Trato Genital Inferior e Colposcopia do Departamento de Obstetrícia e Ginecologia da Irmandade da Santa Casa de Misericórdia de São Paulo. Presidente da Comissão Nacional Especializada em Patologia do Trato Genital Inferior da Federação Brasileira das Associações de Ginecologia e Obstetrícia (FEBRASGO). Professora adjunta da Faculdade de Ciências Médicas da Santa Casa de Misericórdia de São Paulo.

Lilian de Paiva Rodrigues Hsu
Diretora do Departamento de Obstetrícia e Ginecologia da Irmandade da Santa Casa de Misericórdia de São Paulo. Professora adjunta da Faculdade de Ciências Médicas da Santa Casa de São Paulo. Presidente da Comissão Nacional Especializada em Assistência Pré-Natal da Federação Brasileira das Associações de Ginecologia e Obstetrícia (FEBRASGO).

Autores

Adriana Bittencourt Campaner
Chefe do Setor de Patologia do Trato Genital Inferior e Colposcopia do Departamento de Obstetrícia e Ginecologia da Irmandade da Santa Casa de Misericórdia de São Paulo. Presidente da Comissão Nacional Especializada em Patologia do Trato Genital Inferior da Federação Brasileira das Associações de Ginecologia e Obstetrícia (FEBRASGO). Professora adjunta da Faculdade de Ciências Médicas da Santa Casa de Misericórdia de São Paulo.

Adrienne Pratti Lucarelli
Professora doutora adjunta da Faculdade de Ciências Médicas da Santa Casa de São Paulo. Professora doutora titular de Medicina da Universidade São Camilo. Médica mastologista da Rede D'or Morumbi.

Aline Estefanes Eras Yonamine
Chefe do Setor de Ginecologia Geral do Departamento de Obstetrícia e Ginecologia da Irmandade da Santa Casa de Misericórdia de São Paulo. Especialista em Ginecologia e Obstetrícia pela da Federação Brasileira das Associações de

Ginecologia e Obstetrícia (FEBRASGO). Habilitação em Endoscopia Ginecológica pela FEBRASGO. Mestre em Pesquisa em Cirurgia pela Faculdade de Ciências Médicas da Santa Casa de São Paulo.

Ana Carolina Alves Rosário Sica
Médica assistente do Setor de Patologia do Trato Genital Inferior e Colposcopia do Departamento de Obstetrícia de Ginecologia da Irmandade da Santa Casa de Misericórdia de São Paulo. Mestrado em Ciências da Saúde pela Faculdade de Ciências Médicas da Santa Casa de São Paulo. Especialista em Oncologia Pélvica e em Patologia do Trato Genital Inferior e Colposcopia pela Irmandade da Santa Casa de Misericórdia de São Paulo.

Ana Cristina Marcos Lopes
Especialista em Ginecologia e Obstetrícia pela Federação Brasileira das Associações de Ginecologia e Obstetrícia (FEBRASGO). Mestre e doutora pela Faculdade de Ciências Médicas da Santa Casa de São Paulo. Médica assistente do Setor de Patologia do Trato Genital Inferior e Colposcopia do Departamento de Obstetrícia e Ginecologia da Irmandade da Santa Casa de Misericórdia de São Paulo.

Ana Freitas Ribeiro
Médica sanitarista do Serviço de Epidemiologia do Instituto de Infectologia Emílio Ribas. Professora da Universidade Municipal de São Caetano do Sul.

Anna Luiza Lobão Gonçalves
Mestre em Pesquisa em Cirurgia pela Faculdade de Ciências Médicas da Santa Casa de São Paulo. Professora instrutora da

Faculdade de Ciências Médicas da Santa Casa de São Paulo. Médica do Setor de Endoscopia Ginecológica e Endometriose do Departamento de Obstetrícia e Ginecologia da Irmandade da Santa Casa de Misericórdia de São Paulo. Membro da Comissão de Comunicação da Sociedade Brasileira de Endometriose.

Aya Carolina Kishi Diniz
Médica graduada pela Faculdade de Medicina do ABC. Residência em Ginecologia e Obstetrícia no Sistema Único de Saúde (SUS) de São Paulo. Aperfeiçoamento em Medicina Fetal pelo Departamento de Obstetrícia e Ginecologia da Irmandade da Santa Casa de Misericórdia de São Paulo.

Bruno Menegatti
Especializando em Uroginecologia no Setor de Uroginecologia e Cirurgia Vaginal do Departamento de Obstetrícia e Ginecologia da Irmandade da Santa Casa de Misericórdia de São Paulo.

Carolina Leite Drummond
Professora e mestre em Medicina pela Faculdade de Ciências Médicas da Santa Casa de São Paulo. Médica assistente do Setor de Medicina Fetal do Departamento de Obstetrícia e Ginecologia da Irmandade da Santa Casa de Misericórdia de São Paulo. Especialista em Medicina Fetal pela Federação Brasileira das Associações de Ginecologia e Obstetrícia (FEBRASGO). Diploma em Medicina Fetal pela Fundação de Medicina Fetal (Londres, Inglaterra). *Fellowship* pela Universidade de Paris V (França). Membro da Comissão Nacional Especializada em Medicina Fetal da FEBRASGO.

Catharina Januário Cardoso
Médica assistente do Setor de Uroginecologia e Cirurgia Vaginal do Departamento de Obstetrícia e Ginecologia da Irmandade da Santa Casa de Misericórdia de São Paulo.

Cesar de Almeida Neto
Professor do Programa de Pós-graduação em Ciência Médicas da Faculdade de Medicina da Universidade de São Paulo (FMUSP). Coordenador do Departamento de Aféreses da Fundação Pró-Sangue – Hemocentro de São Paulo. Médico hematologista e hemoterapeuta do Grupo Pulsa – São Paulo.

Christiane Sangalan Sasaoka
Especialista em Ginecologia e Obstetrícia pela Irmandade da Santa Casa de Misericórdia de São Paulo. Especialista em Patologia do Trato Genital Inferior e Colposcopia pela Associação Brasileira de Patologia do Trato Genital Inferior e Colposcopia (ABPTGIC). Médica assistente do Ambulatório de Patologia do Trato Genital Inferior e Colposcopia da Irmandade da Santa Casa de Misericórdia de São Paulo.

Cristiane Cruz Nervo
Especialista em Oncoginecologia pela Universidade Federal de Ciências da Saúde de Porto Alegre. Especialista em Patologia do Trato Genital Inferior e Colposcopia pela Associação Brasileira de Patologia do Trato Genital Inferior e Colposcopia (ABPTGIC). Médica assistente do Ambulatório de Patologia do Trato Genital Inferior e Colposcopia da Irmandade da Santa Casa de Misericórdia de São Paulo. Coordenadora do Setor de Colposcopia do Laboratório Hermes Pardini – São Paulo. Apoio pedagógico da Pós-Graduação de Patologia do Trato

Genital Inferior e Colposcopia da Faculdade Sírio-Libanês. Especialista em Gestão de Saúde pela Fundação Getulio Vargas (FGV).

Cristiano Eduardo Busso
Especialista em Reprodução Humana pela Federação Brasileira das Associações de Ginecologia e Obstetrícia (FEBRASGO). Doutor em Medicina pela Universidade de Valência (Espanha). Membro do corpo clínico da FIV São Paulo.

Eliane Portela Nogueira Lima
Médica pela Faculdade de Ciências Médicas da Santa Casa de São Paulo. Especialista em Ginecologia e Obstetrícia e em Ginecologia Cirúrgica pela Irmandade da Santa Casa de Misericórdia de São Paulo. *Fellow* em Reprodução Humana no Hospital das Clínicas da Faculdade de Medicina da Universidade de São Paulo (HCFMUSP).

Fábio Bagnoli
Professor Doutor Instrutor da Faculdade de Ciências Médicas da Santa Casa de São Paulo. Médico assistente do Setor de Mastologia do Departamento de Obstetrícia e Ginecologia da Irmandade da Santa Casa de Misericórdia de São Paulo. Vice-presidente da Sociedade Brasileira de Mastologia, Regional São Paulo. Responsável pelo Departamento de Cirurgia da Sociedade Brasileira de Mastologia. Mastologista titular do Centro Oncológico Hospital Israelita Albert Einstein. Responsável pela Equipe de Mastologia do Hospital Paulistano – São Paulo. Membro titular do Centro Paulista de Mastologia e Oncoplastia (CPMO).

Fernando Moreira de Andrade

Médico do Setor de Medicina Fetal do Departamento de Obstetrícia e Ginecologia da Irmandade da Santa Casa de Misericórdia de São Paulo. Médico assistente e Coordenador da Pós-Graduação em Medicina Fetal do Hospital Israelita Albert Einstein. Médico no Centro Hospitalar do Sistema Penitenciário. Responsável técnico do Centro Assistencial Cruz de Malta. Mestre pela Universidade Federal de São Paulo (Unifesp). Doutor pela Faculdade de Saúde Pública da Universidade de São Paulo (USP).

Flavia Salomão D'Avila Curi

Mestra e doutora pela Faculdade de Ciências Médicas da Santa Casa de São Paulo. Médica assistente do Setor de Patologia do Trato Genital Inferior e Colposcopia do Departamento de Obstetrícia e Ginecologia da Irmandade da Santa Casa de Misericórdia de São Paulo. Professora de Medicina da Universidade Nove de Julho (Uninove). Pós-graduada *lato sensu* em Sexualidade pela Faculdade de Medicina da Universidade de São Paulo (FMUSP).

Giselle Tedesco

Médica assistente do Setor de Medicina Fetal do Departamento de Obstetrícia e Ginecologia da Irmandade da Santa Casa de Misericórdia de São Paulo. Professora da Faculdade de Ciências Médicas da Santa Casa de São Paulo.

Gustavo Leme Fernandes

Chefe do Setor de Oncologia Pélvica do Departamento de Obstetrícia e Ginecologia da Irmandade da Santa Casa de Misericórdia de São Paulo. Professor da Faculdade de Ciências Médicas da Santa Casa de São Paulo. Doutor pela Faculdade de Ciências Médicas da Santa Casa de São Paulo.

Helizabet Salomão Abdalla Ayroza Ribeiro
Professora livre-docente da Faculdade de Ciências Médicas da Santa Casa de São Paulo. Chefe do Setor de Endoscopia Ginecológica e Endometriose do Departamento de Obstetrícia e Ginecologia da Irmandade da Santa Casa de Misericórdia de São Paulo. Presidente da Sociedade Brasileira de Endometriose (SBE). Diretora representando a América Latina na Sociedade Americana de Laparoscopia (AAGL).

Ingrid Schwach Werneck Britto
Professora assistente da Faculdade de Ciências Médicas da Santa Casa de São Paulo. Médica assistente do Setor de Medicina Fetal do Departamento de Obstetrícia e Ginecologia da Irmandade da Santa Casa de Misericórdia de São Paulo. Pós-doutorado no Texas Children's Hospital (Houston, EUA).

Iramaia Cardoso Vazquez
Especialista em Ginecologia e Obstetrícia pela Federação Brasileira das Associações de Ginecologia e Obstetrícia (FEBRASGO). Especialista em Patologia do Trato Genital Inferior e Colposcopia pela Associação Brasileira de Patologia do Trato Genital Inferior e Colposcopia (ABPTGIC). Médica assistente do Ambulatório de Patologia do Trato Genital Inferior e Colposcopia do Departamento de Obstetrícia e Ginecologia da Irmandade da Santa Casa de Misericórdia de São Paulo.

Izabella Wisniewska de Moura
Médica pela Faculdade Evangélica do Paraná. Especialista em Ginecologia e Obstetrícia, em Cirurgia Ginecológica e em Cirurgia Minimamente Invasiva pela Irmandade da Santa Casa de Misericórdia de São Paulo.

Jacqueline Arantes Giannini Perlingeiro
Médica assistente da Cirurgia da Unidade de Emergência da Irmandade da Santa Casa de Misericórdia de São Paulo. Professora assistente do Departamento de Cirurgia da Faculdade de Ciências Médicas da Santa Casa de São Paulo (FCMSCSP).

José Cesar Assef
Coordenador médico da Cirurgia da Unidade de Emergência da Irmandade da Santa Casa de Misericórdia de São Paulo. Professor adjunto do Departamento de Cirurgia da Faculdade de Ciências Médicas da Santa Casa de São Paulo (FCMSCSP).

José Delicato Filho
Médico assistente do Departamento de Obstetrícia e Ginecologia da Irmandade da Santa Casa de Misericórdia de São Paulo. Coordenador médico da Maternidade Amparo Maternal de São Paulo.

José Francisco Rinaldi
Professor doutor assistente da Faculdade de Ciências Médicas da Santa Casa de São Paulo (FCMSCSP). Médico assistente do Setor de Mastologia do Departamento de Obstetrícia e Ginecologia da Irmandade da Santa Casa de Misericórdia de São Paulo. Responsável pela Químio-mama da Irmandade da

Santa Casa de Misericórdia de São Paulo. Membro titular do Centro Paulista de Mastologia e Oncoplastia (CPMO).

Julia Marinaro Colon
Médica graduada pela Faculdade de Medicina de Jundiaí. Médica assistente do Departamento de Obstetrícia e Ginecologia da Irmandade da Santa Casa de Misericórdia de São Paulo. Aperfeiçoamento em Medicina Fetal no Departamento de Obstetrícia e Ginecologia da Irmandade da Santa Casa de Misericórdia de São Paulo.

Karina Barros Calife
Professora assistente da Faculdade de Ciências Médicas da Santa Casa de São Paulo. Coordenadora médica do Projeto EDUCA DTN-VE do Programa de Apoio ao Desenvolvimento Institucional do Sistema Único de Saúde (Proadi-SUS) na Beneficência Portuguesa de São Paulo. Pesquisadora de Pesquisa Política, Gestão e Saúde na Faculdade de Saúde Pública da Universidade de São Paulo (USP).

Kelvin Key Kamiya
Médico graduado pela Faculdade de Ciências Médicas da Santa Casa de São Paulo (FCMSCSP). Especialista em Fisiatria pela Irmandade da Santa Casa de Misericórdia de São Paulo. Membro titular da Associação Brasileira de Medicina Física e Reabilitação (ABMFR). Pós-graduação *lato sensu* em Terapias por Ondas de Choque Radial e Focal pelo Instituto de Ortopedia e Traumatologia do Hospital das Clínicas da Faculdade de Medicina da Universidade de São Paulo (HCFMUSP). Médico responsável pelo Ambulatório de Osteoartrite e Reabilitação Geral do Serviço de Reabilitação da Irmandade da Santa Casa

de Misericórdia de São Paulo. Primeiro Tesoureiro da Sociedade Paulista de Medicina Física e Reabilitação.

Leonardo Normanha Benedetti
Médico graduado pela Faculdade de Medicina da Universidade Federal de Goiás. Especialista em Ginecologia e Obstetrícia pela Federação Brasileira das Associações de Ginecologia e Obstetrícia (FEBRASGO). Especialista em Genitoscopia pela Associação Brasileira de Patologia do Trato Genital Inferior e Colposcopia (ABPTGIC). Mestrando na Faculdade de Ciências Médicas da Santa Casa de São Paulo.

Lilian de Paiva Rodrigues Hsu
Diretora do Departamento de Obstetrícia e Ginecologia da Irmandade da Santa Casa de Misericórdia de São Paulo. Professora adjunta da Faculdade de Ciências Médicas da Santa Casa de São Paulo. Presidente da Comissão Nacional Especializada em Assistência Pré-Natal da Federação Brasileira das Associações de Ginecologia e Obstetrícia (FEBRASGO).

Lucia Mitsuko Yamano
Mestre e doutora pela Faculdade de Ciências Médicas da Santa Casa de São Paulo (FCMSCSP). Professora instrutora da FCMSCSP. Chefe do Centro Obstétrico do Departamento de Obstetrícia e Ginecologia da Irmandade da Santa Casa de Misericórdia de São Paulo.

Márcia Cristina Prado Felician
Médica graduada pela Faculdade de Ciências Médicas de Santos. Membro das Sociedades Brasileira e Americana de *Laser* em Medicina e Cirurgia. Mestre em Biotecnologia

e Inovação em Saúde pela Universidade Anhanguera de São Paulo. Doutoranda em Ciências Médicas na Faculdade de Ciências Médicas da Santa Casa de São Paulo.

Maria Marta Martins
Professora doutora adjunta da Faculdade de Ciências Médicas da Santa Casa de São Paulo. Professora titular de Medicina da Universidade São Camilo. Médica assistente do Setor de Mastologia do Departamento de Obstetrícia e Ginecologia da Irmandade da Santa Casa de Misericórdia de São Paulo.

Mariana Lial Matuoka Fernandes
Médica assistente do Setor de Oncologia Pélvica do Departamento de Obstetrícia e Ginecologia da Irmandade da Santa Casa de Misericórdia de São Paulo. Mestre pela Faculdade de Ciências Médicas de Santa Casa de São Paulo.

Marina Fernandes Pedro
Médica graduada pela Universidade Federal do Estado do Rio de Janeiro (Unirio). Especialista em Ginecologia e Obstetrícia pela Irmandade da Santa Casa de Misericórdia de São Paulo. Aperfeiçoamento em Medicina Fetal e Pré-natal de Alto Risco pelo Departamento de Obstetrícia e Ginecologia da Irmandade da Santa Casa de Misericórdia de São Paulo.

Marta Campagnoni Andrade
Médica sanitarista da Unidade de Vigilância Epidemiológica da Coordenadoria de Saúde Oeste da Secretaria Municipal de São Paulo. Professora colaboradora do Programa de Pós-graduação em Saúde Coletiva da Faculdade de Ciências Médicas da Santa Casa de São Paulo.

Mônica Lopez Vazquez
Professora assistente doutora da Faculdade de Ciências Médicas da Santa Casa de São Paulo. Médica assistente do Setor de Gravidez de Alto Risco do Departamento de Obstetrícia e Ginecologia da Irmandade da Santa Casa de Misericórdia de São Paulo. Coordenadora da disciplina Propedêutica Ginecológica e Obstétrica da Faculdade de Ciências Médicas da Santa Casa de São Paulo. Advogada e sócia-diretora do escritório Barsanti, Vazquez Advogados.

Nathalia Oliveira Lemos
Especialista em Oncoplastia e Reconstrução Mamária pela Irmandade da Santa Casa de Misericórdia de São Paulo. Especialista em Mastologia pela Sociedade Brasileira de Mastologia. Mastologista do Hospital Paulistano e do Instituto Prevent Sênior. Membro do Núcleo Jovem da Sociedade Brasileira de Mastologia, Regional São Paulo.

Newton Eduardo Busso
Mestre e doutor pela Faculdade de Ciências Médicas da Santa Casa de São Paulo. Professor voluntário e Coordenador do Curso de Pós-graduação *lato sensu* em Reprodução Assistida da Faculdade de Ciências Médicas da Santa Casa de São Paulo. Diretor técnico da FIV São Paulo.

Paula Smith Coelho
Especialista em Medicina Fetal e Gestação de Alto Risco pela Irmandade da Santa Casa de Misericórdia de São Paulo. Médica assistente do Departamento de Obstetrícia e Ginecologia da Irmandade da Santa Casa de Misericórdia de São Paulo. Preceptora da Faculdade de Ciências Médicas da Santa Casa

de São Paulo. Instrutora do Suporte de Vida Avançado em Obstetrícia – ALSO Brasil.

Paulo Augusto Ayroza Galvão Ribeiro
Professor adjunto da Faculdade de Ciências Médicas da Santa Casa de São Paulo. Coordenador de Ensino do Instituto Santa Casa de Inovação, Ensino e Pesquisa. Chefe da Clínica da Cirurgia Ginecológica do Departamento de Obstetrícia e Ginecologia da Irmandade da Santa Casa de Misericórdia de São Paulo. Membro da Comissão Nacional Especializada em Endoscopia Ginecológica da Federação Brasileira das Associações de Ginecologia e Obstetrícia (FEBRASGO). Diretor científico da Sociedade Brasileira de Endometriose e Ginecologia Minimamente Invasiva.

Romulo Negrini
Professor da Faculdade de Ciências Médicas da Santa Casa de São Paulo. Médico assistente do Departamento de Obstetrícia e Ginecologia da Irmandade da Santa Casa de Misericórdia de São Paulo. Coordenador médico de Obstetrícia do Hospital Israelita Albert Einstein. Vice-presidente da Comissão Nacional Especializada em Assistência ao Parto da Federação Brasileira das Associações de Ginecologia e Obstetrícia (FEBRASGO).

Sandra Rejane Silva Herbst
Professora da Faculdade de Ciências Médicas da Santa Casa de São Paulo. Mestre em Obstetrícia pela Universidade Federal de São Paulo (Unifesp). Especialista em Ginecologia e Obstetrícia e em Medicina Fetal pela Federação Brasileira das Associações de Ginecologia e Obstetrícia (FEBRASGO). Médica assistente do Setor de Medicina Fetal do Departamento

de Obstetrícia e Ginecologia da Irmandade da Santa Casa de Misericórdia de São Paulo. *Fellow* em Maternal Fetal Medicine pela Vanderbilt University (Tennessee, EUA).

Sílvia da Silva Carramão
Professora doutora da Faculdade de Ciências Médicas da Santa Casa de São Paulo (FCMSCSP). Chefe do Setor de Uroginecologia e Cirurgia Vaginal do Departamento de Obstetrícia e Ginecologia da Irmandade da Santa Casa de Misericórdia de São Paulo. Doutora em Tocoginecologia pela Faculdade de Ciências Médicas da Santa Casa de São Paulo. Diretora financeira da Associação Brasileira de Uroginecologia (Uroginap).

Sílvia Regina Piza Ferreira Jorge
Professora assistente doutora da Faculdade de Ciências Médicas da Santa Casa de São Paulo. Coordenadora do Projeto de Extensão Integrador da Faculdade de Ciências Médicas da Santa Casa de São Paulo. Médica assistente do Setor de Gravidez de Alto Risco do Departamento de Obstetrícia e Ginecologia da Irmandade da Santa Casa de Misericórdia de São Paulo. Presidente da Comissão Nacional Especializada em Aleitamento Materno da Federação Brasileira das Associações de Ginecologia e Obstetrícia (FEBRASGO). Membro da Comissão Nacional Especialista do Título de Especialista em Ginecologia e Obstetrícia (TEGO) da FEBRASGO.

Sônia Maria Rolim Rosa Lima
Professora titular da Faculdade de Ciências Médicas da Santa Casa de São Paulo. Membro titular da Academia Paulista de Medicina. Mestre em Medicina, área de concentração

Tocoginecologia, pela Faculdade de Ciências Médicas da Santa Casa de São Paulo. Doutora em Medicina, área de concentração em Cardiologia, pela Universidade de São Paulo. Docente do Curso de Pós-Graduação em Pesquisa em Ciências da Saúde e em Pesquisa em Cirurgia da Faculdade de Ciências Médicas da Santa Casa de São Paulo. Irmã remida da Irmandade da Santa Casa de Misericórdia de São Paulo.

Soraia de Carvalho
Mestre em Ciências da Saúde pela Faculdade de Ciências Médicas da Santa Casa de São Paulo. Médica Assistente do Serviço de Emergência do Departamento de Obstetrícia e Ginecologia da Irmandade da Santa Casa de Misericórdia de São Paulo.

Soraya Gomes de Amorim Andrade
Médica graduada pela Faculdade de Ciências Médicas da Santa Casa de São Paulo. Médica ultrassonografista do Grupo Fleury. Médica especialista em Ultrassonografia pelo Colégio Brasileiro de Radiologia. Médica assistente em Ginecologia e Obstetrícia do Centro Hospitalar do Sistema Penitenciário. Mestre pela Universidade Federal de São Paulo (Unifesp). Doutora pela Faculdade de Saúde Pública da Universidade de São Paulo (USP).

Sostenes Postigo
Doutor em Medicina pela Faculdade de Ciências Médicas da Santa Casa de São Paulo. Chefe do Setor de Ginecologia Endócrina e Climatério do Departamento de Obstetrícia e Ginecologia da Irmandade da Santa Casa de Misericórdia de São Paulo.

Tania Di Giacomo do Lago
Consultora do Programa de Apoio ao Desenvolvimento Institucional do Sistema Único de Saúde (Proadi-SUS) na Beneficência Portuguesa de São Paulo.

Thomas Gabriel Miklos
Mestre e doutor em Medicina pela Faculdade de Ciências Médicas da Santa Casa de São Paulo. Chefe do Setor de Infertilidade do Departamento de Obstetrícia e Ginecologia da Irmandade da Santa Casa de Misericórdia de São Paulo. Especialista em Ginecologia e Obstetrícia pela Federação Brasileira das Associações de Ginecologia e Obstetrícia (FEBRASGO). Habilitação em Laparoscopia e Histeroscopia pela FEBRASGO. Habilitação em Reprodução Assistida pela Sociedade Brasileira de Reprodução Assistida (SBRA). Professor da Faculdade de Ciências Médicas da Santa Casa de São Paulo. Professor da Universidade Santo Amaro (Unisa). Membro da Diretoria da SBRA.

Vilmar Marques de Oliveira
Professor adjunto doutor da Faculdade de Ciências Médicas da Santa Casa de São Paulo. Presidente do Conselho Deliberativo da Sociedade Brasileira de Mastologia. Chefe do Setor de Mastologia do Departamento de Obstetrícia e Ginecologia da Irmandade da Santa Casa de Misericórdia de São Paulo.

Sumário

Seção III
OBSTETRÍCIA

Prefácio 1

É uma grande honra escrever o prefácio deste livro.

Como médica e superintendente da Irmandade da Santa Casa de Misericórdia de São Paulo, fico muito orgulhosa e feliz de referendar o trabalho dos profissionais altamente qualificados que atuam na linha de frente da assistência de nossa Instituição.

A Irmandade da Santa Casa de Misericórdia de São Paulo é uma instituição filantrópica, privada e laica fundada há 460 anos e considerada um dos maiores centros de referência hospitalar da América Latina.

A emergência em Ginecologia e Obstetrícia representa uma das faces mais sensíveis e desafiadoras da atenção à Saúde da Mulher. Nos serviços de Saúde, especialmente em hospitais de ensino que integram o Sistema Único de Saúde (SUS), esses desafios se intensificam diante da complexidade clínica, da diversidade social e da necessidade de um cuidado técnico aliado à empatia e à escuta qualificada.

Já em sua 2ª edição, o livro *Protocolos de Emergência em Ginecologia e Obstetrícia*, reflete a prática cotidiana do nosso grande hospital de ensino, onde se encontram o saber acadêmico, o compromisso com a formação profissional e a missão de cuidar, acolher e salvar vidas. Busca oferecer um guia prático e ético para o atendimento de emergências ginecológicas e obstétricas, com base em evidências científicas, protocolos atualizados e, acima de tudo, na valorização da vida e do cuidado integral.

Esperamos que este livro inspire profissionais da Saúde em formação e em atuação a manterem vivo o compromisso com o acesso universal à Medicina de qualidade e verdadeiramente humanizada – especialmente nos momentos de maior urgência.

Maria Dulce Garcez Leme Cardenuto
Médica graduada pela Faculdade de Ciências Médicas da Santa Casa de São Paulo. Especialista em Pediatria pela Faculdade de Ciências Médicas da Santa Casa de São Paulo. Especialista em Gestão Hospitalar pela Fundação Getulio Vargas (FGV). Superintendente da Irmandade da Santa Casa de Misericórdia de São Paulo.

Prefácio 2

É com grande satisfação que apresento à comunidade acadêmica e de profissionais da Saúde a 2ª edição do livro *Protocolos de Emergência em Ginecologia e Obstetrícia*, obra coordenada pelas ilustres Professoras Doutoras Lilian de Paiva Rodrigues Hsu e Adriana Bittencourt Campaner. Em tempos em que a Medicina baseada em evidências e o profissionalismo são pilares para prática profissional segura, este compêndio emerge como valioso instrumento para profissionais de Saúde e estudantes que atuam ou se preparam para atuar na linha de frente do atendimento às urgências e emergências em Tocoginecologia.

A atualização desses textos reflete o compromisso com a excelência e a necessidade de incorporar os avanços científicos na área. O livro é estruturado em três seções complementares, "A paciente na emergência", "Ginecologia" e "Obstetrícia", e oferece uma abordagem sistemática e abrangente dos principais cenários críticos enfrentados na prática diária. Esta organização didática não apenas facilita a consulta rápida por parte dos profissionais, como também proporciona uma compreensão integrada e progressiva dos temas fundamentais da especialidade.

Destaca-se a preocupação com aspectos humanísticos e éticos que permeiam o atendimento, evidenciada logo no primeiro capítulo. Esse enfoque constitui um alicerce fundamental para a construção da identidade profissional dos aprendizes, cultivando valores e os princípios do profissionalismo médico. Da mesma forma, a inclusão de temas como violência sexual e cuidados paliativos demonstra a amplitude do livro e seu alinhamento com questões contemporâneas essenciais.

Os protocolos apresentados refletem não apenas diretrizes atualizadas, mas também a vasta experiência clínica dos autores, oferecendo condutas claras e objetivas para situações em que o tempo e a precisão diagnóstica são determinantes para o desfecho dos casos. O livro também é um ótimo recurso para acadêmicos de diversas áreas da Saúde que se dedicam ao estudo da temática, servindo como companheiro para o aprendizado e suporte para decisões clínicas embasadas e seguras.

Parabenizo a Professora Doutora Lilian, Diretora do Departamento de Obstetrícia e Ginecologia, e todos os colaboradores, pela dedicação e excelência demonstradas nestes capítulos. Tenho certeza de que a obra contribuirá sobremaneira para aprimoramento e a melhor qualidade do cuidado nas emergências em Ginecologia e Obstetrícia.

Giselle Burlamaqui Klautau
Professora Adjunta da Faculdade de Ciências Médicas da Santa Casa de São Paulo. Diretora do curso de graduação em Medicina da Faculdade de Ciências Médicas da Santa Casa de São Paulo.

Apresentação

Em medicina, os termos "emergência" e "urgência" descrevem situações clínicas que exigem atenção médica imediata, mas diferem no grau de risco e na rapidez necessária para a intervenção. "Emergência médica" se caracteriza como uma condição de saúde com risco iminente de morte ou de lesão grave e permanente. Nesses casos, a assistência médica deve ser imediata e prioritária, pois qualquer atraso pode ser fatal ou deixar sequelas irreversíveis. Já "urgência médica" envolve situações clínicas agudas com potencial risco à vida ou de complicações significativas, mas sem a iminência de morte. Embora não seja tão crítica quanto uma emergência, a urgência também requer avaliação e tratamento médico rápidos para evitar o agravamento do quadro.

Tanto a emergência como a urgência são muito diferentes da medicina da unidade básica de saúde, do ambulatório ou do consultório, nos quais o tratamento é programado. Como descrito anteriormente, nelas há necessidade de que a decisão médica seja rápida. Dessa maneira, os médicos que trabalham em centros onde há casos de emergência ou urgência têm de estar preparados para o atendimento, principalmente dentro dos princípios médicos e éticos, com o intuito de oferecer atendimento de excelência aos seus pacientes.

Reconhecendo a necessidade de constante atualização médica, a 2ª edição de *Protocolos de Emergência em Ginecologia e Obstetrícia* apresenta as mais recentes informações e abordagens sobre as principais patologias que levam as mulheres ao pronto-socorro de obstetrícia e ginecologia.

O livro reúne os protocolos de urgências e emergências do Departamento de Obstetrícia e Ginecologia da Irmandade da Santa Casa de Misericórdia de São Paulo dispostos em 36 capítulos sobre urgências obstétricas e ginecológicas. Todo o material foi escrito por renomados professores de nosso serviço, que vivenciam diariamente essas intercorrências. Esperamos que seja de grande utilidade no atendimento diário das pacientes de nossos leitores.

As Editoras

Seção I

A paciente na emergência

1

Ética e humanização no serviço de emergência

Mônica Lopez Vazquez

INTRODUÇÃO

A base da ética médica encontra-se no próprio relacionamento humano, sendo o relacionamento médico-paciente ímpar. Embora um serviço de emergência seja caracterizado pela tomada de decisões rápidas e pelo menor tempo para o diálogo entre médico e paciente, ele pode ser ético e humanizado, a depender da postura do profissional.

Atualmente, o médico vive uma realidade em que a sociedade é altamente questionadora, e houve mudança do relacionamento médico-paciente, outrora mais paternalista e atualmente valorizando mais a autonomia do paciente e os princípios bioéticos de modo geral.

PRINCÍPIOS DA BIOÉTICA

Não há como abordar o tema ética sem conhecer os quatro princípios básicos da Bioética: beneficência, não maleficência, autonomia e justiça. O princípio da não maleficência é consagrado pelo aforismo *primum non nocere*, ou seja, primeiro não prejudicar. Com base nesse princípio, deve o médico minuir ações que possam trazer prejuízos e/ou efeitos indesejáveis e evitar, ao máximo, efeitos adversos.

O princípio da beneficência refere-se à ajuda mútua entre os seres humanos, movidos por preocupação e compaixão. É obrigação ética de todo ser humano trazer o benefício ao outro. O médico, nessa tarefa, deve dispor de todo o seu conhecimento científico e seu empenho profissional para que o ato médico seja benéfico ao paciente, promovendo o seu bem-estar. O princípio da autonomia significa reconhecer que a pessoa pode se autogovernar, decidindo o que é melhor para si própria. Por esse princípio, é reconhecido que a pessoa tem capacidade para deliberar sobre seu próprio corpo e que suas escolhas pessoais devem ser respeitadas. Para tal, o médico deve esclarecer e informar o paciente a respeito de suas condições e opções de tratamento.

Pelo princípio da justiça é estabelecida a obrigação de dar a cada um o que lhe é devido. Privilegia a igualdade e a equidade, ofertando a cada um a parcela moralmente correta. O médico, ao oferecer cuidados à saúde, deve tratar a todos com igual consideração e tratar o paciente de forma que este receba o tratamento que lhe é indicado. Os quatro princípios da Bioética são equivalentes, sem preponderância hierárquica.

REPERCUSSÕES DO ATO MÉDICO

A vida em sociedade é resultado do cumprimento de diversas normas de conduta. Essas normas derivam dos usos e dos costumes sedimentados ao longo do tempo, e as mais importantes se transformam em leis escritas. Tais normas são impostas coercitivamente. O exercício médico tem sido questionado cada vez mais e as esferas jurídicas para tal são diversas. Um mesmo ato pode ser avaliado e julgado em mais de uma esfera e até mesmo receber diferentes julgamentos.

Assim, é necessário situar este capítulo nesse contexto, pois serão ofertados apenas os aspectos éticos. A normatização específica no âmbito ético é o Código de Ética Médica. Qualquer suposta infração a esse Código é passível de processo ético-profissional, que tramita perante os Conselhos Regionais de Medicina de cada estado do País.

O ato médico também pode ser julgado pelo processo cível, em que se utilizam basicamente como normas o Código Civil, o Código de Processo Civil e o Código de Defesa do Consumidor. Em sede de justiça cível, objetiva-se a compensação pecuniária de um suposto dano, decorrente de uma alegada atuação profissional inadequada por parte do médico atendente. Também, o ato médico pode ter implicações que levam a processo na espera penal, cujas normas se encontram, fundamentalmente, no Código Penal e no Código de Processo Penal.

As esferas de julgamento são distintas. Em cada uma há um processo distinto e julgamento próprio. Em regra, o julgamento ocorrido em uma esfera não interfere na outra. Contudo, há possibilidade de utilização de julgamento condenatório criminal na esfera cível. Ou seja, ocorrendo condenação criminal, automaticamente já existe previsão legal de condenação civil, restando apenas a discussão do montante indenizatório.

Por fim, o médico, assim como outros profissionais na condição de empregados, estão sujeitos às normas do empregador. A depender do ocorrido, pode haver sanções por parte do empregador. Pelo discorrido, pode-se facilmente perceber que é notória a ampla fiscalização de que a atividade médica é alvo e que diversas podem ser as demandas judiciais.

NORMATIZAÇÃO ÉTICA

A normatização da atividade médica no campo ético é dada pelo Código de Ética Médica (Resolução CFM nº 2.217, de 27 de setembro de 2018). A ordem e o modo processual, tanto para fase de sindicância quanto de processo, julgamento e recursos, são encontrados no Código de Processo Ético-profissional (CPEP – Resolução CFM nº 2.306/2022). Na elaboração desses códigos, houve grande preocupação com o compromisso do médico com a sociedade e a responsabilidade por seus atos, além de muita ênfase quanto à autonomia do paciente. Também estão dispostos os direitos dos médicos. Assim, o Código de Ética Médica objetiva a regulação da profissão médica.

A transgressão das normas deontológicas sujeitará os infratores às penas disciplinares previstas em lei, podendo resultar até mesmo em cassação da atividade profissional.

Além do Código de Ética Médica, os médicos devem estar atentos às Resoluções do Conselho Federal de Medicina (CFM), pois esse órgão, sempre que entender necessário, poderá expedir resoluções para complementar o Código. Todos os médicos estão sob a égide do Código de Ética Médica e, portanto, podem ser responsabilizados por seus atos. Isso abarca também o médico residente que, embora em fase de aprendizado, responde por seus atos, como médico que é, em todas as esferas.

Pela legislação atual, o médico pode exercer qualquer ramo da Medicina ou especialidade, bastando que possua inscrição no Conselho Regional de Medicina (CRM). E, para efetuar tal inscrição, a exigência é a apresentação do diploma do curso médico. A partir da inscrição no CRM, o indivíduo se torna médico e, portanto, legalmente passível de sofrer processo e/ou punição nas diferentes esferas, independentemente de ter ou não cursado residência médica ou estar em meio a esse curso.

ÓRGÃOS E TRAMITAÇÃO ÉTICA DE PROCESSOS

Os Conselhos de Medicina são os órgãos competentes para receber, apurar e julgar denúncias, disciplinando a atividade da classe médica. Cada estado da federação brasileira possui um Conselho Regional. Cada Conselho Regional é composto de 42 médicos eleitos pela comunidade médica, que, empossados, passam a se chamar conselheiros.

Todos os atos processuais tramitam em sigilo. Apenas as partes, seus procuradores, conselheiros e funcionários dos Conselhos de Medicina têm conhecimento do conteúdo processual. Todos têm o dever de preservar o sigilo de atos e conteúdo processuais.

O início da averiguação ética se dá com uma denúncia, que necessariamente deverá ser identificada, sendo rechaçadas as apócrifas. A denúncia pode partir de qualquer indivíduo. Costumam ser denunciantes: pacientes, familiares, promotores, juízes e representantes de órgãos de defesa dos consumidores. Também pode partir da Comissão de Ética, que identificou indícios de infração ética por parte de um ou mais médicos. Outra possibilidade é o próprio Conselho Regional tomar conhecimento de um fato e decidir apurá-lo (*ex officio*).

É importantíssimo saber que, aberto o processo, este seguirá seu curso até o julgamento. Ainda que a parte denunciante desista do prosseguimento da ação, o Conselho ainda assim continua transformando-o em *ex officio*. Apenas com a morte do médico denunciado há extinção do processo – e apenas para o próprio falecido. Caso outros médicos constem do polo passivo, continuarão respondendo ao processo.

No curso de processo ético-profissional, ao médico será oportunizada a ampla defesa e o contraditório. Esses processos tramitam nos Conselhos Regionais de cada estado e são conduzidos por um conselheiro instrutor, médico, obrigatoriamente integrante do grupo dos 42 conselheiros eleitos. Durante a instrução é apresentada a defesa, as partes e testemunhas são ouvidas e são juntadas as provas.

Superada a fase de instrução, vem a de julgamento. Neste, a decisão é por maioria dos conselheiros participantes e aborda questões preliminares, culpabilidade, capitulação e apenamento. O julgamento ético é realizado exclusivamente por médicos que assumiram a condição de conselheiros. Dependendo do resultado do julgamento, caberá recurso ao CFM. Quando da penalidade de cassação, é obrigatório o recurso ao referido órgão. Da decisão emanada pelo CFM não cabem mais recursos na esfera administrativa.

REPERCUSSÕES ÉTICAS DO ATO MÉDICO

Do julgamento condenatório, podem advir as seguintes penalidades:

- Pena A: advertência confidencial em aviso reservado.
- Pena B: censura confidencial em aviso reservado.
- Pena C: censura pública em publicação oficial.
- Pena D: suspensão do exercício profissional até 30 dias.
- Pena E: cassação do exercício profissional *ad referendum* do CFM.

ERRO MÉDICO E RESULTADO INDESEJADO

A conceituação do termo "erro médico" se apresenta muito complexa e permite inúmeras interpretações, que trazem uma série de dificuldades para seu total entendimento. É necessário advertir que médico é aquele que pode restabelecer o bem-estar biopsicossocial de um indivíduo, mas não obrigatoriamente conseguirá ou deverá conseguir.

O erro médico pode abranger mau resultado decorrente de trabalho danoso causado diretamente pelo médico, por ter agido com imperícia, imprudência ou negligência, ou que adveio de falhas estruturais decorrentes de inadequadas condições de trabalho ou de problemas com equipamentos médicos.

A má prática médica diferencia-se do erro médico. Enquanto o erro exprime uma fraqueza humana ou uma falha estrutural, aquela se manifestaria como a expressão da maldade, com a franca intenção de o médico prejudicar seu paciente. Consuma-se, no presente caso, o dolo, ação – ou omissão – em que há claro ânimo do médico em perpetrar sua ação.

No acidente imprevisível, o dano decorreria de caso fortuito ou de força maior, em que situações inesperadas, ocorridas durante a atenção médica dispensada, não puderam ser evitadas pela impossibilidade de sua previsão e prevenção.

Definindo resultado incontrolável, pode-se citar o produto de uma situação grave, diretamente relacionada à evolução da moléstia, ligada a diversos fatores biológicos e fisiopatológicos, destacando-se, muitas vezes, a complexa e imprevisível relação doença/hospedeiro, e que a Ciência Medicina não dispõe de meios para evitar. Em outras palavras, seriam as complicações decorrentes das situações clínicas vivenciadas pelo indivíduo que podem conduzir à mortalidade ou a situações de morbidade que podem ser passageiras ou permanentes.

A complexidade e as confusões, no caso da área Obstetrícia, mostram-se ainda mais claras. Diversas variáveis clínicas e fisiológicas, e diferentes organismos, mãe e concepto(s), aumentam a complexidade do evento e a sua discussão. As alterações fisiológicas suportadas pela mãe, cujo corpo se adapta e se prepara para a concepção e manutenção de um novo ser vivo, são inúmeras, devendo ser mantida observação obstétrica contínua, a fim de que se possa prontamente intervir se alterações ocorrerem.

Na Obstetrícia, a carga emocional envolvida, quando da atenção médica a gestantes e parturientes e seus conceptos, tanto pelos familiares quanto pela própria equipe de atendimento médico, é extremamente elevada, podendo induzir a erros de conduta por parte dos profissionais menos experientes. Entretanto, e não raramente, eventos adversos relacionados a complicações obstétricas são possíveis de ocorrer, não detendo relação com desvios de conduta. Assim, podem advir desentendimentos entre os médicos e os responsáveis, que, não apreendendo a gravidade de uma determinada situação clínico-obstétrica ou fetal, bem como toda a sequência terapêutica e prognóstica relacionada, pode creditar a uma má evolução do quadro a ocorrência de um erro profissional não existente.

Nessa direção, quando do questionamento jurídico de um ato obstétrico, há a necessidade de que seja feita uma análise completa de todas as variantes médicas envolvidas, para que não se atribua equivocadamente falha de condução em evento que evoluiu em decorrência de variáveis fisiopatológicas, relacionadas aos indivíduos (pacientes) envolvidos, sem qualquer relação com a atenção profissional médica praticada.

A Ginecologia e, mais especialmente, a Obstetrícia se apresentam como especialidades de alto risco, visto que a demora de poucos segundos em uma decisão pode acarretar graves sequelas. No caso específico da Obstetrícia, o médico ainda pena com a questão da prescrição, que praticamente inexiste, pois uma criança eventualmente lesada poderá ter muitos anos para reclamar.

Por todo o exposto, resta somente uma certeza: cuidados são necessários para evitar processos médicos, como elaboração cuidadosa de prontuário médico, boa relação médico-paciente e conhecimento de legislações específicas.

BIBLIOGRAFIA CONSULTADA

Barsanti C. Aspectos médicos e jurídicos das ações cíveis indenizatórias relacionadas à área de obstetrícia julgadas no Tribunal de Justiça do Estado de São Paulo entre 2000 e 2010 [tese]. São Paulo: Faculdade de Ciências Médicas da Santa Casa de Misericórdia de São Paulo; 2011.

Bittar CM. A importância da bioética na formação médica. Rev Bras Educ Med. 2021;45(2):123-30.

Diniz MH. O estado atual do biodireito. 7 ed. São Paulo: Saraiva; 2010.

Fujita RR, Santos IC. Denúncias por erro médico em Goiás. Rev Assoc Med Bras. 2009;55(3):283-9.

Gillon R. Medical ethics: four principles plus attention to scope. BMJ. 2021;372:n1.

Jurandir S. Responsabilidade médica, civil, criminal e ética. 7 ed. Belo Horizonte: Del Rey; 1998.

Marques Filho J, Hossne WS. Análise bioética dos processos de cassação do exercício profissional médico no Estado de São Paulo. Rev Assoc Med Bras. 2008;54(3):214-9.

Nomura RM, Miyadahira S, Zugaib M. O perfil dos médicos denunciados que exercem ginecologia e obstetrícia no Estado de São Paulo. Assoc Med Bras. 2006; 52(3):126-9.

Pereira AR, Santos MA. A ética na assistência obstétrica: reflexões sobre o parto humanizado. Rev Bras Saúde Mater Infant. 2022;22(2):123-30.

Pessini L, Barchifontaine CP. A bioética na obstetrícia: uma análise das práticas e políticas de saúde. Bioética. 2021;29(2):45-58.

2

Preparo pré e pós-operatório da paciente ginecológica

Aline Estefanes Eras Yonamine
Izabella Wisniewska de Moura

AVALIAÇÃO PRÉ-OPERATÓRIA

O êxito de um procedimento cirúrgico não depende apenas do ato em si, mas também dos cuidados realizados nos períodos pré, intra e pós-operatório. Essas medidas podem influenciar o tempo de internação, o retorno às atividades diárias, a frequência de complicações, as readmissões hospitalares e, consequentemente, os gastos públicos e privados.

Quando comparado à cirurgia eletiva, o procedimento de urgência costuma ter maiores taxas de morbimortalidade, já que a reserva fisiológica dessas pacientes pode estar prejudicada. Para alcançar melhores resultados, o tempo entre o diagnóstico e o ato operatório deve ser o menor possível. No entanto, não podemos dispensar alguns cuidados pré-operatórios, como o aconselhamento à paciente e a seus familiares, a avaliação de risco e as medidas para estabilização da doente (p. ex., a utilização adequada de fluidos, o controle metabólico e a escolha precisa de antibiótico).

A existência de protocolos operacionais e a integração de uma equipe multidisciplinar podem contribuir para um melhor desfecho clínico da doente. A disponibilidade de recursos deve ser minuciosamente avaliada, pois certos equipamentos, como *rack* de vídeo ou sistemas avançados de monitoramento hemodinâmico, não são universalmente acessíveis e devem ser providenciados com antecedência quando necessário e possível.

HIDRATAÇÃO

O *status* volêmico da paciente com doença aguda pode estar alterado em consequência de múltiplas variáveis, como jejum prolongado, sepse subjacente e vômitos. Esses fatores não devem adiar a intervenção cirúrgica, mas o restabelecimento dos parâmetros hemodinâmicos e da diurese deve ser alcançado o quanto antes e na medida certa. A Tabela 1 resume os principais marcadores hemodinâmicos para guiar a hidratação.

Deve-se evitar sobrecarga hídrica, que pode levar a atraso do funcionamento intestinal, ílio adinâmico, náuseas e vômitos pós-operatórios (NVPO), complicações pulmonares e maior tempo de internação hospitalar. Assim, em vez de protocolos de hidratação, deve-se preferir a terapia direcionada por objetivos, na qual se busca atingir parâmetros hemodinâmicos adequados (como manutenção de pressão arterial, volume sistólico e débito cardíaco) com terapias direcionadas em vez de somente com infusão de cristaloides.

Após a cirurgia, assim que a paciente apresentar capacidade de ingestão oral de líquidos de pelo menos 500 mL, está indicada a interrupção dos fluidos intravenosos (IV). Isso pode acontecer logo no pós-operatório e a paciente deverá estabelecer o limite ingerido. Com essas medidas, é raro haver necessidade de hidratação IV por mais de 12 a 24 horas após a cirurgia. Quanto às soluções utilizadas, deve-se evitar soluções

Tabela 1 Marcadores hemodinâmicos para guiar hidratação

Marcadores	Sinais de hipovolemia
PA média (pressão de perfusão abdominal e cerebral)	Reduzida
Débito urinário	Oligúria/anúria
Status mental	Alterado, confusão, agitação, *delirium*
Perfusão periférica	> 3 segundos
Pele	Seca, extremidades frias, livedo reticular
Mucosa	Seca
Lactato sanguíneo	> 2 mmol/L
pH arterial, BE e HCO_3	Acidose metabólica
Saturação venosa O_2	Reduzida
Hematócrito	Aumentado
Creatinina	> 20 mg/dL

BE: bases excess; HC3: bicarbonato; PA: pressão arterial.
Fonte: adaptada de Falvo et al., 2017.

hiposmolares em relação ao plasma, como soro glicosado a 5%, que pode piorar a desidratação por conta da perda para terceiro espaço. Pode ser utilizada solução salina a 0,9% ou, preferencialmente, Ringer-lactato, que apresenta menor risco de acidose hiperclorêmica.

JEJUM/REINTRODUÇÃO ALIMENTAR

O estresse cirúrgico pós-operatório induz importante resposta metabólica e o *status* nutricional no pré-operatório impacta diretamente na morbimortalidade. Alguns índices, como perda de peso recente, índice de massa corporal (IMC) e albumina sérica, podem contribuir como preditores de risco cirúrgico e devem ser levados em consideração antes do procedimento.

Evitar o jejum prolongado, sobretudo em pacientes desnutridas, atenua o impacto do estresse pós-operatório nas reservas energéticas da paciente, otimizando a recuperação. Jejuns de seis horas para refeições leves e de duas horas para procedimentos que requerem anestesia geral mostraram-se seguros. Nesses casos, pode-se preferir aguardar oito horas de jejum.

Soluções orais de carboidratos podem ser administradas até 2 a 3 horas antes da indução anestésica e mostraram-se seguras e eficazes em melhorar a recuperação pós-operatória em cirurgias eletivas. No entanto, em pacientes com redução do esvaziamento gástrico ou distúrbios gastrointestinais e em situações de emergência, sua administração pode não apresentar a mesma segurança e não devem ser recomendados de forma rotineira.

A manutenção nutricional adequada após a cirurgia leva a retorno mais rápido do funcionamento intestinal e menor tempo de internação hospitalar, sem que haja aumento do risco de complicações pulmonares ou intestinais. A definição de alimentação precoce e tardia varia entre os autores, mas, em geral, considera-se reintrodução precoce da dieta aquela programada, sem que se aguarde sinais de funcionamento intestinal como ruídos hidroaéreos (RHA) e eliminação de flatos. Nas cirurgias benignas, isso significa introdução de dieta líquida ou leve dentro de oito horas após cirurgia ou no primeiro dia pós-operatório.

Assim, não há necessidade de aguardar RHA e as pacientes devem ser encorajadas à ingestão oral, mantendo autonomia sobre a quantidade e o tipo de dieta. No entanto, elas devem ser acompanhadas quanto a aceitação e sintomas como náuseas, vômitos e persistência de ílio adinâmico que possam levar a complicações. Não há até o momento diretrizes definitivas para pacientes cirúrgicos no que se refere às necessidades de proteína, mas há evidências de que uma dieta rica em proteínas no pós-operatório pode reduzir complicações.

PREPARO INTESTINAL

O preparo intestinal foi usado por muito tempo com a intenção de reduzir morbidades pós-operatórias, como infecção e fístula colorretal após manipulação intestinal. No entanto, sua realização foi associada a desidratação e distúrbios hidroeletrolíticos, sem que se comprovasse seu benefício. Assim, não se deve realizar preparo intestinal antes de cirurgias eletivas ou urgências, em cirurgias laparotômicas ou laparoscópicas. Para os cirurgiões que sentem necessidade de sua realização, o uso deve ser limitado aos casos em que há planejamento de ressecção intestinal, e sempre realizado em conjunto com antibioticoprofilaxia.

CONTROLE GLICÊMICO

Diabetes tipo 2 prévio, doença aguda e alterações fisiológicas contribuem para o agravamento dos parâmetros glicêmicos. Assim, o controle glicêmico deve ser realizado em todas as doentes que se submeterão a cirurgia, sobretudo as de urgência. A hiperglicemia pode comprometer a cicatrização e aumentar a taxa de infecção da ferida operatória.

Não há consenso quanto à meta de glicemia no contexto perioperatório, mas parece razoável manter a glicemia entre 80 e 180 mg/dL. Em algumas situações, podem ser aceitos valores até 200 mg/dL dependendo do risco de hipoglicemia.

Episódios de hipoglicemia podem ser evitados com controle de dextro e adoção de protocolos padronizados. Pacientes em uso de insulina devem ser orientadas quanto a suspensão ou redução da dose no dia da cirurgia.

PROFILAXIA DE INFECÇÕES

A infecção do sítio cirúrgico é uma das complicações mais prevalentes do pós-operatório e está relacionada intimamente com a morbimortalidade após procedimento. A maioria das infecções da ferida cirúrgica aparece dentro dos primeiros 30 dias após um procedimento e seu tratamento ainda representa um desafio, de modo que a profilaxia é a medida mais eficaz para melhorar os resultados cirúrgicos. Os principais fatores de risco para infecção são diabetes *mellitus* (DM), obesidade, desnutrição, extremos de idade e tabagismo, devendo ser identificados e, se possível, corrigidos na avaliação pré-operatória.

Os principais microrganismos que podem contaminar os tecidos manipulados durante a cirurgia são provenientes da própria paciente, sendo que a pele é a principal fonte de contaminação endógena da ferida operatória. Os microrganismos têm acesso ou se implantam no campo cirúrgico no período entre a incisão e seu completo fechamento. Medidas que visam reduzir a população bacteriana local mostraram-se eficazes em prevenir infecção (Quadro 1).

Diante de processo infeccioso, a administração imediata de antimicrobianos deve ser preconizada. Nas demais situações, deve-se avaliar a necessidade de antibioticoprofilaxia conforme sítio cirúrgico e flora local para escolha adequada do antibiótico (Tabela 2). A medicação deve ser administrada com antecedência suficiente para atingir níveis séricos e teciduais adequados durante a incisão e manipulação do sítio cirúrgico, devendo ter

Quadro 1 Medidas para prevenção de infecção do sítio operatório
Preparo pré-operatório e correção de fatores de risco (perda de peso, controle glicêmico, correção de desnutrição etc.)
Tratamento de infecções a distância
Menor tempo de hospitalização (e menor contato com germes hospitalares) antes da cirurgia
Banho com solução antisséptica antes do procedimento
Realização de tricotomia somente se necessário, imediatamente antes do ato cirúrgico e com tricotomizador (evitar lâmina)
Remoção de anéis, relógios e pulseiras da equipe cirúrgica antes de iniciar a degermação ou antissepsia cirúrgica das mãos, e manutenção de unhas curtas (não utilizar unhas artificiais)
Lavagem das mãos com água e sabão antes da degermação cirúrgica se as mãos estiverem visivelmente sujas
Aplicação de técnica correta de escovação ou aplicação de formulação alcoólica nas mãos secas
Escovação da pele em toda área de abordagem com solução antisséptica degermante (clorexidina ou PVPI*)
Aplicação de solução antisséptica alcoólica (clorexidina ou PVPI*) na pele em toda área de abordagem
Colocação adequada dos campos
Limitação do número de pessoas na sala cirúrgica
Manutenção da porta da sala fechada durante todo o procedimento
Controle de glicemia e normotermia durante procedimento
Utilização de técnica asséptica para a execução do curativo
Antibioticoprofilaxia quando indicado

PVP-I: polivinil pirrolidona iodo.
* Não há antagonismo entre clorexidina e PVPI por incompatibilidade química. Ambos os compostos mantêm atividade antisséptica quando aplicados na mesma área.

Tabela 2 Recomendações de antibioticoprofilaxia para cirurgias ginecológicas

Procedimento	Antibiótico	Dose	Repique	Pós-operatório	Duração	Alergia a beta-actâmicos
Histerectomia (qualquer via)	Cefazolina	2 g, IV 1 h antes da incisão	2 g, IV a cada 4 h	Não indicado	Intraoperatório	Clindamicina 900 mg, IV
Endometriose sem manipulação de alça intestinal	Cefazolina	2 g, IV 1 h antes da incisão	2 g, IV a cada 4 h	Não indicado	Intraoperatório	Clindamicina 900 mg, IV
Miomectomia	Cefazolina	2 g, IV 1 h antes da incisão	2 g, IV a cada 4 h	Não indicado	Intraoperatório	Clindamicina 900 mg, IV
Ooforectomia	Cefazolina	2 g, IV 1 h antes da incisão	2 g, IV a cada 4 h	Não indicado	Intraoperatório	Clindamicina 900 mg, IV
Cistocele/correção de prolapso/*sling*/perineoplastia	Cefazolina	2 g, IV 1 h antes da incisão	2 g, IV a cada 4 h	Não indicado	Intraoperatório	Clindamicina 900 mg, IV
Laparoscopia diagnóstica	Não indicado	–	–	–	–	–

continua

Tabela 2 Recomendações de antibioticoprofilaxia para cirurgias ginecológicas (*continuação*)

Procedimento	Antibiótico	Dose	Repique	Pós-operatório	Duração	Alergia a beta-lactâmicos
Biópsia endometrial/ curetagem/AMIU (não obstétricos)	Não indicado	–	–	–	–	–
Histeroscopia cirúrgica/ cistoscopia	Não indicado	–	–	–	–	–
Procedimento para lesões cervicais (CAF, biópsia, curetagem endocervical)	Não indicado	–	–	–	–	–
Laparoscopia sem abertura vagina ou alça	Não indicado	–	–	–	–	–
Inserção de DIU	Não indicado	–	–	–	–	–
Endometriose ou outros procedimentos com manipulação de alça	Cefoxitina	2 g, IV, 1 h antes da incisão	2 g, IV a cada 2 h	Não indicado	Intraoperatório	Gentamicina 5 mg/kg, IV + metronidazol 500 mg, IV

AMIU: aspiração manual intrauterina; CAF: cirurgia de alta frequência; DIU: dispositivo intrauterino; IV: via intravenosa.
Fonte: adaptada de Hospital Albert Einstein, 2024.

sua infusão concluída uma hora antes da incisão para a maioria dos antibióticos, ou duas horas antes caso seja indicado uso de fluoroquinolonas e vancomicina. Para cirurgias mais longas, doses de reforço devem ser administradas no intraoperatório a cada quatro horas de cirurgia para o caso da cefazolina, a cada duas horas para cefoxitina e cefalotina, a cada seis horas para clindamicina, ou antes disso em caso de sangramento intraoperatório de grande volume.

Para pacientes obesas, pode haver necessidade de ajuste da dose (no caso da cefazolina, a dose deve ser de 3 gramas para pacientes acima de 120 kg). Em cirurgias em que não há programação de abordagem intestinal pré-operatória e utiliza-se cefazolina durante a indução anestésica, recomenda-se ampliar a cobertura com metronidazol, infusão total em 20 minutos, antes da abordagem.

TROMBOPROFILAXIA

Eventos como manipulação cirúrgica, imobilidade e anestesia (promovendo relaxamento muscular e diminuição do retorno venoso) provocam lesão endotelial, hipercoagulabilidade e estase sanguínea (componentes da tríade de Virchow), levando a um aumento do risco de trombose no contexto perioperatório. A incidência de eventos tromboembólicos em cirurgia ginecológica benigna, na ausência de tromboprofilaxia, pode atingir uma em cada dez mulheres. Os cirurgiões precisam conhecer as medidas preventivas, tanto mecânicas quanto farmacológicas, para evitar esse desfecho que não raramente pode ser fatal.

A identificação de fatores de risco (inerentes à paciente e ao procedimento a ser realizado) por meio de escalas de risco como de Caprini (Tabela 3) e de Wells permite graduar o

Tabela 3 Escala de Caprini modificada

1 ponto	2 pontos	3 pontos	5 pontos
Idade 41-60 anos	Idade 60-74 anos	Idade ≥ 75 anos	Artroplastia eletiva no quadril ou joelho
Cirurgia < 45 min	Malignidade passada ou atual (exceto câncer de pele não melanoma)	Antecedente de TVP ou TEP	Fratura de quadril, pelve ou perna
Cirurgia > 45 min no último mês	Cirurgia > 45 min	Antecedente familiar de TVP ou TEP	Trauma grave
Varizes visíveis	Imobilização com gesso no último mês	Antecedente pessoal ou familiar de trombofilia	Lesão da medula espinhal resultando em paralisia
Antecedente de doença inflamatória intestinal	Acesso venoso central	-	Acidente vascular cerebral
Edema de membros inferiores	Repouso na cama > 72 h	-	-
IMC ≥ 25 kg/m²	-	-	-
Infarto do miocárdio	-	-	-
Insuficiência cardíaca congestiva	-	-	-
Infecção grave	-	-	-
Doença pulmonar	-	-	-
Mobilidade reduzida < 72 h	-	-	-
Uso de ACO ou TH	-	-	-

continua

Tabela 3 Escala de Caprini modificada (*continuação*)

1 ponto	2 pontos	3 pontos	5 pontos
Gestação (atual ou no último mês)	-	-	-
Histórico de natimorto inexplicado/ abortamento de repetição/parto prematuro com toxemia/RCIU	-	-	-

ACO: anticoncepcional oral combinado; IMC: índice de massa corporal; RCIU: restrição de crescimento intrauterino; TEP: tromboembolismo pulmonar; TH: terapia hormonal; TVP: trombose venosa profunda.
Fonte: adaptada de Cronin et al., 2019.

risco de ocorrência de tromboembolismo e nortear as decisões quanto às medidas a serem adotadas.

Deambulação precoce, hidratação e compressão mecânica estão entre as medidas não farmacológicas mais importantes a serem adotadas. A compressão mecânica deve ser iniciada antes da indução anestésica, com a colocação de meia elástica no tamanho adequado e, sempre que possível, associada a dispositivo de compressão pneumática intermitente. Para pacientes com alto risco de trombose, deve-se associar quimioprofilaxia com heparina de baixo peso molecular ou heparina não fracionada, exceto se contraindicadas por risco de sangramento. Essas medicações devem ser mantidas além do período de internação, por 30 dias, em casos como pacientes com câncer avançado de ovário. Até o momento, os anticoagulantes orais foram pouco estudados no contexto de cirurgia ginecológica e mais trabalhos devem ser desenvolvidos para validar seu uso. A Tabela 4 resume as categorias de risco segundo a escala de Caprini e as condutas sugeridas pelo autor.

Tabela 4 Categorias de risco conforme escore da escala de Caprini modificada e respectivas condutas sugeridas

Categoria de risco	Escore	Conduta sugerida
Baixo	0-1	Sem necessidade
Moderado	2	Compressão pneumática intermitente durante cirurgia e período de hospitalização
Alto	3-4	Compressão pneumática intermitente ou quimioprofilaxia (iniciar 12-24 h após cirurgia) durante período de hospitalização
Muito alto	≥ 5	Quimioprofilaxia (iniciar 12 h após cirurgia) + compressão pneumática intermitente durante hospitalização e manter quimioprofilaxia por 7-10 dias após alta Se pontuação > 8, considerar manter quimioprofilaxia por até 30 dias após alta (conforme fatores de risco)

Fonte: adaptada de Caprini, 2010.

PREVENÇÃO DE NÁUSEAS E VÔMITOS NO PÓS-OPERATÓRIO

A expressão "náusea e vômito pós-operatórios" (NVPO) é normalmente usada para descrever a ocorrência de náusea e/ou vômitos na sala de recuperação pós-anestésica ou nas 24 horas imediatas de pós-operatório. Configura-se como uma resposta adversa multifatorial a anestesia e intervenção cirúrgica e, sem profilaxia, pode ocorrer em até 30% das crianças e adultos nessa situação, sendo frequentemente classificada como pior do que a dor pós-operatória. Geralmente essa intercorrência não deixa sequelas, mas pode levar a maior tempo de internação hospitalar e, em alguns casos, causar ruptura esofágica, aspiração, desidratação, aumento da pressão intracraniana e pneumotórax. A resposta ao tratamento pode ser pobre e a melhor abordagem reside em identificar pacientes de alto risco para que recebam profilaxia (Quadro 2).

Quadro 2 Fatores de risco para náuseas e vômitos no pós-operatório
Sexo feminino
Histórico de náuseas e vômitos pós-operatórios ou náuseas e vômitos com movimento
Paciente não tabagista
Idade jovem
Anestesia geral
Anestésicos inalatórios ou óxido nitroso (tempo-dependente)
Uso de opioides no pós-operatório
Tipo de cirurgia (colecistectomia, laparoscopia ginecológica)
Jejum prolongado

Fonte: adaptado de Lipman et al., 2020.

As estratégias recomendadas incluem reduzir os fatores de risco modificáveis, como tipo de anestesia, tempo cirúrgico e tempo de jejum, e utilizar terapia profilática com a combinação de dois medicamentos para pacientes que possuem um ou dois dos fatores de risco. Caso o paciente possua três ou mais, utilizam-se de três a quatro medicações. Muitas vezes, a monoterapia pode não ser suficiente no controle das NVPO, uma vez que a etiologia é multifatorial e complexa. Nesses casos, a sugestão é associar dois ou mais agentes antieméticos para obtenção de melhores resultados. Podem ser utilizados: antagonistas de receptor 5HT3 (ondansetrona é a mais utilizada), corticosteroide (como dexametasona), anti-histamínicos (como dimenidrinato), antagonistas do receptor NK1 (como aprepitanto), antagonistas da dopamina (como haloperidol), anticolinérgicos (como escolopamina) e acupuntura.

ANALGESIA

O controle da dor deve começar antes da incisão. A infiltração incisional de bupivacaína pode bloquear a ativação dos receptores da dor antes da presença do estímulo doloroso do corte, resultando em menor condução do sinal e dor, bem como diminuição da necessidade de analgésicos.

O uso de opioides tem sido tradicionalmente associado a comprometimento da função intestinal, mobilização retardada, aumento da morbidade pulmonar, devendo ser evitado. As alternativas incluem anti-inflamatórios não esteroidais (AINE), dipirona, paracetamol, gabapentina e dexametasona. Quando combinadas, diferentes classes de medicações podem apresentar ação sinérgica, otimizando sua ação. De maneira geral, a administração oral deve ser iniciada assim que possível.

CONSIDERAÇÕES FINAIS

- O êxito de um procedimento cirúrgico não depende apenas do ato em si, mas também dos cuidados realizados nos períodos pré, intra e pós-operatório.
- O restabelecimento dos parâmetros hemodinâmicos e da diurese deve ser alcançado o quanto antes e na medida certa, evitando sobrecarga hídrica.
- Deve-se evitar jejum prolongado após a cirurgia, sendo que as pacientes devem ser encorajadas à ingestão oral, mantendo autonomia sobre a quantidade e o tipo de dieta.
- A equipe cirúrgica deve se atentar para medidas de prevenção de infecção de ferida operatória. Quando indicada antibioticoprofilaxia, a cefazolina é a droga de escolha para a maioria dos procedimentos ginecológicos, com infusão finalizada uma hora antes da incisão, dose ajustada para pacientes obesas, além de repique em cirurgias mais longas.

- Para prevenção de trombose venosa profunda e tromboembolismo pulmonar, deve-se utilizar escalas de risco como a de Caprini para direcionar a escolha das medidas a serem adotadas, como métodos mecânicos e quimioprofilaxia. Em todos os casos, deve-se buscar deambulação precoce e hidratação adequada.
- As pacientes devem ser avaliadas quanto aos riscos de náuseas e vômitos pós-operatórios. Quando apresentam dois fatores de risco ou mais, pelo menos duas classes de medicamentos devem ser prescritas para reduzir o risco de sua ocorrência.
- A analgesia pode ser otimizada com infiltração da incisão com anestésico e, sempre que possível, deve-se evitar uso de opioides.

BIBLIOGRAFIA CONSULTADA

Amoretti M, Amsler C, Bonomi G, Bouchta A, Bowe P, Carraro C, et al. Production and detection of cold antihydrogen atoms. Nature. 2002; 419(6906):456-9.

American Diabetes Association Professional Practice Committee. Diabetes care in the hospital: standards of care in Diabetes – 2025. Diabetes Care. 2025;48(Suppl 1):S321-34.

Caprini JA. Risk assessment as a guide for the prevention of the many faces of venous thromboembolism. Am J Surg. 2010;199(1 Suppl):S3-10.

Caprini JA. Thrombosis risk assessment as a guide to quality patient care. Dis Mon. 2005;51(2-3):70-8.

Ceresoli M, Braga M, Zanini N, Abu-Zidan FM, Parini D, Länger T, et al. Enhanced perioperative care in emergency general surgery: the WSES position paper. World J Emerg Surg. 2023;18(1).

Columbus AB, Morris MA, Lilley EJ, Harlow AF, Haider AH, Salim A, et al. Critical differences between elective and emergency surgery: identifying domains for quality improvement in emergency general surgery. Surgery. 2018;163(4):832-8.

Evans L, Rhodes A, Alhazzani W, Antonelli M, Coopersmith CM, French C, et al. Surviving Sepsis Campaign: international guidelines for management of sepsis and septic shock 2021. Intensive Care Med. 2021;47(11):1181-247.

Falvo A, Frisenda V, Gregoretti C, Brazzi L. Preoperative care in emergency surgery. In: Emergency general surgery. Cambridge: Cambridge University Press; 2017. p. 76-80.

Gan TJ, Belani KG, Bergese S, Chung F, Diemunsch P, Habib AS, et al. Fourth consensus guidelines for the management of postoperative nausea and vomiting. Anesth Analg. 2020;131(2):411-48.

Garcea G, Ganga R, Neal CP, Ong SL, Dennison AR, Berry DP. Preoperative early warning scores can predict in-hospital mortality and critical care admission following emergency surgery. J Surg Res. 2010;159(2): 729-34.

Gondim CRN, Japiassú AM, Portari Filho PE, Almeida GF, Kalichsztein M, Nobre GF. Prevenção e tratamento de náuseas e vômitos no período pós-operatório. Rev Bras Ter Intensiva. 2009;21(1):89-95.

Gregg JR, Cookson MS, Phillips S, Salem S, Chang SS, Clark PE, et al. Effect of pre-operative nutritional deficiency on mortality after radical cystectomy for bladder cancer. J Urol. 2011;185(1):90-6.

Hajibandeh S, Hajibandeh S, Bill V, Satyadas T. Meta-analysis of enhanced recovery after surgery (ERAS) protocols in emergency abdominal surgery. World J Surg. 2020;44(5):1336-48.

Hospital Israelita Albert Einstein. Antibioticoprofilaxia cirúrgica – ginecológica e obstetrícia. 2024. Disponível em: https://aplicacoes.einstein.br/manualfarmaceutico/Paginas/Termos.aspx?filtro=Antibioticoprofilaxia%20cir%C3%BArgica&itemID=145#detalheTermo (acesso: 3 abr. 2025).

Murphy M, Olivera C, Wheeler T 2nd, Casiano E, Siddiqui N, Gala R, et al. Postoperative management and restrictions for female pelvic surgery: a systematic review. Int Urogynecol J. 2013;24(2):185-93.

Nelson G, Bakkum-Gamez J, Kalogera E, Glaser G, Altman A, Meyer LA, et al. Guidelines for perioperative care in gynecologic/oncology: enhanced recovery after surgery (ERAS) Society recommendations – 2019 update. Int J Gynecol Cancer. 2019;29(4):651-68.

Nicolaides AN, Fareed J, Spyropoulos AC, Horn R, Antignani PL, Avgerinos E, et al. Prevention and management of venous thromboembolism international consensus statement. Guidelines according to scientific evidence. Int Angiol. 2024;43(1).

Puccetti F, Elmore U, Rosati R. Application of ERAS protocols in esophago-gastric emergency surgery: is it feasible and does it make sense? Updates Surg. 2022;75(2):383-7.

Santiago AE, Filho S, Cândido EB, Ribeiro PA, César J, Salles Q, et al. Perioperative management in gynecological surgery based on the ERAS program. RBGO Gynecol Obstet. 2022;44(2):202-10.

Tang XF, Bin X, Qu KY, Liu HJ, Lei H, Li WF, et al. Antibiotic prophylaxis for surgical wound infections in clean and clean-contaminated surgery: an updated systematic review and meta-analysis. Int J Surg. 2024;110:5818-32.

Yatabe T, Inoue S, Sakaguchi M, Egi M. The optimal target for acute glycemic control in critically ill patients: a network meta-analysis. Intensive Care Med. 2017;43(1):16-28.

3

Uso racional de hemocomponentes

Cesar de Almeida Neto

INTRODUÇÃO

As transfusões de sangue e seus componentes, embora consideradas seguras, não são isentas de riscos. Todos os médicos que as prescrevem devem estar atentos às indicações precisas e aos possíveis eventos adversos associados ao uso de hemocomponentes. Esses componentes são obtidos por meio de doações voluntárias de sangue e, até o momento, não existem substitutos disponíveis. Assim, os hemocomponentes representam um recurso escasso e de difícil obtenção, gerando custos significativos para os serviços de saúde, tanto públicos quanto privados.

Neste capítulo, revisaremos as indicações para o uso de hemocomponentes, que incluem concentrado de hemácias, concentrados de plaquetas, plasma e crioprecipitado. Esses componentes sanguíneos são obtidos após o processamento do sangue total ou a partir de centrífugas automatizadas (equipamentos de aférese). Também serão apresentadas as indicações de hemocomponentes modificados por irradiação, leucorredução e lavagem e, por fim, os protocolos de transfusão maciça, tão necessários para o manejo adequado da hemorragia aguda. Os hemoderivados, por sua vez, são componentes do sangue submetidos a processo industrial e não serão abordados neste capítulo.

TRANSFUSÃO DE CONCENTRADOS DE HEMÁCIAS

Os concentrados de hemácias são utilizados para aumentar a capacidade de transporte de oxigênio para os tecidos. Sua indicação inclui a anemia aguda ou crônica, especialmente quando não há alternativas às transfusões. Antes de indicar a transfusão de concentrados de hemácias, é essencial avaliar o nível de hemoglobina do paciente e sua condição clínica. Isso inclui considerar a velocidade da queda da hemoglobina, a volemia do paciente, a presença de sinais e sintomas de anemia e/ou comorbidades, bem como a possibilidade de utilizar alternativas à transfusão, como reposição de ferro via oral (VO) ou endovenosa (EV), ácido fólico, vitamina B12, eritropoietina (EPO) e ácido tranexâmico em até três horas após início da hemorragia pós-parto ou do trauma. Além disso, é fundamental esclarecer e informar o paciente, ou seu representante legal, na impossibilidade de comunicar-se diretamente com o paciente, sobre os benefícios e os riscos da transfusão de concentrado de hemácias. Sempre que possível, solicitar a transfusão de um concentrado de hemácias, reavaliar o paciente e, se necessário, solicitar outra unidade ("um é melhor do que dois").

Indicações da transfusão de concentrados de hemácias na hemorragia aguda

Na anemia aguda, as transfusões de concentrados de hemácias são indicadas de acordo com a perda do volume sanguíneo, com base em sinais, sintomas e comorbidades dos pacientes. Na Tabela 1 estão apresentadas quantidades de perdas volumétricas em adultos, sinais e sintomas e conduta transfusional.

Tabela 1 Critérios para a indicação da transfusão de concentrados de hemácias em pacientes com anemia aguda

Volume de perda (adulto)	Sinais e sintomas	Conduta
15% do volume sanguíneo (750 mL)	Poucos efeitos hemodinâmicos, além de vasoconstrição e taquicardia leve	Não é necessária transfusão, a menos que a perda se sobreponha a uma anemia preexistente ou se o paciente não conseguir compensar a quantidade de sangue perdida por conta da doença cardiorrespiratória grave
15-30% do volume sanguíneo (800–1.500 mL)	Taquicardia e diminuição do preenchimento capilar; quando não anestesiado, ansiedade e agitação podem estar presentes	Reposição com coloides e cristaloides. A necessidade de transfusão é pouco provável, a não ser que o paciente tenha anemia preexistente, reserva cardiorrespiratória reduzida ou perda sanguínea contínua
30–40% do volume sanguíneo (1.500-2.000 mL)	Sinais intensos de hipovolemia, incluindo taquicardia, taquipneia e hipotensão sistólica; se não anestesiado, podem ocorrer zalterações mentais, ansiedade, agressividade ou sonolência	Reposição rápida com cristaloides e coloides; transfusão provavelmente necessária

continua

Tabela 1 Critérios para a indicação da transfusão de concentrados de hemácias em pacientes com anemia aguda (*continuação*)

Volume de perda (adulto)	Sinais e sintomas	Conduta
> 40% do volume sanguíneo (> 2.000 mL)	Risco de morte; observam-se taquicardia, hipotensão arterial, preenchimento capilar extremamente diminuído, baixo fluxo urinário e depressão mental	Rápida reposição de volume e transfusão de concentrado de hemácias são medidas necessárias

Fonte: adaptada de Baskett, 1990.

Indicações da transfusão de concentrados de hemácias na anemia normovolêmica crônica

As indicações para a transfusão de concentrados de hemácias em pacientes normovolêmicas e/ou com anemia crônica estão apresentadas na Tabela 2.

Anemia perioperatória

O manejo de pacientes com anemia pré e/ou perioperatória é fundamental no contexto da ginecologia, especialmente porque muitas mulheres que são submetidas às cirurgias ginecológicas, como miomectomias ou histerectomias, apresentam anemia e deficiência de ferro. Os seguintes pontos devem ser levados em consideração:

- Diagnosticar e tratar a anemia de maneira adequada assim que a cirurgia for programada.
- Otimizar o nível de hemoglobina no pré-operatório, idealmente de 4-6 semanas antes da cirurgia.

Tabela 2 Indicação da transfusão de concentrados de hemácias em pacientes normovolêmicos e/ou com anemia crônica, de acordo com o nível de hemoglobina

Condição clínica	Valor da hemoglobina (g/dL)
Pacientes adulto hospitalizado e hemodinamicamente estáveis, incluindo pacientes críticos*	< 7
Pacientes que passarão por cirurgias cardíacas*	< 7,5
Pacientes que serão submetidos a cirurgias ortopédicas e aqueles com doenças cardiovasculares*	< 8
Pacientes com sangramento do trato gastrointestinal que estejam hemodinamicamente estáveis*	Entre 7-8
Pacientes em ECMO ou com lesão neurológica aguda (trauma craniano, hemorragia subaracnóidea e AVE)§	Entre 7-9
Pacientes com doenças oncológicas*	< 7-8
Pacientes com síndrome mielodisplásica†	< 8 (mulheres) e < 9 (homens)
Pacientes com sintomas de isquemia miocárdica ou instabilidade hemodinâmica estritamente associada à anemia¶	Independentemente do valor da hemoglobina (geralmente < 10)
Pacientes com complicações agudas da anemia falciforme ou em pacientes com anemia falciforme que serão submetidas a procedimentos cirúrgicos de alto risco (p. ex., cirurgias abdominais, amigdalectomia, artroplastia de quadril)π	< 9

AVE: acidente vascular encefálico; ECMO: oxigenação por membrana extracorpórea (*extracorporeal membrane oxygenation*).

Fontes: ¶Carson et al., 2023; §Gobatto et al., 2019; †Guy et al., 2015;*Mueller et al., 2019; πUS Department of Health and Human Services, 2024.

- Avaliar a possibilidade de suspender antiagregantes e/ou anticoagulantes no pré e perioperatórios. Antiagregantes de 3-7 dias antes da cirurgia, a depender da medicação em uso. Anticoagulantes de ação direta (DOAC) 1-2 dias antes de procedimentos cirúrgicos de médio e grande porte, respectivamente, em pacientes com função renal normal.
- Considerar a autotransfusão pré-depósito (doação autóloga), hemodiluição normovolêmica ou recuperação intraoperatória (*Cell Saver*).
- Avaliar o uso de medicamentos hemostáticos, como antifibrinolíticos (ácido tranexâmico), até três horas após a hemorragia.
- No perioperatório de pacientes adultos com anemias agudas ou crônicas, seguir as indicações dos itens "Indicações da transfusão de concentrados de hemácias na hemorragia aguda" e "Indicações da transfusão de concentrados de hemácias na anemia normovolêmica crônica", respectivamente.

TRANSFUSÃO DE CONCENTRADOS DE PLAQUETAS

As plaquetas são elementos essenciais para a manutenção da hemostasia e sua transfusão é amplamente utilizada para profilaxia e controle de sangramentos. No entanto, ao indicar uma transfusão de plaquetas, é importante equilibrar os benefícios da transfusão com os riscos associados, como reações transfusionais febris não hemolíticas, reações alérgicas e contaminação bacteriana. Atualmente, realizamos as transfusões de concentrados de plaquetas levando em consideração 1 dose para adultos: (a) 1 unidade (U) de concentrado de plaquetas por aférese; (b) 1 *pool* de concentrado de plaquetas ou; (c) 6 U de plaquetas randômica (concentrados de plaquetas obtidos pelo fracionamento do sangue total).

Profilaxia de sangramento em adultos com trombocitopenia

A trombocitopenia persistente, com contagem de plaquetas $< 10 \times 10^9$/L, está associada a maior risco de sangramento. Outras comorbidades ou características das pacientes, além da contagem de plaquetas, podem aumentar o risco hemorrágico, tais como, pacientes submetidas a transplante de medula óssea alogênico, presença de febre, esplenomegalia, coagulação intravascular disseminada, entre outras e, devem ser consideradas na indicação das transfusões de concentrados de plaquetas.

As transfusões profiláticas de concentrados de plaquetas estão indicadas quando:

a. Contagem de plaquetas ≤ 10.000/mm³ em pacientes estáveis, hospitalizadas.
b. Contagem de plaquetas ≤ 20.000/mm³ em pacientes com fatores de risco adicionais para sangramento, como infecção grave, sepses, distúrbios da coagulação etc.
c. Contagem de plaquetas ≤ 30.000/mm³ na leucemia pró-mielocítica aguda.

Procedimentos invasivos

As evidências de transfusões profiláticas em procedimentos invasivos não são tão robustas. A Tabela 3 apresenta as indicações de transfusão profilática de concentrados de plaquetas para a realização de procedimentos invasivos.

Hemorragia intracraniana (traumática ou espontânea) durante uso de terapia antiplaquetária

A indicação de transfusão de plaquetas nesse cenário requer uma avaliação clínica individualizada, considerando os fatores de risco do quadro, incluindo o tamanho do sangramento e o nível de consciência da paciente. Com as evidências

Tabela 3 Indicações de transfusão profilática de concentrados de plaquetas para a realização de procedimentos invasivos

Procedimento	Contagem de plaquetas ($\times$ 1.000/mm^3)
Passagem de cateter central (não tunelizado/tunelizado)*	20/30
Punção lombar em adulto§	50
Cirurgia neurológica ou oftalmológica§	100
Anestesia epidural, inserção e remoção§	50
Biópsia hepática percutânea§	50
Broncoscopia com ou sem biópsia§	20-50
Cirurgia com circulação extracorpórea§	100
Cirurgia de grande porte§	50
Procedimento endoscópico sem/com biópsia (endoscopia digestiva alta e colonoscopia)§	20-50
Procedimentos invasivos em cirróticos§	30-50
Extração dentária§	50

Fonte: *Van Baarle et al., 2023; §Estcourt et al., 2017.

atuais, não foi possível estabelecer uma relação causal entre a transfusão de plaquetas e os desfechos clínicos, tornando necessária a discussão caso a caso.

Sangramento agudo com risco de complicações e/ou anemia (grau ≥ 2 pela OMS) em adultos com trombocitopenia

De acordo com a Organização Mundial da Saúde (OMS), recomenda-se transfusão em caso de:

- Contagem de plaquetas < 50.000/mm^3.
- Sangramento com comprometimento do sistema nervoso central (SNC), se plaquetas < 100.000/mm^3.

Sangramento não grave (< grau 2 da OMS) em adultos com trombocitopenia

- Sangramento não grave (OMS grau < 2), sem risco de morte, transfundir concentrados de plaquetas, se contagem plaquetária < 30.000/mm^3.

INDICAÇÕES DE TRANSFUSÃO DE PLASMA FRESCO CONGELADO E CRIOPRECIPITADO

As indicações de plasma fresco congelado e crioprecipitado são limitadas a situações específicas de déficit de fatores de coagulação e as evidências para uso destes hemocomponentes não são tão robustas. Em seguida apresentamos as principais indicações do uso destes hemocomponentes.

Plasma fresco congelado

O plasma fresco congelado contém todos os fatores de coagulação, incluindo os fatores lábeis V e VIII. Cada mililitro de plasma fresco congelado fornece aproximadamente uma unidade internacional (UI) de cada fator de coagulação.

Indicações de plasma fresco congelado

Segundo Roback et al. (2010) e Barros e Amorim-Filho (2018), o plasma fresco congelado é indicado para:

- Reversão de sangramentos agudos na ausência de fatores de coagulação de origem industrial ou sintética (hemoderivados).
- Sangramento agudo em pacientes em uso de antagonistas da vitamina K. Em casos de sangramento significativo ou cirurgia de emergência, recomenda-se administrar vitamina K (5 a 10 mg IV, infusão em mais de 30 minutos), infusão de complexo protrombínico conforme a Razão

Normalizada Internacional (RNI) (25 UI/kg para RNI 2,0 a 3,9; 35 UI/kg para RNI 4,0 a 5,9; 50 UI/kg para RNI ≥ 6,0). Se o complexo protrombínico não estiver disponível, transfundir plasma fresco congelado, na dose de 15 a 20 mL/kg de peso do paciente.

- Reposição em contextos de troca plasmática (plasmaférese) terapêutica para tratamento de púrpura trombocitopênica trombótica. É recomendado associar plasma fresco congelado como fluido de reposição em casos de sangramento pulmonar difuso, plasmaférese antes ou depois de procedimentos cirúrgicos e para redução de títulos de isoaglutininas em receptores de células progenitoras hematopoiéticas com incompatibilidade ABO maior.
- Prevenção de sangramentos antes de procedimentos cirúrgicos. Estudos indicam que a transfusão profilática em pacientes sem sangramento, com RNI entre 1,5 e 1,8, tem impacto limitado. Para procedimentos invasivos, pode-se considerar a transfusão de plasma fresco congelado na dose de 15 mL/kg em pacientes com tempo de protrombina/tempo de tromboplastina parcial ativada (TP/TTPA) alterados e RNI superior a 1,8, que apresentam outros fatores de risco.
- Deficiência do inibidor de C1 esterase. Pacientes com edema angioneurótico hereditário, caracterizados pela deficiência deste inibidor, podem desenvolver edema localizado com risco de obstrução das vias aéreas. A transfusão de plasma fresco congelado é indicada em eventos agudos e durante cirurgias orofaringeanas.

Limitações importantes para o uso de plasma fresco congelado

A meia-vida curta de alguns fatores de coagulação implica que a administração de plasma fresco congelado deve ocorrer imediatamente antes de procedimentos invasivos para a correção de TP e TTPA alargados. Geralmente, é necessário administrar grandes volumes de plasma fresco congelado para corrigir distúrbios de coagulação, e os testes utilizados para monitorar a administração de plasma fresco congelado (TP e TTPA) apresentam limitações em sua capacidade preditiva em relação ao risco de sangramento e à eficácia terapêutica.

Crioprecipitado

O crioprecipitado é obtido por meio do congelamento do plasma fresco, seguido do descongelamento e da retirada do líquido sobrenadante após a centrifugação. Os principais fatores de coagulação presentes incluem o fator VIII, fator de von Willebrand, fator XIII, fibronectina e fibrinogênio. Cada unidade de crioprecipitado deve conter no mínimo 150 mg/dL de fibrinogênio e 80 UI/mL de fator VIII.

Não se recomenda o uso de crioprecipitado para a reposição em pacientes com deficiência de fatores hereditários quando há disponibilidade de fatores industrializados, como no caso da deficiência de fator VIII ou fator de von Willebrand.

Indicações do uso de crioprecipitado

O crioprecipitado possui as seguintes indicações:

- Pacientes com risco elevado de sangramento e fibrinogênio sérico inferior a 100 mg/dL. Como princípio geral, recomenda-se a administração de uma unidade de crioprecipitado para cada 10 kg de peso corporal. Essa indicação se estende a pacientes com hipofibrinogenemia ou disfibrinogenemia congênita, quando não há disponibilidade de produtos industrializados.

- Repor fator XIII em pacientes com hemorragia ou com indicação de procedimento invasivo por deficiência desse fator, quando não houver disponiblidade de concentrado de fator XIII industrial.
- Tratamento de sangramento em pacientes com doença de von Willebrand ou hemofilia A na ausência de concentrado de fator industrial, e se desmopressina (DDVAP) é inacessível ou ineficaz.

LEUCODEPLEÇÃO DE HEMOCOMPONENTES

A leucodepleção remove os leucócitos residuais dos componentes celulares, como concentrados de hemácias e plaquetas. A quantidade de leucócitos residuais em hemocomponentes leucodepletados deve ser inferior a 5×10^6 leucócitos por unidade. A leucorredução deve ser realizada preferencialmente durante ou até 48 horas após a coleta de sangue total. O objetivo da leucodepleção é prevenir a reincidência de reações febris não hemolíticas, contaminação pelo citomegalovírus (CMV) e sensibilização pelo sistema HLA (antígeno leucocitário humano).

Indicações de hemocomponentes leucodepletados

- Prevenção da aloimunização por HLA, principalmente nos pacientes politransfundidos e/ou com refratariedade plaquetária.
- Prevenção de transmissão de CMV, na ausência de componentes CMV negativos em (a) pacientes CMV negativos submetidos a transplante de órgãos sólidos; (b) pacientes CMV negativos submetidos a transplante de medula de células progenitoras hematopoéticas (autólogo ou alogênico); (c) pacientes CMV negativos submetidos à quimioterapia mieloablativa; (d) transfusão em recém-nascido (RN) com peso

inferior a 1.200 gramas; (e) transfusão intrauterina; (f) gestante CMV negativo ou com *status* de CMV desconhecido.
- Prevenção de recorrência de reação febril não hemolítica.

IRRADIAÇÃO DE HEMOCOMPONENTES

A irradiação de hemocomponentes celulares (concentrados de hemácias e plaquetas) é uma prática realizada para prevenir a doença do enxerto contra hospedeiro associada à transfusão. Embora essa doença seja reação transfusional rara, ela é potencialmente fatal, com taxa de mortalidade de aproximadamente 90 a 100%. Essa condição resulta da enxertia e proliferação clonal de linfócitos viáveis do doador em receptores imunologicamente suscetíveis. Os pacientes afetados pela doença do enxerto contra hospedeiro associada à transfusão apresentam febre persistente, erupções cutâneas, sintomas gastrointestinais, alterações hepáticas e pancitopenia.

Indicações de hemocomponentes irradiados

A irradiação de hemocomponentes celulares está indicada nas seguintes situações:

- Transfusão intrauterina.
- Neonatos submetidos à exsanguinotransfusão, obrigatoriamente quando houver transfusão intrauterina prévia ou submetidos à oxigenação por membrana extracorpórea (ECMO).
- Neonatos prematuros (inferior a 28 semanas) e/ou de baixo peso (< 1.200 g).
- Portador de imunodeficiência congênita grave.
- Transplante de células progenitoras hematopoéticas, autólogo ou alogênico.
- Pacientes tratados com análogos da purina, fludarabina, cladribina e deoxicoformicina.

- Receptor de transplante multivisceral, de coração e de pulmão.
- Portadores de linfomas, leucemia mieloide aguda (LMA) e anemia aplástica em tratamento quimioterápico ou imunossupressor.
- Receptor de plaquetas HLA compatíveis.
- Transfusão de hemocomponentes de doadores aparentados, com qualquer grau de parentesco.
- Neuroblastoma e sarcoma.
- Transfusão de concentrado de granulócitos.

HEMOCOMPONENTES LAVADOS

A lavagem de hemocomponentes celulares tem como objetivo substituir o sobrenadante do plasma por uma solução salina estéril. Os concentrados de hemácias lavados são obtidos por meio da lavagem com uma solução compatível em volume adequado (1 a 3 L), de modo a reduzir a quantidade final de proteínas totais para menos de 500 mg/U.

Indicações de hemocomponentes lavados

- Pacientes com história de reações alérgicas moderadas ou graves, independentemente do *status* de imunoglobulina A (IgA).
- Pacientes deficientes de IgA que apresentem anticorpos contra IgA, com risco de reações anafiláticas, especialmente na ausência de hemocomponentes de doadores deficientes em IgA.

TRANSFUSÃO MACIÇA

A hemorragia é responsável por 30 a 40% das mortes por trauma, sendo que a maioria dessas mortes ocorre nas primeiras horas. A hemorragia pós-parto é responsável por 27% das mortes maternas em todo o mundo. A OMS publicou e atualizou diversas recomendações baseadas em evidências para a prevenção e o tratamento da hemorragia pós-parto. Apesar dos esforços significativos para adotar e ampliar o uso dessas recomendações, a hemorragia pós-parto continua sendo a principal causa de complicações e mortes maternas em todo o mundo.

A definição mais comum de transfusão maciça é a transfusão de 10 U ou mais de concentrados de hemácias ou a troca de uma volemia sanguínea em 24 horas. No entanto, essa definição é limitada, pois os efeitos deletérios da transfusão maciça – conhecidos como a tríade letal (coagulopatia, hipotermia e acidose) – podem já estar presentes após 24 horas. Assim, é crucial reconhecer os gatilhos para o início precoce dos protocolos de transfusão maciça. Os protocolos de transfusão maciça devem ser iniciados quando ocorrem três ou mais transfusões de concentrados de hemácias em 1 hora ou quando ocorre a administração de quatro ou mais componentes em 30 minutos.

Até o momento, não há consenso estabelecido sobre a melhor estratégia de reposição de hemocomponentes na transfusão maciça. Estudos sugerem que esquemas de transfusão na fase inicial do atendimento estão associados a diminuição da mortalidade. As proporções são as seguintes: 1:1:1 (um concentrado de hemácias seguido 1 U de plasma fresco congelado transfundidos de 4 a 6 vezes e, ao final, seguidos de 1 U de concentrado de plaquetas por aférese ou 1 *pool* de plaquetas) (Figura 1); ou sua variação, na qual a transfusão de plaquetas é realizada ao se iniciar o protocolo alternativo (Figura 2) ou; ainda, o protocolo 1:1:2 (1 U de concentrado de hemácias seguida de 1 U de plasma e, posteriormente, 1 U de hemácias, repetido de 2 a 3 vezes e, ao final, transfusão de 1 U de concentrado de plaquetas por aférese ou 1 *pool* de plaquetas) (Figura 3).

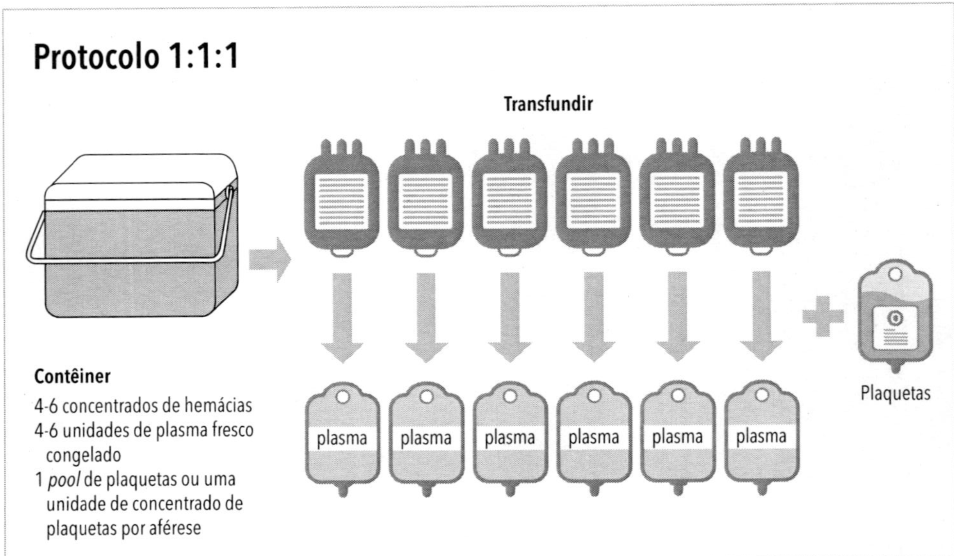

Figura 1 Protocolo de transfusão maciça 1:1:1.

Fonte: Holcomb et al., 2015.

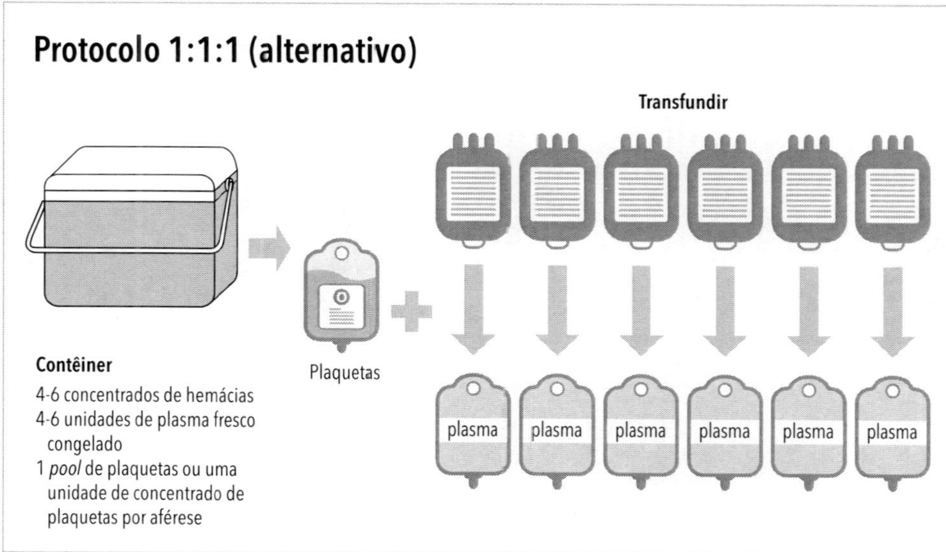

Figura 2 Protocolo de transfusão maciça 1:1:1 com administração de concentrado de plaquetas no início do protocolo.

Fonte: Holcomb et al., 2015.

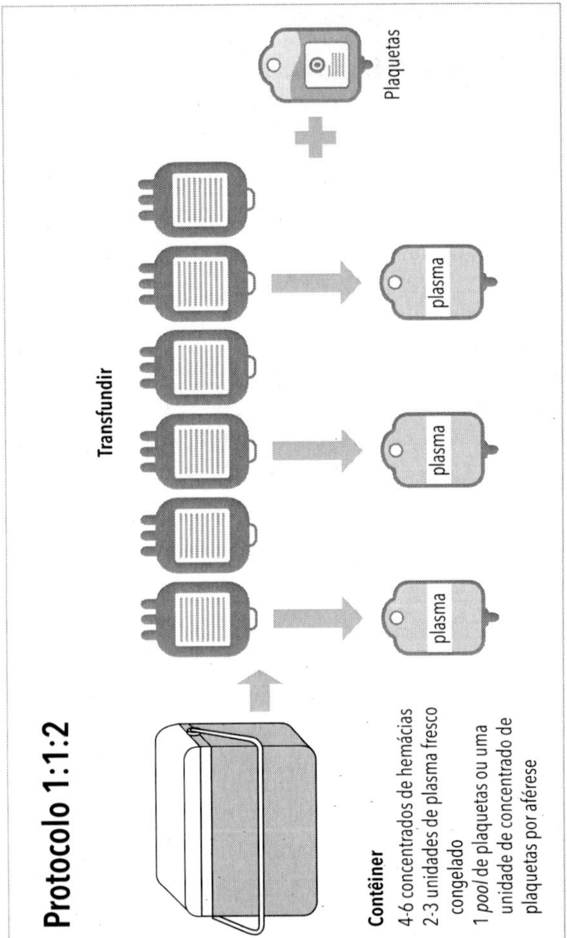

Figura 3 Protocolo de transfusão maciça 1:1:2.

Fonte: Holcomb et al., 2015.

Depois do controle do sangramento, exames de coagulação, como o tromboelastograma, devem ser utilizados para orientar a reposição de hemocomponentes. O ácido tranexâmico também é útil, desde que administrado até 3 horas após o início da hemorragia.

CONSIDERAÇÕES FINAIS

- As transfusões de sangue e seus componentes, embora seguras, não são isentas de riscos.
- O sangue e seus componentes representam um recurso escasso e finito, sendo obtidos por meio da doação voluntária e não possuem substitutos sintéticos.
- Os hemocomponentes devem ser prescritos quando há indicação precisa, baseada em evidências, levando em conta os riscos e benefícios das transfusões.

BIBLIOGRAFIA CONSULTADA

Antunes SA, Pinto CMS. Uso clínico de crioprecipitado e concentrados de fatores de coagulação. In: Bordin JO, Langhi-Júnior DM, Covas DT. Tratado de hemoterapia: fundamentos e prática. 1 ed. São Paulo: Atheneu; 2018. p. 321-6.

Barros MMO, Amorim-Filho LM. Uso do plasma fresco congelado. In: Bordin JO, Langhi-Júnior DM, Covas DT. Tratado de hemoterapia: fundamentos e prática. 1 ed. São Paulo: Atheneu; 2018. p. 313-20.

Baskett PJ. ABC of major trauma: management of hypovolaemic shock. BMJ. 1990;300(6737):1453-7.

Biagini S, Albiero A. Manual de transfusão – Fundação Pró-Sangue. 3 ed. São Paulo: Fundação Pró-Sangue; 2023. p. 22. Disponível em: https://prosangue.sp.gov.br/uploads/arquivos/25-05-23%20-%20Manual%20de%20Transfusao%20-%203%20Edicao.pdf (acesso: 1 nov. 2024).

Cardigan R, New HV, Tinegate H, Thomas S. Washed red cells: theory and practice. Vox Sang. 2020;115(8):606-16.

Carson JL, Brooks MM, Hébert PC, Goodman SG, Bertolet M, Glynn SA, et al. Restrictive or liberal transfusion strategy in myocardial infarction and anemia. N Engl J Med. 2023;389(26):2446-56.

Carson JL, Stanworth SJ, Dennis JA, Trivella M, Roubinian N, Fergusson DA, et al. Transfusion thresholds for guiding red blood cell transfusion. Cochrane Database Syst Rev. 2021;12(12):CD002042.

Estcourt LJ, Birchall J, Allard S, Bassey SJ, Hersey P, Kerr JP, et al. Guidelines for the use of platelet transfusions. Br J Haematol. 2017;176(3):365-94.

Gallos I, Devall A, Martin J, Middleton L, Beeson L, Galadanci H, et al. A randomized trial of early detection and treatment of postpartum hemorrhage. N Engl J Med. 2023;389(1):11-21.

Gobatto ALN, Link MA, Solla DJ, Bassi E, Tierno PF, Paiva W, et al. Transfusion requirements after head trauma: a randomized feasibility-controlled trial. Crit Care. 2019;23(1):89.

Gu Y, Estcourt LJ, Doree C, Hopewell S, Vyas P. Comparison of a restrictive versus liberal red cell transfusion policy for patients with myelodysplasia, aplastic anaemia, and other congenital bone marrow failure disorders. Cochrane Database Syst Rev. 2015;2015(10):CD011577.

Holcomb JB, Tilley BC, Baraniuk S, et al. Transfusion of Plasma, Platelets, and Red Blood Cells in a 1:1:1 vs a 1:1:2 Ratio and Mortality in Patients With Severe Trauma: The PROPPR Randomized Clinical Trial. JAMA. 2015;313(5):471-482.

Kaufman RM, Djulbegovic B, Gernsheimer T, Kleinman S, Tinmouth AT, Capocelli KE, et al. AABB: platelet transfusion: a clinical practice guideline from the AABB. Ann Intern Med. 2015;162(3):205-13.

Kopolovic I, Ostro J, Tsubota H, Lin Y, Cserti-Gazdewich CM, Messner HA, et al. A systematic review of transfusion-associated graft-versus-host disease. Blood. 2015;126(3):406-14.

Mueller MM, van Remoortel H, Meybohm P, Aranko K, Aubron C, Burger R, et al. ICC PBM Frankfurt 2018 Group: patient blood management: recommendations from the 2018 Frankfurt Consensus Conference. JAMA. 2019;321(10):983-997.

Roback JD, Caldwell S, Carson J, Davenport R, Drew MJ, Eder A, et al. Evidence-based practice guidelines for plasma transfusion. Transfusion. 2010;50(6):1227-39.

Roberts I, Shakur H, Afolabi A, Brohi K, Coats T, Dewan Y, et al. The importance of early treatment with tranexamic acid in bleeding trauma patients: an exploratory analysis of the CRASH-2 randomised controlled trial. Lancet. 2011;377(9771):1096-101.

Savage SA, Sumislawski JJ, Zarzaur BL, Dutton WP, Croce MA, Fabian TC. et al. The new metric to define large-volume hemorrhage: results of a prospective study of the critical administration threshold. J Trauma Acute Care Surg. 2015;78(2):224-30.

Shakur H, Roberts I, Fawole B, Chaudhri R, El-Sheikh M, Akintan A, et al. Effect of early tranexamic acid administration on mortality, hysterectomy, and other morbidities in women with postpartum haemorrhage (WOMAN): an international, randomised, double-blind, placebo-controlled trial. Lancet. 2017;389(10084):2105-16.

United States. Department of Health and Human Services. Evidence-based management of sickle cell disease: expert panel report, 2014. Disponível em: https://www.nhlbi.nih.gov/sites/default/files/media/docs/sickle--cell-disease-report%20020816_0.pdf (acesso: 30 out 2024).

van Baarle FLF, van de Weerdt EK, van der Velden WFJM, Ruiterkamp RA, Tuinman PR, Ypma PF, et al. Platelet transfusion before CVC placement in patients with thrombocytopenia. N Engl J Med. 2023;388(21):1956-65.

4

Doenças, agravos e eventos de notificação compulsória na prática da ginecologia e obstetrícia

Tania Di Giacomo do Lago
Karina Barros Calife
Marta Campagnoni Andrade
Ana Freitas Ribeiro

INTRODUÇÃO

A notificação compulsória é a comunicação a uma autoridade sanitária da ocorrência de determinada doença ou agravo à saúde, para que medidas necessárias de intervenção sejam adotadas. Ela é obrigatória a médicos, a outros profissionais de saúde, responsáveis pelos serviços públicos e privados de saúde, e diretores de instituições coletivas. Alguns desses problemas de saúde são de notificação imediata (em até 24 horas) e outros podem ser informados em até 1 semana. Uma doença, um agravo ou um evento de saúde se torna alvo de notificação compulsória, considerando as seguintes características:

a. Magnitude: elevada incidência, prevalência, mortalidade e anos potenciais de vida perdidos.
b. Potencial de disseminação: alta transmissibilidade, possibilitando sua disseminação na comunidade.

c. Transcendência: severidade (alta taxa de letalidade, de hospitalizações e de sequelas); relevância social (estigmatização dos doentes, medo, indignação) e relevância econômica (custo do diagnóstico e/ou tratamento, perdas de vidas, absenteísmo ao trabalho, restrições comerciais entre outras).
d. Vulnerabilidade: existem ações específicas para sua prevenção e controle.
e. Compromissos internacionais: acordos com a Organização Pan-Americana da Saúde/Organização Mundial da Saúde (OPAS/OMS) para alcançar metas continentais/mundiais de controle, eliminação ou de sua erradicação.

O Regulamento Sanitário Internacional (RSI), revisado em 2005, introduziu a obrigatoriedade de notificação de agravos com causas novas ou desconhecidas, que apresentam risco significativo aos seres humanos independentemente da origem ou da fonte.

DOENÇAS, AGRAVOS E EVENTOS DE NOTIFICAÇÃO COMPULSÓRIA NO BRASIL

Essa lista é definida pelo Ministério da Saúde (MS) e pode ser ampliada por Secretarias Estaduais e Municipais de Saúde para o enfrentamento de doenças com maior importância em territórios particulares. Portanto, é importante que os profissionais de saúde conheçam as doenças e os agravos de notificação compulsória na cidade em que prestam serviços. A Tabela 1 apresenta a Lista Nacional de Notificação Compulsória de Doenças, Agravos e Eventos de Saúde Pública, atualizada em agosto de 2024 (Anexo 1 da Portaria GM/MS nº 5.201, de 15 de agosto de 2024).

Em algumas doenças, é necessário notificar casos suspeitos; em outras, apenas os casos confirmados, sendo que para cada uma deles existe uma definição de caso, segundo as normas de vigilância em saúde, de modo a garantir que se está comunicando um mesmo quadro nosológico.

Como notificar?

Cabe aos profissionais e serviços de saúde, notificar a instância sanitária mais próxima, que é, em geral, a Secretaria Municipal da Saúde. Esta, por sua vez, dará seguimento à investigação epidemiológica, utilizando fichas de investigação epidemiológica (FIE) padronizadas para cada doença/agravo, que será digitada no Sistema de Informação de Agravos de Notificação (Sinan) ou em outro sistema, como Sistema de Informação de Vigilância Epidemiológica da Gripe (Sivep-Gripe).

Tabela 1 Lista Nacional de Notificação Compulsória de Doenças, Agravos e Eventos de Saúde Pública

Nº	Doença ou agravo (ordem alfabética)	Periodicidade da notificação	
		Imediata (até 24 h)	Semanal
1	a. Acidente de trabalho com exposição a material biológico		X
	b. Acidente de trabalho	X	
2	Acidente por animal peçonhento	X	
3	Acidente por animal potencialmente transmissor da raiva	X	
4	Botulismo	X	
5	Câncer relacionado ao trabalho		X
6	Cólera	X	
7	Coqueluche	X	
8	Covid-19	X	

continua

Tabela 1 Lista Nacional de Notificação Compulsória de Doenças, Agravos e Eventos de Saúde Pública (*continuação*)

Nº	Doença ou agravo (ordem alfabética)	Periodicidade da notificação	
		Imediata (até 24 h)	Semanal
9	a. Dengue – casos		X
	b. Dengue – óbitos	X	
10	Dermatoses ocupacionais		X
11	Difteria	X	
12	Distúrbio de voz relacionado ao trabalho		X
13	a. Doença de Chagas aguda	X	
	b. Doença de Chagas crônica		X
14	Doença de Creutzfeldt-Jacob (DCJ)		X
15	Doença falciforme		X
16	a. Doença invasiva por *haemophilus influenzae*	X	
	b. Doença meningocócica e outras meningites	X	
17	Doenças com suspeita de disseminação intencional: a. Antraz pneumônico b. Tularemia c. Varíola	X	
18	Doenças febris hemorrágicas emergentes/ reemergentes: a. Arenavírus b. Ebola c. Marburg d. Lassa e. Febre purpúrica brasileira	X	

continua

Tabela 1 Lista Nacional de Notificação Compulsória de Doenças, Agravos e Eventos de Saúde Pública (*continuação*)

Nº	Doença ou agravo (ordem alfabética)	Periodicidade da notificação	
		Imediata (até 24 h)	Semanal
19	Doença aguda pelo vírus Zika		X
	Doença aguda pelo vírus Zika em gestante	X	
	Óbito com suspeita de doença pelo vírus Zika	X	
	Síndrome congênita associada à infecção pelo vírus Zika		X
20	Esquistossomose		X
21	Evento de Saúde Pública (ESP) que se constitua ameaça à Saúde Pública (ver definição no art. 2º desta portaria)	X	
22	Eventos adversos graves ou óbitos pós vacinação	X	
23	Febre Amarela	X	
24	a. Febre de Chikungunya		X
	b. Febre de Chikungunya em áreas sem transmissão	X	
	c. Óbito com suspeita de Febre de Chikungunya	X	
25	Febre do Nilo Ocidental e outras arboviroses de importância em Saúde Pública	X	
26	Febre maculosa e outras riquetisioses	X	
27	Febre tifoide	X	
28	Hanseníase		X

continua

Tabela 1 Lista Nacional de Notificação Compulsória de Doenças, Agravos e Eventos de Saúde Pública (*continuação*)

Nº	Doença ou agravo (ordem alfabética)	Periodicidade da notificação	
		Imediata (até 24 h)	Semanal
29	Hantavirose	X	
30	Hepatites virais		X
31	Infecção pelo vírus da hepatite B em gestante, parturiente ou puérpera e criança exposta ao risco de transmissão vertical da hepatite B		x
32	HIV/Aids		X
33	Infecção pelo HIV em gestante, parturiente ou puérpera e criança exposta ao risco de transmissão vertical do HIV		X
34	Infecção pelo HIV		X
35	Infecção pelo vírus linfotrópico de células T humanas (HTLV)		X
36	Infecção pelo HTLV em gestante, parturiente ou puérpera e criança exposta ao risco de transmissão vertical do HTLV		X
37	*Influenza* humana produzida por novo subtipo viral	X	
38	Intoxicação exógena (por substâncias químicas, incluindo agrotóxicos, gases tóxicos e metais pesados)		X
39	Leishmaniose tegumentar americana		X
40	Leishmaniose visceral		X

continua

Tabela 1 Lista Nacional de Notificação Compulsória de Doenças, Agravos e Eventos de Saúde Pública (*continuação*)

Nº	Doença ou agravo (ordem alfabética)	Periodicidade da notificação	
		Imediata (até 24 h)	Semanal
41	Leptospirose	X	
42	Lesões por esforços repetitivos/distúrbios osteomusculares relacionados ao trabalho (LER/DORT)		X
43	a. Malária na região amazônica		X
	b. Malária na região extra-amazônica	X	
44	Monkeypox (varíola dos macacos) (Retificado pelo D.O.U, seção 1, página 131 de 06.09.2022)	X	
45	Óbito: a. Infantil b. Materno		X
46	Perda auditiva relacionada ao trabalho		X
47	Pneumoconioses relacionadas ao trabalho		X
48	Peste	X	
49	Poliomelite por poliovírus selvagem	X	
50	Raiva Humana	X	
51	Síndrome da rubéola congênita	X	
52	Doenças exantemáticas: a. Sarampo b. Rubéola	X	
53	Sífilis: a. Adquirida b. Congênita c. Em gestante		X

continua

Tabela 1 Lista Nacional de Notificação Compulsória de Doenças, Agravos e Eventos de Saúde Pública (*continuação*)

Nº	Doença ou agravo (ordem alfabética)	Periodicidade da notificação	
		Imediata (até 24 h)	Semanal
54	Síndrome da paralisia flácida aguda	X	
55	Síndrome inflamatória multissistêmica em adultos (SIM-A) associada à covid-19	X	
56	Síndrome inflamatória multissistêmica pediátrica (SIM-P) associada à covid-19	X	
57	Síndrome respiratória aguda grave (SRAG) associada a a. Coronavírus b. SARS-CoV c. MERS-CoV d. SARS-CoV-2	X	
58	Síndrome gripal suspeita de covid-19	X	
59	Tétano: a. Acidental b. Neonatal	X	
60	Toxoplasmose gestacional e congênita		X
61	Transtornos mentais relacionados ao trabalho		X
62	Tuberculose		X
63	Varicela – caso grave internado ou óbito	X	
64	a. Violência doméstica e/ou outras violências		X
	b. Violência sexual e tentativa de suicídio	X	

Fonte: adaptada de Freitas et al., 2023.

Toda unidade hospitalar deve ter um serviço responsável pela notificação compulsória, que pode ser um Núcleo Hospitalar de Epidemiologia (NHE) ou, na sua ausência, a Comissão de Controle da Infecção Hospitalar (CCIH). Além disso, todos os serviços públicos de saúde integrantes da rede básica e especializada contam com um setor responsável pela vigilância epidemiológica. Portanto, o médico deve se informar sobre o fluxo interno da notificação nesses locais de trabalho. Quando se tratar de atendimento em consultório ou em domicílio, a comunicação deverá ser enviada à Secretaria Municipal da Saúde.

Na cidade de São Paulo é possível realizar a notificação no *site* da Secretaria Municipal da Saúde, preenchendo a ficha de notificação específica para a doença, o agravo ou o evento, e seguindo os passos para enviá-la, por meio do *link* https://capital.sp.gov.br/web/saude/w/vigilancia_em_saude/doencas_ e_agravos/240955.

No estado de São Paulo, quando houver dificuldade para notificar uma Secretaria Municipal de Saúde, é possível realizar a notificação *on-line* de qualquer desses casos, de maneira sintética, no *site* do Centro de Vigilância Epidemiológica da Secretaria de Estado da Saúde, no *link*: http://www.saude.sp.gov.br/cve-centro-de-vigilancia-epidemiologica-prof.-alexandre-vranjac/notificacao-on-line/notificacao-on-line.

DOENÇAS E AGRAVOS DE NOTIFICAÇÃO COMPULSÓRIA MAIS FREQUENTES NA PRÁTICA DE GINECOLOGIA E OBSTETRÍCIA

É evidente que as doenças não escolhem o médico e, portanto, todo profissional pode se deparar com uma paciente apresentando uma doença ou um agravo de notificação compulsória. O que se faz neste capítulo é chamar a atenção para aqueles que mais frequentemente podem se apresentar na prática diária da Ginecologia e Obstetrícia (GO). Serão abordados três agravos – óbito materno, óbito fetal e as violências – e sete doenças infecciosas, que incluem o tétano neonatal e que afetam a gestação, podendo levar à transmissão vertical. Serão apresentadas as definições de caso suspeito, confirmado e provável, quando houver; se a notificação é imediata ou em até uma semana; e o *link* para notificação na Secretaria Municipal da Saúde de São Paulo.

Agravos

Óbito materno

É a morte de uma mulher durante a gestação ou até 42 dias após o término da gestação, independentemente da duração ou da localização da gravidez, em razão de qualquer causa relacionada com ou agravada pela gravidez ou por medidas em relação a ela. Há também a morte materna tardia: que ocorre entre o 43º dia e 12 meses pós-parto.

A subnotificação do óbito materno é um problema em todos os países, mesmo nos mais desenvolvidos, pela ausência da informação de que ele ocorreu durante ou após uma gestação. Por esse motivo, a forma de notificar um óbito materno é preencher corretamente o atestado de óbito (Figura 1), particularmente o Bloco V. O campo 37 se refere à mulher em idade fértil e pergunta se a morte ocorreu: 1) na gravidez; 2) no parto; 3) no abortamento; 4) até 42 dias após o término da gestação; 5) de 43 dias até 1 ano após o término da gestação; e 6) não ocorreu nesses períodos. Note-se que esse campo deve ser preenchido mesmo que não se considere que a gestação causou ou contribuiu para a ocorrência do óbito.

Além dessas informações, é importante que, ao preencher a Parte I, utilizem-se as denominações nosológicas específicas da gravidez ou puerpério sempre que elas sejam causa básica

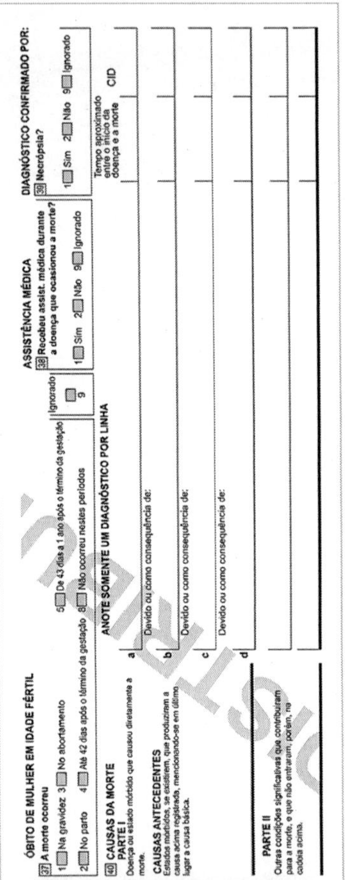

V — Condições e causas do óbito

ÓBITO DE MULHER EM IDADE FÉRTIL
37 A morte ocorreu
1 Na gravidez 3 No abortamento 5 De 43 dias a 1 ano após o término da gestação | Ignorado 9
2 No parto 4 Até 42 dias após o término da gestação 8 Não ocorreu nestes períodos

ASSISTÊNCIA MÉDICA
38 Recebeu assist. médica durante a doença que ocasionou a morte?
1 Sim 2 Não 9 Ignorado

DIAGNÓSTICO CONFIRMADO POR:
39 Necrópsia?
1 Sim 2 Não 9 Ignorado

40 CAUSAS DA MORTE — ANOTE SOMENTE UM DIAGNÓSTICO POR LINHA — Tempo aproximado entre o início da doença e a morte — CID

PARTE I
Doença ou estado mórbido que causou diretamente a morte. a

CAUSAS ANTECEDENTES
Estados mórbidos, se existirem, que produziram a causa acima registrada, mencionando-se em último lugar a causa básica.
b Devido ou como consequência de:
c Devido ou como consequência de:
d Devido ou como consequência de:

PARTE II
Outras condições significativas que contribuíram para a morte, e que não entraram, porém, na cadeia acima.

Figura 1 Bloco V da Declaração de óbito.

Fonte: Brasil, 2022.

do óbito ou as consequências. Quando os quadros mórbidos que levaram ao óbito não forem específicos da gravidez, parto ou puerpério, mas possam ter sido agravados por estes eventos, é necessário registrar na Parte II.

Óbito fetal

O instrumento para notificação de um óbito fetal é a Declaração de Óbito (DO) adequadamente preenchida. Embora a definição internacional de óbito fetal seja "a morte de um produto da concepção, antes da expulsão ou da extração completa do corpo da mãe, independentemente da duração da gravidez", para fins de notificação, o médico fica obrigado a emitir DO, quando a gestação tiver duração igual ou superior a 20 semanas, ou o feto tiver peso corporal igual ou superior a 500 g e/ou estatura igual ou superior a 25 cm.

Violência doméstica e outras violências

Caso suspeito ou confirmado de violência doméstica/intrafamiliar, sexual, autoprovocada, tráfico de pessoas, trabalho escravo, trabalho infantil, tortura, intervenção legal e violências homofóbicas contra mulheres e homens em todas as idades. No caso de violência extrafamiliar/comunitária, somente serão objeto de notificação as violências contra crianças, adolescentes, mulheres, pessoas idosas, pessoa com deficiência, indígenas e população LGBTQIAP+. A notificação é semanal.

Violência sexual e tentativa de suicídio – notificação imediata

Caso suspeito ou confirmado de violência sexual, independentemente do contexto em que ocorreu (doméstica, intrafamiliar, extrafamiliar, comunitária) deve ser notificado em até 24 horas e encaminhado a serviço de referência em até

24 horas. Caso suspeito ou confirmado de tentativa de suicídio também é de notificação imediata.

Atenção: as tentativas de suicídio são de notificação, portanto, os suicídios concretizados não são de notificação compulsória. A notificação imediata das tentativas de suicídio permite o desdobramento de ações para a prevenção de uma segunda tentativa.

No município de São Paulo, além da ficha de Notificação por Tentativa de Suicídio, deve também ser preenchida a Ficha de Investigação de Intoxicação Exógena, quando o meio utilizado for medicamento, drogas ou veneno.

DOENÇAS INFECCIOSAS

Todo caso suspeito ou confirmado de infecção por vírus Zika deve ser notificado à Secretaria Municipal da Saúde. A notificação deve ocorrer em até 24 horas em duas situações: óbito em qualquer sexo e idade e infecção em gestante.

Doença causada pelo vírus Zika

Doença aguda causada pelo vírus Zika na gestante

a. Caso suspeito de Zika (ZIKV): exantema maculopapular pruriginoso acompanhado de um dos seguintes sinais e sintomas: febre, hiperemia conjuntival/conjuntivite não purulenta, artralgia/poliartralgia, edema periarticular.
b. Caso confirmado de ZIKV por:
    - Critério laboratorial: atende à definição de caso suspeito de ZIKV e foi confirmado pelo resultado de um ou mais dos seguintes testes laboratoriais:
        a. isolamento viral;
        b. detecção de RNA viral por RT-PCR; e
        c. sorologia IgM.

- Critério clínico-epidemiológico: na impossibilidade de se realizar a confirmação laboratorial específica, ou para casos com resultados laboratoriais inconclusivos, deve-se considerar a confirmação por vínculo epidemiológico com um caso confirmado laboratorialmente.

Síndrome congênita associada à infecção pelo vírus Zika

A periodicidade da notificação da síndrome congênita pelo vírus ZIKA é semanal. Devem ser notificados casos identificados durante a gestação ou a partir do nascimento, conforme descrito a seguir:

a. Caso suspeito
   - Feto: todo feto (a partir da 8ª semana até o nascimento) que, durante a gestação, apresente um ou mais dos seguintes critérios:
     - Critério de imagem: exame de imagem com presença de pelo menos dois dos sinais mais frequentes, segundo a tabela de referência disponível em: https://www.gov.br/saude/pt-br/assuntos/saude-de-a-a-z/s/scz/publicacoes/orientacoes_integradas_vigilancia_atencao_emergencia_saude_publica.pdf (p. 117).
     - Critério laboratorial: gestante com resultado laboratorial positivo ou reagente para o vírus Zika durante a gestação.
   - Recém-nascido (RN) com até 28 dias: todo RN, com até 28 dias de vida, que se enquadre em um ou mais dos seguintes critérios:
     - Critério clínico ou de imagem: RN que apresente dois ou mais dos sintomas frequentes, ou ultrassonografia (USG) com padrão alterado durante a gestação,

conforme alterações descritas em: https://www.gov.br/saude/pt-br/assuntos/saude-de-a-a-z/s/scz/publicacoes/orientacoes_integradas_vigilancia_atencao_emergencia_saude_publica.pdf (p. 117-118).
  - Critério laboratorial: gestante com resultado laboratorial positivo ou reagente para o ZIKV durante a gestação ou em até 48 horas após o parto.
- Criança após 28 dias: toda criança, após 28 dias de vida, que se enquadre em um ou mais dos seguintes critérios:
  - Critério clínico/imagem: criança que apresente dois ou mais sintomas disponíveis em: https://www.gov.br/saude/pt-br/assuntos/saude-de-a-a-z/s/scz/publicacoes/orientacoes_integradas_vigilancia_atencao_emergencia_saude_publica.pdf (p. 119).
  - Critério laboratorial: mãe com resultado laboratorial positivo ou reagente para o ZIKV durante a gestação ou em até 48 horas após o parto.
- Óbito fetal (após 22ª semana gestacional) ou natimorto: todo óbito fetal (após 22ª semana gestacional e antes da expulsão ou da extração completa do corpo da mãe) ou natimorto (que, depois da separação, não respirar nem apresentar outro sinal de vida, como batimentos do coração, pulsações do cordão umbilical ou movimentos efetivos dos músculos de contração voluntária) que apresente um ou mais dos seguintes critérios:
  - Critério clínico/imagem: feto morto ou natimorto que apresente dois ou mais sintomas frequentes, disponíveis em: https://www.gov.br/saude/pt-br/assuntos/saude-de-a-a-z/s/scz/publicacoes/orientacoes_integradas_vigilancia_atencao_emergencia_saude_publica.pdf (p. 117-118).

- Critério laboratorial: quando a gestante ou mãe apresentar resultado de exame laboratorial positivo ou reagente para o ZIKV, realizado durante a gestação ou dentro das primeiras 48 horas após o parto.

b. Caso confirmado
Será considerado como confirmado para a síndrome congênita associada à infecção pelo vírus Zika (SCZ) o caso nas seguintes condições:
- Feto: gestante com resultado positivo ou reagente para o ZIKV no teste com melhor desempenho; resultado negativo ou inconclusivo para pelo menos uma STORCH;* exame de imagem apresentando duas ou mais alterações, conforme disponível em: https://www.gov.br/saude/pt-br/assuntos/saude-de-a-a-z/s/scz/publicacoes/orientacoes_integradas_vigilancia_atencao_emergencia_saude_publica.pdf (p. 117).
- RN (com até 28 dias) ou criança (após 28 dias): resultado positivo ou reagente para o ZIKV no RN ou na criança; ou resultado positivo ou reagente para o ZIKV da mãe; e resultado negativo ou inconclusivo para pelo menos uma STORCH (amostras coletadas ainda na gestação ou em até 48 horas após o parto); dois ou mais dos sinais e sintomas (em exame de imagem ou clínico) disponíveis em: https://www.gov.br/saude/pt-br/assuntos/saude-de-a-a-z/s/scz/publicacoes/orientacoes_integradas_vigilancia_atencao_emergencia_saude_publica.pdf (p. 118-119).

---

*STORCH é um acrônimo para infecções congênitas que podem afetar o feto durante a gestação: **S**ífilis, **T**oxoplasmose, **O**utras (varicela, parvovírus B19, Zika), **R**ubéola, **C**itomegalovírus e **H**erpes simples. Essas infecções podem causar malformações, aborto e complicações neonatais.

- Óbito fetal (após 22ª semana gestacional): gestante com resultado positivo ou reagente para o ZIKV, a partir de amostras colhidas durante a gestação e resultado negativo ou inconclusivo para pelo menos uma STORCH em amostra da gestante e um ou mais achados clínicos descritos em: https://www.gov.br/saude/pt-br/assuntos/saude-de-a-a-z/s/scz/publicacoes/orientacoes_integradas_vigilancia_atencao_emergencia_saude_publica.pdf (p. 117).
- Natimorto: resultado positivo ou reagente para o ZIKV em amostra do natimorto; resultado negativo ou inconclusivo para pelo menos uma STORCH em amostra da gestante (amostras coletadas ainda na gestação ou em até 48 horas após o parto) ou natimorto em um ou mais achados clínicos descritos em: https://www.gov.br/saude/pt-br/assuntos/saude-de-a-a-z/s/scz/publicacoes/orientacoes_integradas_vigilancia_atencao_emergencia_saude_publica.pdf (p. 117-118), desde que afastadas outras causas de óbito.

Caso provável

Serão considerados como prováveis casos de RN, crianças, fetos e natimortos que possuírem dois ou mais dos sinais e sintomas apresentados anteriormente, de mães com relato de exantema ou febre sem causa definida durante a gestação e sem resultado laboratorial para o ZIKV, por falta ou erro na coleta da amostra da mãe ou do referido caso e resultado inconclusivo ou negativo para pelo menos uma STORCH.

Toxoplasmose

A toxoplasmose, quando adquirida durante a gestação, pode ser transmitida por via transplacentária. Por este motivo, são de notificação compulsória a toxoplasmose gestacional e a congênita. A comunicação nas duas situações deve ocorrer em até uma semana.

Toxoplasmose gestacional

Devem ser notificados os casos suspeitos, prováveis e confirmados de toxoplasmose gestacional, com risco de ter sido adquirida durante a gestação.

a. Caso suspeito
   - Gestante que apresentar resultado para anticorpo IgM anti-toxoplasma *gondii* reagente ou indeterminado.
   - Gestante que apresentar história clínica compatível com toxoplasmose.
   - Gestante que apresentar USG obstétrica ou exames de imagem sugestivos para toxoplasmose congênita.
   - Qualquer gestante identificada em situações de surto de toxoplasmose.

b. Caso provável

   Caso suspeito que apresentar uma das seguintes situações:
   - Resultado reagente de anticorpos IgM e IgG com baixa avidez de IgG ou avidez intermediária em qualquer idade gestacional.
   - Títulos ascendentes de anticorpos IgG em amostras seriadas com intervalo mínimo de duas semanas e IgM reagente.
   - Primeira sorologia realizada após 16 semanas de idade gestacional que apresente resultado para anticorpos IgG em nível elevado (acima de 300 UI/dL ou de acordo com a metodologia utilizada) e IgM reagente.

c. Caso confirmado

   Caso suspeito que apresente uma das seguintes situações:

- Soroconversão de anticorpos IgG e IgM anti-T. *gondii* durante o período gestacional.
- Detecção de DNA do T. *gondii* em amostra de líquido amniótico em tecido placentário, fetal ou de órgãos (exame anatomopatológico, cultivo de tecido ou bioensaio).
- Mãe de criança que teve toxoplasmose congênita confirmada.

Toxoplasmose congênita (notificar em até uma semana)

A notificação de casos suspeitos, prováveis ou confirmados de toxoplasmose congênita permite avaliar o grau de efetividade do rastreamento materno vigente na atenção pré-natal.

a. Caso suspeito
   - RN ou lactente com menos de seis meses cuja mãe era suspeita, provável ou confirmada para toxoplasmose gestacional.
   - RN ou lactente com menos de seis meses com clínica compatível para toxoplasmose e IgG anti-T. *gondii* reagente.
   - RN ou lactente com menos de seis meses com exames de imagem fetal ou pós-parto compatível com toxoplasmose e IgG anti-T. *gondii* reagente.
b. Caso provável

   Caso suspeito que apresente uma das seguintes situações:
   - Sorologia indeterminada ou não reagente para IgM e/ou IgA anti-T. *gondii* até seis meses de idade e IgG anti-T. *gondii* em títulos estáveis.
   - Evoluiu ao óbito antes de realizar exames confirmatórios.
   - Manifestações clínicas ou exames de imagem compatíveis com toxoplasmose congênita e IgG anti-T. *gondii*

reagente com IgM ou IgA anti-T. *gondii* não reagentes e que não tenha coletado exames laboratoriais que excluam outras infecções congênitas antes de completar 12 meses de idade.

- Crianças assintomáticas em investigação durante os primeiros 12 meses de vida.

c. Caso confirmado

Caso suspeito que apresente uma das seguintes situações:

- Presença de DNA de T. *gondii* em amostras de líquido amniótico da mãe ou em tecidos fetais, placenta ou cordão umbilical, líquor, sangue ou urina da criança; biópsia ou necrópsia de criança, aborto ou natimorto. A ausência do parasita na placenta não descarta o caso, visto que a sensibilidade do PCR é de aproximadamente 70%.
- Resultado de anticorpos IgM ou IgA e IgG anti-T. *gondii* reagente até seis meses de vida.
- Níveis séricos de anticorpos IgG anti-T. *gondii* em ascensão em pelo menos duas amostras seriadas com intervalo mínimo de três semanas durante os primeiros 12 meses de vida.
- IgG anti-T. *gondii* persistentemente reagente após 12 meses de idade.
- Retinocoroidite ou hidrocefalia ou calcificação cerebral (ou associações entre os sinais) com IgG reagente e afastadas outras infecções congênitas (citomegalovírus, herpes simples, rubéola, sífilis, arboviroses) e mãe com toxoplasmose confirmada na gestação.
- Aborto ou natimorto cuja mãe apresente testes confirmatórios para toxoplasmose aguda, realizados durante o pré-natal, no momento do parto ou da curetagem.

Rubéola

O principal objetivo da vigilância epidemiológica de Rubéola é evitar a ocorrência da Síndrome da Rubéola Congênita. Para tanto, além da manutenção de alta cobertura vacinal, é preciso identificar rapidamente possíveis casos de Rubéola e desencadear as medidas de bloqueio que impedem a circulação viral. Por isso, deve-se notificar imediatamente qualquer caso suspeito da doença.

Rubéola – definição de casos

a. Caso suspeito
   - Toda paciente que apresentar febre e exantema maculopapular, acompanhado de linfadenopatia retroauricular e/ou occipital e/ou cervical, independentemente da idade e da situação vacinal; ou
   - Todo indivíduo suspeito com história de viagem para locais com circulação do vírus da rubéola, nos últimos 30 dias, ou de contato, no mesmo período, com alguém que viajou para local com circulação viral.
b. Caso confirmado
   - Critério laboratorial: quando a paciente apresenta resultados de exame de sorologia de anticorpos específicos IgM e IgG reagente na primeira e segunda amostra, ou quando apresenta IgM reagente com soroconversão de IgG na segunda amostra.
   - Vínculo epidemiológico: quando o caso suspeito teve contato com um ou mais casos de rubéola, confirmados por laboratório, e apresentou os primeiros sintomas da doença entre 12 e 23 dias após o contato com o(s) caso(s).

- Critério clínico: caso suspeito que apresente febre e exantema maculopapular, acompanhado de linfadenopatia retroauricular e/ou occipital e/ou cervical, independentemente da idade e da situação vacinal. A confirmação do caso suspeito pelo critério clínico não é recomendada na rotina; contudo, em situações de surto de grande magnitude, esse critério poderá ser utilizado.

Síndrome da rubéola congênita (notificar em até 24 horas)

a. Caso suspeito
   - Todo RN cuja mãe foi caso suspeito ou confirmado de rubéola.
   - Todo RN cuja mãe teve contato com caso suspeito ou confirmado de rubéola durante a gestação.
   - Toda criança, até 12 meses de idade, que apresente qualquer um dos seguintes sinais clínicos compatíveis com infecção congênita pelo vírus da rubéola: cardiopatia congênita, suspeita de deficiência auditiva, catarata (pupila branca), glaucoma (maior globo ocular) ou retinopatia pigmentar.
b. Caso confirmado
   - Critério laboratorial: quando os anticorpos específicos IgM e IgG são reagentes e a criança apresenta um ou mais defeitos compatíveis com a doença, ou quando IgM não reagente, na primeira e na segunda amostras, com persistência de IgG na segunda amostra.
   - Critério clínico:
     - Na ausência de resultados laboratoriais para a confirmação do diagnóstico, e se o RN ou a criança de até 12 meses apresentar prematuridade e/ou baixo

peso mais os seguintes sinais clínicos ou complicações, de forma isolada ou associada: catarata/glaucoma congênitos ou cardiopatia congênita ou surdez.

- Por se tratar de uma doença erradicada no Brasil, o diagnóstico clínico é considerado uma falha da vigilância. Assim, todos os casos suspeitos de síndrome da rubéola congênita (SRC) devem ter diagnóstico laboratorial.
- Caso de abortamento ou de natimorto resultante de gestação durante a qual se comprovou a ocorrência de rubéola materna, independentemente de confirmação de afecção no feto.
- Infecção congênita pelo vírus da rubéola.
- Caso suspeito que apresentar evidência laboratorial de infecção congênita pelo vírus da rubéola, sem qualquer manifestação clínica compatível com síndrome da rubéola congênita.

Sífilis

Sífilis adquirida e em gestante (notificação em até sete dias)

a. Caso confirmado
   - Pessoa assintomática, com teste não treponêmico reagente com qualquer titulação e teste treponêmico reagente e sem registro de tratamento prévio.
   - Pessoa sintomática para sífilis, com pelo menos um teste reagente (treponêmico ou não treponêmico), com qualquer titulação.

b. Caso confirmado em gestante
   - Mulher assintomática para sífilis que, durante o pré-natal, parto e/ou o puerpério, apresente pelo menos

um teste reagente – teste treponêmico e/ou não treponêmico com qualquer titulação – sem registro de tratamento prévio.

- Mulher sintomática para sífilis que, durante o pré-natal, o parto e/ou o puerpério, apresente pelo menos um teste reagente – treponêmico ou não treponêmico – com qualquer titulação.
- Mulher que, durante o pré-natal, o parto e/ou o puerpério, apresente teste não treponêmico reagente com qualquer titulação e teste treponêmico reagente, independentemente de sintomatologia da sífilis e de tratamento prévio.

Sífilis congênita (notificar em até sete dias)

a. Caso confirmado
   - Todo RN, natimorto ou aborto de mulher com sífilis não tratada ou tratada de forma não adequada.
   - Evidência microbiológica de infecção pelo *Treponema pallidum* em amostra de secreção nasal ou lesão cutânea, biópsia ou necrópsia de criança, aborto ou natimorto. A detecção do *T. pallidum* se dá por meio de exames diretos por microscopia (de campo escuro ou com material corado).
   - Toda criança com menos de 13 anos de idade com pelo menos uma das seguintes situações:
     - Manifestação clínica, alteração liquórica ou radiológica de sífilis congênita e teste não treponêmico reagente.
     - Títulos de teste não treponêmicos do lactente maiores que os da mãe, em pelo menos duas diluições de amostras de sangue periférico, coletadas simultaneamente no momento do parto.

- Títulos de testes não treponêmicos ascendentes em pelo menos duas diluições no seguimento da criança exposta.
- Títulos de testes não treponêmicos ainda reagentes após seis meses de idade, em crianças adequadamente tratadas no período neonatal.
- Testes treponêmicos reagentes após 18 meses de idade sem diagnóstico prévio de sífilis congênita.

Infecção pelo vírus da imunodeficiência humana adquirida

Definição de casos de HIV em indivíduos com 13 anos de idade ou mais

Todo indivíduo com 13 anos de idade ou mais diagnosticado com infecção pelo HIV/Aids, seguindo os fluxogramas vigentes.

Definição de caso de gestante/parturiente/puérpera com HIV (notificar em até sete dias)

Toda mulher em que for detectada a infecção por HIV, ou aquela que já tenha o diagnóstico confirmado de HIV/Aids, no momento da gestação, do parto ou do puerpério.

Definição de casos de criança exposta ao HIV (notificar em até sete dias)

Toda criança nascida de mãe infectada, ou que tenha sido amamentada por mulher infectada pelo HIV.

Hepatites virais (notificar em até sete dias)

Todas as hepatites virais (A, B, C, D, E) são de notificação compulsória. As hepatite B, D e C apresentam maior relevância na prática obstétrica pela possibilidade de transmissão vertical, lembrando que o vírus D necessita da presença do antígeno de superfície do HBV (HBsAg) para se replicar e causar a infecção. Como o rastreamento de hepatites B e C integram os exames de rotina pré-natal, apresentam-se, a seguir, as definições de caso para notificação desses dois quadros.

Caso confirmado de hepatite B

Pessoa que apresente um ou mais dos seguintes marcadores reagentes ou exame de biologia molecular positivo para hepatite B:

- HBsAg reagente;
- anti-HBc IgM reagente;
- HBV-DNA detectável.

Caso confirmado de hepatite C

Pessoa que apresente um ou mais dos seguintes marcadores reagentes ou exame de biologia molecular para hepatite C, conforme segue:

- anti-HCV reagente;
- HCV-RNA detectável.

Tétano neonatal (notificar em até 24 horas)

Caso suspeito

Todo RN que nasceu bem, sugou normalmente nas primeiras horas, mas, entre o 2º e o 28º dias de vida, apresentou dificuldade em mamar, choro constante, independentemente do estado vacinal da mãe, do local e das condições do parto. São também considerados suspeitos todos os óbitos, nessa mesma faixa etária, de crianças que apresentem essas mesmas características, com diagnóstico indefinido ou ignorado.

Caso confirmado

Todo RN que nasceu bem, sugou normalmente nas primeiras horas e, entre o 2º e o 28º dias de vida, apresentou dificuldade respiratória, recusou amamentação e apresentou dois ou mais dos seguintes sinais e sintomas: trismo, contratura dos músculos da mímica facial, olhos cerrados, pele da fronte pregueada, lábios contraídos, hiperflexão dos membros superiores junto ao tórax, hiperextensão dos membros inferiores e crises de contraturas musculares, com ou sem inflamação do coto umbilical.

Quadro 1 Para notificar

- Em hospitais públicos ou privados: identifique o fluxo interno para notificação.
- Em unidades públicas de saúde: identifique o fluxo interno para notificação.
- Em consultório ou clínica privada:
  - Identifique como notificar a secretaria municipal de saúde da cidade em que se encontra.
  - No município de São Paulo, preencha a ficha de investigação do agravo ou doença em questão e siga os passos recomendados no *link*: https://capital.sp.gov.br/web/saude/w/vigilancia_em_saude/doencas_e_agravos/240955.
  - No estado de São Paulo, se as ações anteriores não forem possíveis, faça a notificação *on-line* no *site* do Centro de Vigilância em Saúde da Secretaria de Estado da Saúde, no *link*: http://www.saude.sp.gov.br/cve-centro-de-vigilancia-epidemiologica-prof.-alexandre-vranjac/notificacao-on-line/notificacao-on-line.

BIBLIOGRAFIA CONSULTADA

Brasil. Ministério da Saúde. Portaria GM/MS nº 5.201, de 15 de agosto de 2024. 2024a. Disponível em: https://www.in.gov.br/en/web/dou/-/portaria-gm/ms-n-5.201-de-15-de-agosto-de-2024-579010765 (acesso: 3 dez. 2024).

Brasil. Ministério da Saúde. Secretaria de Vigilância em Saúde e Ambiente. Departamento de Ações Estratégicas de Epidemiologia e Vigilância em Saúde e Ambiente. Guia de vigilância em saúde: volume 1. 6 ed. rev. Brasília: Ministério da Saúde; 2024b. 3 v.: il. Disponível em: https://bvsms.saude.gov.br/bvs/publicacoes/guia_vigilancia_saude_6edrev_v1.pdf (acesso: 6 dez. 2024).

Brasil. Ministério da Saúde. Secretaria de Vigilância em Saúde e Ambiente. Departamento de Ações Estratégicas de Epidemiologia e Vigilância em Saúde e Ambiente. Guia de vigilância em saúde: volume 2. 6 ed. rev. Brasília: Ministério da Saúde; 2024c. 3 v.: il. ISBN 978-65-5993-505-5. Disponível em: https://bvsms.saude.gov.br/bvs/publicacoes/guia_vigilancia_saude_v2_6edrev.pdf (acesso: 3 dez. 2024).

Brasil. Ministério da Saúde. Secretaria de Vigilância em Saúde. Departamento de Análise de Saúde e Vigilância de Doenças não Transmissíveis. Declaração de Óbito: manual de instruções para preenchimento [recurso eletrônico]/Ministério da Saúde, Secretaria de Vigilância em Saúde, Departamento de Análise de Saúde e Vigilância de Doenças não Transmissíveis. – Brasília: Ministério da Saúde, 2022, p 40. Disponível em: http://bvsms.saude.gov.br/bvs/publicacoes/declaracao_obito_manual_preenchimento.pdf (acesso: 23 abr 2025).

Brasil. Ministério da Saúde. Secretaria de Vigilância em Saúde. Secretaria de Atenção à Saúde. Orientações integradas de vigilância e atenção à saúde no âmbito da Emergência de Saúde Pública de Importância Nacional: procedimentos para o monitoramento das alterações no crescimento e desenvolvimento a partir da gestação até a primeira infância, relacionadas à infecção pelo vírus Zika e outras etiologias infeciosas dentro da capacidade operacional do SUS. Brasília: Ministério da Saúde; 2017. Disponível em: https://www.gov.br/saude/pt-br/assuntos/saude-de-a-a-z/s/scz/publicacoes/orientacoes_integradas_vigilancia_atencao_emergencia_saude_publica.pdf (acesso: 3 dez. 2024).

Freitas AR, Domingues CMA, Batista KBC. Conceitos gerais de Vigilância em Saúde e Imunização. In: Batista KBC, Azevedo CN, Ferreira EEP. Educa VE – Iniciativa Educacional em Vigilância Epidemiológica: caderno de curso. São Paulo: Real e Benemérita Associação Portuguesa de Beneficência; 2023. p. 18-31.

Seção II

Ginecologia

5
Vulvovaginites

Flavia Salomão D'Avila Curi
Adriana Bittencourt Campaner

INTRODUÇÃO

A vulvovaginite é caracterizada por sintomas vulvovaginais, incluindo corrimento, odor, coceira, irritação ou queimação, sendo causa importante de consulta ginecológica de rotina, bem como procura ao atendimento de emergência. A maioria das mulheres apresenta pelo menos um episódio durante a vida. As causas mais comuns de vulvovaginite são a vaginose bacteriana (VB), que é responsável por 40 a 50% dos casos; candidíase vulvovaginal (CVV), por 20 a 25% dos casos; e a tricomoníase (TV), por 15 a 20%. As causas não infecciosas, incluindo vaginite atrófica, irritativa, alérgica ou inflamatória são menos comuns e representam 5 a 10% dos casos.

CANDIDÍASE VULVOVAGINAL

A CVV é uma das causas mais comuns de corrimento vulvovaginal, acomete 70 a 75% das mulheres durante a vida e é caracterizada pela colonização do meio vaginal por leveduras, sendo a mais frequente a *Candida albicans* (80 a 92% dos casos). Os principais sinais e sintomas incluem prurido vulvovaginal, disúria, dispareunia, corrimento branco, grumoso com aspecto caseoso, hiperemia, edema vulvar e presença de fissura vulvar.

Os fatores que predispõem a essa condição são: gravidez, obesidade, diabetes *mellitus* (DM) (descompensado), corticoides, antibióticos, contraceptivos orais, imunossupressores ou quimio/radioterapia, alterações na resposta imunológica (imunodeficiências), hábitos de higiene e vestuário que aumentam a umidade e o calor local, contato com substâncias alergênicas e/ou irritantes (p. ex., talcos, perfumes, sabonetes ou desodorantes íntimos) e infecção pelo vírus da imunodeficiência humana (HIV).

Segundo o Center for Disease Control and Prevention (CDC), a candidíase vulvovaginal é classificada em complicada e não complicada (Tabela 1). A candidíase recorrente é caracterizada por três ou mais episódios sintomáticos em um ano e afeta cerca de 5% das mulheres.

O diagnóstico pode ser feito pelo exame clínico e microscópico, porém com baixa sensibilidade. Para a citologia a fresco, utiliza-se soro fisiológico e hidróxido de potássio a 10%, a fim de visualizar hifas e/ou esporos dos fungos. O pH é normal, ou seja, ácido e abaixo de 4,5. Já a cultura realizada no meio de Sabouraud, Nickerson ou Microstix-candida é o melhor método, mas ocasiona diagnóstico tardio e posterga o tratamento, uma vez que leva mais de 15 dias para o resultado. Dadas as limitações dos métodos atuais de diagnóstico de candidíase, um número crescente de laboratórios comerciais tem desenvolvido testes moleculares para tal finalidade. Em estudo de coorte prospectivo, a reação em cadeia da polimerase (PCR) para o grupo *Candida* tem alta precisão clínica (sensibilidade: 90,9%; especificidade: 94,1%). A sensibilidade foi menor para *C. glabrata*. Um estudo desta mesma população comparou o

PCR com a microscopia clínica e concluiu que para o grupo *Candida*, PCR conferiu maior sensibilidade (90,7 × 57,5%) e especificidade (93,6 × 89,4%) que a microscopia clínica.

Tabela 1 Classificação da candidíase vulvovaginal

Não complicada	Complicada
Esporádica ou infrequente	Recorrente
Quadro clínico leve a moderado	Quadro clínico severo
Provavelmente *Candida albicans*	*Candida* não *albicans*
Mulher não imunocomprometida	Mulher com diabetes, condição de imunossupressão (p. ex., HIV), terapia imunossupressora (p. ex., corticoide)

Fonte: Nyiirjesy et al., 2022.

O tratamento da candidíase não complicada deve ser realizado em todas as mulheres sintomáticas e com microscopia positiva. Caso o exame seja negativo, mas houver sinais e sintomas, considerar a cultura; caso esta última não possa ser realizada, deve-se seguir com o tratamento empírico. Se a cultura for positiva para *Candida* ssp., e a paciente não tiver sinais e sintomas, ela não deve ser tratada, uma vez que 10 a 20% das mulheres abrigam espécies de *Candida* e outras leveduras na vagina.

O tratamento pode ser realizado com formulação tópicas de curta duração (dose única e regimes de 1 a 3 dias). A Tabela 2 apresenta a terapêutica para CVV pelos Protocolos Clínicos e Diretrizes Terapêuticas do Ministério da Saúde (PCDT) e pelo CDC. O tratamento com azóis resulta em alívio dos sintomas e culturas negativas em 80 a 90% das pacientes que completam o tratamento. Os parceiros não precisam ser tratados.

Na candidíase complicada e recorrente, deve-se realizar a cultura para identificar a espécie correta de *Candida* e sua

Tabela 2 Tratamento de candidíase vulvovaginal não complicada

PCDT	CDC
▪ Miconazol creme 20 mg/g ou outros derivados imidazólicos, via vaginal, um aplicador cheio, à noite ao se deitar, por 7 dias	▪ Clotrimazol 10 mg/g creme 5 g, via vaginal, por 7 a 14 dias
▪ Nistatina 100.000 UI, uma aplicação, via vaginal, à noite ao se deitar, por 14 dias	▪ Clotrimazol 20 mg/g creme 5 g, via vaginal, por 3 dias
▪ Fluconazol 150 mg, VO, dose única	▪ Miconazol 20 mg/g creme 5 g, via vaginal, por 7 dias
▪ Itraconazol 100 mg, 2 comprimidos, VO, 2×/dia, por 1 dia	▪ Butoconazol 20 mg/g creme 5 g, via vaginal, aplicação única
	▪ Terconazol 8 mg/g creme 5 g, via vaginal, por 3 dias
	▪ Fluconazol 150 mg, VO, dose única

CDC: Center for Disease Control and Prevention; PCDT: Protocolos Clínicos e Diretrizes Terapêuticas do Ministério da Saúde; UI: unidade internacional; VO: via oral.
Fonte: CDC, 2021a; Brasil, 2022.

respectiva sensibilidade aos antifúngicos. A resistência da *Candida albicans* aos azóis está se tornando cada vez mais frequente e a *Candida* não *albicans* é intrinsicamente resistente a estes. O tratamento da candidíase complicada é realizado com 7 a 14 dias de azol tópico ou fluconazol 150 mg, via oral (VO), duas doses, com intervalo de 72 horas. Já candidíase recorrente causada pela *C. albicans* responde bem a terapia oral ou tópica com azóis de curta duração. No entanto, para manter o controle clínico e micológico, uma duração mais longa da terapia inicial é recomentada (7 a 14 dias de terapia tópica ou uma dose oral de fluconazol a cada três dias, em um total de três dias) ou itraconazol 100 mg, 2 comprimidos VO, 2×/dia, por um dia. O regime de manutenção indicado é o fluconazol (100, 150 ou 200 mg) semanalmente por seis meses; ou miconazol creme vaginal tópico 2×/semana; ou óvulo vaginal 1×/semana durante seis meses.

Na candidíase por *Candida* não *albicans*, o tratamento recomendado é com regime de azol tópico ou oral, exceto o fluconazol, por 7 a 14 dias. Se houver recorrência, a recomendação é o ácido bórico 600 mg em óvulo, via vaginal, 1×/dia, por três semanas. O parceiro não deve ser tratado.

Na gestação, a indicação é o uso de terapia tópica de azol por sete dias. Estudos indicaram que o uso de dose única de fluconazol pode estar associada a aborto espontâneo e anomalias congênitas.

VAGINOSE BACTERIANA

A vagina é composta por uma microbiota complexa e dinâmica dominada por *Lactobacillus*. Essa microbiota é caracterizada por baixo grau de diversidade de microrganismos e por dinâmica de mudança na sua composição sob influência de diversos fatores exógenos e endógenos. Quando há disbiose dessa flora, há aumento na diversidade de agentes e diminuição dos *Lactobacillus*. A VB é o resultado dessa alteração no ecossistema vaginal, em que os lactobacilos são substituídos por bactérias anaeróbicas como, *Gardnerella vaginalis*, *Atopobium vaginae*, *Ureaplasma urealyticum*, *Mycoplasma hominis* e outras. É a causa mais comum de corrimento vaginal em mulheres em idade fértil, aproximadamente 30% de todas as causas.

A VB aumenta o risco de aquisição de outras infecções sexualmente transmissíveis (incluindo o HIV) e pode trazer complicações nas cirurgias e procedimento ginecológicos. Na gestação, está associada à ruptura prematura de membranas, corioamnionite, prematuridade e endometrite, dentre outros. Eleva também o risco de doença inflamatória pélvica.

O corrimento na VB é acinzentado e bolhoso, de odor fétido característico e normalmente não há outros sintomas associados. O diagnóstico pode ser realizado pelos critérios de Amsel, com a presença de 3 dos 4 critérios (Quadro 1), bem como pelos critérios de Nugent.

O padrão-ouro para diagnóstico da VB é a coloração por Gram do fluido vaginal. Nesse método, quantifica-se o número de bactérias e lactobacilos patogênicos, resultando em escore que determina se há infecção. O mais comumente utilizado é o sistema de Nugent, conforme a Tabela 3.

O tratamento é recomendado para mulheres sintomáticas e para gestante assintomáticas, especialmente aquelas com

Quadro 1 Critérios de Amsel

- Corrimento vaginal homogêneo
- pH > 4,5
- Presença de *clue cells* (células guia) no exame de lâmina a fresco
- Teste de Whiff positivo (odor fétido das aminas com adição de hidróxido de potássio a 10%)

Fonte: CDC, 2021; Chacra et al., 2022; Brasil, 2022.

Tabela 3 *Score* de Nugent

Escore	Lactobacilos	Gardnerella, bacteroides etc	Bacilos curvos	Quantificação
0	4+	0	0	0: ausência de bactérias
1	3+	1+	1+ ou 2+	1+: < 1 bactéria/campos
2	2+	2+	3+ ou 4+	2+: 1 a 5 bactérias/campo
3	1+	3+		3+: 6 a 30 bactérias/campo
4	0	4+		4+: > 30 bactérias/campo

Interpretação do resultado: 0-3: negativo; 4-6: microbiota alterada; 7 ou mais: vaginose bacteriana.
Fonte: CDC, 2021; Chacra et al., 2022; Brasil, 2022.

história de parto prematuro e que apresentam comorbidades ou potencial risco de complicações. Quando houver programação para procedimentos, como inserção de dispositivos intrauterinos (DIU), cirurgias ginecológicas e exames invasivos do trato genital, deve-se realizar o tratamento previamente ao procedimento (Tabela 4).

No caso de VB recorrente, pode-se usar o mesmo regime de tratamento empregado anteriormente, no primeiro episódio. Se a mulher apresentar diversas recorrências, é indicado metronidazol 250 mg, dois comprimidos VO, 2×/dia, por 10 a

Tabela 4 Tratamento da vaginose bacteriana

PCDT	CDC
▪ Metronidazol 250 mg, 2 comprimidos VO, 2×/dia, por 7 dias	▪ Metronidazol 250 mg, 2 comprimidos VO, 2×/dia, por 7 dias
▪ Metronidazol gel vaginal 100 mg/g, um aplicador cheio, via vaginal, à noite ao se deitar, por 5 dias	▪ Metronidazol gel vaginal 0,75%, um aplicador cheio, via vaginal, à noite ao se deitar, por 5 dias
▪ Clindamicina 300 mg, VO, 2×/dia, por 7 dias	▪ Clindamicina creme 2%, um aplicador cheio, via vaginal, à noite ao se deitar, por 7 dias
	▪ Clindamicina 300 mg, VO, 2×/dia, por 7 dias
	▪ Clindamicina óvulo 100 mg, via vaginal, ao se deitar, por 3 dias
	▪ Secnidazol 2 g, VO, dose única
	▪ Tinidazol 2 g, VO, 1×/dia por 2 dias
	▪ Tinidazol 1 g, VO, 1×/dia por 5 dias

CDC: Center for Disease Control and Prevention; PCDT: Protocolos Clínicos e Diretrizes Terapêuticas do Ministério da Saúde; VO: via oral.
Fonte: CDC, 2021; Brasil, 2022.

14 dias ou metronidazol gel vaginal 100 mg/g, um aplicador cheio, via vaginal, 1×/dia, por 10 dias. Deve-se realizar, em seguida, o tratamento supressivo com óvulo de ácido bórico intravaginal de 600 mg/dia por 21 dias e metronidazol gel vaginal 100 mg/g, 2×/semana, por 4 a 6 meses. Uma opção como terapia supressiva é o uso de metronidazol 2 g VO associado ao fluconazol 150 mg VO, 1×/mês. O tratamento do parceiro não é recomendado.

Na gestação, a VB deve ser tratada da mesma maneira, não tendo superioridade de nenhum dos regimes, oral ou tópico.

TRICOMONÍASE

A TV é a infecção sexualmente transmissível não viral mais prevalente no mundo, afetando 5,3% das mulheres e 0,6% dos homens. As infecções sintomáticas são quatro vezes mais frequentes do que as assintomáticas (26 × 6,5%). A *Trichomonas vaginalis* está associada a morbidades obstétricas, com risco 1,4 vez maior de parto pré-termo, rotura prematura de membranas e recém-nascidos com baixo peso para a idade gestacional. Além disso, a infecção por *T. vaginalis* está associada a risco 1,5 vez maior de aquisição do HIV e ao aumento na eliminação vaginal desse vírus.

Os sinais e sintomas da tricomoníase consistem em corrimento vaginal intenso, amarelo-esverdeado, por vezes acinzentado, bolhoso e espumoso, acompanhado de odor fétido e prurido eventual. Em caso de inflamação intensa, o corrimento aumenta e pode haver sinusiorragia e dispareunia. Também podem ocorrer edema vulvar e sintomas urinários, como disúria. No exame especular, o colo uterino pode ter aspecto de "morango" ou "framboesa", além de teste de Schiller com aparência "tigroide". Além disso, o pH vaginal eleva-se para

6,7 a 7,5 e, nesse meio alcalino, pode surgir flora bacteriana patogênica variada, inclusive anaeróbica.

O diagnóstico pode ser realizado por meio da microscopia a fresco, no entanto, tem baixa sensibilidade (44 a 68%) em comparação à cultura. Para melhorar a sensibilidade, deve-se realizar a leitura da lâmina imediatamente após a coleta da amostra, pois a sensibilidade diminui em 20% em uma hora após a coleta. No exame a fresco, mediante gota do conteúdo vaginal e soro fisiológico, observa-se o movimento do protozoário, além de muitos leucócitos.

Os testes específicos de amplificação de ácidos nucleicos (NAAT) são altamente sensíveis e pode ser coletada amostra endocervical, vaginal, urinária ou até mesmo na amostra da citologia de meio líquido. Esse ensaio detecta o RNA por amplificação com uma sensibilidade de 95,3 a 100% e uma especificidade de 95,2 a 100%, quando comparada à microscopia e cultura.

O tratamento da tricomoníase é realizado com metronidazol (Tabela 5). De acordo com um estudo, a porcentagem de mulheres positivas para tricomoníase em seu teste de cura foi de 19%, quando receberam dose única de metronidazol *versus* 11%, quando as pacientes completaram um curso de sete dias de metronidazol.

Tabela 5 Tratamento da tricomoníase

PCDT	CDC
Metronidazol 400 mg, 5 comprimidos, VO, dose única (dose total 2 g)	Metronidazol 500 mg, VO, 2×/dia, por 7 dias
Metronidazol 250 mg, 2 comprimidos, VO, 2×/dia, por 7 dias	Tinidazol 2 g, VO, dose única

CDC: Center for Disease Control and Prevention; PCDT: Protocolos Clínicos e Diretrizes Terapêuticas do Ministério da Saúde; VO: via oral.
Fonte: CDC, 2021; Brasil, 2022.

Para o tratamento do parceiro, a dose recomendada é metronidazol 2 g, VO, dose única; ou tinidazol 2 g, VO, dose única. A gestante segue a mesma recomendação de tratamento que as mulheres não grávidas.

Por conta da elevada taxa de reinfecção entre as mulheres tratadas para tricomoníase, recomenda-se novo teste para *T. vaginalis* para todas as mulheres sexualmente ativas aproximadamente três meses após o tratamento inicial.

A Tabela 6 apresenta os aspectos clínicos comparativos entre as vulvovaginites descritas previamente.

Tabela 6 Aspectos clínicos comparativos entre as vulvovaginites

Diagnóstico	Etiologia	Sintomas	Sinais	Outros riscos
Vaginose bacteriana	Flora diversificada com bactérias anaeróbias (*Prevotella*, *Mobiluncus*, *Gardnerella vaginalis*, *Ureaplasma*, *Mycoplasma*)	Secreção com odor de "peixe podre", secreção acinzentada e bolhosa que pode piorar após relação sexual ou período menstrual	Sem inflamação	Aumenta o risco de infecção por HIV, gonorreia, clamídia, herpes e outras IST
Candidíase vulvovaginal	*Candida albicans* (mas pode haver outras espécies de *Candida*)	Secreção branca, espessa, com aspecto "talhado", prurido vulvar e queimação	Eritema vulvar e edema	-
Tricomoníase	*Trichomonas vaginalis*	Corrimento esverdeado/amarelado, odor desagradável, dispareunia	Inflamação local, colo com aspecto de "framboesa"	Aumenta o risco de infecção por HIV Aumenta o risco de parto prematuro

IST: infecções sexualmente transmissíveis.

Fonte: Paladine e Desai, 2018.

BIBLIOGRAFIA CONSULTADA

Abou Chacra L, Fenollar F, Diop K. Bacterial vaginosis: what do we currently know? Front Cell Infect Microbiol. 2022; 11:672429.

Brasil. Ministério da Saúde. Protocolo clínico e diretrizes terapêuticas para atenção integral às pessoas com infecções sexualmente transmissíveis (IST). Brasília: Ministério da Saúde; 2022. Disponível em: https://www.gov.br/aids/pt-br/central-de-conteudo/pcdts/2022/ist/pcdt-ist-2022_isbn-1.pdf (acesso: 13 out. 2024).

Center for Disease Control and Prevention, U.S. Department of Health and Human Services. Sexually Transmitted Infections Treatment Guidelines, 2021. Bacterial vaginosis. Disponível em: https://www.cdc.gov/std/treatment-guidelines/bv.htm (acesso: 9 out. 2024).

Center for Disease Control and Prevention, U.S. Department of Health and Human Services. Sexually Transmitted Infections Treatment Guidelines, 2021a. Vulvovaginal candidiasis. Disponível em: https://www.cdc.gov/std/treatment-guidelines/candidiasis.htm (acesso: 9 out. 2024).

Center for Disease Control and Prevention, U.S. Department of Health and Human Services. Sexually Transmitted Infections Treatment Guidelines, 2021b. Trichomoniasis. Disponível em: https://www.cdc.gov/std/treatment-guidelines/trichomoniasis.htm (acesso: 9 out. 2024).

Nyirjesy P, Brookhart C, Lazenby G, Schwebke J, Sobel JD. Vulvovaginal candidiasis: a review of the evidence for the 2021 Centers for Disease Control and Prevention of Sexually Transmitted Infections Treatment Guidelines. Clin Infect Dis. 2022 Apr 13;74(Suppl_2):S162-S168.

Paladine HL, Desai UA. Vaginitis: diagnosis and treatment. Am Fam Physician. 2018;97(5):321-9.

Schumann JA, Plasner S. Trichomoniasis. Treasure Island (FL): StatPearls Publishing; 2025.

van Gerwen OT, Opsteen SA, Graves KJ, Muzny CA. Trichomoniasis. Infect Dis Clin North Am. 2023;37(2):245-65.

6 Úlceras genitais

Márcia Cristina Prado Felician
Adriana Bittencourt Campaner

INTRODUÇÃO

Úlcera genital é a lesão da epiderme, derme, podendo chegar à hipoderme, comprometendo a espessura focal ou difusa da pele. Importante causa de morbidade e mortalidade no mundo, as úlceras genitais podem estar localizadas em regiões como vulva, vagina, períneo, pênis, regiões perianal e anorretal. Trata-se de causa importante de procura ao serviço de emergência. De difícil diagnóstico, essas lesões representam um desafio no que diz respeito à identificação de agentes etiológicos e à escolha de protocolos adequados de tratamento. As úlceras genitais podem ser decorrentes de agentes infecciosos e não infecciosos (Quadro 1).

Quadro 1 Diagnóstico diferencial de úlceras genitais

Infecciosas	Não infecciosas
Herpes genital	Behçet
Sífilis	Erupção medicamentosa
Linfogranuloma venéreo	Trauma sexual

continua

Quadro 1 Diagnóstico diferencial de úlceras genitais (*continuação*)

Infecciosas	Não infecciosas
Donovanose	Líquen plano erosivo
Infecções fúngicas (p. ex., *Candida*)	Neoplasias vulvares
Infecções bacterianas (p. ex., tuberculose)	Úlcera de Lipschütz
Infecções parasitárias (leishmaniose, amebíase)	Doença de Crohn
Infecções virais (citomegalovírus, Epstein-Baar)	Hidradenite supurativa
	Idiopáticas

Fonte: adaptado de Roett et al., 2020.

Podem ainda vir acompanhadas de sintomas locais (dor, ardor, prurido, presença de secreção purulenta) ou sistêmicos do tipo *flu-like symptoms* (febre, mal-estar, mialgia, dor de garganta). O aspecto clínico das lesões ulcerativas genitais varia de acordo com o agente etiológico e duração da úlcera, o que torna difícil, muitas vezes, o diagnóstico.

EPIDEMIOLOGIA

Cerca de 70% das úlceras genitais são causadas por infecções sexualmente transmissíveis (IST) e são importantes vias de entrada para o vírus da imunodeficiência humana (HIV), o que torna urgente o diagnóstico e o tratamento dessas lesões. Doenças não infecciosas, agentes químicos e físicos, períodos prolongados de imobilização também constituem fatores relevantes na gênese de feridas vulvares. Deve-se considerar o diagnóstico de neoplasia em indivíduos imunossuprimidos.

A identificação do agente etiológico pode ser difícil por conta do aspecto pleomórfico das lesões e da coexistência de úlceras de diferentes etiologias. O diagnóstico da úlcera genital é embasado na história clínica, exame físico e achados laboratoriais.

ANAMNESE E EXAME FÍSICO

Avaliar presença de fatores de risco: atividade sexual sem proteção, múltiplos parceiros, uso abusivo de drogas ilícitas e álcool, MSM (homens que fazem sexo com homens), história prévia de IST, relatos de traumas locais, doenças autoimunes e sistêmicas, uso de medicamentos.

Realizar exame clínico geral na busca de outros achados. Avaliação da lesão: aguda (< 1 mês) ou recorrente; crônica (> 30 dias), única ou múltiplas, presença de dor/ardor, vesículas ou secreção mucopurulenta, além de lesão simultânea em cavidade oral. Em mulheres (e homens trans), realizar exame especular para avaliação de possíveis lesões em colo e vagina. Ainda assim, o diagnóstico com base na história clínica e no exame físico pode ser duvidoso, dado o aspecto variável das lesões.

Exames laboratoriais são válidos, principalmente aqueles que oferecem resultados imediatos com a finalidade de instituir rapidamente o tratamento para essas lesões. Importante lembrar que o resultado anatomopatológico dessas úlceras nem sempre confirma o diagnóstico, pois os achados são frequentemente inespecíficos.

QUADRO CLÍNICO

As úlceras genitais são caracterizadas pelo pleomorfismo do aspecto das lesões, o que confere baixas especificidade e sensibilidade em relação ao agente etiológico. Na prática clínica, a maioria das úlceras genitais é sexualmente transmissível e requer tratamento imediato. Assim, discutiremos no presente capítulo as úlceras mais frequentes que levam ao pronto-socorro.

ÚLCERAS ASSOCIADAS ÀS INFECÇÕES SEXUALMENTE TRANSMISSÍVEIS

Herpes vírus 1 e 2

O herpes vírus simples (HSV) engloba 2 tipos neurotrópicos (HSV1 e HSV2) que infectam mucosas e permanecem latentes nos sistemas nervosos central (SNC) e periférico (SNP). A maioria das infecções são adquiridas no início da vida sexual e a prevalência viral aumenta com a idade. Embora o subtipo 1 seja mais associado a lesões orais e o subtipo 2 a lesões genitais, ambos podem causar tanto lesões genitais como orais.

A primoinfecção pelo HSV caracteriza-se por múltiplas vesículas dispersas pela vulva, evoluindo para úlceras genitais bastante dolorosas, linfadenopatia inguinal, edema vulvar e, em alguns casos, sintomas de viremia com cefaleia, febre e mal-estar geral em até 24% dos pacientes. Grande parte dos indivíduos infectados apresenta recorrência das lesões em período inferior a um ano e nos anos subsequentes à primoinfecção, porém em menor intensidade, geralmente acompanhada de pródromos como dor, ardor, prurido e parestesia locais. A recorrência tende a ser na mesma localização da lesão inicial, geralmente, em zonas inervadas pelos nervos sensitivos sacrais. As lesões podem ser cutâneas e/ou mucosas e apresentam-se como vesículas agrupadas sobre base eritematosa, que evoluem para pequenas úlceras, as quais podem coalescer para formar úlceras maiores; as lesões podem persistir por 4 a 15 dias.

Avaliação laboratorial

- Método de Tzanck (citopatologia): raspado da base da úlcera – as células da infecção pelo HSV são multinucleadas, com núcleos amoldados, de cromatina perinuclear regularmente espessada, enquanto a cromatina nuclear restante se apresenta com aspecto "fosco" ou "esmerilado".
- PCR (reação em cadeia de polimerase) para HSV: obtido por meio de *swab* da base da úlcera.
- Sorotipagem IgG e IgM: podem distinguir entre HSV-1 e HSV-2. No entanto, mesmo o teste tipo específico com base em imunoglobulina G (IgG) para anticorpos HSV-1 e HSV-2 tem valor limitado no diagnóstico, sendo que sua utilidade consiste apenas em demonstrar a soroconversão de um resultado negativo no momento das lesões para um resultado positivo 6 a 12 semanas depois.
- Urina I e urocultura nos casos em que os sintomas mimetizam infecção do trato urinário.

Tratamento

A infecção primária do HSV tem resolução espontânea em aproximadamente 15 a 20 dias, com ou sem tratamento; no entanto, a terapêutica deve ser oferecida ao paciente imediatamente após o aparecimento das lesões para evitar quadro clínico prolongado. Os antivirais aciclovir, fanciclovir e valaciclovir são drogas de escolha tanto para a infecção primária como secundária. O tratamento visa minimizar os sintomas, uma vez que não há cura definitiva para o HSV, além de evitar a disseminação do vírus para indivíduos soronegativos (Tabela 1). Para gestantes, a terapêutica é a mesma. A terapia do primeiro episódio não influencia a frequência de recorrências subsequentes.

Tabela 1 Terapêutica do herpes simples

	Primoinfecção em imunocompetentes	Recorrência em imunocompetentes	Infecção em imunocomprometido
Aciclovir	200 mg 5×/dia, 7-10 dias 400 mg 3×/dia, 7-10 dias Crianças: 15 mg/kg/dose, 7-10 dias	400 mg 3×/dia, 5 dias 800 mg 2×/dia, 5 dias Crianças: 15 mg/kg/dose, 7-10 dias	200 mg 5×/dia 400 mg 3×/dia 5-10 mg/kg/dose } até melhora
Valaciclovir	1 g 2×/dia, 7-10 dias	500 mg 2×/dia, 5 dias 1 g 1×/dia, 5 dias	500-1.000 mg 2×/dia até melhora
Fanciclovir	250 mg 3×/dia, 7-10 dias	125 mg 2×/dia, 5 dias 1 g 2×/dia, 1 dias 500 mg, dose única, seguido por 250 mg 2×/dia, 2 dias	500 mg 2×/dia até melhora

Fonte: Workowski et al., 2021; Brasil, 2022.

Sífilis

A sífilis primária, conhecida como *cancro duro*, é caracterizada pelo aparecimento de úlcera única, indolor, base limpa e endurecida, borda elevada, de 1 a 2 cm de diâmetro aproximadamente, ocorrendo no local de entrada do *Treponema pallidum*, agente etiológico dessa lesão. A transmissão é genital ou por contato anal e oral, com período de incubação de 10 a 90 dias. Manifestações como linfadenopatia regional com linfonodos indolores e múltiplos aparecem em cerca de 80% dos casos nesse estágio da doença. A lesão desaparece espontaneamente, com ou sem tratamento, em torno de 3 a 6 semanas, mas pode deixar como sequela, cicatriz ou fibrose local.

Avaliação laboratorial

- Microscopia de campo escuro: oferece resultado imediato quando positivo, mas em 20% dos casos pode haver resultados falso negativos na presença de antibioticoterapia local, por exemplo. O achado do agente etiológico na lesão é considerado como diagnóstico definitivo; no entanto, a ausência do microrganismo não afasta o diagnóstico, pois a sensibilidade do exame tende a diminuir com o tempo.
- PCR: apresenta elevada sensibilidade (75 a 95%) e especificidade (95 a 100%) ao detectar o agente etiológico em amostras da base da lesão.
- Testes sorológicos: não treponêmicos (VDRL) e treponêmicos (FTA-ABS) são geralmente negativos em fases iniciais da doença e tornam-se positivos após o estabelecimento da lesão, sendo conveniente repetir em 4 a 12 semanas para confirmação do diagnóstico.

Tratamento

A terapêutica para a sífilis primária é apresentada na Tabela 2. A benzilpenicilina benzatina é a única opção segura e eficaz para o tratamento adequado das gestantes.

Tabela 2 Terapêutica para a sífilis primária

Estágio	Esquema terapêutico	Alternativa (exceto para gestantes)	Seguimento (teste não treponêmico)
Sífilis recente: sífilis primária, secundária e latente recente (até 1 ano de evolução)	Benzilpenicilina benzatina 2,4 milhões UI, IM, dose única (1,2 milhão UI em cada glúteo)	Doxiciclina 100 mg, a cada 12 h, VO, por 15 dias	Teste não treponêmico trimestral (em gestantes, o controle deve ser mensal)

IM: intramuscular; UI: unidades internacionais; VO: via oral.
Fonte: Brasil, 2022.

Linfogranuloma venéreo

O linfogranuloma venéreo (LGV), cujo agente etiológico é a *Chlamydia trachomatis* (sorotipos L1, L2, L3) leva à formação de úlcera genital e pode ser transmitido por sexo oral, anal, vaginal e também em MSM. É comum em regiões tropicais e acomete população sexualmente ativa entre 15 e 40 anos. O período de incubação varia de 3 a 30 dias e se apresenta, inicialmente, por lesão única na forma de pápula ou vesícula, evoluindo para lesão ulcerativa e indolor. Muitas vezes, não é notada pela paciente e raramente é observada pelo profissional de Saúde. Na mulher, localiza-se na parede vaginal posterior, colo uterino, fúrcula e outras partes da genitália externa. Em seguida, pode evoluir com linfadenopatia inguinal (bubão), que aparece até seis semanas após o início da úlcera.

Diagnóstico

- Clínico: considerar outras causas de úlceras genitais que evoluem com linfadenopatia.
- Laboratorial: consiste na identificação da *C. trachomatis* (ou alguma de suas partes) a partir de amostras das feridas e/ou de aspirados de linfonodos (métodos diretos) ou na detecção de anticorpos contra o patógeno (métodos indiretos). Para detecção direta de *C. trachomatis*, são utilizadas principalmente técnicas de isolamento e cultivo do patógeno, testes de amplificação de ácido nucleico e detecção de antígenos, como ensaios imunoenzimáticos (EIE) e imunocromatográficos (testes rápidos).

Tratamento

A Tabela 3 apresenta a terapêutica para o LGV. Pacientes com suspeita de LGV devem ser tratados empiricamente até que o diagnóstico definitivo seja feito. O prolongamento da

Tabela 3 Terapêutica para o LGV linfogranuloma venéreo

CDC	Ministério da Saúde
▪ Doxiciclina 100 mg, VO, 1 comprimido, 2×/dia, por 21 dias Alternativa ▪ Azitromicina 500 mg, 2 comprimidos, VO, 1×/semana, por 21 dias (preferencial nas gestantes) ou ▪ Eritromicina base 500 mg, VO, 4×/dia, por 21 dias	▪ Doxiciclina 100 mg, VO, 1 comprimido, 2×/dia, por 21 dias Alternativa ▪ Azitromicina 500 mg, 2 comprimidos, VO, 1×/semana, por 21 dias (preferencial nas gestantes)

VO: via oral.
Fonte: Workowski et al., 2021; Brasil, 2022.

terapia pode ser necessário até a resolução da sintomatologia. A antibioticoterapia não tem efeito expressivo na duração da linfadenopatia inguinal, mas os sintomas agudos são frequentemente erradicados de modo rápido.

Cancro mole

Causado pelo *Haemophilus ducreyi*, atinge a população sexualmente ativa, com predomínio da faixa etária entre 20 e 30 anos. Após o período de incubação de 4 a 10 dias, ocorre a formação de pápulas em 50 a 90% dos indivíduos infectados com evolução para pústulas e úlceras dolorosas, com margens macias e irregulares, também conhecida como "cancro mole". Em homens, acomete frequentemente prepúcio e glande e, em mulheres, pequenos e grandes lábios, introito e região perianal.

O diagnóstico clínico é desafiador em vista da semelhança com outras úlceras genitais sexualmente transmissíveis como herpes e sífilis. O *H. ducreyi* pode ser diagnosticado por métodos de cultura, mas apenas em centros especializados limitados, por conta da natureza fastidiosa do organismo; apesar de o PCR para detecção desse agente em esfregaços da úlcera genital já ter sido desenvolvido, é encontrado apenas em ambientes de pesquisa e centros de referência. Pode-se realizar a microscopia de material corado pela técnica de Gram, com visualização de bacilos Gram-negativos típicos, de tamanho pequeno, agrupados em correntes dos tipos "cardume de peixes", "vias férreas" ou "impressões digitais" em material coletado das úlceras genitais; o resultado negativo não exclui a possibilidade de presença do patógeno.

A combinação de uma ou mais úlceras genitais profundas e dolorosas e adenopatia inguinal supurativa dolorosa indica o diagnóstico de cancroide; a linfadenite inguinal ocorre tipicamente em < 50% dos casos. Para fins clínicos e de vigilância, um diagnóstico provável de cancroide pode ser feito se todos os quatro critérios a seguir forem atendidos: 1) a paciente tem uma ou mais úlceras genitais dolorosas; 2) a apresentação clínica, a aparência das úlceras genitais e, se presente, a linfadenopatia regional são típicas de cancroide; 3) a paciente não tem evidência de infecção por *T. pallidum* por exame de campo escuro ou PCR ou por testes sorológicos para sífilis realizados pelo menos 7 a 14 dias após o início das úlceras; e 4) PCR para HSV-1 ou HSV-2 ou cultura de HSV realizada no exsudato ou fluido da úlcera são negativas.

O tratamento com antibióticos deve ser iniciado assim que o diagnóstico for confirmado ou presumido. A Tabela 4 apresenta a terapêutica para o LGV. O tratamento sistêmico deve ser acompanhado de medidas locais de higiene.

Tabela 4 Terapêutica para o cancro mole

CDC	Ministério da Saúde
▪ Azitromicina 1 g, VO, dose única	▪ Azitromicina 500 mg, 2 comprimidos, VO, dose única
ou	Alternativa
▪ Ceftriaxona 250 mg, IM, dose única	▪ Ceftriaxona 250 mg, IM, dose única
ou	ou
▪ Ciprofloxacino 500 mg, VO, 2×/dia, por 3 dias	▪ Ciprofloxacino 500 mg, 1 comprimido, VO, 2×/dia, por 3 dias
ou	
▪ Eritromicina base 500 mg, VO, 3×/dia, por 7 dias	

CDC: Centers for Disease Control and Prevention; IM: intramuscular; VO: via oral.
Fonte: Workowski et al., 2021; Brasil, 2022.

Donovanose

A donovanose ou "granuloma inguinal", causado pela bactéria *Klebsiella granulomatis*, leva à formação de úlcera genital, com evolução crônica e progressiva. Está associada à transmissão sexual, embora existam relatos de transmissão não sexual. O quadro clínico inicial é o aparecimento de pápula ou nódulo subcutâneo indolor que, por conta da alta vascularização, tende a sangrar facilmente, com evolução para lesão ulcerada. A donovanose acomete em 90% dos casos a região genital e em 10% a região inguinal. No homem, as áreas mais acometidas são prepúcio, sulco coronal, glande e ânus; nas mulheres, pequenos lábios, colo do útero e trato genital superior.

As lesões costumam ser múltiplas, sendo frequente a configuração em "espelho" nas bordas cutâneas e/ou mucosas. Nessa afecção não ocorre adenite, embora raramente possam se formar pseudobubões (granulações subcutâneas) na região inguinal, quase sempre unilaterais.

Em relação à donovanose, o diagnóstico geralmente se dará pela exclusão de caso sífilis e cancroide em paciente com úlcera genital, associada à história de exposição ao risco, com sinais e sintomas clínicos compatíveis. O diagnóstico é feito pela presença de corpos de Donovan em esfregaços de tecido em exames citológicos e/ou histopatológicos. O teste de PCR pode ser utilizado quando disponível. A Tabela 5 apresenta a terapêutica para o LGV. Nas gestantes, a donovanose pode apresentar evolução mais agressiva com possibilidade de disseminação hematogênica do agente etiológico. Nesses casos, a opção de tratamento é eritromicina ou azitromicina.

Tabela 5 Terapêutica para a donovanose

CDC	Ministério da Saúde
▪ Azitromicina 500 mg, 2 comprimidos, VO, 1×/semana, por pelo menos 3 semanas ou até a cicatrização das lesões	▪ Azitromicina 500 mg, 2 comprimidos, VO, 1×/semana, por pelo menos 3 semanas ou até a cicatrização das lesões
Alternativa	Alternativa
▪ Doxiciclina 100 mg, 1 comprimido, VO, 2×/dia, por 21 dias ou até o desaparecimento completo das lesões	▪ Doxiciclina 100 mg, 1 comprimido, VO, 2×/dia, por 21 dias, ou até o desaparecimento completo das lesões
ou	ou
▪ Eritromicina base 500 mg, VO, 4×/dia ou até o desaparecimento completo das lesões	▪ Ciprofloxacino 500 mg, 1 e ½ comprimido, VO, 2×/dia, por 21 dias ou até a cicatrização das lesões (dose total: 750 mg)
ou	ou
▪ Sulfametoxazol/trimetoprim (400/80 mg), 2 comprimidos, VO, 2×/dia, por no mínimo 3 semanas ou até a cicatrização das lesões	▪ Sulfametoxazol/trimetoprim (400/80 mg), 2 comprimidos, VO, 2×/dia, por no mínimo 3 semanas ou até a cicatrização das lesões

CDC: Centers for Disease Control and Prevention; VO: via oral.
Fonte: Workowski et al., 2021; Brasil, 2022.

A Tabela 6 apresenta o diagnóstico diferencial das três principais causas de úlceras genitais associadas às IST.

ÚLCERAS NÃO ASSOCIADAS ÀS INFECÇÕES SEXUALMENTE TRANSMISSÍVEIS

As úlceras genitais não associadas às IST são causadas, em geral, por respostas imunes anormais que levam a vasculites, com formação de microtrombos, ativação de complemento, necrose e ulceração.

Tabela 6 Diagnóstico diferencial das principais causas de úlceras associadas às infecções sexualmente transmissíveis

Úlcera genital	Agente etiológico	Quadro clínico	Diagnóstico	Tratamento
Herpes	HSV-1 e HSV-2	Vesículas que evoluem para úlceras	*Swab*; PCR; sorologia	Aciclovir; valaciclovir
Sífilis	*Treponema pallidum*	Lesão única	Microscopia de campo escuro; PCR; VDRL	Penicilina G; benzatina; doxiciclina
Linfogranuloma venéreo	*Chlamydia trachomatis*	Lesão única; linfadenopatia inguinal	Sorologia; esfregaço tecidual	Doxiciclina; eritromicina; azitromicina
Cancro mole	*Haemophilus ducreyi*	Lesões múltiplas	Clínico	Azitromicina; ceftriaxona; eritromicina; ciprofloxacina
Donovanose	*Klebsiella granulomatis*	Lesão única; linfadenopatia inguinal	Citológico e/ou histopatológico; PCR	Azitromicina; doxiciclina; ciprofloxacina; sulfametoxazol-trimetoprim

HSV-1: herpes vírus simples 1; HSV-2: herpes vírus simples 2; PCR: reação em cadeia de polimerase; VDRL: estudo laboratorial de doenças venéreas.
Fonte: Workowski et al, 2021; Brasil, 2022.

Behçet

A doença de Behçet é definida como vasculite sistêmica de etiologia desconhecida que comete indivíduos na faixa etária entre 20 e 40 anos, cujas manifestações principais são úlceras genitais e orais recidivantes, além de possibilidade de acometimento ocular como uveíte recorrente e vasculite sistêmica. Úlceras orais acometem 97 a 99% dos portadores de doença de Behçet e, em 70% dos casos, são observadas lesões ulceradas em bolsa testicular nos homens, e em vulva e vagina, no sexo feminino. O diagnóstico é principalmente clínico e caracterizado pela presença de úlceras genitais dolorosas e lesões orais e oculares recorrentes. Não há achados laboratoriais patognomônicos relacionados à doença de Behçet, mas é possível recorrer ao teste de patergia, que consiste em reação de hipersensibilidade à picada de agulha no local da lesão.

Úlcera de Lipschütz

A úlcera de Lipschütz é uma condição pouco comum, não sexualmente transmissível, que acomete predominantemente indivíduos jovens, de etiologia ainda não esclarecida, mas que pode estar relacionada à hipersensibilidade a infecções virais e bacterianas e também medicamentosas, levando à ocorrência de vasculite e necrose tecidual. As lesões são, geralmente, "em espelho", maiores que 1 cm, com centro necrótico e bordas vermelhas. São comumente encontradas em face interna de pequenos lábios e vestíbulo. O diagnóstico é predominantemente clínico: faixa etária abaixo de 20 anos, ausência de contato sexual nos 3 meses anteriores ao início da lesão; úlcera de início súbito, dolorosa e sem história prévia de imunodeficiência. O diagnóstico diferencial inclui outras causas de úlceras, como traumas, reações inflamatórias e, mais raramente, tumores malignos. A biópsia, como método diagnóstico, tem valor limitado pelos achados histopatológicos inespecíficos. O tratamento tem como objetivo o alívio da dor pelo uso de analgésicos orais e anestésicos tópicos; e a corticoterapia oral deve ser considerada, se não houver resposta à terapia local.

Doença de Crohn

A doença de Crohn (DC) é definida como doença inflamatória crônica sistêmica que acomete o trato gastrointestinal, pele, articulações e, mais raramente, o trato genital, em especial, a região vulvar. A lesão vulvar decorrente da DC tem característica granulomatosa e pode ser confundida com outras lesões com as mesmas características; no entanto, a presença de sintomas gastrointestinais podem orientar o diagnóstico. Em relação à clínica, as pacientes podem apresentar prurido, sensibilidade, dor vulvar, secreção local e dispareunia. No exame físico, as lesões vulvares podem ser observadas em quatro apresentações principais, podendo se associar: edema vulvar, ulceração, lesões hipertróficas e/ou lesões supurativas.

A apresentação das lesões ulcerativas pode ser bastante diversa: dolorosas ou indolores, profundas ou superficiais, solitárias ou múltiplas. As lesões hipertróficas podem ser localizadas ou afetar os lábios completamente. Lesões crônicas do tipo supurativo podem mimetizar hidradenite supurativa, abscessos e bartolinite. O edema vulvar é um processo inflamatório tipicamente assimétrico e pode afetar os pequenos e grandes lábios. O diagnóstico é principalmente clínico. As biópsias de pele geralmente mostram inflamação crônica e podem exibir granulomas não caseosos, mas a ausência dos granulomas não exclui DC.

A Figura 1 apresenta o roteiro diagnóstico em pacientes com úlceras genitais.

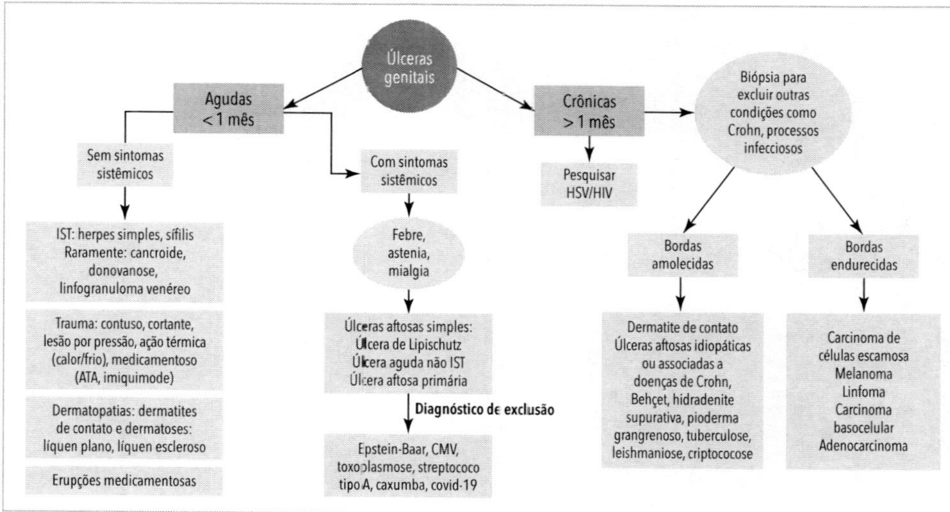

Figura 1 Roteiro diagnóstico em pacientes com úlceras genitais.

ATA: ácido tricloroacético; CMV: citomegalovírus; HSV/HIV: herpes vírus simples/vírus da imunodeficiência humana; IST: infecções sexualmente transmissíveis.

Fonte: Saunders et al., 2024.

BIBLIOGRAFIA CONSULTADA

Adil A, Goyal A, Quint JM. Behcet Disease. 2023 Feb 22. In: State Pearls. Treasure Island (FL): StatPearls Publishing; 2024 Jan. PMID: 29262080.

Ahmed J, Rawre J, Dhawan N, Dudani P, Khanna N, Dhawan B. Genital ulcer disease: A review. J Family Med Prim Care. 2022;11(8):4255-62.

Belda Junior W. Donovanosis. An Bras Dermatol. 2020 Nov-Dec;95(6): 675-683. doi: 10.1016/j.abd.2020.07.002. Epub 2020 Sep 17. PMID: 33069513; PMCID: PMC7672488.

Brasil. Ministério da Saúde. Secretaria de Vigilância em Saúde. Departamento de Doenças de Condições Crônicas e Infecções Sexualmente Transmissíveis. Protocolo clínico e diretrizes terapêuticas para atenção integral às pessoas com infecções sexualmente transmissíveis (IST). Brasília: Ministério da Saúde, 2022. 248 p. Disponível em: http://www.aids.gov.br/pt-br/pub/2015/protocolo-clinico-e-diretrizes-terapeuticas-para-atencao-integral-pessoas-com-infeccoes (acesso: 9 out. 2024).

Canova PN, Charron AJ, Leib DA. Models of herpes simplex virus latency. Viruses. 2024;16(5):747.

Inamdar DP, Kulkarni A, Basavaraju A. Genital ulcer disease: Study of factors associated and utility of rapid diagnostic methods in current pandemic. J Family Med Prim Care. 2024 Apr;13(4):1473-1480.

Irizarry L, Velasquez J, Wray AA. Chancroid. 2023 May 22. In: State Pearls. Treasure Island (FL): StatPearls Publishing; 2024 Jan. PMID: 30020703.

Kocak Nuhoglu GE, Nuhoglu C, Osoydan M, Arslan B. Dr. Hulusi Behçet: A pioneer in Dermatology and the legacy of Behçet's Disease. Cureus. 2024;16(9):e69600.

Kokkali K, Iavazzo C, Souka E, Lekka S, Fotiou A, Geramani E, et al. Crohn's Disease of the vulva: A case report. Folia Med (Plovdiv). 2021;63(6): 990-3.

Maliyar K, Mufti A, Syed M, Selk A, Dutil M, Bunce PE, Alavi A. Genital ulcer disease: A review of pathogenesis and clinical features. J Cutan Med Surg. 2019 Nov/Dec;23(6):624-634. doi: 10.1177/1203475419858955. Epub 2019 Jun 28. PMID: 31253050.

Mathew Jr J, Sapra A. Herpes simplex type 2. Treasure Island (FL): StatPearls Publishing; 2024.

Mitjà O, Suñer C, Giacani L, Vall-Mayans M, Tiplica GS, Ross JDC, Bradshaw CS. Treatment of bacterial sexually transmitted infections in Europe:

Gonorrhoea, mycoplasma genitalium, and syphilis. Lancet Reg Health Eur. 2023 Oct 26; 34:100737. doi: 10.1016/j.lanepe.2023.100737. PMID: 37927440; PMCID: PMC10625009.

Pereira DAG, Teixeira EPP, Lopes ACM, Sarmento RJP, Lopes APC. Lipschütz ulcer: An unusual diagnosis that should not be neglected. Rev Bras Ginecol Obstet. 2021;43(5):414-16.

Rahman S, Daveluy S. Pathergy Test. 2023 May 1. In: State Pearls. Treasure Island (FL): StatPearls Publishing; 2024 Jan. PMID: 32644335.

Ramos MC, Sardinha JC, Alencar HDR, Aragón MG, Lannoy LH. Brazilian Protocol for Sexually Transmitted Infections, 2020: infections that cause genital ulcers. Rev Soc Bras Med Trop. 2021;54(suppl 1).

Rawla P, Thandra KC, Limaiem F. Lymphogranuloma venereum. Treasure Island (FL): State Pearls Publishing; 2024.

Roett MA. Genital ulcers: differential diagnosis and management. Am Fam Physician. 2020;101(6):355-61.

Santiago-Wickey JN, Crosby B. Granuloma Inguinale. 2023 Mar 12. In: State Pearls. Treasure Island (FL): StatPearls Publishing; 2024.

Saunders NA, Welch KC, Haefner HK, Rasmussen C, Margesson L. Vulvar Ulcers: An Algorithm to Assist With Diagnosis and Treatment. J Low Genit Tract Dis. 2024 Jan 1;28(1):73-75.

Tudor ME, Al Aboud AM, Leslie SW, Gossman W. Syphilis. Treasure Island (FL): StatPearls Publishing; 2024.

Ururahy RR, Conde BVP, Yamamoto FZ, Santos GC, Macedo GC, Fazzolari JC, et al. Úlceras vulvares: sistematização dos diagnósticos diferenciais. Arq Med Hosp Fac Cienc Med Santa Casa São Paulo. 2018;63(3):221-5.

Workowski KA, Bachmann LH, Chan PA, Johnston CM, Muzny CA, Park I, et al. Sexually Transmitted Infections Treatment Guidelines, 2021. MMWR Recomm Rep. 2021,70(4):1-187.

7
Infecções sexualmente transmissíveis

Christiane Sangalan Sasaoka
Cristiane Cruz Nervo
Iramaia Cardoso Vazquez
Adriana Bittencourt Campaner

INTRODUÇÃO

As infecções sexualmente transmissíveis (IST) são um grupo de enfermidades de etiologia infecciosa que respondem por uma série de doenças. Afetam principalmente jovens, tanto em países desenvolvidos quanto em desenvolvimento. Podem se manifestar por meio de quadros clínicos diversos, o que dificulta seu diagnóstico. Para complicar essa equação, são patologias que habitualmente não geram imunidade, sendo suas reinfecções possíveis e até frequentes, e há possibilidade de um mesmo indivíduo ser acometido por mais de uma condição ao mesmo tempo; assim, são consideradas pela Organização Mundial da Saúde (OMS) como problema de saúde pública.

Têm origem em mais de 30 agentes etiológicos e sua transmissão ocorre prioritariamente pelo contato sexual (relação vaginal, anal ou sexo oral) sem o uso de preservativo com uma pessoa infectada, mas, eventualmente, pode acontecer por contato sanguíneo, manipulação genital, transmissão vertical, parto ou amamentação.

O relatório global de progresso sobre vírus da imunodeficiência humana (HIV), hepatite viral e IST da OMS traz dados recentes que reforçam a importância dessas infecções no cenário mundial, apontando para mais de 2,3 milhões de mortes por ano, além de 374 milhões de novos casos por ano e impacto nos mais diversos domínios da vida, com repercussões sobre a saúde reprodutiva, complicações na gestação, parto e puerpério, facilitação de aquisição de infecção pelo HIV, prejuízos na atividade sexual, estigmatização, transtornos mentais e baixa autoestima.

Vale lembrar que, além de responsáveis por mais de 1 milhão de pessoas infectadas por dia, temos cerca de 1,2 milhão de pessoas desenvolvendo câncer a cada ano, a partir dessas infecções sexualmente preveníveis, ressaltando a relação entre o papilomavírus humano (HPV) e câncer de colo uterino ou das hepatites virais com câncer hepático.

Conceitualmente, embora existam diversas infecções que possam ser transmitidas durante intercurso sexual, nem todas se caracterizam como uma IST, pois, para esse fim, o patógeno em questão precisa ter como sua principal via de contágio a sexual, além de relevância epidemiológica. O termo "infecção sexualmente transmissível" (IST) se refere a um agente que causa infecção por meio do contato sexual, enquanto o termo "doença sexualmente transmissível" (DST) se refere a um estado de patologia reconhecível que se desenvolveu a partir de uma infecção.

Segundo o Centers for Disease Control and Prevention (CDC) para prevenção e controle dessas infecções precisamos focar em cinco estratégias:

1. Avaliação adequada de pessoas em risco, com educação e aconselhamento sobre maneiras de se evitar as IST por meio de mudanças em comportamentos sexuais e uso de serviços de prevenção recomendados.

2. Vacinação pré-exposição para IST preveníveis por vacina.
3. Identificação de portadores assintomáticos e de pacientes com manifestações clínicas.
4. Diagnóstico, tratamento, aconselhamento e acompanhamento eficazes de pessoas infectadas.
5. Avaliação, tratamento e aconselhamento de parceiros sexuais de pessoas infectadas.

As IST são causadas por vírus, bactérias, ou protozoários, sendo as mais relevantes as infecções por HPV, *Chlamydia trachomatis* (sorovariantes D a K; L1, L2 e L3), *Neisseria gonorrhoeae*, *Haemophilus ducreyi*, vírus do herpes simplex (HSV) (tipo 1 ou 2), *Klebsiella granulomatis*, *Treponema pallidum*, *Trichomonas vaginalis* e *Mycoplasma genitalium*.

Com relação aos fatores de risco, os dois principais são práticas sexuais sem uso de preservativo e idade entre 15 e 24 anos, além de IST atual ou passada, novos ou múltiplos parceiros sexuais, parceiros sexuais com IST recente, nenhum uso ou uso inconsistente de preservativo fora de uma parceria sexual mutuamente monogâmica, troca de sexo por dinheiro ou drogas, e contato sexual com profissionais do sexo.

Para a maioria das mulheres, a queixa principal será de corrimento vaginal, que poderá se manifestar por conteúdo vaginal aumentado, com ou sem prurido e/ou alteração de odor. A depender do agente etiológico, certas características se intensificarão, como coloração acinzentada, amarelada, aspecto bolhoso, cheiro desagradável, consistência pastosa ou fluida. Outras manifestações giram em torno de dor abdominal ou pélvica de início repentino e, por vezes, intenso, ardência ou dor ao urinar, dispareunia, sangramento irregular, sangramento intermenstrual ou pós-coital e o aparecimento de lesões genitais como bolhas, verrugas ou feridas (úlceras).

No que diz respeito ao exame físico, devemos realizar um exame ginecológico direcionado. Neste, a inspeção, o exame especular e o toque vaginal devem contemplar a avaliação da genitália externa e da região anal, com especial atenção à visibilização de todo vestíbulo vulvar e introito vaginal a procura de lesões. No exame especular, deve-se observar o aspecto do conteúdo vaginal e do muco cervical (turvo ou amarelado/purulento) e a friabilidade do colo uterino, investigando se há sangramento de contato após manipulação com espátula ou *swab* ou dor à mobilização do colo uterino ao toque bimanual.

As complicações das IST não tratadas incluem doença inflamatória pélvica, infertilidade, dor pélvica crônica, câncer de colo uterino e infecção crônica com vírus da hepatite e HIV, dentre outras. No presente capítulo, as IST serão didaticamente divididas em síndromes baseadas na sintomatologia.

CERVICITES E/OU CORRIMENTOS GENITAIS

Tem como principais agentes etiológicos *Chlamydia trachomatis* e *Neisseria gonorrhoeae*. *Trichomonas vaginalis*, herpes vírus (HSV-2) e *Mycoplasma genitalium* também podem estar associados aos quadros de cervicite. É imprescindível a realização da anamnese abordando comportamentos e práticas sexuais, data da última menstruação, higiene vaginal, uso de medicamentos tópicos ou sistêmicos e uso de agentes irritantes locais; além de minucioso exame físico ginecológico, notando as características do conteúdo vaginal, presença de úlceras, edema e eritema, seja em genitália externa, interna ou perianal, notar dor à mobilização do colo uterino, edema cervical e sangramento ao exame.

A *Chlamydia trachomatis* é um bacilo Gram-negativo, intracelular obrigatório, anaeróbio e tem tropismo por células epiteliais colunares da conjuntiva, uretra, endocérvice, endométrio e tubas uterinas. Há 17 sorotipos diferentes, sendo D, E, F, G, I, J e K relacionados às uretrites e cervicites e L1, L2 e L3 responsáveis pelo linfogranuloma venéreo. É o agente mais comum das IST bacterianas entre homens e mulheres.

A *Neisseria gonorrhoeae* é um diplococo Gram-negativo, não flagelado, encapsulado e anaeróbio facultativo. É transmitida principalmente por contato sexual ou perinatal. Tem predileção pelo epitélio colunar do trato genital inferior (glândulas vestibulares maiores e menores, colo uterino, endométrio e tubas uterinas). O *Mycoplasma genitalium* é considerado uma bactéria pequena, sem parede celular. Está presente em até 8% das mulheres assintomáticas sexualmente ativas; é uma das causadoras da uretrite, cistite, cervicite e abscesso tubo-ovariano.

Quadro clínico

As infecções por *Chlamydia trachomatis* e *Neisseria gonorrhoeae* podem ser assintomáticas, mas, quando há sintomatologia, nota-se muco purulento cervical e/ou colo friável, sinalizando inflamação da mucosa endocervical com sinusorragia ou sangramento intermenstrual. Também pode haver febre, dor pélvica, dispareunia e disúria. A ascensão direta via tubas uterinas desses dois agentes à cápsula hepática e ao peritônio adjacente causam a conhecida síndrome de Fitz-Hugh e Curtis: peri-hepatite aguda. A maioria dos casos ocorre simultaneamente, como a doença inflamatória pélvica.

A infecção pela *Chlamydia trachomatis* é assintomática em até 70% dos casos. Em pacientes com sintomas, pode-se encontrar exsudato mucoide, sangramento endocervical, edema de colo uterino com hiperemia associada, dispareunia, uretrite com queixas urinárias associadas, endometrite, doença inflamatória pélvica (DIPA), proctite, síndrome oculogenital (síndrome de Reiter: conjuntivite, uretrite e artrite), além da já mencionada síndrome de Fitz-Hugh e Curtis. A infecção prolongada por clamídia pode associar-se à DIPA, infertilidade, gestação ectópica e dor pélvica crônica.

A *Neisseria gonorrhoeae* é uma afecção de manifestações clínicas pleomórficas, que englobam a ausência de sintomas até a formação de abscessos. Os sintomas predominantes incluem cervicite, uretrite, corrimento vaginal, disúria e sangramento intermenstrual, além de dor abdominal e pélvica associadas a salpingite. O exame físico é essencial e pode revelar exsudato cervical mucopurulento, edema do colo e sangramento endocervical, além de dor à mobilização uterina e à palpação anexial (sugestiva de infecção ascendente). O acometimento das tubas uterinas pode ser uma complicação da infecção gonocócica e desencadear obstrução tubária e consequentemente infertilidade e gestação ectópica. Possui período de incubação de 2 a 5 dias.

O quadro clínico caracterizado pela infecção gonocócica disseminada (IGD) ocorre em até 3% dos casos e apresenta-se como artrite séptica, poliartrite e dermatite. A IGD é a principal causa de artrite infecciosa nos adultos jovens. As complicações incluem endocardite, meningite, osteomielite, sepse com síndrome de Waterhouse-Friderichsen e a síndrome da angústia respiratória aguda (SARA).

No quadro clínico do *Mycoplasma genitalium*, nota-se a presença de disúria, polaciúria, dispareunia, descarga uretral purulenta, cervicite e corrimento vaginal incaracterístico até quadros infecciosos mais graves. O período de incubação é de 10 a 60 dias.

Em gestantes, infecções por clamídia, gonococo e micoplasma estão associadas a risco aumentado de aborto espontâneo, parto prematuro e ruptura prematura de membranas, e, consequentemente, a aumento da mortalidade fetal e perinatal.

Diagnóstico

É realizado por meio da detecção do material genético dos agentes por biologia molecular (principalmente o PCR – reação em cadeia da polimerase). Em casos sintomáticos, também pode ser realizada a identificação do gonococo por cultura em meio seletivo (Thayer-Martin modificado) e da clamídia por cultura de McCoy. Nas gestantes, é recomendado o rastreio de *Neisseria gonorrhoeae* e *Chlamydia trachomatis* por biologia molecular na primeira consulta de pré-natal.

De acordo com o Centers for Disease Control and Prevention (CDC), deve-se considerar o rastreio anual de *Chlamydia trachomatis* e *Neisseria gonorrhoeae* para mulheres com menos de 25 anos ou acima dessa faixa etária desde que haja fatores de risco: múltiplas parcerias sexuais nos últimos seis meses, ou parceria sexual com diagnóstico de outras IST, trabalhadoras do sexo, usuárias de drogas endovenosas e mulheres privadas de liberdade. Para o Ministério da Saúde (MS) brasileiro, gestantes de até 30 anos, mulheres vítimas de violência sexual e portadoras do HIV entram como critérios para pesquisa desses dois agentes infecciosos.

Na cervicite por *Mycoplasma*, considera-se a queixa clínica, presença de cervicite e/ou expressão uretral. A complementação diagnóstica é realizada por meio de PCR. Os tratamentos descritos neste capítulo seguirão as recomendações do MS e do CDC. Seguem nas Tabelas 1 a 3 os tratamentos para cervicites.

Tabela 1 Tratamento da cervicite causada por *Chlamydia trachomatis*

Ministério da Saúde	Centers for Disease Control and Prevention
▪ Azitromicina 500 mg, 2 comprimidos, VO, dose única ou ▪ Doxiciclina 100 mg, VO, 2×/dia, por 7 dias (exceto gestantes)	Recomendado ▪ Doxiciclina 100 mg, VO, 2×/dia, por 7 dias (exceto gestantes) Alternativas ▪ Azitromicina 1 g, VO, dose única ou ▪ Levofloxacino 500 mg, 1×/dia, por 7 dias (exceto gestantes) Na gestação ▪ Azitromicina 1 g, VO, dose única ▪ Amoxacilina 500 mg, VO, 3×/dia, por 7 dias (alternativo)

VO: via oral.
Fonte: CDC, 2021; Brasil, 2022.

Tabela 2 Tratamento de cervicite causada por *Neisseria gonorrhoeae*

Ministério da Saúde	Centers for Disease Control and Prevention
▪ Ceftriaxona 500 mg, IM, dose única + azitromicina 500 mg, 2 comprimidos, VO, dose única	▪ Ceftriaxone 500 mg, dose única (< 150 kg) e 1 g (≥ 150 kg) Não descartada associação com clamídia: ▪ Doxiciclina 100 mg, VO, 2×/dia, por 7 dias Alternativas Se alergia à cefalosporina: ▪ Gentamicina 240 mg, IM, dose única + azitromicina 2 g, VO, dose única Se a administração de ceftriaxona não estiver disponível ou não for viável: ▪ Cefixima 800 mg, VO, dose única

IM: intramuscular; VO: via oral.
Fonte: CDC, 2021; Brasil, 2022.

Tabela 3 Tratamento de cervicite causada por *Mycoplasma genitalium*

Ministério da Saúde	Centers for Disease Control and Prevention
Só apresenta o tratamento para uretrite: ▪ Azitromicina 500 mg, 2 comprimidos, VO, dose única	▪ Doxiciclina 100 mg, VO, 2×/dia, por 7 dias (para reduzir a carga bacteriana) + azitromicina 500 mg, 2 comprimidos, VO, dose única, seguido por 500 mg/dia, VO, por 3 dias Se resistência a macrolídeos: ▪ Doxiciclina 100 mg, VO, 2×/dia, por 7 dias + moxifloxacino 400 mg, VO, 1×/dia, por 7 dias

VO: via oral.
Fonte: CDC, 2021; Brasil, 2022.

Observações que devem ser reiteradas com a paciente: abstinência sexual durante a vigência do tratamento; e quando prescrita dose única, aguardar 7 dias para retornar à atividade sexual; além de *follow up* após 3 meses. Pacientes portadores do HIV realizarão os mesmos tratamentos; as gestantes devem sempre ser tratadas. Doxiciclina e quinolonas não devem ser utilizadas em menores de 18 anos e em gestantes.

CORRIMENTO GENITAL

Tricomoníase

Causada pelo protozoário flagelado unicelular *Trichomonas vaginalis*. Estima-se que a tricomoníase seja a IST não viral mais prevalente no mundo, afetando aproximadamente 2,6 milhões de pessoas nos EUA. A infecção pelo *T. vaginalis* está associada a risco 1,5 vez maior de aquisição do HIV, facilita o aparecimento de doença inflamatória pélvica e de vaginose bacteriana (VB) e, na gestação, quando não tratada, pode evoluir para ruptura prematura das membranas e parto prematuro.

Corrimento vaginal intenso, amarelo-esverdeado, bolhoso e espumoso, acompanhado de odor fétido (na maioria dos casos, lembrando peixe) é o quadro mais típico. Ao exame especular, observa-se colpite característica, que dá ao colo uterino um aspecto de morango ou framboesa (teste de Schiller "tigroide"). A transudação intensa inflamatória das paredes vaginais eleva o pH do meio, que se torna alcalino, propiciando o surgimento de flora bacteriana patogênica, inclusive anaeróbica. VB associada é comum, ocorrendo liberação das aminas de odor fétido, além de provocar bolhas no corrimento vaginal. Edema vulvar e sintomas urinários, como disúria, também podem ocorrer. Cerca de 30% dos casos são assintomáticos, mas o exame clínico costuma mostrar algum sinal.

Diagnóstico

O exame a fresco é um método barato e de fácil execução em que o parasita é identificado ao microscópio. Habitualmente, visualiza-se o movimento do protozoário, que é flagelado, além de muitos leucócitos. A mensuração do pH pode ser considerada e quase sempre é maior que 5. Na maioria dos casos, o teste das aminas é positivo. Na bacterioscopia com coloração pelo método de Gram, observa-se o parasita, de morfologia característica. Diagnóstico por métodos moleculares mais sensíveis e específicos estão disponíveis. Os testes de amplificação de ácido nucleico (NAAT) são altamente sensíveis, detectando mais infecções *por T. vaginalis* do que o exame a fresco.

Tratamento

O tratamento reduz os sintomas e sinais da infecção *por T. vaginalis* e pode bloquear a transmissão. O metronidazol é a droga de escolha para terapêutica, pela via oral (VO). O gel de metronidazol não atinge níveis terapêuticos na uretra e, por ser menos eficaz do que o metronidazol oral, não é recomendado. O esquema terapêutico é apresentado na Tabela 4.

Tabela 4 Tratamento para *Trichomonas vaginalis*

Ministério da Saúde	Centers for Disease Control and Prevention
▪ Metronidazol 500 mg, 2×/dia, por 7 dias ou ▪ Metronidazol 2 g, dose única (incluindo gestantes e lactantes)	▪ Metronidazol 500 mg 2×/dia, por 7 dias Alternativa ▪ Tinidazol 2 g, VO, dose única

VO: via oral.
Fonte: CDC, 2021; Brasil, 2022.

ÚLCERAS GENITAIS

Sífilis

A sífilis é uma infecção bacteriana sistêmica, curável, mas de possível evolução crônica, causada pelo *Treponema pallidum*. Sua transmissão é principalmente por contato sexual ou vertical durante a gestação, mas também pode ocorrer a partir de transfusão de sangue contaminado. A doença adquirida é clinicamente dividida em estágios que orientam seu tratamento e monitoramento:

- Sífilis recente (até um ano de evolução): primária, secundária e latente recente.
- Sífilis tardia (mais de um ano de evolução): latente tardia e terciária.

As formas que geralmente necessitam de procura do serviço de emergência são as fases primárias e secundárias.

Sífilis primária

O período de incubação é, em média, de três semanas, mas pode variar de 10 a 90 dias. A primeira manifestação é o cancro duro, uma úlcera geralmente única e indolor, bem definida, de fundo limpo, com bordas endurecidas, que surge no local de inoculação da bactéria e é acompanhada de linfadenopatia regional. Sua duração, em geral, varia de 3 a 8 semanas, e seu desaparecimento independe de tratamento. Habitualmente, a lesão não é notada pela paciente ou é pouco valorizada. A úlcera é altamente infectante e rica em treponemas, que podem ser identificados ao microscópio óptico com campo escuro. A positividade dos testes sorológicos ocorre entre a 3ª e a 6ª semana do seu aparecimento.

Sífilis secundária

Estágio em que há disseminação das bactérias pelo organismo e ocorre, em média, entre 6 semanas e 6 meses após aparecimento do cancro duro. As manifestações são muito variáveis, mas são essencialmente dermatológicas. Erupção macular eritematoacastanhada (roséola) em tronco, na palma das mãos e na planta dos pés, e as placas em mucosas são comuns. O condiloma plano, lesão de aspecto verrucoso que pode acometer a região genital e ser confundido com o condiloma viral, deve ser lembrado. Ocasionalmente, o quadro pode ser acompanhado de sintomas inespecíficos como microadenopatia generalizada, febre baixa, adinamia, cefaleia e artralgia. Quadros mais graves com acometimento hepático, neurológico e uveíte são raros nesse estágio, e os pacientes imunodeprimidos são os mais vulneráveis.

As lesões da sífilis secundária também são altamente infectantes e as reações sorológicas estão francamente positivas com altos títulos de anticorpos circulantes. Independentemente do tratamento, as manifestações clínicas desaparecem em algumas semanas, trazendo a falsa impressão de cura.

Sífilis latente

A sífilis latente é o estágio da doença adquirida em que não se observa nenhum sinal ou sintoma. Consideramos sífilis latente recente aquela com até 1 ano de infecção e latente tardia a com mais de 1 ano de evolução. O diagnóstico é feito apenas pelos testes treponêmicos ou não treponêmicos. A maioria dos diagnósticos ocorre nesse estágio.

Diagnóstico

Sinais e sintomas compatíveis com sífilis (primária, secundária) favorecem a suspeição clínica, mas não há um sinal patognomônico da doença. Portanto, para a confirmação, é necessário solicitar os testes diagnósticos).

- Exames diretos: são aqueles em que se detecta o *Treponema pallidum* em amostras coletadas diretamente das lesões nas fases primária ou secundária. A microscopia em campo escuro é a mais utilizada, em que se observa o movimento dos treponemas em amostras frescas do exsudato das lesões. Também pode ser realizado PRC com o material colhido, com alta taxa de positividade. A positividade em pessoas com cancro duro pode ser anterior à soroconversão.
- Testes sorológicos não treponêmicos: os mais utilizados no Brasil são o Estudo Laboratorial de Doenças Venéreas (VDRL) e o Reagina Plasmática Rápida (RPR). Eles detectam anticorpos anticardiolipina não específicos para os

antígenos do *T. pallidum* e permitem análises qualitativa e quantitativa. São utilizados para diagnóstico e monitoramento da resposta após tratamento e controle de cura. Positivam cerca de 1 a 3 semanas após o aparecimento do cancro duro e estão mais elevados na sífilis secundária. Após o tratamento, a queda adequada dos títulos indica sucesso da terapia e os testes tendem a negativar em 6 a 12 meses. No entanto, títulos baixos (≤ 1:4) podem persistir por meses ou anos, o que consideramos "cicatriz" sorológica. Resultados falso-positivos podem ocorrer, já que os anticorpos anticardiolipinas podem estar presentes em outras doenças, como as do colágeno.

Sempre que um teste não treponêmico é realizado, deve-se analisar a amostra pura e diluída, por conta do fenômeno prozona. Uma vez observada reatividade no teste, a amostra deve ser diluída até a última diluição em que não haja mais reatividade. O resultado dos testes reagentes, portanto, deve ser expresso em títulos (1:2, 1:4, 1:8 etc.). O fenômeno prozona consiste na falta de reatividade no teste realizado em uma amostra que, embora contenha anticorpos não treponêmicos, apresenta resultado não reagente quando é testada sem diluir. Trata-se de fenômeno produzido por excesso de anticorpos em relação à quantidade de antígenos, com formação de imunocomplexos solúveis, gerando resultados falso-negativos.

- Testes sorológicos treponêmicos: incluem o Teste de Absorção de Anticorpos Treponêmicos Fluorescentes (FTA-Abs), o Teste de Hemaglutinação para *Treponema pallidum* (TPHA) e o Ensaio de Micro-hemaglutinação para *Treponema pallidum* (MHA-TP); bem como o Ensaio Imunoenzimático ELISA e o Imunoensaio de Micropartículas Quimioluminescentes (CMIA); e os testes rápidos.

São testes qualitativos que detectam anticorpos específicos contra o *T. Pallidum*, importantes para a confirmação da infecção. São os primeiros a se tornarem-se positivos e, em geral, mesmo após tratamento, permanecem reagentes por toda a vida, não sendo úteis para controle de cura.

No pronto atendimento, particularmente, os testes rápidos podem ser bastante relevantes. São de fácil execução, com leitura do resultado em, no máximo, 30 minutos. Podem ser realizados no momento do atendimento, possibilitando tratamento imediato diante da suspeita clínica.

Tratamento

A benzilpenicilina benzatina é a droga de escolha para o tratamento de sífilis e a única com eficácia comprovada durante a gestação. Outras opções como a doxiciclina e a ceftriaxona devem ser usadas em casos isolados, em não gestantes e com monitoramento laboratorial e clínico rigorosos. O tratamento depende do estágio da doença e está expresso na Tabela 5.

Tabela 5 Tratamento para sífilis adquirida

Estágio clínico	Tratamento	Alternativa
Sífilis recente (primária, secundária e latente recente)	Benzilpenicilina benzatina 2,4 milhões UI, IM, dose única (1,2 milhão UI em cada glúteo)	Doxiciclina 100 mg, a cada 12h, VO, por 15 dias (exceto para gestantes)
Sífilis tardia (latente tardia ou latente com duração ignorada e terciária)	Benzilpenicilina benzatina 2,4 milhões UI, IM, 1×/semana (1,2 milhão UI em cada glúteo) por 3 semanas (total: 7,2 milhões UI, IM)	Doxiciclina 100 mg, a cada 12h, VO, por 30 dias (exceto para gestantes)

IM: intramuscular; UI: unidade internacional; VO: via oral.
Fonte: Brasil, 2022.

Monitoramento pós-tratamento

O seguimento sorológico após o tratamento deve ser realizado com os testes não treponêmicos (p. ex., VDRL/RPR), preferencialmente com o mesmo utilizado no diagnóstico inicial. Devem ser realizados mensalmente nas gestantes e, no restante da população, a cada 3 meses até o 12º mês de acompanhamento (3, 6, 9, 12 meses).

Definições de resposta imunológica adequada:

- Teste não treponêmico não reagente; ou
- Queda na titulação em duas diluições em até 6 meses para sífilis recente e queda na titulação em duas diluições em até 12 meses para sífilis tardia (p. ex., queda de 1:64 para 1:16).

A falha terapêutica e a necessidade de retratamento devem considerar os seguintes critérios:

a. Ausência de redução da titulação em duas diluições no intervalo de seis meses para sífilis recente, primária e secundária; ou de 12 meses para sífilis tardia, após o tratamento adequado; ou
b. Aumento da titulação em duas diluições ou mais (p. ex.: de 1:16 para 1:64; ou de 1:4 para 1:16); ou
c. Persistência ou recorrência de sinais e sintomas clínicos.

Em casos de estabilização dos títulos ou aumento, mesmo após retratamento, deve ser avaliada possibilidade de neurossífilis e realizada punção liquórica.

Herpes simples genital

O HSV dos tipos 1 e 2 pertencem à família *herpesviridae*, sendo que os HSV-1 e HSV-2 podem causar lesões em qualquer parte do corpo, mas, no geral, há predomínio do tipo 2 em lesões genitais e do tipo 1 em lesões periorais, apesar de observado aumento crescente de infecções herpéticas anogaenitais atribuídas ao HSV-1. Trata-se de infecção transmitida predominantemente por via sexual, inclusive orogenital, mas também pode ocorrer por contato direto com lesões ou objetos contaminados.

Quadro clínico

O período de incubação médio é de 6 dias e a maioria das pessoas é assintomática. Grande parte dos infectados nunca desenvolverá manifestações clínicas da doença, mas eliminará o vírus intermitentemente na área anogenital. O quadro clínico, quando presente, basicamente pode ser dividido em primoinfecção herpética, infecção não primária e surtos recorrentes.

Na primoinfecção, o quadro costuma ser mais exuberante e pode durar até 3 semanas. Inicialmente, as lesões são pápulas eritematosas que evoluem para vesículas agrupadas com conteúdo citrino e que se rompem formando úlceras. São extremamente dolorosas e podem ser acompanhadas por adenopatia inguinal bilateral e sintomas gerais, como febre e mal-estar. São localizadas mais frequentemente nos pequenos lábios, clitóris, grandes lábios, fúrcula e colo uterino. A cervicite herpética é mais comum na primoinfecção e está associada a corrimento vaginal profuso aquoso. Após a infecção, o HSV ascende pelos nervos periféricos sensoriais, penetra nos núcleos das células dos gânglios sensitivos e permanece em estado de latência, podendo provocar recidivas de tempos em tempos. As recidivas devem-se principalmente a quadros infecciosos, exposição à radiação ultravioleta (UV), traumatismos locais, menstruação, estresse físico ou emocional, antibioticoterapia prolongada e/ou imunodeficiência.

Na infecção não primária, a pessoa já possui anticorpos específicos contra determinado tipo de HSV e adquire infecção genital pelo outro tipo de HSV. As manifestações da infecção não primária tendem a ser mais leves do que as da infecção primária, presumivelmente em razão da proteção de imunidade cruzada por anticorpos contra infecção anterior com o outro tipo de HSV.

Já os surtos de recorrência ocorrem após reativação do vírus que permaneceu latente nos gânglios sensitivos. Após a infecção genital primária por HSV-2 ou HSV-1, respectivamente, 90 e 60% dos pacientes desenvolvem novos episódios nos primeiros 12 meses. O quadro costuma ser menos intenso, precedido por sintomas prodrômicos locais de prurido leve ou sensação de "queimação", mialgias e "fisgadas" nas pernas, quadris e região anogenital. Inicia-se com múltiplas vesículas agrupadas sobre base eritematosa, que rompem e evoluem para pequenas úlceras arredondadas. Após 7 a 10 dias, as lesões regridem espontaneamente, independentemente do tratamento. Com o passar do tempo, naturalmente os surtos tendem a se tornar menos intensos e menos frequentes. Manifestações atípicas, com lesões ulceradas ou hipertróficas de grandes dimensões, que não regridem sem tratamento, podem ocorrer em pacientes imunossuprimidos.

Diagnóstico

A infecção por herpes genital frequentemente é diagnosticada pela presença das úlceras típicas. Entretanto, uma vez que outras causas de úlceras genitais podem ter apresentação clínica semelhante, pode ser necessária a confirmação laboratorial do diagnóstico. Os métodos laboratoriais para o diagnóstico da infecção por HSV incluem detecção direta em material proveniente das lesões e métodos sorológicos indiretos. Os testes disponíveis incluem detecção de antígeno, cultura viral, NAAT e ensaios sorológicos para a detecção de anticorpos. Embora os métodos descritos sejam aprovados para detecção do herpes vírus, os NAAT, entre eles o PCR, têm sido os métodos de escolha por serem mais sensíveis e altamente específicos. Detectam o HSV no material extraído das úlceras genitais ou de outras lesões mucocutâneas; esses testes estão cada vez mais disponíveis em nosso meio.

Testes sorológicos podem ser usados para auxiliar no diagnóstico da infecção por HSV na ausência de lesões genitais. Tanto os anticorpos do tipo específicos quanto os comuns se desenvolvem durante as primeiras 12 semanas após a infecção e persistem indefinidamente. A maioria dos ensaios sorológicos do tipo específicos disponíveis para detecção é embasado na glicoproteína G2 (gG2) (HSV-2) e na glicoproteína G1 (gG1) (HSV-1) específicas do HSV. Os testes de anticorpos do tipo comum não distinguem entre infecção por HSV-1 e HSV-2. O teste IgM não é tipo específico e geralmente não é recomendado, pois não difere entre infecção oral *versus* genital, nem discrimina episódios primários *versus* recorrentes de infecção por HSV (pode ser positivo durante episódios genitais ou orais recorrentes de herpes). Assim, os testes de anticorpos baseados em imunoglobulina (IgG) são os testes de escolha.

Tratamento

O pilar do tratamento baseia-se no uso dos antivirais. Apesar de não erradicarem o vírus, o uso desses medicamentos tem como objetivo:

- Reduzir a intensidade e duração dos episódios, principalmente quando introduzidos precocemente.
- Reduzir a transmissão vertical.
- Reduzir a transmissão para os parceiros sexuais.
- Reduzir a frequência de recorrências.

Casos redicivantes, com seis ou mais episódios ao ano, podem se beneficiar da terapia supressiva, que reduz a frequência de surtos em 70 a 80% entre pacientes que têm recorrências frequentes. Três drogas antivirais são aprovadas e fornecem benefício clínico para o herpes genital: aciclovir, valaciclovir e fanciclovir. O MS e o CDC indicam os tratamentos conforme apresentado na Tabela 6. No quadro primário, deve-se iniciar o tratamento o mais precocemente possível. O tratamento pode ser prolongado se a cicatrização estiver incompleta. No quadro recidivante, o tratamento deve ser iniciado preferencialmente no período prodrômico.

Tabela 6 Tratamento para herpes simples genital

Forma clínica	Ministério da Saúde	Centers for Disease Control and Prevention
Primeiro episódio	▪ Aciclovir 400 mg, VO, 3×/dia, por 7-10 dias ou ▪ Aciclovir 200 mg, VO, 5×/dia, por 7-10 dias	▪ Aciclovir 400 mg, VO, 3×/dia por 7-10 dias ou ▪ Aciclovir 200 mg, VO, 5×/dia por 7-10 dias ou ▪ Fanciclovir 250 mg, VO, 3×/dia por 7-10 dias ou ▪ Valaciclovir 1 g, VO, 2×/dia por 7-10 dias

continua

Tabela 6 Tratamento para herpes simples genital (*continuação*)

Forma clínica	Ministério da Saúde	Centers for Disease Control and Prevention
Recorrências	▪ Aciclovir 400 mg, VO, 3×/dia, por 5 dias ou ▪ Aciclovir 200 mg, VO, 5×/dia, por 5 dias	▪ Aciclovir 800 mg, VO, 2×/dia por 5 dias ou ▪ Aciclovir 800 mg, VO, 3×/dia por 2 dias ou ▪ Aciclovir 400 mg, VO, 3×/dia por 5 dias ou ▪ Fanciclovir 1 g, VO, 2×/dia por 1 dia ou ▪ Fanciclovir 125 mg, VO, 2×/dia por 5 dias ou ▪ Valaciclovir 1 g, VO, 2×/dia por 3 dias ou ▪ Valaciclovir 1 g, VO, 1×/dia por 5 dias
Terapia supressiva	▪ Aciclovir 400 mg, VO, 2×/dia, por até 6 meses, podendo o tratamento ser prolongado por até 2 anos	▪ Aciclovir 400 mg, VO, 2×/dia ou ▪ Valaciclovir 500 mg, VO, 1×/dia ou ▪ Valaciclovir 1 g, VO, 1×/dia ou ▪ Fanciclovir 250 mg, VO, 2×/dia

VO: via oral.
Fonte: CDC, 2021; Brasil, 2022.

Papilomavírus humano

O HPV é um DNA vírus de cadeia dupla, não encapsulado, da família *Papovaviridae*. Tem tropismo por epitélios escamosos e podem induzir a diferentes lesões mucocutâneas. Atualmente, são classificados mais de 200 subtipos de HPV, sendo que 40 tipos acometem o trato anogenital por meio de microfissuras originadas de trauma cutâneo ou de mucosas. É a IST mais comum e contagiosa, sendo o risco cumulativo de contaminação por esse vírus ao longo da vida, superior a 80%. A via de transmissão mais incidente é a sexual, porém podem ocorrer digitais-orais também.

Quadro clínico

As infecções são tipicamente assintomáticas e autolimitadas, sendo que até 2% apresentarão verrugas anogenitais associadas a HPV de baixo risco, e 2 a 5% evidenciarão alterações no exame de citologia oncótica. As pacientes com manifestações clínicas do HPV cursam com lesões polimórficas que incluem lesões pontiagudas (condiloma acuminado) com tamanho variável, papilomatosas, únicas ou múltiplas, achatadas ou papulosas. A coloração pode ser no tom da pele, eritematosas ou hiperpigmentadas. Como características também podem ser pruriginosas, dolorosas, friáveis ou sangrantes. As lesões podem aumentar em número e tamanho ou regredir espontaneamente, além da possibilidade de recorrência. Essas lesões são altamente infectantes e podem surgir após 3 semanas a 8 meses do contato. Atentar, pois, podem aparecer lesões em áreas extragenitais, como conjuntivas e mucosas (oral, nasal e laríngea).

Diagnóstico

O diagnóstico é clínico e pode ser realizada biópsia para estudo anatomopatológico para confirmação. As pacientes com verrugas anogenitais devem realizar exame ginecológico completo, incluindo a citologia oncótica e, se necessário, a colposcopia, pois os tipos virais de baixo e alto risco oncogênico podem coexistir. Recomenda-se também o exame físico em todas as áreas de predileção para o condiloma, como vulva, períneo, monte púbico, pregas crurais e região perianal. Naquelas que apresentarem lesões perianais, é recomendada a anuscopia e toque retal. Os testes de HPV estão disponíveis para detectar os tipos oncogênicos e são usados no contexto de rastreamento e no seguimento pós-tratamento do câncer cervical e das lesões precursoras.

Tratamento

Deve ser individualizado (características das lesões, recursos, efeitos adversos e experiência profissional) com o principal objetivo de destruir as lesões identificáveis, além de alívio dos sintomas, redução do risco de transmissão e traumas psicológicos. Nenhum tratamento é superior ao outro, muitas vezes sendo necessárias abordagens variadas. O tratamento é embasado em duas categorias: terapias citodestrutivas e terapias imunomediadas. Nos casos ambulatoriais, realizados por profissionais de Saúde, podem ser utilizados: ácido tricloroacético a 70 a 90%, podofilina 10 a 25%, eletrocauterização, crioterapia ou exérese cirúrgica. Ou, ainda, o tratamento pode ser realizado pela paciente em domicílio com imiquimode como terapia imunomediada.

Para os casos de tratamento ambulatorial, o ácido tricloroacético (ATA) a 70 a 90% deve ser aplicado diretamente na lesão com seguimento semanal. Esse tratamento pode ser utilizado em gestantes, porém não deve ser prescrito para uso domiciliar e tem como limitação a extensão e a queratinização da lesão. É indicado preferencialmente em pequenas lesões, visto que os efeitos adversos são irritação na pele, queimadura e dor.

Já a podofilina 0,15% creme, resina à base de plantas que bloqueia a divisão celular na metáfase e leva à morte celular, deve ser aplicada pelo médico diretamente na verruga e evitar o contato com tecido são, com avaliações semanais; é contraindicada na gestação. A aplicação deve ter a solução a 25% em vaselina sólida e orienta-se que a área tratada deve secar naturalmente antes da paciente se vestir. Após 4 a 6 horas, recomenda-se lavar o local de aplicação. A absorção sistêmica em grandes quantidades pode ser cardio, nefro e neurotóxica. Portanto, não aplicar mais de 0,5 mL em cada sessão e evitar grandes áreas (10 cm^2 ou mais). Os efeitos adversos existentes são queimações, prurido e sangramento.

A podofilotoxina contém o composto biologicamente ativo da resina do podofilo. A aplicação pela própria paciente deve ser em creme a 0,5%, 2×/dia, por dia por três dias consecutivamente; dar intervalo de quatro dias e repetir novo ciclo semanalmente, até quatro vezes. O 5-fluorouracil (5-FU) é um antimetabólico que interfere na síntese de DNA, desencadeando a morte celular. A aplicação pode ser feita pela paciente 2×/semana ao se deitar, lavando ao acordar pela manhã. Não utilizar em gestante. Apresenta como efeitos adversos queimação, dor, inflamação, edema ou ulcerações dolorosas.

A crioterapia utiliza o nitrogênio líquido, que destrói o tecido por lise celular, sendo indicada em casos de lesões isoladas e queratinizadas. A frequência das sessões varia de acordo com a resposta ao tratamento, sendo semanais, quando indicadas, e podem ser realizadas na gestação. A aplicação pode ser diretamente na lesão com uso de cotonete ou *spray*, porém requer a aplicação de anestesia local. Os efeitos colaterais existentes são irritação da pele, edema, bolhas, ulcerações e hipopigmentação pós-tratamento.

A eletrocauterização e exérese cirúrgica são adequadas para lesões volumosas, pedunculadas e exofíticas. Também se pode utilizar a abordagem domiciliar com imiquimode a 5% creme, que é um imunomodulador tópico e estimula também a indução local de interferon, reduzindo a carga viral. A aplicação deve ser feita 3×/semana, em dias alternados até o desaparecimento das verrugas ou, no máximo, por 16 semanas. A aplicação é feita diretamente na verruga, antes de dormir. Após 6 a 10 horas, lavar a área com água e sabonete, atentando para evitar a exposição da pele à luz solar, atividade sexual e sintomas durante o tratamento *flu-like*. Não há informações suficientes que corroboram o uso na gestação.

Independentemente da abordagem terapêutica, as lesões podem desaparecer, permanecer inalteradas ou progredir. As recidivas são comuns, em tempo variável e ocorrem em 20 a 30% das pacientes. As parcerias sexuais devem ser informadas e examinadas, porém, na maioria dos casos, não é possível estabelecer em qual momento se iniciou a infecção, pela possibilidade de um longo período de incubação e pela maioria dos casos serem assintomáticos.

Cancro mole

Cancro mole, cancro venéreo, cancroide ou cancro de Ducrey tem como agente etiológico o *Haemophilus ducreyi*, um cocobacilo Gram-negativo. O período de incubação, no geral, é de 3 a 5 dias, chegando até 14 dias. O quadro clínico consiste em lesões dolorosas, geralmente múltiplas, bordas irregulares e eritemato-edematosas, fundo heterogêneo recoberto por exsudato necrótico, com odor fétido e friável. Na mulher, as lesões apresentam-se frequentemente em fúrcula vulvar e face interna dos pequenos e grandes lábios. Em 30 a 50% dos casos, há acometimento dos linfonodos inguinocrurais, formando o bubão, que se inicia como uma tumefação sólida e dolorosa, evoluindo para liquefação e fistulização por orifício único.

Diagnóstico

É feito por meio da microscopia direta pela coloração de Gram com visualização de bacilos Gram-negativos típicos ("cardume de peixes" ou "impressões digitais") de material coletado das úlceras genitais. Porém, o resultado negativo não exclui a presença do patógeno. Pelo CDC, podemos considerar quatro critérios clínicos:

a. Presença de uma ou mais úlceras genitais dolorosas.
b. Apresentação clínica com aparecimento de úlceras genitais e, se presente, linfadenopatia regional.
c. Ausência de evidência de infecção por *Treponema pallidum* pelo exame de campo escuro ou por testes sorológicos para sífilis realizados pelo menos 7 a 14 dias após o início das úlceras.
d. Pesquisa de HSV-1 ou HSV-2 ou cultura de herpes vírus negativas.

Tratamento

O tratamento consiste na prescrição de antibioticoterapia e associação de medidas locais de higiene; recomenda-se tratar também as parcerias sexuais, principalmente, dos 10 dias anteriores ao início dos sintomas, mesmo as assintomáticas, conforme Tabela 7.

Tabela 7 Tratamento para cancro mole

Ministério da Saúde	Centers for Disease Control and Prevention
▪ Azitromicina 1 g, VO, dose única Alternativa ▪ Ceftriaxone 250 mg, IM, dose única ou ▪ Ciprofloxacino 500 mg, VO, 2×/dia, por 3 dias	▪ Azitromicina 1 g, VO, dose única ou ▪ Ceftriaxona 250 mg, IM, dose única ou ▪ Ciprofloxacino 500 mg, VO, 2×/dia, por 3 dias ou ▪ Eritromicina 500 mg, VO, 3×/dia, por 7 dias

IM: intramuscular; VO: via oral.
Fonte: CDC, 2021; Brasil, 2022.

Linfogranuloma venéreo

É uma doença infecciosa de transmissão exclusivamente sexual, caracterizada pela presença de bubão inguinal. O agente causador é a *Chlamydia trachomatis*, sorotipos L1, L2 e L3, que são altamente invasivos aos tecidos linfáticos.

O quadro clínico se inicia por pápula, pústula ou exulceração indolor, que desaparece espontaneamente, localizando-se na parede vaginal posterior, colo uterino, fúrcula e outras regiões da genitália externa (fase de inoculação). A linfadenopatia inguinal se desenvolve entre 1 e 6 semanas após a lesão inicial e, em 70% dos casos, é unilateral (fase de disseminação linfática regional). O comprometimento ganglionar evolui com supuração e fistulização por orifícios múltiplos (fase de sequelas). Decorrente da evolução das fases, pode haver sintomas como proctite, proctocolite hemorrágica, glossite, além dos sintomas sistêmicos como febre, mal-estar, anorexia, artralgia, sudorese noturna, meningismo, elefantíase genital (estiomene) e fístulas vesicais, vaginais e retais, além de estenose retal. A incubação é de 3 a 21 dias.

Diagnóstico

Pode ser corroborado por testes moleculares específicos, como amostras genitais e aspirados de linfonodos testados para *Chlamydia trachomatis* por exame direto em coloração de Giemsa ou Papanicolau, cultura, imunofluorescência direta ou detecção de ácidos nucleicos (PCR). Há também a sorologia, considerada gênero-específica. O LGV torna-se positivo após 2 a 4 semanas de infecção e identifica anticorpos contra todas as infecções por clamídia.

Tratamento

O tratamento é apresentado na Tabela 8. As parcerias sexuais dos últimos 60 dias devem ser tratadas. Os parceiros assintomáticos devem ser tratados com doxiciclina 100 mg, 2 vezes por dia, VO, por 7 dias.

Tabela 8 Tratamento para linfogranuloma venéreo

Ministério da Saúde	Centers for Disease Control and Prevention
▪ Doxiciclina 100 mg, VO, 2×/dia, por 21 dias Alternativa ▪ Azitromicina 500 mg, 2 comprimidos, VO, 1×/semana por 21 dias (gestantes)	▪ Doxiciclina 100 mg, VO, 2×/dia, por 21 dias Alternativa ▪ Azitromicina 500 mg, 2 comprimidos, VO, 1×/semana por 21 dias ou ▪ Eritromicina 500 mg, VO, 4×/dia por 21 dias

VO: via oral.
Fonte: CDC, 2021; Brasil, 2022.

Donovanose

Doença genital ulcerativa crônica causada pelo bacilo intracelular, Gram-negativo, anaeróbio facultativo *Klebsiella granulomatis*, anteriormente conhecido como *Calymmatobacterium granulomatis*. É associada à transmissão sexual pelo contato direto com feridas ou úlceras. Acomete preferencialmente pele e mucosas das regiões genitais, perianais e inguinais. As lesões iniciam-se como uma pequena pápula ou nódulo subcutâneo indolor, que pode evoluir, ulcerar e aumentar de tamanho. Por autoinoculação, podem surgir lesões satélites, que se unem e atingem grandes áreas, sendo frequente sua configuração em "espelho", em bordas cutâneas e/ou mucosas. Não há presença de adenite.

Há quatro formas de apresentação clínica: ulcerogranulomatosa, hipertrófica, necrótica e esclerótica (ou cicatricial). As lesões ulcerogranulomatosas são as mais comuns: iniciam-se como úlcera de borda plana ou hipertrófica, indolor, de progressão lenta, bem delimitada, com fundo granuloso, friável com aspecto vermelho vivo. Podem tornar-se vegetantes ou ulcerovegetantes. As lesões podem ser múltiplas, "em espelho". O período de incubação é extremamente variável, de 3 dias a 6 meses, sendo a média de 50 dias.

Diagnóstico

O diagnóstico é feito pela presença e visualização direta dos corpúsculos de Donovan ("sal e pimenta", "alfinete de dama") de material coletado do esfregaço ou biópsias das lesões. Não há testes moleculares aprovados pelo Food and Drug Administration (FDA) para detecção do DNA da *Klebsiella granulomatis*.

Tratamento

O tratamento segue na Tabela 9. Pelo CDC, as parcerias sexuais dos últimos 60 dias do início dos sintomas devem ser examinadas e receber tratamento. Para gestantes e puérperas, o tratamento medicamentoso deve ser com os macrolídeos (azitromicina ou eritromicina).

Molusco contagioso

Afecção dermatológica causada pelo vírus da família *Poxviridae*. É uma infecção benigna e autolimitada, mais comum em crianças, mas também pode afetar adultos. A transmissão, na maioria dos casos, ocorre por contato direto com as lesões, que são altamente infectantes; a transmissão também pode ocorrer por meio de contato sexual e objetos contaminados.

Tabela 9 Tratamento da donovanose

Ministério da Saúde	Centers for Disease Control and Prevention
▪ Azitromicina 500 mg, 2 comprimidos VO, 1×/semana, por pelo menos 3 semanas ou até a cicatrização das lesões Alternativas ▪ Doxiciclina 100 mg, 2×/dia* ou ▪ Ciprofloxacino 500 mg, 1 e ½ comprimido, 2×/dia* ou ▪ Sulfametoxazol-trimetoprima (160/800 mg), 1 comprimido, 2×/dia*	▪ Azitromicina 500 mg, 2 comprimidos VO, 1×/semana ou ▪ 500 mg diariamente, por pelo menos 3 semanas ou até a cicatrização das lesões Alternativas ▪ Doxiciclina 100 mg, 2×/dia* ou ▪ Eritromicina 500 mg, 4×/dia* ou ▪ Sulfametoxazol-trimetoprima (160/800 mg), 2×/dia.

* Qualquer uma das opções devem ser realizadas por pelo menos 3 semanas, ou até a cicatrização das lesões. VO: via oral.
Fonte: CDC 2021; Brasil, 2022.

Clinicamente, apresenta-se por lesões papulares pequenas e indolores, normocrômicas, com uma depressão central (umbilicadas). Normalmente são múltiplas, principalmente por serem autoinoculáveis e pruriginosas. Acometem qualquer região de pele, mas costumam poupar as regiões palmo-plantares. Em adultos, acometem principalmente a região genital e pode ser considerada uma IST. O diagnóstico é clínico e há alta possibilidade de regressão espontânea. Caso haja necessidade de tratamento, a escolha é a remoção das lesões, que pode ser realizada por curetagem ou crioterapia.

CONSIDERAÇÕES FINAIS

No Brasil, os alicerces para prevenção, diagnóstico e tratamento das IST estão bem definidos, assim como o modelo de vigilância epidemiológica empregado; no entanto, a assistência médica em serviços de urgência ainda carece de padronização. Nesse sentido, aproveitar todas as oportunidades para se diagnosticar e tratar essas infecções parece razoável, e utilizar os serviços de urgência e emergência acaba sendo a alternativa para uma parcela da população ter diagnóstico, tratamento e até engajamento dos pacientes e suas parcerias, com consequente quebra da cadeia de transmissão de doenças.

Nesse contexto, definir uma boa estratégia de atuação requer o treinamento dos profissionais de Saúde com qualificação e desenvolvimento de algumas habilidades, como as de definir as populações sob maior risco de exposição, os agentes etiológicos mais frequentes na população abordada na região, uma escuta ativa com perguntas abertas feitas de forma acolhedora e empática, além de utilizar perguntas direcionadoras, que podem ser feitas por meio de um questionário pré-definido que permitirá maior agilidade e melhor resolutividade nos atendimentos.

Em resumo, a anamnese, a identificação das vulnerabilidades, o exame físico e o uso de *assessments* são elementos importantes na avaliação das pessoas com IST em serviços de emergência.

BIBLIOGRAFIA CONSULTADA

Aldrighi JM, Oliveira VM, Oliveira AL. Ginecologia: fundamentos e avanços na propedêutica, diagnóstico e tratamento. São Paulo: Atheneu; 2013. p. 217-21.

Brasil. Ministério da Saúde. Protocolo clínico e diretrizes terapêuticas para atenção integral às pessoas com infecções sexualmente transmissíveis (IST). Brasília: Ministério da Saúde; 2022. Disponível em: https://www.gov.br/aids/pt-br/central-de-conteudo/pcdts/2022/ist/pcdt-ist-2022_isbn-1.pdf/view/ (acesso: 25 nov. 2024).

Centers for Disease Control and Prevention. Sexually Transmitted Infections Treatment Guidelines. Atlanta. CDC; 2021. Disponível em: https://www.cdc.gov/std/treatment-guidelines/default.htm (acesso: 25 nov. 2024).

Clement ME, Okeke NL, Hicks CB. Treatment of syphilis: a systematic review. J Am Med Assoc. 2014;312(18):1905-17.

Del Romero J, Moreno Guillén S, Rodríguez-Artalejo FJ, Ruiz-Galiana J, Cantón R, De Lucas Ramos P, et al. Sexually transmitted infections in Spain: current status. Rev Esp Quimioter. 2023;36(5):444-65.

Gannon-Loew KE, Holland-Hall C. A review of current guidelines and research on the management of sexually transmitted infections in adolescents and young adults. Ther Adv Infect Dis. 2020;7:2049936120960664.

Instituto Nacional de Câncer José Alencar Gomes da Silva (INCA). Coordenação de Prevenção e Vigilância. Divisão de Detecção Precoce e Apoio à Organização de Rede. Diretrizes brasileiras para o rastreamento do câncer do colo do útero. 2 ed. rev. atual. Rio de Janeiro: INCA; 2016.

Mishori R, McClaskey EL, Winkler-Prins VJ. Chlamydia trachomatis infections: screening, diagnosis, and management. Am Fam Physician. 2012;86(12):1127-32.

Mohseni M, Sung S, Takov V. Chlamydia. Treasure Island (FL): StatPearls Publishing; 2025.

Organização Mundial da Saúde (OMS). Relatório de progresso global sobre HIV, hepatite viral e infecções sexualmente transmissíveis, 2021. Responsabilidade pelas estratégias globais do setor de saúde 2016-2021: ações para impacto. Genebra: OMS; 2021.

Rodrigues MM, Fernandes PÁ, Haddad JP, Paiva MC, Souza MDCM, Andrade TCA, et al. Frequency of Chlamydia trachomatis, Neisseria gonorrhoeae, Mycoplasma genitalium, Mycoplasma hominis, and Ureaplasma species in cervical samples. J Obstet Gynaecol. 2011;31(3):237-41.

Romanowski B, Sutherland R, Fick GH, Mooney D, Love EJ. Serologic response to treatment of infectious syphilis. Ann Intern Med. 1991;114(12):1005-9.

Symum H, Van Handel M, Sandul A, Hutchinson A, Tsang CA, Pearson WS, et al. Testing trends and co-testing patterns for HIV, hepatitis C and sexually transmitted infections (STIs) in emergency departments. Prev Med Rep. 2024;44:102777.

van der Wouden JC, van der Sande R, Kruithof EJ, Sollie A, van Suijlekom-Smit LW, Koning S. Interventions for cutaneous molluscum contagiosum. Cochrane Database Syst Rev. 2017;5(5):CD004767.

8
Doença inflamatória pélvica

Aline Estefanes Eras Yonamine
Eliane Portela Nogueira Lima

INTRODUÇÃO

A doença inflamatória pélvica (DIP) é uma doença polimicrobiana que afeta mulheres predominantemente em idade reprodutiva, atingindo milhões em todo o mundo. É caracterizada por infecção das estruturas do trato genital superior, ocasionando dores abdominal e pélvica, além de aumento da sensibilidade no útero, no colo uterino e nos anexos. Em longo prazo, pode levar a dor pélvica crônica e infertilidade.

ETIOPATOGENIA

Esta entidade polimicrobiana é desencadeada pela ascensão de microrganismos presentes na flora vaginal ao trato genital superior. As ações imunológicas do colo uterino geralmente impedem a ascensão de bactérias, mantendo-as abaixo do orifício interno. A quebra dessas defesas causa a infecção das estruturas do trato genital superior, normalmente estéril a esses microrganismos, e de tecidos adjacentes, podendo alcançar inclusive órgãos do abdome superior. Procedimentos cirúrgicos e infecções endocervicais podem romper essa barreira, expondo órgãos superiores a bactérias vaginais potencialmente patogênicas. O processo se inicia com endometrite, podendo progredir para salpingite, pelviperitonite, ooforite, abscesso tubo-ovariano, peri-hepatite e sepse.

Dentre os microrganismos que podem atuar como agentes primários da infecção, destacam-se *Chlamydia trachomatis*, *Neisseria gonorrhoeae* e *Mycoplasma genitalium*. São considerados primários pois alcançam primeiro o trato genital superior, gerando as alterações imunológicas e bioquímicas que favorecem a chegada, instalação e manutenção dos agentes secundários, como *Streptococcus*, *Staphylococcus*, *Escherichia coli*, *Haemophilus influenzae* e anaeróbios, presentes na flora vaginal. No Quadro 1 encontram-se os principais fatores de risco para DIP.

Quadro 1 Fatores de risco para doença inflamatória pélvica (DIP)

Mulheres sexualmente ativas de 18-44 anos
Início da vida sexual < 16 anos
Múltiplos parceiros sexuais: ≥ 2 parceiros sexuais no último ano
Antecedente de IST ou de DIP
Parceiro sexual portador de uretrite
Uso de DIU
Procedimentos transcervicais recentes
Baixa condição socioeconômica
Tabagismo, alcoolismo e uso de drogas ilícitas
Uso irregular de preservativo
Vaginose bacteriana
Pele negra

DIP: doença inflamatória pélvica; DIU: dispositivo intrauterino; IST: infecção sexualmente transmissível.

Vale salientar que, a rigor, só é considerada DIP a infecção ascendente (originada, portanto, a partir da ascensão de patógenos presentes na vagina) e acima do orifício interno do colo uterino; desse modo, as cervicites não são consideradas DIP. Infecções pélvicas secundárias a outras infecções, como apendicite, diverticulite e tuberculose pélvica, podem apresentar quadro similar, porém as diferenças etiológicas entre DIP e esses processos têm grande impacto no tratamento e na prevenção.

Quadro clínico

O quadro clínico compreende largo espectro de sintomas, porém a dor em hipogástrio é o sintoma cardinal. A dor de início recente, que piora durante o coito ou com movimentos bruscos, pode ser o único sintoma presente. O aparecimento de dor durante ou logo após a menstruação é particularmente sugestivo. Além disso, a dor é geralmente bilateral e raramente dura mais que duas semanas. As pacientes também podem apresentar febre, corrimento genital, sintomas urinários, metrorragia ou dispareunia, mas esses sintomas não são sensíveis nem específicos para o diagnóstico. Vale lembrar que algumas mulheres apresentam infecção subclínica ou mesmo quadro assintomático, sem que isso diminua o impacto na infertilidade, bem como o risco de gravidez ectópica e de dor pélvica crônica.

Ao exame físico, é comum haver dor abdominal difusa, principalmente em quadrantes inferiores. Dor significativa no quadrante superior não exclui DIP, já que 10% das pacientes podem ter peri-hepatite (síndrome de Fitz-Hugh-Curtis). Esta síndrome consiste em infecção da cápsula e superfície peritoneal, principalmente anterior do fígado, com envolvimento estromal mínimo. Manifesta-se com exsudato fibrinoso e purulento na fase aguda, levando a aderências em corda de violino. O sintoma típico é o início súbito de dor em hipocôndrio direito com componente pleural, às vezes com dor em ombro direito.

Os achados de secreção endocervical ao exame especular e dor à mobilização de colo e anexos durante realização do toque vaginal são fortemente sugestivos de DIP. A presença de massa anexial palpável deve levantar a hipótese de abscesso tubo-ovariano.

Diagnóstico

A confirmação diagnóstica é dificultada pelo amplo espectro clínico que a doença pode desencadear; no entanto, um diagnóstico rápido e preciso pode ser realizado por meio de anamnese e exame físico. Na suspeita de complicações, exames laboratoriais ou de imagem podem ser úteis na decisão de tratamento, mas essas investigações não devem adiar o início do tratamento, instituído o mais precocemente possível. Alguns dos exames que podem ser realizados na avaliação de paciente com suspeita de DIP estão discriminados no Quadro 2.

Segundo Centers of Disease Control and Prevention (CDC), o diagnóstico deve ser feito na presença de três critérios mínimos somados a um dos critérios adicionais ou um critério específico (Quadro 3). O Ministério da Saúde do Brasil também recomenda a adoção de critérios para o diagnóstico de DIP, que são denominados critérios maiores, menores ou elaborados, apresentando algumas diferenças em relação aos critérios do CDC. Como apresentado no Quadro 4, para diagnóstico de DIP são necessários três critérios maiores associados a um dos critérios menores ou um critério elaborado.

Quadro 2 Exames complementares para avaliação da paciente com suspeita de doença inflamatória pélvica (DIP)

Exames	Comentários
Beta-hCG	Permite afastar gestação ectópica
Hemograma	< 50% das pacientes pode apresentar leucocitose
Urina I e urocultura	Permitem afastar diagnóstico de infecção do trato urinário
Bacterioscopia de secreção vaginal	Diplococos Gram-negativos sugerem fortemente diagnóstico de DIP; sua ausência, entretanto, não exclui
Testes de amplificação de ácidos nucleicos (NAAT) para *N. gonorrhoeae*, *C. trachomatis* e *M. genitalium*	Resultado positivo sugere fortemente diagnóstico de DIP
Sorologias: HIV, hepatites B e C, sífilis	Todas as pacientes diagnosticadas com DIP devem ser testadas para HIV; considerar também demais IST
VHS e PCR	Podem estar elevados

Beta-hCG: fração beta da gonadotrofina coriônica humana; DIP: doença inflamatória pélvica; HIV: vírus da imunodeficiência humana; IST: infecções sexualmente transmissíveis; PCR: proteína C-reativa; VHS: velocidade de hemossedimentação.

Quadro 3 Critérios diagnósticos para a doença inflamatória pélvica (DIP) segundo Centers for Disease Control and Prevention (CDC)

Critérios mínimos	Critérios adicionais	Critérios específicos
Dor à mobilização do colo	Temperatura oral > 38,3°C	Biópsia endometrial com evidência histopatológica de endometrite

continua

Quadro 3 Critérios diagnósticos para a doença inflamatória pélvica (DIP) segundo Centers for Disease Control and Prevention (CDC) (*continuação*)

Critérios mínimos	Critérios adicionais	Critérios específicos
Dor à palpação uterina	Secreção mucopurulenta cervical/vaginal ou colo uterino friável	USG TV ou RNM de pelve evidenciando tubas espessadas, hidrossalpinge ou abscesso tubo-ovariano
Dor à palpação anexial	Presença abundante de leucócitos em microscopia de secreção vaginal	Achados laparoscópicos consistentes com DIP
	Aumento de VHS sérico	
	Aumento de PCR sérica	
	Confirmação laboratorial de infecção por *N. gonorrhoeae* ou *C. trachomatis*	

DIP: doença inflamatória pélvica; PCR: proteína C-reativa; RNM: ressonância nuclear magnética; USG TV: ultrassonografia transvaginal; VHS: velocidade de hemossedimentação.
Fonte: adaptado de Workowski et al., 2021.

Quadro 4 Critérios diagnósticos para a doença inflamatória pélvica (DIP) segundo Ministério da Saúde

Critérios maiores	Critérios menores	Critérios elaborados
Dor no abdome inferior	Temperatura axilar ≥ 37,8°C	Exame de imagem sugestivo de abscesso tubo-ovariano ou em fundo de saco
Dor à mobilização do colo uterino	Secreção vaginal/cervical anormal	Laparoscopia evidenciando DIP

continua

Quadro 4 Critérios diagnósticos para a doença inflamatória pélvica (DIP) segundo Ministério da Saúde (*continuação*)

Critérios maiores	Critérios menores	Critérios elaborados
Dor à palpação anexial	Massa pélvica	Evidência histopatológica de endometrite
-	Hemograma infeccioso	-
-	PCR e VHS séricos aumentados	-
-	Laboratório comprovando infecção por clamídia, gonococo ou micoplasma	-
-	> 5 leucócitos em campo de imersão de endocérvice	-

DIP: doença inflamatória pélvica; PCR: proteína C-reativa; VHS: velocidade de hemossedimentação.
Fonte: Comissão Permanente de Protocolos de Atenção à Saúde da SES-DF – CPPAS, 2024.

A realização de ultrassom pélvico possui baixas sensibilidade e especificidade, por isso não contribui para o diagnóstico de DIP não complicada. Pode ser indicado para descartar a presença de abscesso ou outros diagnósticos diferenciais. A realização de ultrassom não deve atrasar o início do tratamento.

A laparoscopia não deve ser utilizada para fins puramente diagnósticos, devendo ser indicada quando há elevada suspeição de outro diagnóstico (p. ex., apendicite), quando há falha no tratamento com piora do quadro após 48 horas ou, ainda, em pacientes com abscesso tubo-ovariano roto e sinais de peritonite. Alguns achados da DIP na laparoscopia incluem aderências peritubárias, edema/eritema e exsudato das tubas uterinas, aderências em corda de violino e abscesso tubo-ovariano, porém, quando em estágios iniciais, este exame não evidenciará alterações.

Tratamento

O tratamento é eminentemente clínico e os regimes utilizados devem fornecer cobertura empírica de amplo espectro para os prováveis patógenos. A antibioticoterapia permite cura em 80 a 90% dos casos e deve ser iniciada assim que o diagnóstico clínico se mostrar provável após coleta de amostras microbiológicas, quando disponíveis. O tratamento deve ser ambulatorial nos quadros leves e moderados. Nesses casos, uso de antibiótico parenteral não apresenta vantagens sobre o esquema ambulatorial e não modifica o prognóstico.

Sendo a DIP uma entidade polimicrobiana, seu tratamento deve visar cobertura de amplo espectro. A Tabela 1 compara os esquemas: CDC, dos EUA; Collège National des Gynécologues et Obstétriciens Français (CNGOF) e Société de Pathologie Infectieuse de Langue Française (SPILF), da França; diretriz europeia; e Ministério da Saúde do Brasil.

Mulheres tratadas ambulatorialmente devem ser reavaliadas em 3 a 5 dias após o início do tratamento para verificar evolução clínica, aderência, tolerância e resultados das pesquisas dos agentes, quando colhidas. Não há nenhuma evidência de superioridade na eficácia de algum dos esquemas terapêuticos sobre os demais. Também não há estudos comparativos para determinar a duração ótima do tratamento de DIP, mas a maioria dos ensaios clínicos demonstra boa resposta em 10 a 14 dias de antibioticoterapia. O grupo SPILF propõe a adoção de 10 dias. O metronidazol é incluído em alguns esquemas para melhorar

Tabela 1 Comparação dos esquemas de antibioticoterapia recomendados por diferentes entidades para o tratamento ambulatorial de doença inflamatória pélvica (DIP)

	1ª linha	Alternativa	Alternativa	Alternativa	Alternativa
CDC	Ceftriaxona 500 mg, IM, dose única + Doxiciclina 100 mg, VO, 2×/dia, por 14 dias Com ou sem + Metronidazol 500 mg, VO, 2×/dia, por 14 dias	Cefoxitina 2 g IM, dose única + Doxiciclina 100 mg, VO, 2×/dia, por 14 dias Com ou sem + Metronidazol 500 mg, VO, 2×/dia, por 14 dias	Outra cefalosporina 3ª geração + Doxiciclina 100 mg, VO, 2×/dia, por 14 dias Com ou sem + Metronidazol 500 mg, VO, 2×/dia, por 14 dias		
CNGOF e SPILF	Ceftriaxona 1 g, IM, dose única + Doxiciclina 100 mg, VO, 2×/dia, por 10 dias + Metronidazol 500 mg, VO, 2×/dia, por 10 dias	Ofloxacino 200 mg, VO, 2×/dia, por 10 dias + Metronidazol 500 mg, VO 2×/dia, por 10 dias + Com ou sem ceftriaxona 1 g, IM, dose única	Levofloxacino 500 mg, VO, 1×/dia, por 10 dias + Metronidazol 500 mg, VO, 2×/dia, por 10 dias + Com ou sem ceftriaxona 1 g, IM, dose única	Moxifloxacino 400 mg, VO, 1×/dia, por 10 dias + Com ou sem ceftriaxona 1 g, IM, dose única	

continua

Tabela 1 Comparação dos esquemas de antibioticoterapia recomendados por diferentes entidades para o tratamento ambulatorial de doença inflamatória pélvica (DIP) (*continuação*)

	1ª linha	Alternativa	Alternativa	Alternativa	Alternativa
Diretriz europeia	Ceftriaxona 500 mg, IM, dose única + Doxiciclina 100 mg, VO, 2×/dia, por 14 dias Com ou sem + Metronidazol 500 mg, VO, 2×/dia, por 14 dias	Ofloxacino 400 mg, VO, 2×/dia, por 14 dias + Metronidazol 500 mg, VO, 2×/dia, por 14 dias	Levofloxacino 500 mg, VO, 1×/dia, por 14 dias + Metronidazol 500 mg, VO, 2×/dia, por 10 dias	Moxifloxacino 400 mg, VO, 1×/dia, por 14 dias	Ceftriaxona 500, mg, IM, dose única + Azitromicina 1 g, VO, dose única e reforço em 1 semana
Ministério da Saúde	Ceftriaxona 500 mg, IM, dose única + Doxiciclina 100 mg, VO, 2×/dia, por 14 dias + Metronidazol 500 mg, VO, 2×/dia, por 14 dias	Cefotaxima 500 mg, IM, dose única + Doxiciclina 100 mg, VO, 2×/dia, por 14 dias + Metronidazol 500 mg, VO, 2×/dia, por 14 dias			

CDC: Centers for Disease Control and Prevention; CNGOF: Collège National des Gynécologues et Obstétriciens Français; IM: via intramuscular; SPILF: Société de Pathologie Infectieuse de Langue Française; VO: via oral.

a cobertura para bactérias anaeróbias que podem ter papel na patogênese da DIP. Muitos trabalhos mostram bons resultados nos esquemas sem metronidazol e esses agentes parecem ter mais impacto nos casos de DIP grave, de modo que o metronidazol pode ser descontinuado em pacientes com DIP leve ou moderada que apresentam intolerância a seu uso.

Em pacientes com DIP grave, o tratamento deve ser realizado em ambiente hospitalar com antibioticoterapia parenteral, por pelo menos 24 a 72 horas. As condições que implicam internação hospitalar, conforme o CDC, estão demonstradas no Quadro 5.

Em pacientes portadoras do vírus da imunodeficiência humana (HIV), não há evidências que justifiquem internação rotineira. No entanto, nessas mulheres a infecção pode se manifestar com menor atividade inflamatória e cursar mais comumente com abscesso tubo-ovariano, bem como necessidade de intervenção cirúrgica, requerendo atenção redobrada.

Quadro 5 Condições que implicam internação hospitalar em casos de doença inflamatória pélvica (DIP) segundo Centers for Disease Control and Prevention (CDC)

Gravidez
Estado geral comprometido/presença de náuseas e vômitos incoercíveis
Suspeita ou confirmação de abscesso tubo-ovariano
Má resposta ou intolerância à antibioticoterapia VO
Má adesão ao tratamento ou impossibilidade do tratamento ambulatorial
Pacientes cujos sintomas persistem após 72 h de tratamento ambulatorial
Casos em que emergências cirúrgicas não podem ser excluídas (p. ex., apendicite)

VO: via oral.
Fonte: adaptado de Workowski et al., 2021.

A Tabela 2 compara os diferentes esquemas propostos para tratamento parenteral que, quando indicado, deve ser mantido por pelo menos 24 horas após melhora clínica; a seguir, realiza-se a troca para antibióticos por via oral (VO). O metronizadol e a doxiciclina apresentam ótima biodisponibilidade VO, por isso deve-se optar por esta via de administração tão logo as condições clínicas permitam.

No caso de DIP complicada com abscesso, caso não haja indícios de sua ruptura, peritonite ou sepse, pode-se tentar tratamento clínico com antibioticoterapia. No entanto, abscessos maiores que 6,5 cm apresentam maior taxa de falha terapêutica e necessidade de tratamento cirúrgico. Os grupos franceses CNGOF e SPILF recomendam drenagem de coleções maiores que 3 a 4 cm, por via vaginal ou laparoscópica.

O risco de DIP associada ao uso de DIU é mais frequente nas três semanas após a inserção. Em casos de DIP não complicada, não há necessidade de remoção do DIU. Deve-se considerar a retirada em casos complicados ou se não houver melhora clínica em 3 a 5 dias após o início do tratamento. Após episódio de DIP tratada, não há contraindicação à inserção de DIU em mulheres assintomáticas, recomendando-se apenas pesquisa de C. *trachomatis* e *N. Gonorrhoeae* (considerar *M. genitalium*) antes ou no momento da inserção nessas mulheres.

Orientações para pacientes

As mulheres devem ser instruídas a se absterem de relações sexuais até que a terapia esteja completa, os sintomas tenham sido resolvidos e os parceiros sexuais tenham sido tratados. Todos os métodos contraceptivos podem ser continuados durante o tratamento e as pacientes devem ser orientadas quanto ao uso de preservativos após o tratamento para evitar

Tabela 2 Comparação dos esquemas de antibioticoterapia recomendados por diferentes entidades para o tratamento em ambiente hospitalar de doença inflamatória pélvica (DIP)

	1ª linha	Alternativa	Alternativa	Alternativa	Após alta
CDC	Ceftriaxona 1 g, IV, 1×/dia + Doxiciclina 100 mg, IV ou VO, 2×/dia + Metronidazol 500 mg, IV ou VO 2×/dia	Cefotetano 1 g, IV, a cada 12 h ou Cefoxitina 2 g, IV, a cada 6 h + Doxiciclina 100 mg, IV ou VO, 2×/dia	Ampicilina-sulbactam 3 g, IV, a cada 6 h + Doxiciclina 100 mg, IV ou VO, 2×/dia	Clindamicina 900 mg, IV, a cada 8 h + Gentamicina 2 mg/kg, IV ou IM (ataque) + 1,5 mg/kg, a cada 8 h Alta: clindamicina 450 mg, VO, 4×/dia ou Doxiciclina 100 mg, VO, 2×/dia até completar 14 dias (se ATO: associar metronidazol)	Doxiciclina 100 mg, VO, 2×/dia + Metronidazol 500 mg, VO, 2×/dia, até completar 14 dias

continua

Tabela 2 Comparação dos esquemas de antibioticoterapia recomendados por diferentes entidades para o tratamento em ambiente hospitalar de doença inflamatória pélvica (DIP) (*continuação*)

	1ª linha	Alternativa	Alternativa	Alternativa	Após alta
CNGOF e SPILF	Ceftriaxona 1 g, IV, dose única + Doxiciclina 100 mg, IV ou VO, 2×/dia, por 10 dias + Metronidazol 500 mg, IV ou VO, 2×/dia, por 10 dias	Cefoxitina 2 g, IV, 4×/dia + Doxiciclina 100 mg, IV, 2×/dia + Alta: doxiciclina 100 mg, VO, 2×/dia + metronidazol 500 mg, VO, 2×/dia, até completar 10 dias	Clindamicina 600 mg, IV, 3×/dia + Gentamicina 5 mg/kg/dia, IV + Alta: clindamicina 600 mg, VO, 3×/dia, até completar 10 dias		
Diretriz europeia	Ceftriaxona 1 g, IV, 1×/dia + Doxiciclina 100 mg, IV ou VO, a cada 12 h	Clindamicina 900 mg, IV, a cada 8 h + Gentamicina 3-6 mg/kg, IV ou IM, 1×/dia	Ofloxacino 400 mg, IV, 2×/dia, por 14 dias + Metronidazol 500 mg, IV, 3×/dia, por 14 dias		Doxiciclina 100 mg, VO, 2×/dia, até completar 14 dias de tratamento ou Clindamicina 300 mg, VO, 3×/dia, até completar 14 dias

continua

Tabela 2 Comparação dos esquemas de antibioticoterapia recomendados por diferentes entidades para o tratamento em ambiente hospitalar de doença inflamatória pélvica (DIP) (*continuação*)

	1ª linha	Alternativa	Alternativa	Alternativa	Após alta
Ministério da Saúde	Ceftriaxona 1 g, IM, 1×/dia + Doxiciclina 100 mg, VO, 2×/dia + Metronidazol 400 mg, VO, 2×/dia	Clindamicina 900 mg, IV, a cada 8 h + Gentamicina 3-5 mg/kg, IV	Ampicilina-sulbactam 3 g, IV, a cada 6 h + Doxiciclina 100 mg, VO, 2×/dia		Clindamicina 300 mg, VO, 3×/dia, até completar 14 dias ou Doxiciclina 100 mg, VO, 2×/dia, até completar 14 dias

CDC: Centers for Disease Control and Prevention; CNGOF: Collège National des Gynécologues et Obstétriciens Français; IM: via intramuscular; IV: via intravenosa; SPILF: Société de Pathologie Infectieuse de Langue Française; VO: via oral.

recorrências. Os parceiros sexuais dos últimos 60 dias devem ser examinados e tratados empiricamente. Se a última relação sexual tiver sido há mais de 60 dias, o último parceiro deve ser avaliado e tratado.

Há recorrência do quadro em 15 a 21% das mulheres, associada à alta taxa de reinfecção (20 a 34%) e a um maior risco de infertilidade e dor pélvica crônica. O acompanhamento parece reduzir essas taxas, de modo que mulheres tratadas para DIP devem ser reavaliadas após 3 meses, e, caso tenham apresentado resultado positivo para clamídia, gonococo ou micoplasma, devem realizar nova pesquisa. Caso o episódio de DIP não esteja associado à infecção sexualmente transmissível (IST), não há evidência que suporte a pesquisa rotineira desses agentes. Na ausência de sintomas de DIP, não há indicação de realizar ultrassom pélvico, histerossalpingografia ou laparoscopia nesse acompanhamento.

Prevenção

A medida mais importante para a prevenção da DIP é o controle de infecções por *C. trachomatis*, *N. gonorrhoeae* e *M. genitalium*, todas sexualmente transmissíveis. Além de medidas de educação sexual e promoção do uso de preservativos, o rastreamento desses agentes parece reduzir significativamente a incidência de DIP, com diminuição de 40% no diagnóstico hospitalar nos grupos rastreados. Nos EUA e no Canadá, diferentes órgãos recomendam o rastreamento de clamídia por teste de amplificação de ácidos nucleicos (NAAT, do inglês *nucleic acid amplification test*) em todas as mulheres sexualmente ativas com menos de 25 anos e naquelas com mais de 25 com risco de infecção (novo parceiro sexual, mais do que um parceiro, parceiro sexual com infecção concomitante, parceiro sexual com alguma IST e mulheres com vaginose bacteriana ou papilomavírus humano – HPV). Não há estudos de qualidade para determinar o intervalo entre os rastreamentos, mas uma abordagem razoável parece ser de acordo com a presença de novos fatores de risco ou sua persistência desde o último resultado.

CONSIDERAÇÕES FINAIS

- Doença inflamatória pélvica (DIP) é infecção ascendente no trato genital que pode levar a endometrite, salpingite, ooforite, abscesso tubo-ovariano e/ou pelviperitonite.
- *Neisseria gonorrhoeae* e *Chlamydia trachomatis* são considerados agentes primários, bem como *Mycoplasma genitalium*. Anaeróbios e demais microrganismos da flora vaginal estão envolvidos e a infecção tem natureza polimicrobiana.
- Os sintomas que sugerem o diagnóstico são dor abdominal, dispareunia, sangramento uterino anormal, leucorreia e febre. No exame físico podem ser observados: dor à palpação abdominal, à mobilização do colo e à palpação dos anexos.
- Os exames complementares auxiliam o diagnóstico e o acompanhamento após tratamento, porém não se deve atrasar o início de antibioticoterapia em mulheres com quadro clínico sugestivo para aguardar os resultados ou frente a resultados negativos.
- Pacientes com doença não complicada devem ser tratadas com esquema ambulatorial sempre que factível. Quando indicado internação e antibioticoterapia por via parenteral, esta deve ser mantida por 24 horas após melhora clínica e, então, substituída para via oral.
- Não há evidência de superioridade de um esquema terapêutico sobre os demais, e mulheres com alergia a algum dos antibióticos devem ser tratadas com esquema alternativo.

- A prevenção pode reduzir risco de infertilidade e dor pélvica crônica. Inclui medidas de educação sexual e rastreamento dos agentes primários, sobretudo em população de risco.

BIBLIOGRAFIA CONSULTADA

Brun JL, Castan B, Barbeyrac B, Cazanave C, Charvériat A, Faure K, et al. Pelvic inflammatory diseases: updated French guidelines. J Gynecol Obstet Hum Reprod. 2020;49:101714.

Comissão Permanente de Protocolos de Atenção à Saúde da SES-DF/CPPAS. Protocolo de atenção à saúde – doença inflamatória pélvica aguda; 2024. Disponível em: https://www.saude.df.gov.br/documents/37101/0/2-Protocolo+de+Doen%C3%A7a+Inflamat%C3%B3ria+P%C3%A9lvica+Aguda+%281%29.pdf/1df7afab-44e8-61bb-9e11-026dd8db1563?t=1727950757520 (acesso: 3 abr. 2025).

Hocking JS, Temple-Smith M, Guy R, Donovan B, Braat S, Law M, et al. Population effectiveness of opportunistic chlamydia testing in primary care in Australia: a cluster-randomised controlled trial. Lancet. 2018; 392(10156):1413-22.

Kinay T, Unlubilgin E, Cirik DA, Kayikcioglu F, Akgul MA, Dolen I. The value of ultrasonographic tubo-ovarian abscess morphology in predicting whether patients will require surgical treatment. Int J Gynaecol Obstet. 2016;135(1):77-81.

Menezes MLB, Geraldo PC, Linhares IM, Boldrini NAT. Protocolo brasileiro para infecções sexualmente transmissíveis 2020: doença inflamatória pélvica. Epidemiol Serv Saude, Brasília. 2021;30(Esp.1):e2020602.

Ross J, Guaschino S, Cusini M, Jensen J. 2017 European guideline for the management of pelvic inflammatory disease. Int J STD AIDS. 2018;29(2):108-14.

Verdon R. Prise en charge thérapeutique des infections génitales hautes non compliquées. RPC infections génitales hautes CNGOF et SPILF. Gynecol Obstet Fertil Senol. 2019;47(5):418-30.

Workowski KA, Bachmann LH, Chan PA, Johnston CM, Muzny CA, Park I, et al. Sexually transmitted infections treatment guidelines, 2021. MMWR Recomm Rep. 2021;70(4):1-187.

Yusuf H, Trent M. Management of pelvic inflammatory disease in clinical practice. Ther Clin Risk Manag. 2023;19:183-92.

9

Infecção do trato urinário

Sílvia da Silva Carramão
Bruno Menegatti
Lilian de Paiva Rodrigues Hsu

INFECÇÃO DO TRATO URINÁRIO

A infecção do trato urinário (ITU) é decorrente da invasão do trato urinário por microrganismos patogênicos ascendentes do trato genital, geralmente apresentando sintomatologia de disúria, polaciúria, urgência miccional, dor em região suprapúbica ou em flancos. As terminologias usadas conforme as sintomatologias da ITU estão descritas no Quadro 1.

Quadro 1 Descrição dos sintomas da infecção do trato urinário

Termo	Sintomas
Pielonefrite	Dor lombar/dor pélvica Febre Náuseas e vômitos
Cistite	Disúria Dor suprapúbica Urgência Polaciúria
Uretrite	Secreção uretral Ardor uretral
Bacteriúria assintomática	Urocultura positiva sem sintomas

Fonte: Echos et al., 1999; Berg et al., 2020.

A microbiota é definida como a totalidade dos microrganismos que vivem em um ambiente específico, e o termo 'microbioma' refere-se à totalidade dos genes microbianos em um nicho biológico específico. No entanto, na literatura, esses termos são frequentemente usados de forma intercambiável. Atualmente, o dogma sobre a esterilidade da urina foi excluído, porque a pesquisa médica mostrou que o uroepitélio tem seu próprio microbioma. O microbioma do trato urinário e a relação entre sua composição está associado à patogênese de muitas doenças urológicas. O uso do sequenciamento do gene do RNA ribossômico 16S (rRNA) permitiu a detecção de bactérias na urina que não são identificáveis pela cultura de urina padrão. Isso levou à derrubada do dogma e possibilitou o início de pesquisas sobre o microbioma urinário.

O microbioma urinário de pessoas saudáveis é menos abundante e menos diversificado em comparação com o microbioma de outros nichos do corpo. Sua composição depende de muitos fatores, como sexo, idade, estilo de vida, medicamentos e suplementos utilizados, dieta, estado hormonal e presença de infecções. Os gêneros mais comuns de bactérias encontrados nos microbiomas urinários de mulheres e homens saudáveis incluem: *Prevotella*, *Escherichia*, *Enterococcus*, *Streptococcus*, *Staphylococcus*, *Corynebacterium*, *Lactobacillus* e *Citrobacter*. As diferenças entre os sexos são pequenas. O gênero *Lactobacillus* é mais abundante nos microbiomas da urina de mulheres saudáveis, enquanto os gêneros *Corynebacterium* e *Streptococcus* dominam nos microbiomas de homens saudáveis.

EPIDEMIOLOGIA

Estima-se que até 40% das mulheres terão pelo menos um episódio de ITU aguda durante a vida; entre estas, cerca de 20 a 30% desenvolverão infecção urinária de repetição (ITUR); os principais fatores de risco estão descritos no Quadro 2. As ITU consideradas complicadas ocorrem em pessoas com alterações das vias urinárias, em gestantes, pacientes diabéticos, portadores de infecções hospitalares ou em decorrência do uso de cateter vesical, visto que aumentam o risco de septicemia. A cistite recidivante é definida como infecção urinária pela mesma cepa bacteriana após duas semanas do término do antibiótico, sugerindo falência do tratamento.

Quadro 2 Fatores de risco para infecção do trato urinário

Fluxo urinário reduzido	Fatores promotores	Ascensão facilitada
Ingestão líquida insuficiente	Atividade sexual	Cateterismo vesical
Bexiga neurogênica Detrusor hipocontrátil	Manipulação genital Uso de espermicidas Uso de diafragma	Incontinência urinária
Obstrução infravesical	Hipoestrogenismo Diabetes	Incontinência fecal
Volume urinário residual elevado	Uso de antibiótico	Prolapso genital Carúncula uretral

Fonte: Echos et al., 1999; Shiddiqui et al., 2011; Berg et al., 2020.

Recentemente, o Comitê Europeu de Urologia descreveu em seu *guideline* uma nova forma de classificação da ITU, mais aplicável à prática clínica, com o acrônimo ORENUC (Quadro 3).

Quadro 3 Classificação da infecção urinária segundo o *guideline* do Comitê Europeu de Urologia

Tipo	Categoria do fator de risco
O	Sem fator de risco (n**O**)
R	ITU**R**
E	Fator de risco **E**xtraurogenital
N	Doença **N**efrológica
U	Fator de risco **U**rológico
C	**C**ateter vesical permanente

Fonte: European Association of Urology, 2018.

A ITU geralmente decorre da ascensão de bactérias patogênicas presentes na vagina ou região perineal, sendo a disfunção miccional um dos fatores de risco que contribuem para a infecção, visto que a dificuldade de esvaziamento vesical resulta em volume residual aumentado, que propicia a proliferação de bactérias. A manipulação genital pode também favorecer a ITU e as condições clínicas que diminuem a imunidade, como o hipoestrogenismo, presença de diabetes e prolapso genital (ver Quadro 3). Existem barreiras naturais orgânicas para evitar a proliferação dos patógenos; no Quadro 4 estão citadas as principais barreiras naturais para a ITU.

As principais recomendações para profilaxia da ITU estão descritas no Quadro 5. A boa hidratação garante a frequência urinária adequada, em média 1 vez a cada 3 ou 4 horas, permitindo a eliminação de bactérias que estejam presentes na luz vesical. Também se recomenda a diurese após a relação sexual, com o objetivo de eliminar bactérias que porventura tenham ascendido.

Quadro 4 Barreiras naturais orgânicas para prevenir infecção do trato urinário

A alta osmolaridade urinária e o pH ácido da urina que são hostis ao crescimento bacteriano
Na colonização vaginal e perineal por lactobacilos, por meio da produção do ácido láctico, os lactobacilos mantêm o pH vaginal ácido (pH = 4,0), inibindo o crescimento e a migração das bactérias presentes no reto e ânus para a bexiga.
O revestimento do epitélio vesical composto por camada de glicosaminoglicanos que dificultam a aderência das bactérias ao uroepitélio.

Fonte: Hill et al., 2005; Perrotta et al., 2008; Epp et al., 2010; Wang et al., 2012; Beerepoot et al., 2013.

Quadro 5 Recomendações para a prevenção da infecção do trato urinário

- Boa hidratação: ± 2 litros de água por dia, propiciando adequada lavagem do trato urinário.
- Urinar regularmente: possibilita a eliminação de bactérias presentes na bexiga e uretra, diminuindo o risco de aderência das bactérias ao uroepitélio.
- Urinar após a relação sexual.
- Higienização adequada.
- Aconselhar a lavagem da região genital e perineal após o coito e após a evacuação.
- A higiene após a evacuação deve ser feita sempre no sentido da púbis em direção ao ânus.
- Ingestão de lactobacilos: garante a colonização genital e perianal com esses microrganismos que competem com bactérias patogênicas, o que diminui o risco para a ITU.

Fonte: Hill et al., 2005; Beerepoot et al., 2013.

DIAGNÓSTICO

O diagnóstico da ITU pode ser realizado quando na vigência de sintomas de disúria e polaciúria pela realização da análise dos sedimentos urinários (urina tipo I) e pela coleta da urocultura, que é o exame padrão-ouro atualmente.

São características de ITU:

- Urina tipo I
  - > 10 leucócitos/campo.
  - Presença de eritrócitos.
  - Proteinúria > 0,05 g/L.
  - Nitrito positivo.
  - Cristais ou cilindros.
- Urocultura
  - Antissepsia vulvar.
  - Coleta do jato médio.
  - Urocultura positiva ≥ 10^5 UFC (unidades formadoras de colônias).

Os agentes etiológicos mais frequentes são: *Escherichia coli* (76,7% das infecções), *Staphylococcus saprophyticus* (3,6%), *Klebsiella pneumoniae* (3,5%), *Proteus mirabillis* (3,5%), *Enterococcus faecalis* (4,1%), *Citrobacter* (1,3%), *Enterobacter* (1,1%), *Pseudomonas aeruginosa* (0,2%), outras bactérias Gram-negativas (0,9%) ou Gram-positivas (5,2%).

A urocultura com antibiograma é recomendada nos casos de suspeita de pielonefrite, na vigência de febre ou toxemia, nas infecções urinárias recorrentes e nas cistites complicadas (gestantes, idosos, diabéticos, imunodeprimidos, alterações do trato urinário). Embora não seja obrigatória a coleta da urocultura em cistites não complicadas, ela pode ser útil caso a paciente não apresente melhora da ITU por resistência bacteriana ao antibiótico utilizado, pois o antibiograma da urocultura colhida previamente orientará a substituição do antibiótico.

TRATAMENTO

Na vigência da cistite, o tratamento deve ser instituído de imediato, com base na sintomatologia e no exame de urina I apresentando leucocitúria.

Recomenda-se:

- Repouso e hidratação.
- Analgésicos urinários, como cloridrato de fenazopiridina 100 a 200 mg (Pyridium®), ou 120 mg de metenamina + 20 mg de cloreto de metiltionínio (Sepurin®) por via oral, a cada 8 horas, durante 3 dias.
- Antibiótico de amplo espectro por tempo de curta duração.

O esquema de curta duração é fortemente recomendado (Quadro 6), visto que diminui o risco de induzir resistência bacteriana aos antibióticos. Estudos demonstram eficácia semelhante na resolução da ITU quando comparados os esquemas de 3 a 5 dias com o uso de 7 a 14 dias, em infecções urinárias não complicadas.

Evitar o uso de ampicilina, sulfametoxazol e trimetoprim (Bactrin®) por conta das elevadas taxas de resistência bacteriana a esses antibióticos em nossa população, conforme estudo ARESC.

No tratamento da pielonefrite é recomendado o uso de antibióticos endovenosos, conforme descrito no Quadro 7.

Quadro 6 Tratamento da infecção do trato urinário não complicada (cistites)

Antibiótico	Dose	Tempo de uso	Observações
Nitrofurantoína	100 mg a cada 12 h, VO	5 dias	Não usar em portadores de deficiência de G6PD Não usar no terceiro trimestre de gestação

continua

Quadro 6 Tratamento da infecção do trato urinário não complicada (cistites) (*continuação*)

Antibiótico	Dose	Tempo de uso	Observações
Pivmecillinam	400 mg a cada 8 h, VO	5 dias	
Fosfomicina trometamol	3 g, VO, dose única	1 dia	Pode ser usado em gestantes
Cefalexina	500 mg a cada 6 h, VO	5 dias	Pode ser usado em gestantes

VO: via oral.
Fonte: Wang et al., 2012; Haddad et al., 2020.

Quadro 7 Tratamento de pielonefrite, antibióticos por via parenteral

Antibiótico	Dose	Tempo de uso (dias)
Ciprofloxacina	500 mg a cada 12 h	7-10
Cefotaxima	2 g a cada 8 h	7-10
Ceftriaxona	1 a 2 g a cada 12 h	7-10
Piperacilina/tazobactam	2,5 a 4,5 g a cada 8 h	7-10
Gentamicina	5 mg/kg a cada 6 h	7-14
Amicacina	15 mg/kg a cada 6 h	7-14
Imipenem	0,5 g a cada 8 h	7-10
Meropenem	1,0 g a cada 8 h	7-10
Doripenem	0,5 g a cada 8 h	7-10

Fonte: Wang et al., 2012.

INFECÇÃO URINÁRIA DE REPETIÇÃO

Define-se infecção urinária de repetição (ITUR) ou recorrente como a detecção de dois episódios de cistite aguda em seis meses ou de três episódios em um período de um ano. A ITUR tem como principais fatores de risco: atividade sexual, troca de parceiro sexual, uso de espermicidas, hipoestrogenismo, diabetes *mellitus*, imunossupressão e distopias genitais.

Recomendações gerais:

- Evitar o uso de espermicidas, diafragma e duchas higiênicas.
- Utilizar sabonetes neutros para higiene perineal.
- Tratar as infecções vaginais.
- Boa hidratação (± 2 litros de líquido por dia).
- Urinar com frequência de 6 a 8 vezes por dia.
- Urinar após a relação sexual.

Embora o tratamento clássico da ITUR seja a antibioticoterapia, em casos recorrentes, pode-se optar por utilizar métodos alternativos de profilaxia que evitem o uso repetitivo dos antimicrobianos para diminuir o crescimento progressivo da resistência bacteriana aos antimicrobianos. Além do problema da resistência antimicrobiana dentro do reservatório fecal de um indivíduo em uso de antibiótico, há uma preocupação global no impacto de Saúde Pública em relação ao surgimento contínuo de infecções resistentes aos agentes antimicrobianos. Destacam-se as infecções por *Staphylococcus aureus* resistente à meticilina (MRSA) e infecção por *Clostridium difficile* (CDI) e, mais recentemente, outros tipos de organismos multirresistentes, incluindo aqueles que produzem beta-lactamases de espectro estendido (ESBL). Limitar o uso de antibióticos de amplo espectro é uma medida fundamental para resolver esse problema, sendo que o uso de alternativas eficazes não antibióticas na profilaxia da ITUR reduz a chance de surgimento de bactérias multirresistentes (Quadro 8).

Quadro 8 Principais formas de profilaxia de infecção urinária de repetição

Medicamento	Ação	Modo de uso
Imunomodulador liofilizado de *E. Coli* (Uro-Vaxon®) (não disponível no SUS)	▪ Reconhecimento dos antígenos da *E. Coli* ▪ Estimula a ativação dos linfócitos para a secreção de IgA e IgG na mucosa intestinal e vesical, prevenindo a proliferação dessas bactérias no trato genitourinário	**Etapa 1:** 1 cp/dia em jejum por 90 dias consecutivos **Etapa 2:** não tomar a medicação por 90 dias **Etapa 3:** 1 cp/dia, por 10 dias consecutivos, 1×/mês, por 3 meses consecutivos
Estrogênios tópicos (cremes vaginais) ▪ Estriol 1% ▪ Promestrieno 10 mg/g	▪ Trata a atrofia genital e melhora os sintomas da síndrome urogenital ▪ Propicia a proliferação dos lactobacilos e a diminuição do pH vaginal pela maior produção de ácido lático	▪ Aplicar 1×/noite, via vaginal, por 15 noites consecutivas ▪ Após esse período, aplicar 2×/semana, uso contínuo
Cranberry*	Contém proantocianidinas que diminuem a aderência das fímbrias bacterianas ao urotélio	500 mg/dia a longo prazo
Probióticos* – organismos vivos que, ao serem administrados ao indivíduo, alteram a flora bacteriana de determinado local do hospedeiro, trazendo benefícios à saúde.	Os probióticos mais usados são cepas de lactobacilos, que teriam a capacidade de proteger o trato urinário da infecção bacteriana, reduzindo a capacidade de colonização, adesão e crescimento de outras bactérias	VO, 1×/dia a longo prazo (existem apresentações em cápsulas, sachês, flaconetes). Também podem ser encontrados em iogurtes e leites fermentados.

continua

Quadro 8 Principais formas de profilaxia de infecção urinária de repetição (*continuação*)

Medicamento	Ação	Modo de uso
D- Manose	A fisiopatologia da ITU ocorre pela aderência bacteriana ao urotélio por meio das fimbrias tipo I, cujo receptor é a D-manose. Assim, a presença de manose na urina produz uma inibição competitiva, evitando a aderência e, consequentemente, a infecção	1 cp 2×/dia a longo prazo

*Recomenda-se o uso desde que a paciente concorde com sua utilização após ser informada que o tratamento ainda não é embasado em evidências científicas.
cp: cápsula; ITU: infecção do trato urinário; mg: miligrama; SUS: Sistema Único de Saúde.
Fonte: Bauer et al., 2002; Hill et al., 2005; Naber et al., 2008; Lutters, Vogt-Ferrier, 2008; Del Pilar Velázquez et al., 2010; Jepson et al., 2012; Domenici et al., 2016; Gottschick et al., 2017; European Association of Urology, 2018; Grin et al., 2020.

Antibioticoprofilaxia

A ITUR classicamente é tratada com antibioticoterapia, que pode ser indicada conforme descrito no Quadro 9.

De modo geral, o uso de antibióticos para prevenção de ITUR deve ser realizado apenas após as orientações e medidas gerais, ou a profilaxia não antimicrobiana, tenham sido usadas sem sucesso. As Figuras 1 e 2 apresentam, respectivamente, o fluxograma do tratamento da ITU e o fluxograma do tratamento da ITUR.

Quadro 9 Esquemas de antibioticoterapia oral para infecção urinária de repetição

Dose diária por 6 a 12 meses	▪ Nitrofurantoína 100 mg/dia ou ▪ Cefalexina 250 mg/dia
1× a cada 10 dias	▪ 3 g fosfomicina trometamol Monuril®
Dose única após relação sexual (indicada para mulheres que referem ITU após o coito)	▪ Nitrofurantoína 100 mg ou ▪ Cefalexina 250 mg

ITU: infecção do trato urinário.
Fonte: Wang et al., 2012; Schwenger et al., 2015; Price et al., 2016; European Association of Urology, 2018.

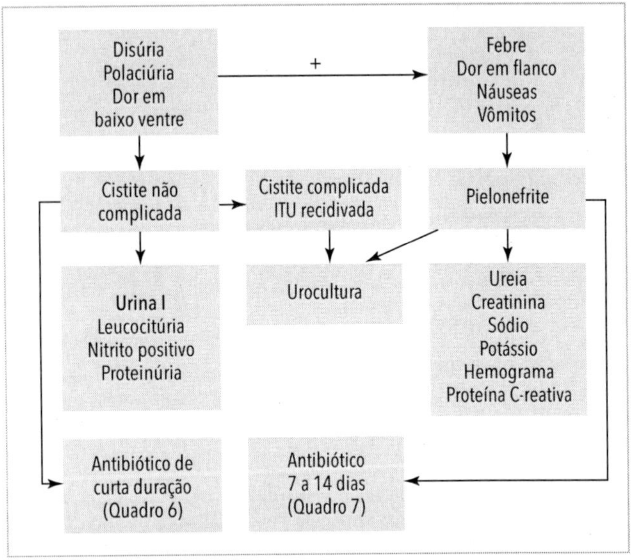

Figura 1 Fluxograma do tratamento da infecção do trato urinário.

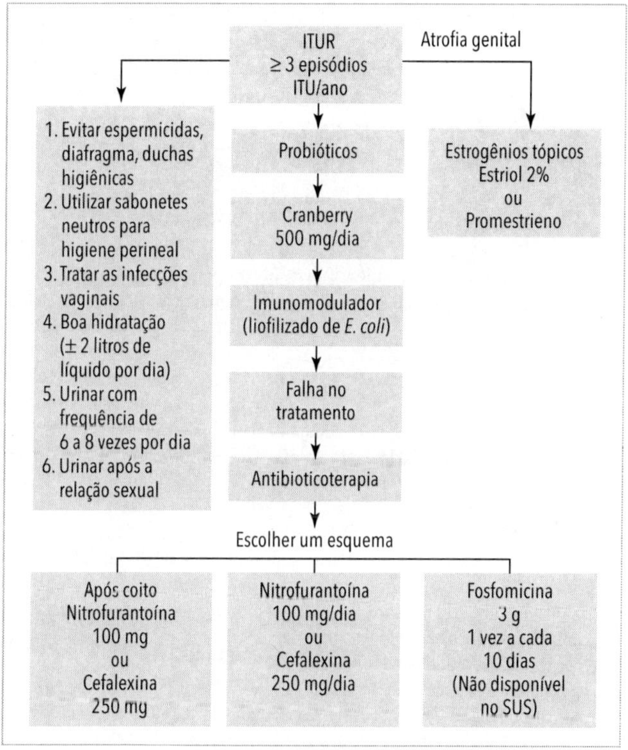

Figura 2 Fluxograma do tratamento da infecção urinária de repetição.

BIBLIOGRAFIA CONSULTADA

Bauer HW, Rahlfs VW, Lauener PA, Blessmann GS. Prevention of recurrent urinary tract infections with immuno-active E. coli fractions: a meta-analysis of five placebo-controlled double-blind studies. Int J Antimicrob Agents. 2002; 19(6):451-6.

Beerepoot MA, Geerlings SE, Van Haarst EP, Van Charante NM, Ter Riet G. Nonantibiotic prophylaxis for recurrent urinary tract infections: a systematic review and meta-analysis of randomized controlled trials. J Urol. 2013; 190(6):1981-9.

Berg G, Rybakova D, Fischer D, Cernava T, Vergès MCC, Charles T, et al. Microbiome definition revisited: old concepts and new challenges. Microbiome. 2020;8:103.

Dason S, Dason JT, Kapoor A. Guidelines for the diagnosis and management of recurrent urinary tract infection in women. Can Urol Assoc J. 2011;5(5):316-22.

Del Pilar Velázquez M, Romero Nava LE, López de Avalos DR, Quiroz Garza G, Solano Sánchez R, et al. Clinical practice guidelines. Recurrent infection of the urinary tract in women. Ginecol Obstet Mex. 2010; 78(5): S437-59.

Domenici L, Monti M, Bracchi C, Giorgini M, Colagiovanni V, Muzii L. D-mannose: a promising support for acute urinary tract infections in women. A pilot study. Eur Rev Med Pharmacol Sci. 2016;20:2920-5.

Echols RM, Tosiello RL, Haverstock DC, Tice AD. Demographic, clinical, and treatment parameters influencing the outcome of acute cystitis. Clin Infect Dis. 1999;29(1):113-9.

Epp A, Larochelle A, Lovatsis D, Walter JE, Easton W, Farrell SA, et al. Recurrent urinary tract infection. J Obstet Gynaecol Can. 2010; 32(11):1082-101.

European Association of Urology. EAU Guidelines on Urological Infections. 2018. Disponível em: http://uroweb.org/guideline/urological-infections/. (acesso: 8 jul. 2019).

Forbes R, Ali A, Abouhajar A, Brennand C, Brown H, Carnell S, et al. Alternatives to prophylactic antibiotics for the treatment of recurrent urinary tract infection in women (ALTAR): study protocol for a multicentre, pragmatic, patient-randomised, non-inferiority trial. Trials. 2018;19:616.

Fouts DE, Pieper R, Szpakowski S, Pohl H, Knoblach S, Suh M, et al. Integrated next-generation sequencing of 16S rDNA and metaproteomics differentiate the healthy urine microbiome from asymptomatic bacteriuria in neuropathic bladder associated with spinal cord injury. J Transl Med. 2012;10:174.

Gottschick C, Deng ZL, Vital M, Masur C, Abels C, Pieper DH. The urinary microbiota of men and women and its changes in women during bacterial vaginosis and antibiotic treatment. Microbiome. 2017;5:99.

Grin PM, Kowalewska PM, Alhazzan W, Fox-Robichaud AE. Lactobacillus for preventing recurrent urinary tract infections in women: meta-analysis. Can J Urol. 2013; 2020(1):6607-14.

Haddad JM, Ubertazzi E, Cabrera OS, Medina M, Garcia J, Rodriguez-Colorado S, et al. Latin American consensus on uncomplicated recurrent urinary tract infection – 2018. Int Urogynecol J. 2020;31:35-44.

Hill JB, Sheffield JS, McIntire DD, Wendel GD Jr. Acute pyelonephritis in pregnancy. Obstet Gynecol. 2005;105:18-23.

Jepson RG, Williams G, Craig JC. Cranberry for preventing urinary tract infections. Cochrane Database Syst Rev. 2012; 10:CD0013.

Katchman EA, Milo G, Paul M, Christiaens T, Baerheim A, Leibovici L. Three-day vs longer duration of antibiotic treatment for cystitis in women: systematic review and meta-analysis. Am J Med. 2005;118(11):1196-1207.

Lutters M, Vogt-Ferrier NB. Antibiotic duration for treating uncomplicated, symptomatic lower urinary tract infections in elderly women. Cochrane Database Syst Rev. 2008;(3):CD001535.

Naber KG, Schito G, Botto H, Palou J, Mazzei T. Surveillance study in Europe and Brazil on clinical aspects and antimicrobial resistance epidemiology in females with cystitis (ARESC): implications for empiric therapy. Eur Urol. 2008;54:1164-75.

Perrotta C, Aznar M, Mejia R, Albert X, Ng CW. Oestrogens for preventing recurrent urinary tract infection in postmenopausal women. Cochrane Database Syst Rev. 2008; (2):CD005131.

Price JR, Guran LA, Gregory WT, McDonagh MS. Nitrofurantoin vs other prophylactic agents in reducing recurrent urinary tract infections in adult women: a systematic review and meta-analysis. Am J Obstet Gynecol. 2016; 215(5):548-60.

Schwenger EM, Tejani AM, Loewen PS. Probiotics for preventing urinary tract infections in adults and children. Cochrane Database Syst Rev. 2015; (12):CD008772.

Siddiqui H, Nederbragt AJ, Lagesen K, Jeansson SL, Jakobsen KS. Assessing diversity of the female urine microbiota by high throughput sequencing of 16S rDNA amplicons. BMC Microbiol. 2011;11:244.

Wang CH, Fang CC, Chen NC, Liu SS, Yu PH, Wu TY, et al. Cranberry--containing products for prevention of urinary tract infections in susceptible populations: a systematic review and meta-analysis of randomized controlled trials. Arch Intern Med. 2012;172(13):988-96.

10

Abdome agudo ginecológico

Anna Luiza Lobão Gonçalves
Helizabet Salomão Abdalla Ayroza Ribeiro
Paulo Augusto Ayroza Galvão Ribeiro

INTRODUÇÃO

O abdome agudo ginecológico é uma emergência médica caracterizada por dor abdominal súbita e aguda de origem ginecológica, exigindo diagnóstico rápido e intervenção adequada. Acomete principalmente mulheres jovens em idade reprodutiva. Constitui-se em um dos problemas mais importantes na prática médica, por conta de sua alta incidência e da necessidade de conduta terapêutica rápida e assertiva. Essa condição, de acordo com os estudos de Cândido et al. (2018), é responsável por cerca de 7 a 10% das consultas em pronto atendimentos por doenças potencialmente graves e de caráter evolutivo.

QUADRO CLÍNICO E EXAME FÍSICO

A apresentação de uma paciente com abdome agudo ginecológico é bastante variável, dependendo da causa base, o que dificulta, em certos casos, o diagnóstico adequado. A história gineco-obstétrica tem papel importante para elucidação diagnóstica. Informações como uso de contraceptivos hormonais, metrorragia, dispareunia, ciclo menstrual, corrimento e relação sexual sem proteção são de extrema relevância. O quadro clínico consiste em dor abdominal intensa associada à peritonite, podendo levar ao quadro de choque; náuseas e/ou vômitos, ombralgia e quadros diarreicos são menos frequentes.

O exame físico ginecológico com avaliação da cavidade vaginal e anexos, nesses tipos de patologias, é imprescindível. Para fechar critérios diagnósticos para doença inflamatória pélvica (DIP), a realização de tal exame é mandatória. O exame especular permite a caracterização do aspecto do colo, identificando sinais de gravidez, traumatismo ou infecções. Ao exame físico, a paciente geralmente apresenta dor a palpação de hipogástrio, podendo ter descompressão brusca positiva e, ao toque vaginal, dor à mobilização do colo uterino.

CLASSIFICAÇÃO DO ABDOME AGUDO GINECOLÓGICO

O abdome agudo ginecológico pode ser classificado em: hemorrágico, infeccioso/inflamatório e isquêmico. O Quadro 1 apresenta as principais causas de abdome agudo ginecológico.

Quadro 1 Causas de abdome agudo ginecológico

1. Causas hemorrágicas
Gravidez ectópica
Cisto ovariano hemorrágico
2. Causas vasculares ou isquêmicas
Torção ovariana
3. Causas infecciosas ou inflamatórias
Doença inflamatória pélvica (DIP)

CAUSAS DE ABDOME AGUDO HEMORRÁGICO

Gestação ectópica

A gestação ectópica caracteriza-se pela implantação do embrião em ambiente extrauterino. A localização mais comum é na trompa, sendo que a frequência da prenhez tubária, segundo as estatísticas, varia de 70,3 a 99,4%, sendo o terço distal da trompa o mais comprometido (58,5%).

Seu diagnóstico deve ser suspeitado quando há dor pélvica associada a atraso menstrual e sangramento vaginal. No exame físico, encontra-se o sinal de Blumberg pela peritonite, sinal de Cullen (equimose periumbilical) e sinal de Laffon (dor no ombro/escapular pela irritação do nervo frênico). O grito de Douglas é um sinal presente durante o toque vaginal, quando se comprime o fundo de saco.

Exames complementares para o diagnóstico consistem na dosagem sérica de β-hCG e ultrassom transvaginal (USTV).

- O β-hCG sérico, em 85% das gestações tópicas, apresenta aumento superior a 66% em 48 horas. Nas gestações ectópicas, em 87% dos casos, o aumento é inferior a 66% em 48 horas.
- Considerado padrão-ouro para o diagnóstico, o USTV consegue visualizar o saco gestacional intrauterino a partir de 5 semanas (diâmetro médio de 3,5 mm). Caso a idade gestacional seja desconhecida, podemos usar o valor discriminatório do β-hCG, que é entre 1.000 e 2.000 mUI/mL.

O tratamento da gestação ectópica pode ser clínico, cirúrgico ou expectante, dependendo do quadro clínico da paciente e das características da gestação ectópica.

Conduta expectante

A conduta expectante pode ser considerada em pacientes assintomáticas, com β-hCG < 1.500 mUI/mL e com valores em queda espontânea, sem evidência de crescimento da massa ectópica.

Tratamento clínico

O tratamento medicamentoso com metotrexato (MTX) é indicado para pacientes hemodinamicamente estáveis, sem ruptura tubária, com níveis de β-hCG abaixo de 5.000 mUI/mL, saco gestacional até 3,5 cm e ausência de batimentos cardíacos fetais (BCF) ao USTV. O MTX age inibindo a diidrofolato redutase, impedindo a proliferação celular trofoblástica.

Os principais esquemas terapêuticos são:

- Regime de dose única (mais comum): 50 mg/m^2 via intramuscular (IM) no dia 1, seguido do monitoramento de β-hCG nos dias 4 e 7. Caso a queda do β-hCG seja inferior a 15%, pode ser necessária uma segunda dose.
- Regime multidose: 1 mg/kg de MTX nos dias 1, 3, 5 e 7, alternado com leucovorin (ácido folínico) para reduzir toxicidade.

A taxa de sucesso do tratamento com MTX varia entre 70 e 95%, dependendo do protocolo utilizado e dos níveis iniciais de β-hCG. Os efeitos adversos mais comuns incluem dor abdominal transitória, estomatite e elevação transitória das transaminases.

Tratamento cirúrgico

A cirurgia é necessária quando há:

- Ruptura tubária com hemoperitônio significativo.
- Instabilidade hemodinâmica.
- Níveis elevados de β-hCG (> 5.000 a 10.000 mUI/mL).

- Presença de batimentos cardíacos embrionários.
- Contraindicações ao metotrexato (p. ex., insuficiência hepática ou renal).

A gestação ectópica pode ser tratada cirurgicamente por meio de diferentes técnicas, dependendo da localização da gestação, da extensão do dano tubário e do desejo reprodutivo da paciente. As principais abordagens são salpingostomia, salpingectomia e, em casos mais raros, procedimentos conservadores em localizações atípicas.

- Salpingostomia (preservação da tuba uterina): pode ser realizada em pacientes hemodinamicamente estáveis, com trompa íntegra e presença de desejo de fertilidade futura. A técnica consiste em uma pequena incisão na tuba uterina para remoção do tecido ectópico, seguida de cicatrização por segunda intenção. Apresenta como desvantagem maior risco de gestação ectópica recorrente na mesma tuba.
- Salpingectomia (retirada da tuba uterina): indicada quando há ruptura tubária, sangramento ativo, dano extenso à tuba ou gestação ectópica recorrente. A técnica consiste na remoção cirúrgica da tuba afetada por laparoscopia ou laparotomia. Apresenta como vantagem a redução do risco de gestação ectópica recorrente; e, como desvantagem, a redução da fertilidade natural pela perda da tuba.
- Laparotomia *versus* laparoscopia: a via de abordagem preconizada é a laparoscopia, por ser uma cirurgia minimamente invasiva e apresentar como vantagens menor dor, menor tempo de internação e retorno mais rápido às atividades (Figuras 1 e 2). Porém, a laparotomia deve ser utilizada quando a laparoscopia não está disponível ou em pacientes em condições que não permitam o Trendelenburg, pneumoperitôneo e casos de aderências pélvicas extensas.

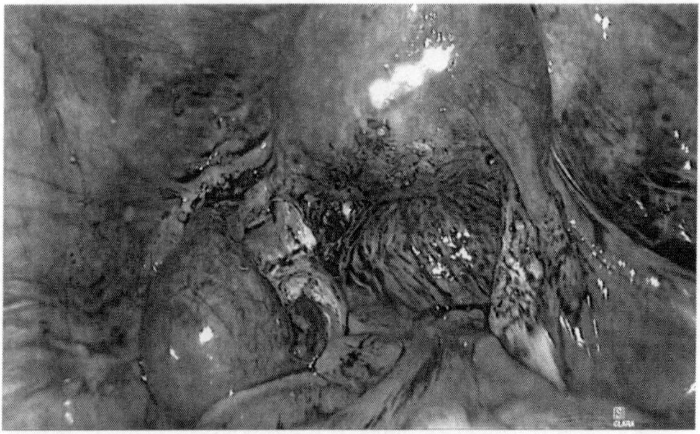

Figura 1 Gestação ectópica tubária esquerda.

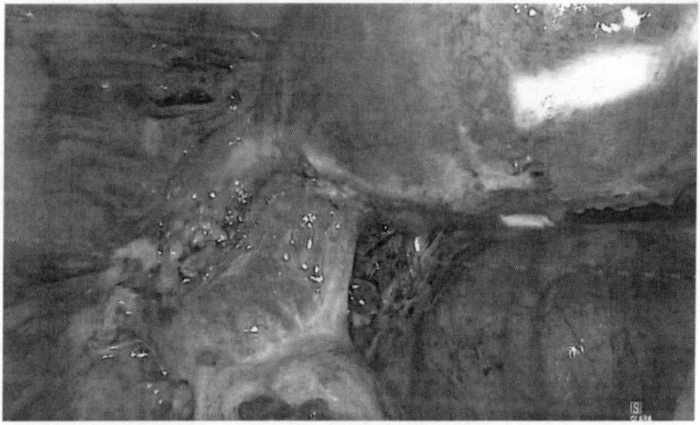

Figura 2 Salpingectomia a esquerda laparoscópica.

Além da tuba uterina, a gestação ectópica pode ocorrer em outros locais, exigindo abordagens específicas. Na ectópica cervical, está indicada a ressecção por histeroscopia ou embolização arterial. Na ectópica ovariana, o tratamento consiste na ooforoplastia ou ooforectomia e, na ectópica abdominal, é necessária a remoção do feto, evitando lesão de órgãos adjacentes.

Cisto ovariano hemorrágico

O abdome agudo por cisto hemorrágico ocorre por conta do rompimento de um cisto ovariano, levando a sangramento intra-abdominal e dor intensa. Esse quadro pode variar de autolimitado a grave, dependendo do volume de sangramento que ocorre e da resposta hemodinâmica da paciente. Os cistos ovarianos funcionais (foliculares ou de corpo lúteo) podem se romper, especialmente no período ovulatório ou na fase lútea, levando à hemorragia intra-abdominal. Fatores predisponentes incluem anticoagulação, trauma abdominal e distúrbios hematológicos.

O quadro clínico consiste em dor abdominal súbita e intensa, frequentemente unilateral; sinais de irritação peritoneal ocorre em casos de sangramento significativo, além de hipotensão e taquicardia em ruptura grave com hemoperitônio.

Para o diagnóstico, USTV e hemograma são mandatórios. A USTV identifica cisto ovariano com conteúdo hemorrágico e possível líquido livre no abdome (Quadro 2); o hemograma identifica anemia em casos de hemorragia significativa. Pode-se utilizar a ressonância magnética (RM) de pelve quando é necessário o diagnóstico diferencial com outras massas pélvicas.

Quadro 2 Achados ultrassonográficos nos cistos funcionais

Cisto folicular	Cisto de corpo lúteo
▪ Unilocular	▪ Cisto com ecos em seu interior
▪ Conteúdo anecoico	▪ Padrão reticulado
▪ Contorno interno regular	▪ Coágulo de retração
▪ Ausência de componente sólido	▪ Nível líquido
▪ Sem captação de fluxo ao Doppler	▪ Ausência de fluxo no interior do cisto
▪ Líquido livre na pelve em caso de rotura	▪ Sinal do Anel de Fogo (fluxo periférico no estudo Doppler)

O tratamento pode ser conservador ou cirúrgico:

- Conduta conservadora: indicada para pacientes estáveis, sem sangramento ativo. Consiste em realizar analgesia com anti-inflamatórios não esteroidais (AINE) e analgésicos simples, além de observação com monitoramento seriado de hemoglobina. Realiza-se reposição volêmica, se necessário.
- Tratamento cirúrgico: indicado em casos de instabilidade hemodinâmica, dor refratária ou hemorragia ativa significativa. As vias de abordagem podem ser: laparoscópica (Figura 3), preferida para hemostasia e ressecção do cisto; e laparotomia, reservada para sangramentos maciços ou instabilidade grave.

Doença inflamatória pélvica

A doença inflamatória pélvica (DIP) é uma infecção do trato genital superior feminino, que envolve útero, trompas de falópio, ovários e, em alguns casos, estruturas adjacentes. A DIP geralmente resulta de infecções ascendentes provenientes da vagina

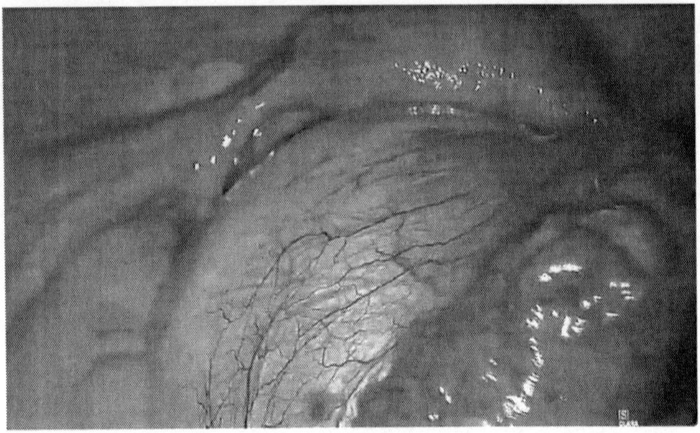

Figura 3 Cisto ovariano hemorrágico à direita.

ou do colo do útero, frequentemente causadas por infecções sexualmente transmissíveis (IST), como *Chlamydia trachomatis* e *Neisseria gonorrhoeae*. No entanto, outros microrganismos, como bactérias anaeróbias, também podem estar envolvidos.

O quadro clínico da DIP consiste em dor pélvica, febre, secreção vaginal anormal e, em casos graves, pode levar à infertilidade ou à dor pélvica crônica.

São fatores de risco para DIP: idade < 30 anos, múltiplos parceiros sexuais, parceria com IST e história prévia de IST ou DIP, e uso irregular de preservativo.

O diagnóstico da DIP é clínico e consiste na presença de três critérios maiores + um critério menor ou elaborado:

- Critérios maiores:
  - Dor em hipogástrio.
  - Dor à palpação dos anexos.
  - Dor à mobilização do colo.

- Critérios menores:
  - Temperatura axilar > 37,5°C.
  - Conteúdo vaginal ou secreção endocervical anormal.
  - > 10 leucócitos por campo de imersão em material de endocérvice.
  - Proteína C-reativa ou velocidade de hemossedimentação (VHS) elevados.
  - Massa pélvica.
  - Leucocitose em sangue periférico.
  - Comprovação laboratorial de infecção cervical por gonococo, clamídia ou micoplasma.
- Critérios elaborados:
  - Histopatologia com evidência de endometrite.
  - USTV com evidência de abscesso tubo-ovariano ou no fundo de saco de Douglas.
  - Laparoscopia com evidência de DIP.

O tratamento da DIP depende do quadro clínico. O tratamento ambulatorial é o recomendado para mulheres que apresentam quadro clínico leve e exame abdominal e ginecológico sem sinais de peritonite. As indicações do tratamento ambulatorial e hospitalar estão resumidas no Quadro 3.

Quadro 3 Indicações do regime de tratamento na DIP

Ambulatorial	Hospitalar
Quadro clínico leve e exame abdominal e ginecológico sem sinais de peritonite	▪ Abscesso tubo-ovariano ▪ Ausência de resposta clínica após 72 h de tratamento com antibioticoterapia oral ▪ Dificuldade na exclusão de emergência cirúrgica ▪ Intolerância ou baixa/falha de adesão ao tratamento ambulatorial ▪ Gravidez ▪ Estado grave, com náuseas, vômitos e febre

O esquema antimicrobiano sugerido pelo Ministério da Saúde é:

- Tratamento ambulatorial:
  - 1ª linha: ceftriaxona 500 mg, intramuscular (IM), dose única + doxiciclina 100 mg, 1 comprimido, via oral (VO), 2×/dia, por 14 dias + metronidazol 250 mg, 2 comprimidos, VO, 2×/dia, por 14 dias.
  - Alternativo: cefotaxima 500 mg, IM, dose única + doxiciclina 100 mg, 1 comprimido, VO, 2×/dia, por 14 dias + metronidazol 250 mg, 2 comprimidos, VO, 2×/dia, por 14 dias.
- Tratamento hospitalar:
  - 1ª linha: ceftriaxona 1 g, IV, 1×/dia, por 14 dias + doxiciclina 100 mg, 1 comprimido, VO, a cada 12 h, por 14 dias + metronidazol 400 mg, IV, a cada 12 h.
  - Alternativo: clindamicina 900 mg, IV, 3×/dia, por 14 dias + gentamicina (IV ou IM): 3 a 5 mg/kg, 1×/dia, por 14 dias.
  - Alternativo: ampicilina/sulbactam 3 g, IV, a cada 6 h, por 14 dias + doxiciclina 100 mg, 1 comprimido, VO, a cada 12 h, por 14 dias.

O tratamento do parceiro também deve ser realizado, sendo proposto azitromicina 1 g, VO, dose única + ceftriaxona 500 mg, IM, dose única.

De acordo com diretrizes médicas, a retirada do DIU não é obrigatória em todos os casos de DIP, mas deve ser considerada nas seguintes situações:

- Ausência de melhora clínica após 48 a 72 horas de antibioticoterapia adequada.
- Presença de abscesso tubo-ovariano ou quadro de peritonite.

- Infecção grave com sepse.
- Preferência da paciente para remoção do dispositivo.

O tratamento cirúrgico na DIP está indicado em casos graves ou complicados, como:

- Abscesso tubo-ovariano que não responde ao tratamento clínico em 48 a 72 horas.
- Ruptura de abscesso tubo-ovariano, causando peritonite generalizada e risco de sepse.
- Suspeita de peritonite pélvica grave ou abscesso pélvico extenso.
- Obstrução intestinal secundária a aderências inflamatórias graves.
- Dor pélvica crônica severa que não responde ao tratamento clínico.

No tratamento cirúrgico, a laparoscopia é o padrão-ouro, pois possibilita melhor visualização de toda a cavidade peritoneal, permite a avaliação da extensão da doença, admite a coleta de material para diagnóstico definitivo, tem menores efeitos deletérios sobre os órgãos pélvicos e oportuniza o tratamento precoce.

As indicações da laparoscopia são: diagnóstico definitivo do quadro infeccioso, coleta de material para confirmação laboratorial, tratamento das coleções purulentas associadas e liberação das aderências com melhora do prognóstico reprodutivo.

O cirurgião deve estar preparado para os seguintes procedimentos, a depender dos achados intraoperatórios: drenagem de abscessos, coleta de material para exame de cultura, lise de aderências, salpingectomia, anexectomia, histerectomia e colocação de drenos (Figuras 4 e 5). A técnica segue os mesmos princípios de uma laparoscopia diagnóstica

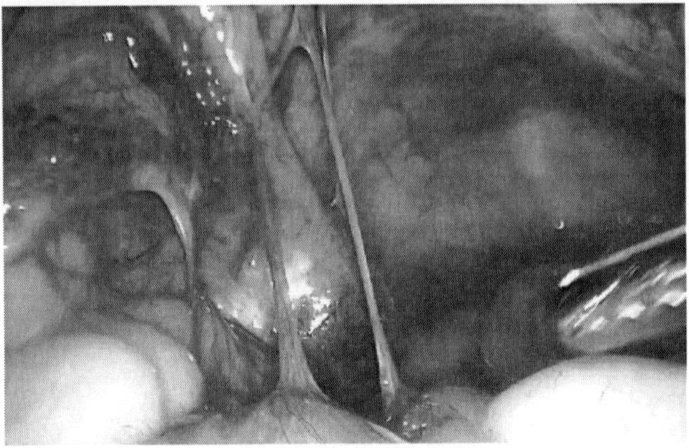

Figura 4 Abscesso tubo-ovariano à esquerda.

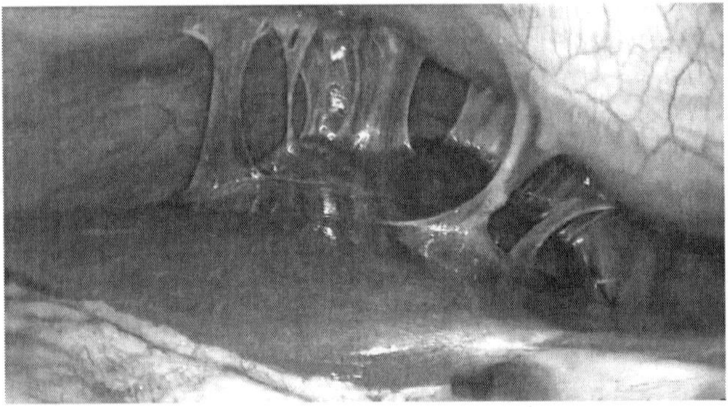

Figura 5 Síndrome de Fitz-Hugh-Curtis.

em relação ao posicionamento da paciente, anestesia e sondagem vesical. Deve-se ter cuidado especial na colocação do manipulador uterino pela maior friabilidade tecidual; evitar a posição de Trendelenburg até a aspiração da cavidade; inventário da cavidade conforme procedimento padrão; coleta de material para exame bacteriológico; aspiração de coleções; punção e aspiração de eventuais abscessos com lavagem abundante da cavidade com solução isotônica aquecida; retirada de tecidos necróticos, quando houver; lise das aderências, quando houver; hemostasia com corrente bipolar, quando necessário; inspeção cuidadosa dos espaços subfrênicos com aspiração das secreções ali acumuladas e dreno, caso necessário, podendo-se utilizar os orifícios das punções acessórias.

Torção ovariana

A torção ovariana é uma emergência ginecológica caracterizada pela rotação total ou parcial do ovário e/ou trompa em torno de seu próprio eixo vascular, resultando em comprometimento do fluxo sanguíneo. Essa condição pode levar à isquemia e necrose ovariana se não for tratada rapidamente. A torção ovariana é responsável por 3% dos abdomens agudos ginecológicos.

A torção ovariana geralmente acomete mulheres jovens, em idade fértil, mais frequentemente unilateral, com preferência pelo lado direito. O lado esquerdo da pelve é ocupado pelo sigmoide e o lado direito apresenta o ceco com pouca mobilidade, o que favorece a torção do anexo desse lado. Os fatores de risco para torção ovariana são cistos ou tumores ovarianos, especialmente quando superior a 5 cm, síndrome dos ovários policísticos (SOP), tratamentos de reprodução assistida (hiperestimulação ovariana), frouxidão ligamentar em mulheres jovens ou gestantes e ligadura tubária.

Os principais sintomas da torção ovariana são:

- Dor pélvica súbita e intensa, geralmente unilateral.
- Náuseas e vômitos associados à dor.
- Descompressão brusca positiva ao exame físico.
- Febre pode ocorrer em casos avançados com necrose ovariana.

O exame padrão-ouro para o diagnóstico é o USTV com Doppler colorido, cujos achados para torção ovariana são:

- Aumento do volume ovariano (> 5 cm).
- Ausência ou redução do fluxo sanguíneo no Doppler colorido.
- Cisto ou massa anexial associada.
- Presença do "redemoinho" vascular, indicando torção do pedículo.

O tratamento da torção ovariana é obrigatoriamente cirúrgico, com objetivo de preservação ovariana. A laparoscopia é o tratamento de eleição, mostrando ser um tratamento seguro e eficaz (Figuras 6 a 8).

Técnicas cirúrgicas

- Laparoscopia: é a abordagem preferida para casos de torção ovariana em pacientes hemodinamicamente estáveis, oferecendo menor morbidade e recuperação mais rápida. No procedimento, deve-se:
  - Destorcer o ovário e avaliar a viabilidade tecidual.
  - Preservar o ovário sempre que possível, mesmo que haja alteração de coloração.
  - Realizar ooforopexia (fixação do ovário) para evitar recorrência.

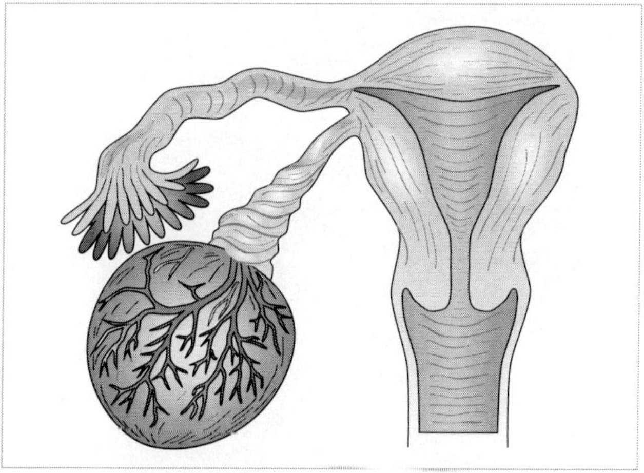

Figura 6 Desenho esquematizado da torção ovariana.

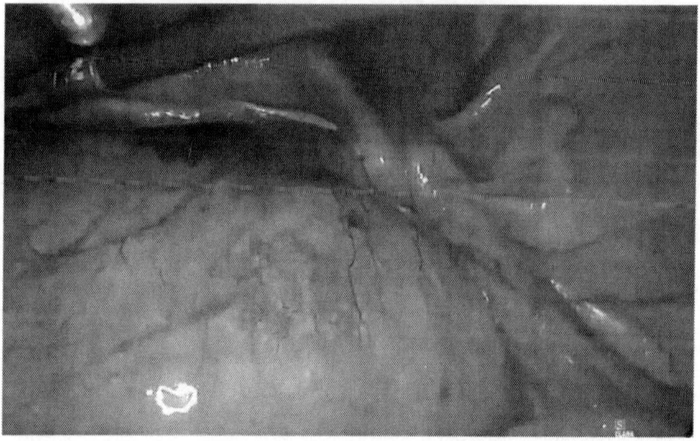

Figura 7 Torção anexial à direita por cisto ovariano.

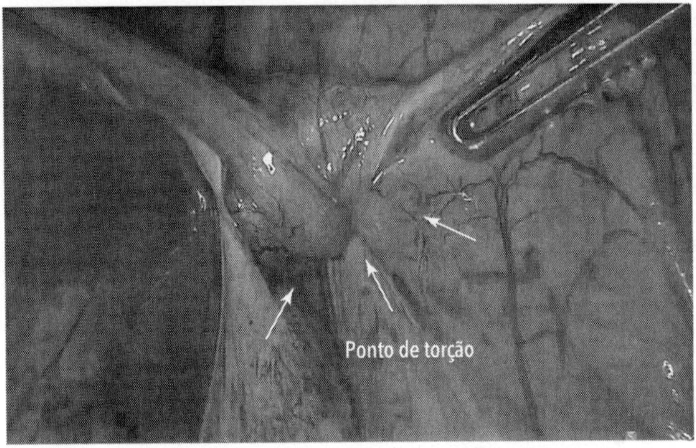

Figura 8 Ponto de torção anexial à direita.

- Laparotomia: reservada para casos graves ou instáveis, como:
  - Casos de instabilidade hemodinâmica.
  - Omentite ou peritonite secundária à necrose ovariana.
  - Ovário aumentado com torção múltipla não resolvível por laparoscopia.

Sempre se discute conduta conservadora *versus* ooforectomia. A destorção ovariana deve ser tentada sempre que possível, pois o ovário pode recuperar sua função, mesmo se parecer cianótico no intraoperatório. Importante a realização de ooforoplastia na presença de cisto ovariano. A ooforectomia (remoção do ovário) deve ser reservada para casos de necrose ovariana evidente ou infecção secundária.

BIBLIOGRAFIA CONSULTADA

Abbas AM, Amin MT, Tolba SM, Ali MK. Hemorrhagic ovarian cysts: clinical and sonographic correlation with the management options. Middle East Fertil Soc J. 2016;21(1):41-5.

Barnhart KT. Clinical practice. Ectopic pregnancy. N Engl J Med. 2009; 361(4):379-87.

Benzecry LI, Molmenti LA, Ruiz V. Abdomen agudo ginecológico. Buenos Aires: Editorial Médica Panamericana; 1972.

Bottomley C, Bourne T. Diagnosis and management of ovarian cyst accidents. Best Pract Res Clin Obstet Gynaecol. 2009;23(5):711-24.

Brasil. Ministério da Saúde. Protocolo clínico e diretrizes terapêuticas para atenção integral às pessoas com infecções sexualmente transmissíveis – IST [recurso eletrônico]. Brasília: Ministério da Saúde; 2022.

Cândido EB, Santiago AE, Silva Filho AL. Abdome agudo em ginecologia. São Paulo: Federação Brasileira das Associações de Ginecologia e Obstetrícia (Febrasgo); 2018. (Protocolo Febrasgo – Ginecologia, n. 28).

Carvalho NS, Carvalho BF, von Linsingen R, Takimura M. Doença inflamatória pélvica. São Paulo. Federação Brasileira das Associações de Ginecologia e Obstetrícia (Febrasgo); 2018. (Protocolo Febrasgo – Ginecologia, n. 25).

Chapron C, Capella-Allouc S, Dubuisson JB. Treatment of adnexal torsion using operative laparoscopy. Hum Reproduc. 1996;11(5):998-1003.

Chukus A, Tirada N, Restrepo R, Reddy NI. Uncommon implantation sites of ectopic pregnancy: thinking beyond the complex adnexal mass. Radiographics. 2015;35(3):946-59.

Cunningham FG, Leveno KJ, Dashe JS, Hoffman BL, Spong CY, Casey BM. Williams obstetrics. 26. ed. New York: McGraw-Hill Education; 2022.

Curry A, Williams T, Penny ML. Pelvic inflammatory disease: diagnosis, management, and prevention. Am Fam Physician. 2019;100(6):357-64.

Damario MA, Rock JA. Ovarian torsion: pathophysiology, diagnosis, and management. Obstet Gynecol Clin North Am. 2022;49(2):315-32.

Elson J, Tailor A, Banerjee S, Salim R, Hillaby K, Jurkovic D. Expectant management of tubal ectopic pregnancy: prediction of successful outcome using decision tree analysis. Ultrasound Obstet Gynecol. 2004;23(6):552-6.

Gershenson DM, Hassan HA. Torção ovariana e tubária. In: Post TW, ed. UpToDate. Waltham, MA: UpToDate Inc. Disponível em: https://www.uptodate.com/contents/ovarian-and-fallopian-tube-torsion (acesso: 25 abr. 2025).

Huang Ci, Hong MK, Ding DC. A review of ovary torsion. Tzu Chi Med J. 2017;29(3):143-7.

Mullany K, Minneci M, Monjazeb R, Coiado OC. Overview of ectopic pregnancy diagnosis, management, and innovation. Womens Health. 2023;19:17455057231160349.

Murta EFC, Tiveron FS, Barcelos ACM, Manfrin A. Análise retrospectiva de 287 casos de abdome agudo em ginecologia e obstetrícia. Rev Col Bras Cir. 2001;28(1):44-7.

Oliveira MA, Melki LA, Tavares RC. Abdome agudo ginecológico. Rev Hosp Univ Pedro Ernesto. 2009;8(1):81-8.

Ozcan MCH, Wilson JR, Frishman GN. A systematic review and meta-analysis of surgical treatment of ectopic pregnancy with salpingectomy versus salpingostomy. J Minim Invasive Gynecol. 2021;28(3):656-67.

Silva Filho AL, Laranjeira CLS, Bicalho DS, Cândido EB, Lima MIM, Sabino SM. Manual SOGIMIG de emergências ginecológicas. Rio de Janeiro: MedBook; 2016.

Stovall TG, Ling FW. Single-dose methotrexate: an expanded clinical trial. Am J Obstet Gynecol. 1993;168(6 Pt 1):1759-62; discussion 1762-5.

Workowski KA, Bachmann LH, Chan PA, Johnston CM, Muzny CA, Park I, et al. Sexually transmitted infections treatment guidelines, 2021. MMWR Recomm Rep. 2021;70(4):1-187.

Yu H, Wang W, Liang H, Wang K, Ling B. Severe adverse toxic effects of low-dose methotrexate treatment on an ectopic pregnancy patient with methylenetetrahydrofolate reductase mutations: a case report. Front Med (Lausanne). 2021;8:738315.

Zhai L, Chen Y, Zhang S. The effect of laparoscopic and abdominal surgery on the treatment of ectopic pregnancy: a systematic review and meta-analysis. Front Med (Lausanne). 2024;11:1400970.

11

Síndrome do hiperestímulo ovariano

Thomas Gabriel Miklos
Newton Eduardo Busso
Cristiano Eduardo Busso

INTRODUÇÃO

A síndrome do hiperestímulo ovariano (SHO) é uma resposta anormal dos ovários frente às gonadotrofinas. Apresenta largo espectro de sinais e sintomas, geralmente autolimitada em até 14 dias, mas que, às vezes, pode se transformar em uma condição de extrema gravidade. A SHO pode ser considerada uma iatrogenia frente à estimulação ovariana controlada em pacientes submetidas às técnicas de reprodução assistida. Quando submetida às técnicas de reprodução assistida de baixa complexidade, como coito programado ou inseminação intrauterina utilizando citrato de clomifeno, inibidores da aromatase ou gonadotrofinas em baixas doses, a SHO é rara; porém, quando submetidas à fertilização *in vitro* (FIV), a ocorrência de SHO moderada e grave é de 3,1 a 6% e 0,25 a 1,8%, respectivamente, analisando-se 11.300 ciclos de FIV.

Os fatores de risco são:

- Mulheres jovens.
- Baixo peso corporal.
- Presença de mais de 17 folículos acima de 10 mm no dia da administração do gonadotrofina coriônica humana (hCG).

- Níveis séricos de estradiol acima de 3.500 pg/mL no dia da administração do hCG.
- Suporte de fase lútea com hCG.
- Síndrome dos ovários policísticos.
- Concentração sérica do hormônio antimülleriano (AMH) acima de 3,4 ng/mL.
- Contagem de folículos antrais > 24.
- Número de oócitos recuperados na aspiração folicular > 15.
- Antecedente de SHO.
- Gestação (aumenta o risco da SHO, bem como sua duração e gravidade).

FISIOPATOLOGIA

Nos tratamentos de FIV, pode haver hiper-resposta folicular frente à hiperestimulação ovariana com gonadotrofias, com elevação e presença de vários mediadores entre eles, e, o mais importante é o fator de crescimento endotelial vascular (VEGF). O VEGF é uma proteína responsável pela angiogênese e neoangiogênese; trata-se de potente mediador da permeabilidade vascular, participando fisiologicamente da vascularização folicular, corpo lúteo, estroma ovariano e desenvolvimento inicial do embrião. O VEGF é encontrado nas células da teca e, em mínima quantidade, nas células da granulosa. Quando o folículo se luteiniza, esse fator de crescimento aumenta de forma significativa na presença do hCG, sendo tempo e dose-dependente. Doses suprafisiológicas de estradiol levam a aumento de VEGF e receptores de VEGF no soro, peritônio e líquido folicular, principalmente na SHO. Concentrações máximas de VEGF são encontradas no líquido folicular, como se o ovário fosse o principal produtor de VEGF.

O hCG desencadeia a produção de VEGF pelo ovário. As membranas das células endoteliais apresentam receptores para o VEGF – tanto VEGF R1, que mantém intacta a parede endotelial bloqueando a ação do VEGF, quanto VEGF R2, que aumenta a permeabilidade vascular. O hCG tem atividade biológica seis a sete vezes maior do que o hormônio luteinizante (LH) endógeno, que induz a permeabilidade vascular no máximo em 48 horas, aumentando as isoformas do VEGF ovariano (VEGF 121 – VEGF 165) em nível da granulosa, bem como os receptores VEGF R2.

Resumidamente, a hiper-resposta ovariana leva ao aumento das células teca-luteínicas que, na presença do hCG, tem o aumento de VEGF e receptores VEGF R2, culminando com o aumento da permeabilidade vascular endotelial, portanto, perda de líquido para o espaço extravascular, consequentemente distúrbio eletrolítico, hipercoagulabilidade e risco de trombose, ascite, entre outras, levando a uma cascata de eventos clínicos e laboratoriais. O gatilho da SHO é o hCG, pois esse hormônio promove a retomada da meiose dos oócitos dos folículos estimulados, saindo da meiose I (oócitos não fertilizáveis) para meiose II (oócitos fertilizáveis), processo este também chamado *trigger*. O hCG é utilizada nos protocolos de FIV 35 a 36 horas antes da aspiração folicular para a captação de oócitos maduros.

CLASSIFICAÇÃO

A SHO pode ser considerada precoce, quando seus sintomas surgem 4 a 9 dias após a administração do hCG, ou tardia após 9 dias ao hCG. A SHO também pode ser classificada segundo a gravidade dos sinais, sintomas e achados laboratoriais:

- Grau I (leve): aumento bilateral dos ovários com múltiplos cistos foliculares e corpo lúteo, distensão e desconforto abdominal, náuseas e, eventualmente, dor epigástrica, vômitos e diarreia. Não apresenta alterações laboratoriais.

Essa forma é mais comum nas pacientes com hiper-resposta ovariana às gonadotrofinas.

- Grau II (moderado): achados da SHO leve acrescidos de ascite à ultrassonografia (USG). Os quadros abdominais anteriormente descritos são mais intensos e frequentes, e os ovários são aumentados de tamanho em até 12 cm em seu maior eixo. Há ganho de peso acima de 3 kg. Em relação aos achados laboratoriais, observa-se hematócrito acima de 41%, leucócitos de 15.000/mL e hipoproteinemia.
- Grau III (grave): achados da SHO moderada acrescidos de ascite com dor abdominal intensa, eventualmente com derrame pleural. Evoluem com ganho de peso de até 15 a 20 kg entre 5 e 10 dias e leucocitose progressiva. Ascite e derrame pleural podem comprometer a função pulmonar com hipóxia, atelectasias, infecção pulmonar e síndrome do desconforto respiratório agudo (SDRA). A evolução clínica pode cursar com hipovolemia, oligúria ou anúria. Os níveis de creatinina podem estar acima de 1,6 mg/dL. A redução da perfusão hepática afeta sua função, uma vez que os fatores de coagulação são os primeiros a serem esgotados e há aumento das transaminases. Entre os achados laboratoriais, temos o hematócrito > 55%, leucócitos > 25.000/mL e desequilíbrio eletrolítico com hiponatremia e hipercalcemia. A hemoconcentração aumenta o risco de tromboembolismo em qualquer compartimento, tanto arterial como venoso. Em razão de ascite significativa há um aumento da pressão intra-abdominal, levando a síndrome compartimental secundária, que é definida como hipertensão intra-abdominal persistentemente elevada com disfunção orgânica, como estase venosa, aumento da resistência vascular sistêmica com redução do débito

cardíaco, aumento do risco de coagulopatia, insuficiência renal com menor produção de urina, insuficiência hepática, redução da complacência pulmonar e do índice de saturação de oxigênio, compressão intestinal até com obstrução, queda do apetite, e aumento de náuseas e vômitos.

- Grau IV (crítico): função dos órgãos e sistemas vitais seriamente comprometida. O quadro evolui para anúria com insuficiência renal aguda, arritmia cardíaca e insuficiência respiratória, coagulação intravascular disseminada e morte. O derrame pleural pode evoluir para um hidrotórax volumoso acompanhado de derrame pericárdico. Também pode haver torção dos ovários. A hemoconcentração, associada à hipercoagulabilidade decorrente de hiperestrogenismo, pode levar a trombose nos compartimentos arterial (25%) e venoso (75%), com lesões neurológicas permanentes ou morte.

DIAGNÓSTICO

O diagnóstico é feito por meio da história clínica, exames laboratoriais, USG transvaginal e USG abdominal.

TRATAMENTO

Na SHO, o médico deve sempre estar próximo da paciente, com contato diário. Na maior parte das vezes, o quadro é leve ou moderado, permitindo controle ambulatorial. Assim, deve-se:

- Prescrever sintomáticos e anti-inflamatórios não esteroides (AINE), realizar controle clínico e laboratorial (hemograma, ureia, creatinina, tempo de protrombina e tempo de tromboplastina parcial ativado) e USG (a cada 1 a 2 dias).
- Orientar a paciente sobre piora dos sintomas, quando ela deve comunicar o médico.
- Instituir repouso relativo (evitar o risco de rotura dos cistos ovarianos e torção dos ovários).

- Promover a deambulação (evitar o risco de trombose).
- Tomar pelo menos 1 litro de bebida isotônica.
- Realizar controle diário do peso (pior se > 1 kg/dia)
- Iniciar tromboprofilaxia quando estiverem presentes dois de três fatores: idade > 35 anos, imobilidade, obesidade, antecedente pessoal ou familiar de trombose ou trombofilia, hemoglobina > 15 g/dL e/ou hematócrito > 45%. Usar heparina 5.000 UI ou heparina de baixo peso molecular 20 mg, ambas a cada 12 horas.
- Administrar carbegolina 0,5 mg a cada 3 dias. A partir da fosforilação, esse medicamento inibe VEGF R2 e, portanto, diminui a permeabilidade vascular.

Na SHO grave ou crítica, a paciente deve ser internada. Ela deve ser acompanhada pelo médico titular e por uma equipe multidisciplinar com experiência no tratamento desse agravo. Inicialmente, o atendimento hospitalar pode ser realizado em enfermaria, reservando a unidade de terapia intensiva (UTI) para os casos graves, com piora da evolução clínica e laboratorial, e críticos.

São critérios de hospitalização:

- Dor abdominal intensa e/ou sinais de peritonite.
- Náuseas e vômitos que não permitam a ingestão de líquidos e alimentos.
- Ascite importante seguida de desconforto abdominal e respiratório.
- Oligúria.
- Dispneia ou taquipneia.
- Hipotensão e/ou síncope.
- Hemoconcentração, com hematócrito > 55%.
- Creatinina > 1,6 mg/dL.

Tratamento hospitalar e controle diários devem incluir:

- Diurese, peso, circunferência abdominal e balanço hídrico.

- Eletrocardiograma, ecocardiograma e radiografia do tórax, se necessário.
- Dados vitais.
- USG para avaliar ascite e volume ovariano.
- Exames laboratoriais: hemograma, sódio, potássio, ureia, creatinina, função hepática (TGO e TGP), proteína total e frações, coagulograma e hCG seriada.
- Fluidoterapia e expansores de volume a fim de baixar o hematócrito para < 38% (não deixar abaixo de 35 a 36%) – SF 0,9% ou Ringer-lactato, 1.500 a 3.000 mL/dia.
- Albumina 20%: 40 a 80 g, a cada 6 a12 horas (interessante aplicar junto com diurético (furosemida).
- Agonista dopaminérgico:
  - Carbegolina 0,5 mg, 1 comprimido, via oral (VO), 1×/dia.
- Terapia anticoagulante:
  - Heparina de baixo peso molecular, 20 mg, por via subcutânea (SC), a cada 12 horas; ou heparina 5.000 UI, SC, a cada 12 horas.

Quando se indicar a drenagem da ascite, ela pode ser realizada por via abdominal (paracentese) ou vaginal (culdocentese). As condições para sua indicação são:

- Ascite tensa e dolorosa.
- Dispneia e/ou taquipneia por comprometimento pulmonar.
- Oligúria ou anúria resistente a fluidoterapia.

O tratamento cirúrgico (laparoscopia ou laparotomia) é indicado nos casos de:

- Abdome agudo hemorrágico por rotura de cisto ovariano ou lesão vascular na aspiração folicular para a captação de oócitos.
- Torção de ovário.

A Figura 1 resume o tratamento da SHO.

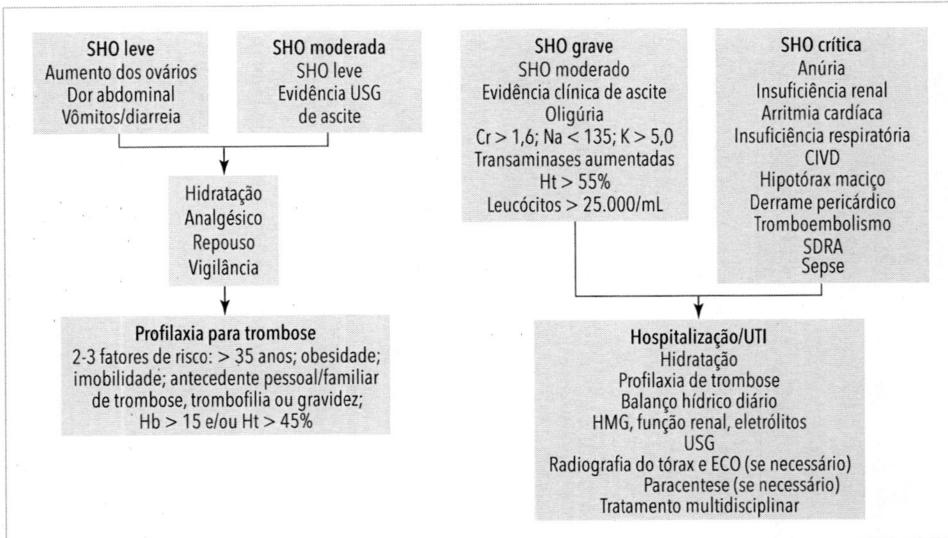

Figura 1 Fluxograma de tratamento da síndrome do hiperestímulo ovariano.
CIVD: coagulação intravascular disseminada; Cr: creatinina; ECO: ecocardiograma; Hb: hemoglobina; HMG: hemograma; Ht: hematócrito; SDRA: síndrome do desconforto respiratório agudo; SHO: síndrome do hiperestímulo ovariano; USG: ultrassonografia ; UTI: unidade de terapia intensiva.

Hoje, conhecendo-se a fisiopatologia da SHO, esse agravo é cada vez menos frequente, principalmente em suas formas moderada e grave. O importante é identificar pacientes de risco, adequar o protocolo de FIV usando doses menores de gonadotrofinas, realizar o bloqueio do eixo hipotálamo-hipófise-ovariano com análogos antagonistas do hormônio liberador de gonadotrofinas (GnRH, do inglês *gonadotropin-releasing hormone*) e, por fim, realizar o *trigger* com análogos agonistas do GnRH. A fim de não termos uma SHO desencadeada pelo hCG placentária na vigência de uma gestação, deve-se congelar ou, ainda melhor, vitrificar embriões para serem transferidos em um ciclo posterior. Mesmo tomando todas as medidas de precaução, a SHO pode ocorrer, portanto, o médico deve estar atento a identificar e tomar as medidas adequadas para uma evolução favorável dessa complicação.

BIBLIOGRAFIA CONSULTADA

Aboulghar MA, Mansour RT, Serour GI, Amin YM. Moderate ovarian hyperstimulation syndrome complicated by deep cerebrovascular thrombosis. Hum Reprod. 1998;13(8):2088-91.

Abramov Y, Elchalal U, Schenker JG. Febrile morbidity in severe and critical ovarian hyperstimulation syndrome: a multicentre study. Hum Reprod. 1998;13(11):3128-31.

Abramov Y, Elchalal U, Schenker JG. Obstetric outcome of in vitro fertilized pregnancies complicated by severe ovarian hyperstimulation syndrome: a multicenter study. Fertil Steril. 1998;70(6):1070-6.

Bonilla-Musoles F, Arroyo MD, Marí JM, Baixauli FR. Reproducción asistida: abordaje en la prática clínica. Madrid: Médica Panamericana, 2009.

Busso CE, Garcia-Velasco JA, Gomez R, Alvarez C, Simon C, Pellicer A. Ovarian hyperstimulation syndrome. In: Rizk B, Garcia-Velasco JA, Sallam HM, Makrigiannakis A, eds. Infertility and assisted reproduction. Cambridge: Cambridge University; 2008. p. 243.

Busso CE, Soares SR, Pellicer A. Pathogenesis, clinical manifestations, and diagnosis of ovarian hyperstimulation syndrome. Disponível em: https://www.uptodate.com/contents/pathogenesis-clinical-manifestations-and-diagnosis-of-ovarian-hyperstimulation-syndrome/print.

Elchalal U, Schenker JG. The pathophysiology of ovarian hyperstimulation syndrome: views and ideas. Hum Reprod. 1997;12(6):1129-37.

Fábregues F, Balasch J, Ginès P, Manau D, Jiménez W, Arroyo V, et al. Ascites and liver test abnormalities during severe ovarian hyperstimulation syndrome. Am J Gastroenterol. 1999;94(4):994-9.

Grossman LC, Michalakis KG, Browne H, Payson MD, Segars JH. The pathophysiology of ovarian hyperstimulation syndrome: an unrecognized compartment syndrome. Fertil Steril. 2010;94(4):1392-8.

Levin I, Almog B, Avni A, Baram A, Lessing JB, Gamzu R. Effect of paracentesis of ascitic fluids on urinary output and blood indices in patients with severe ovarian hyperstimulation syndrome. Fertil Steril. 2002;77(5):986-8.

Nouri K, Tempfer CB, Lenart C, Windischbauer L, Walch K, Promberger R, et al. Predictive factors for recovery time in patients suffering from severe OHSS. Reprod Biol Endocrinol. 2014;12:59.

Vaz George, Miklos TG, Navarro PA. Protocolo da síndrome de hiperestimulação ovariana moderada e grave. Disponível em: https://sbrh.org.br (acesso: jul. 2024).

12 Mastites

Maria Marta Martins
Adrienne Pratti Lucarelli

INTRODUÇÃO

As doenças inflamatórias compreendem grande espectro de enfermidades, que variam de moléstias infecciosas agudas ou crônicas a doenças autoimunes. As mastites são raras durante a fase não lactacional, todavia, determinam elevada morbidade e suscitam dúvidas no diagnóstico. Alguns fatores que podem contribuir para a manifestação da doença são: tabagismo, diabetes *mellitus*, lesões traumáticas e intervenções cirúrgicas, com infecção subsequente.

CLASSIFICAÇÃO

Mastite é a alteração do tecido mamário caracterizada por sinais inflamatórios e/ou infecciosos, que acomete um ou mais segmentos da mama. Pode ser classificada, quanto ao período em puerperal e não puerperal e quanto à duração em aguda ou crônica.

A mastite quanto a duração pode ser classificada como:

- Aguda: a principal representante é a mastite puerperal, com evolução clínica de duração inferior a 30 dias, e caracteriza-se pela infecção do parênquima mamário no puerpério.
- Crônica: caracterizada por tempo de evolução maior que 30 dias ou pela recorrência após o tratamento. De evolução

lenta, pode ou não ser precedida por infecção aguda. Mais comum em mulheres jovens (30 a 40 anos); dificilmente ocorrem em mulheres na pós-menopausa. Pode ser classificada em infecciosa (quando existe um agente infeccioso identificado) e não infecciosa.

MASTITE PUERPERAL

A mastite puerperal ou lactacional é uma doença inflamatória das mamas que ocorre no período de amamentação. A incidência é estimada em 10 a 33% das lactantes. Tem início em torno da 2ª a 6ª semana do período puerperal.

A etiologia principal é a estase láctea, que favorece o crescimento bacteriano. Porém, fatores inerentes à mãe, ao recém-nascido ou a ambos podem predispor a essa condição nosológica. Ingurgitamento com estase láctea e distensão alveolar com obstrução (inflamação) favorecem a proliferação bacteriana e traumas mamilares (infecção). Os abscessos mamários podem evoluir para sepse. A alteração no microbioma do leite pode originar a disbiose e tem mostrado papel relevante na fisiopatologia da mastite.

Exemplos de fatores maternos são: mamas volumosas, mamilos planos e invertidos, fissuras papilares, primiparidade, estresse crônico, diabetes *mellitus*, baixo nível socioeconômico e cultural, desnutrição, hábitos de higiene precários, imunossupressão, obesidade, antecedente de mastite, trauma, cesárea, entre outros. Os principais fatores próprios do recém-nascido são: prematuridade, lábio leporino, síndrome de Down ou outras cromossomopatias.

Na mastite infecciosa, os principais agentes causadores são o *Staphylococcus aureus* (alguns *Staphylococcus* resistentes a meticilina), o *Staphylococcus epidermidis*, os *Streptococcus* dos grupos A e B, *Escherichia coli*, bacteroides, pseudomonas e *Proteus* sp., além do *Haemophilus*.

O quadro clínico da mastite principia com ingurgitamento mamário, que evolui para mastite inflamatória e, posteriormente, para mastite infecciosa, o que pode culminar na grave complicação: o abscesso da mama. A queixa fundamental da manifestação clínica da mastite é a mastalgia, comumente acompanhada de febre e outros sintomas sistêmicos. Deve-se atentar para o risco de sepse nessas pacientes, sendo essencial o controle dos sinais vitais.

A mama apresenta sinais inflamatórios, como eritema, calor, inchaço, ingurgitamento. Quando abscedada, há tumefação com ou sem área de flutuação pontual, e também se observa redução do estado geral da lactante.

O diagnóstico é basicamente clínico. Investigações laboratoriais e de imagem auxiliam na caracterização de abscessos e categorização do agravamento do quadro infeccioso.

O tratamento inicial preconizado da mastite lactacional é controle de sintomas, hidratação, terapia com antibióticos e ordenha da mama afetada. A manutenção do aleitamento deve ser orientada e estimulada. Analgésicos, antitérmicos e anti-inflamatórios podem amenizar a sintomatologia, além do uso de sutiã ajustado tipo *top*, compressa fria (pode se usar folha de repolho verde) e alternância das mamas na amamentação. Um tratamento opcional é o *laser* terapêutico (baixa intensidade e luz de LED) nas fissuras mamilares.

A antibioticoterapia deve ser dirigida, a princípio, para *S. aureus* (Tabela 1).

No tratamento de abscessos mamários, que ocorre entre 3 e 11% das mastites lactacionais, é imperativo o uso de antibióticos, preferencialmente direcionado por meio de cultura e antibiograma, associado à drenagem do abscesso (Quadro 1).

Tabela 1 Esquemas de antibióticos na mastite puerperal

Antibiótico	Posologia
Cefalexina 500 mg	a cada 6 h, por 14 dias
Cefadroxila 500 mg	a cada 12, 8 ou 6 h
Cefuroxima (Zinnat®) 250 a 500 mg	a cada 12 h
Amoxacilina/clavulanato 825 mg/125mg	a cada 12 h, por 14 dias
Clindamicina 300 mg	a cada 8 h, por 10-14 dias
Cefaclor (Ceclor®) 250 a 500mg	a cada 8 h, por10 dias
Dicloxacilina 500 mg	a cada 6 h, por 7-10 dias
Vancomocina 1 g (casos graves)	a cada 12 h, por 7-10 dias

Fonte: Tang et al., 2024; Morcomb et al., 2024.

Quadro 1 Tratamento do abscesso mamário

Aspiração por agulha com trajeto oblíquo
Aspirar em pele normal (não eritematosa)
Coleções únicas < 3 cm (ou até 5 cm), não multiloculadas
Reexaminar em 3 dias com USG e avaliar se está vazio ou se o fluido aspirado é seroso; realizar de 2 a 3 aspirações
Isquemia ou necrose extensa, ou abscesso > 3 cm e persistência após 2 a 3 aspirações, deve-se optar pela cirurgia aberta

USG: ultrassonografia.
Fonte: Martins e Lucarelli, 2025.

A aspiração guiada por ultrassonografia (USG) é indicada principalmente para abscessos menores que 3 cm, podendo-se drenar até abscessos de 5 cm de diâmetro, ou recorre-se à cirurgia, pois são métodos eficientes de esvaziamento da coleção purulenta. O ideal é colocar dreno na cavidade do abscesso drenado e lavado com soro fisiológico, pelo período mínimo de 24 horas.

Tratamento da mastite complicada

Realizar incisão arciforme na pele e radial no parênquima, com lavagem e drenagem em 24 horas, e aguardar cicatrização em segunda intenção. É preconizado o uso de pomadas de colagenase com cloranfenicol; em tecido desvitalizado, faz-se o desbridamento químico. Deve-se usar em feridas limpas exsudativas, hidrogel e alginato de prata. Opções como curativo a vácuo e câmera hiperbárica podem diminuir o tempo de cicatrização (Tabela 2).

Tabela 2 Esquema de antibióticos na mastite complicada

Antibiótico	Posologia
Primeira opção	
Cefalotina (Keflin®) 1 g	a cada 6 h, por 14 dias
Cefazolina (Kefazol®) 1 g	a cada 8 h, por 14 dias
Segunda opção	
Cefuroxima (Zinacef®) 250 a 500 mg	a cada 8 h, por 14 dias
Oxacilina (Staficilin-N®) 1 a 2 g	a cada 4 h, por 14 dias
Clindamicina 600 mg	a cada 6 h, por 14 dias
Graves	
Ceftriaxone (Rocefin®) 1 a 4 g + Clindamicina (Dalacin C®) 600 mg	Dose diária a cada 6 h, por 14 dias

Fonte: Martins e Lucarelli, 2025.

Pode-se usar probióticos para diminuir o risco de mastite, o uso de *Lactobacillus fermentum*, *Lactobacillus salivarius*, *Lactobacillus rhamnosus* e *Bifidobacterium lactis* durante a gestação e lactação são preconizados. Recomendação de 14 dias até 2 meses antes do parto.

MASTITE NÃO PUERPERAL

O Quadro 2 apresenta as etiologias das mastites não puerperais.

Quadro 2 Etiologias das mastites não puerperais

Mastites	
Infecciosas	Não infecciosas
▪ Tuberculose ▪ Abscesso subareolar recidivante	▪ Mastite granulomatosa ▪ Mastite da ectasia ductal ▪ Síndrome de Mondor ▪ Siliconoma ▪ Outros

Fonte: Martins e Lucarelli, 2025.

MASTITE SUBAREOLAR RECIDIVANTE

Trata-se de infecção recidivante e crônica da região subareolar, podendo ocorrer como inflamação periareolar, com ou sem massa, abscesso periareolar ou fístula ductal. Também conhecida como doença de Zuskas. É observada em mulheres jovens, principalmente entre 30 e 45 anos.

A etiologia é inflamatória e imunológica. O mamilo invertido e o fumo são fatores de risco para a infecção. Há o efeito irritativo direto sobre o epitélio ductal induzindo a metaplasia escamosa com obstrução do ducto e posterior contaminação bacteriana por anaeróbios e Gram-negativos da pele. Habitualmente, tem curso recidivante e a recorrência pode promover retração do mamilo.

O quadro clínico mostra descarga papilar purulenta ou sebácea associada a sinais flogísticos, endurecimento papilar e graus variados de retração do mamilo. Pode evoluir com abscessos e, no quadro recidivado, são comuns os pertuitos fistulosos e as cicatrizes por toda a extensão da pele da mama.

Quanto ao tratamento:

I. Na fase aguda com abscesso: drenagem cirúrgica ou guiada por ecografia.
II. Fase crônica:
   a. Fistulectomia.
   b. Cirurgia de Urban (ressecção da árvore ductal): após regressão dos sinais flogísticos, realiza-se ressecção periareolar da pele, em fuso, dos ductos acometidos, juntamente com o tecido inflamatório vizinho e o trajeto fistuloso, acompanhado pela administração de antibioticoterapia.

Em pacientes que não desejam amamentar, pode-se realizar exérese em cone retroareolar dos ductos principais.

MASTITE DA ECTASIA DUCTAL

Trata-se de processo inflamatório tardio consequente à ectasia ductal, que é alteração involutiva da glândula mamária originada da elastose e consequente afrouxamento dos ductos lactíferos subareolares principais e intermediários da mama. Corresponde a 2,7% dos processos inflamatórios. Acomete principalmente mulheres na 6ª e 7ª décadas de vida, sobretudo multíparas.

Quanto à etiopatogenia, sugere-se dilatação ductal terminal, na zona subareolar, com acúmulo de detritos celulares e material lipídico no seu interior, o que leva a destruição da camada elástica e à rotura da parede do ducto. Ocorre reação inflamatória dos tecidos e fibrose. Pode haver infecção oportunista por bactérias por conta do processo inflamatório crônico local. Flora bacteriana: *S. aureus*, Gram-negativos e anaeróbios.

Em relação ao quadro clínico, a paciente refere dor, ardor e endurecimento progressivos da papila nos últimos meses.

Apresenta secreção mamilar densa, esbranquiçada, às vezes amarelada, esverdeada, serosa ou sanguinolenta, principalmente à expressão mamária. No exame físico, existe aumento da sensibilidade local, podendo-se palpar massas ou ducto dilatado. O diagnóstico é dado pela biópsia incisional de pele, tecido gorduroso e glandular e o estudo anatomopatológico do espécime. A mamografia pode mostrar aumento de densidade bilateral retroareolar. A USG identifica ductos dilatados próximos à papila e, eventualmente, pode observar coleções de abscesso.

Quanto ao tratamento orienta-se cuidados locais e ressecção da árvore ductal (cirurgia de Urban) (Tabela 3).

Tabela 3 Esquemas de antibióticos na mastite da ectasia ductal

Antibiótico	Posologia
Metronidazol 500 mg isolado	a cada 6 h, por 14 dias
Metronidazol 500 mg + cefalexina 500 mg	a cada 6 h, por 14 dias
Clindamicina 300 mg	a cada 8 h, por 14 dias
Levofloxacina 500 a 700 mg	1×/dia, por 14 dias

Fonte: Jiao et al., 2023.

MASTITE GRANULOMATOSA

É uma rara doença benigna da mama, também nomeada mastite granulomatosa lobular. Caracteriza-se pelo desenvolvimento de granuloma não caseoso e microabscesso confinados no lóbulo mamário. A incidência é rara. Afeta mulheres preferencialmente entre 17 e 42 anos, com paridade pregressa de 2 a 10 anos. A literatura mostra associação com maior incidência posterior de câncer de pulmão e linfoma. A etiologia é desconhecida e possivelmente autoimune.

Quadro clínico: nodulação palpável com tamanho variado capaz de acometer mais de um quadrante, por vezes associada a abscesso e fistulização. Pode ser bilateral.

O diagnóstico deve ser realizado por meio da biópsia excisional ou da biópsia percutânea por agulha grossa, que revelam células epitelioides, células gigantes multinucleadas tipo Langhans, neutrófilos, linfócitos e células estromais (existe uma lobulite granulomatosa – formação de granulomas não caseosos ao redor dos lóbulos). A mamografia apresenta densidade assimétrica inespecífica. A USG mostra nódulos hipoecoicos, heterogêneos contíguos. Em relação ao diagnóstico diferencial: tuberculose, doenças fúngicas, carcinoma e doenças granulomatosas.

A Tabela 4 apresenta o tratamento da mastite granulomatosa.

Tabela 4 Tratamento da mastite granulomatosa

Corticoterapia: prednisona 0,5 a 1 mg/kg/dia, por 6 a 12 semanas	Diminui-se a dose paulatinamente até suspender totalmente
Metotrexate: 15 mg/semana e ácido fólico 5 mg/dia, ou azatioprina	Após 6 semanas, aumentar a dose para 20 mg por 1 ano
Tetraciclina: 500 mg a cada 6 h, por 2 a 4 semanas, ou macrolídeos	Principalmente nos quadros mais graves e associados à infecção bacteriana secundária
Ressecção cirúrgica ou triancinolona: 10 a 40 mg intralesional	Exceção

Fonte: Jiao et al., 2023.

MASTITE TUBERCULOSA

A mama poderá ser o sítio primário da infecção tuberculosa. Acomete mulheres entre 20 e 50 anos de idade e pacientes imunossuprimidos. A etiologia está associada ao

Mycobacterium tuberculosis, consequente à inoculação secundária por meio de foco pulmonar ou axilar da tuberculose ou, mais raramente, direto na glândula mamária.

A apresentação clínica mais comum é a presença de um ou mais nódulos endurecidos de evolução lenta e indolores. Usualmente, observam-se abscessos agudos e recorrentes com necrose caseosa e múltiplos trajetos fistulosos para a pele. Também se pode observar espessamento difuso e esclerose do parênquima mamário afetado.

O diagnóstico é feito pela identificação do bacilo de Koch por biópsia (coloração de Ziehl-Nielsen) e cultura. Em casos individualizados, o exame de PCR (reação de cadeia de polimerase) pode identificar o bacilo. Diagnóstico diferencial: carcinoma, mastite periductal, mastite fúngica, sifilítica e infecções parasitárias. O tratamento é feito com tuberculostáticos por 6 a 9 meses e eventual exérese ampla da lesão.

SARCOIDOSE MAMÁRIA

É uma doença sistêmica que raramente acomete a mama e, quando o faz, usualmente está com associada com manifestações extramamárias. Apresenta-se como granuloma sem degeneração caseosa, e frequentemente há história prévia de sarcoidose linfática ou pulmonar. A terapia é baseada no tratamento das manifestações sistêmicas.

MASTITE POR ÓLEO ORGÂNICO

Ocorre em mulheres que usam parafina líquida, silicone ou cera de abelha injetável para conseguir o aumento do volume mamário. Sobrevém reação inflamatória, necrose gordurosa e dor. Apresenta-se com várias áreas nodulares dolorosas, podendo evoluir para a formação de fístulas com drenagem, abscessos e até necrose mamária. O tratamento é feito com excisão ampla e drenagem.

DOENÇA DE MONDOR

A doença de Mondor é uma tromboflebite da veia toracoepigástrica superficial. É doença benigna e autolimitada. A etiologia principal é o trauma mamário.

Quanto ao quadro clínico, apresenta-se como mastalgia local aguda associada a um cordão subcutâneo palpável ou depressão cutânea linear. Normalmente aparece entre 5 e 7 semanas após o procedimento cirúrgico ou traumático. O diagnóstico baseia-se principalmente no exame clínico, porém, em alguns casos, os exames de imagem podem ser úteis. No exame ultrassonográfico, pode-se encontrar a veia superficial com ou sem trombo intraluminal e sem fluxo ao Doppler. A mamografia mostra densidade tubular.

A doença apresenta regressão espontânea na maioria dos casos. Quando isso não ocorre, opta-se por tratamento com anti-inflamatórios. Como conduta de exceção, na falha do tratamento clínico, com dor severa e retração local, pode-se ressecar a veia acometida.

MASTITE LUÉTICA

Doença infecciosa específica causada pelo *Treponema pallidum*, que se manifesta por meio de lesões primárias, secundárias e/ou terciárias na mama.

Os sintomas da sífilis na mama dependem do período da doença e pode incluir uma variedade de manifestações cutâneas (*syphilides*), linfadenite específica, violação do estado geral, lesões nos órgãos internos.

Na sua forma primária, o cancro duro localiza-se geralmente no complexo aréolo-mamilar, visto que a inoculação do treponema decorre do contato da boca do lactente acometido de sífilis congênita. A forma secundária apresenta-se com lesões cutâneas maculosas que evoluem para papulosas e papuloescamosas típicas da sífilis secundária. Na forma terciária, a mastite sifilítica passa pelos três estágios da goma sifilítica, nódulo endurecido de crescimento lento que amolece e sofre ulceração ou fistulização.

O diagnóstico é confirmado pelos resultados de testes sorológicos e esfregaços citológicos com bordas da úlcera. Quanto ao tratamento: penicilina G benzatina 2,4 milhões UI IM, repetindo a dose em 1 semana.

MASTITE POR SILICONE

Trata-se de reação ao implante mamário com formação de cápsula fibrosa e alterações pseudossinoviais na superfície do invólucro ou reação inflamatória ao redor de silicone, após ruptura da prótese e extravasamento do silicone.

Quadro clínico: dor, reação de corpo estranho, formação de nódulos ou granulomas, retração da pele, inversão do mamilo e linfonodomegalia ipsilateral.

Em relação ao diagnóstico, a mamografia pode identificar nódulos de alta densidade e cápsula fibrosa. A USG pode observar nodulações com distorção do parênquima. A ressonância magnética (RM) é o exame de eleição, pois pode identificar o sinal do "linguine" ou siliconomas.

Tratamento: retirada do implante. A adenectomia deve ser oferecida em casos selecionados e graves por conta de encapsulamento, fibrose e perda da oportunidade posterior de rastreamento por mamografia.

BIBLIOGRAFIA CONSULTADA

Amir LH, Crawford SB, Cullinane M, Grzeskowiak LE. General practitioners' management of mastitis in breastfeeding women: a mixed method study in Australia. BMC Prim Care. 2024;25(1):161.

Cui L, Sun C, Guo J, Zhang X, Liu S. Pathological manifestations of granulomatous lobular mastitis. Front Med (Lausanne). 2024;11:1326587.

Ding ST, Gao YJ, Zhang Y, He XP. Analysis of risk factors leading to multiple breast abscesses during lactation. Medicine (Baltimore). 2024;103(9):e37367.

Ito H, Ogawa Y, Shimojo N, Kawano S. Assessment of clinical conditions associated with Mondor disease. Breast Dis. 2022;41(1):273-78.

Jiao Y, Chang K, Jiang Y, Zhang J. Identification of periductal mastitis and granulomatous lobular mastitis: a literature review. Ann Transl Med. 2023;11(3):158.

Morcomb EF, Dargel CM, Anderson SA. Mastitis: rapid evidence review. Am Fam Physician. 2024;110(2):174-82.

Reis J, Boavida J, Bahrami N, Lyngra M, Geitung JT. Breast sarcoidosis: Clinical features, imaging, and histological findings. Breast J. 2021;44-7.

Tang H, Wu X, Feng J, Gao Q, Shao S, Qu W, et al. Adolescent non puerperal mastitis: risk factors, clinical characteristics, and prognosis analysis. J Inflamm Res. 2024;17:487-95.

13

Sangramento genital na infância

Leonardo Normanha Benedetti
Ana Cristina Marcos Lopes
Adriana Bittencourt Campaner

INTRODUÇÃO

De acordo com a Organização Mundial da Saúde (OMS), a infância é a fase inicial da vida que vai do nascimento até os 12 anos de idade. Já o Estatuto da Criança e do Adolescente (ECA) considera criança, para seus efeitos, a pessoa até 12 anos de idade incompletos. A ginecologia pediátrica se apresenta como um grande desafio para o ginecologista que não está habituado ao atendimento dessa faixa etária e as doenças peculiares desse período.

Sangramento vaginal anormal é uma causa comum de procura por atendimento de emergência nas diversas etapas da vida da mulher. Na infância sua ocorrência causa apreensão tanto para os familiares quanto para o ginecologista que se depara com o quadro no pronto atendimento. Nesses casos, é necessária minuciosa avaliação da pequena paciente.

A ocorrência de sangramento genital na infância sempre tem importância clínica, pois, mesmo em pequena quantidade, pode indicar repercussão de doença mais grave. Qualquer sangramento por via vaginal que ocorre antes da telarca (desenvolvimento de mamas em meninas menores de oito anos, na ausência de qualquer outro sinal de puberdade) e/ou da pubarca (aparecimento dos primeiros pelos pubianos) precisa ser avaliado como anormal.

Embora as etiologias mais comuns de sangramento vaginal nessa faixa etária sejam as vulvovaginites e o trauma acidental, a grande preocupação dos responsáveis é o abuso sexual, que deve ser sempre investigado. Inúmeros estudos têm procurado estabelecer a frequência dessas causas: segundo Söderströstiöm et al., 45,3% das crianças de até nove anos cuja queixa era o sangramento vaginal foram diagnosticadas com trauma. Em outro estudo conduzido por Aribarg e Phupong, a causa uretral foi responsável por menos de 10% dos casos. No levantamento feito por Heller et al., a causa mais frequente foi a puberdade precoce (56,9%), enquanto nas pesquisas conduzidas por Imai et al. foram as vulvovaginites (45,2%), sendo que os tumores representaram um baixo percentual (3,2%). Por fim, na publicação de Hill et al., os tumores genitais representaram 21,2% das causas.

É importante ressaltar que, apesar dos melhores esforços para se determinar a causa desses sangramentos na infância, em alguns casos a etiologia não é identificada. Söderströstiöm et al., relatou que 26,7% de sua casuística ficou sem esclarecimento causal.

De maneira didática, a etiologia do sangramento vaginal na infância pode ser classificada conforme o Quadro 1.

AVALIAÇÃO DIAGNÓSTICA

Na consulta da criança, ela deve sempre ser acompanhada de algum responsável e este deve ser instruído sobre o exame para que saiba o que esperar e para construir confiança entre o profissional, o paciente e a família. Além disso, o examinador deve permitir que a pequena paciente se sinta segura ao ser

Quadro 1 Classificação das causas de sangramento genital na infância

Causas funcionais	Causas orgânicas
Há alteração hormonal envolvida	Inflamatórias ou com lesões anatômicas
A. Sangramento genital da recém-nascida	A. Distúrbios dermatológicos vulvares
B. Puberdade precoce	▪ Condilomas
▪ Verdadeira ou central	▪ Molusco contagioso
– Idiopática	▪ Líquen escleroso
– Neurogênica	B. Úlceras vulvares
– Mutação em genes associados à puberdade (DLK1, MKRN3, KISS1 e KISS1R)	C. Prolapso da uretra D. Traumatismo vulvovaginal-perineal
▪ Pseudopuberdade precoce ou periférica	▪ Queda
– Cistos ovarianos funcionais	▪ Abuso sexual
– Tumores das células da granulosa ou da teca	E. Vulvovaginites
– Tumor adrenal ou hiperplasia adrenal congênita	F. Infestação por parasitas (*Enterobius vermiculares*)
– Síndrome de McCune-Albright	G. Corpo estranho
– Iatrogênica	H. Tumores
– Hipotireoidismo primário	I. Hemangioma
▪ Incompleta	J. Pólipo fibroepitelial
	K. Sarcoma botrioide
	L. Carcinoma de células claras

examinada, explicando tudo o que fará e tentando tornar esse momento delicado o mais confortável possível.

A investigação deve primar por ser minimamente invasiva, evitando-se a ocorrência de repercussões ainda mais traumatizantes. Ela deve iniciar com criteriosa anamnese, apontando os sintomas da paciente. Algumas perguntas-chave podem ajudar a nortear a história clínica:

- A criança manipula seus órgãos genitais ou coça o tempo todo?
- A criança realiza higiene genital adequada?
- Há secreção vaginal, odor fétido ou disúria?
- Tem história de trauma?
- Tem história ou existem indícios de possível abuso sexual?
- Existe alguma lesão ou massa visível na região genital?
- Tem história de uso de medicações?
- Existem sinais ou sintomas de surgimento precoce de caracteres sexuais secundários?
- Há queixas relativas ao sistema nervoso central (SNC), como cefaleia, trauma, infecção, alterações visuais, entre outras?

Nessa faixa etária, é crucial que o médico compare a idade cronológica com a classificação de Tanner, que descreve o desenvolvimento das mamas e dos pelos pubianos conforme idade.

O exame físico geral deve incluir inspeção geral e exame ginecológico. Durante sua execução, é indispensável a avaliação de todo o corpo da criança em busca de sinais indicativos de traumatismo, como escoriações, equimoses, hematomas e abaulamentos abdominais. Devem fazer parte também do exame a palpação da tireoide e a procura por manchas na pele ("café com leite"), bem como de acne e aumento da oleosidade da pele.

Para a maioria das condições vulvares ou vaginais em crianças, o exame externo é suficiente. Crianças pequenas podem ser examinadas no colo das mães. Crianças maiores podem ser examinadas na mesa em posição de joelhos ao peito, em posição de rã ou deitadas de lado com um joelho flexionado na direção do peito. A melhor posição para realização desse exame é a posição da rã, na qual a criança está em posição supina, com as pernas flexionadas, os joelhos separados e os pés tocando um ao outro. Durante a realização desse minucioso exame físico, toda a roupa íntima da criança deve ser removida para facilitar a inspeção cuidadosa da genitália externa e períneo.

O exame da genitália deve investigar a presença de lesões como lacerações, traumatismos, equimoses, sinais de processo inflamatório e a presença de massas tumorais na região genital e perineal. Deve-se atentar para presença de hiperemia perineal e entre os sulcos labiais, edema, corrimento e presença de oxiúros na região perianal. Na presença de prolapso uretral, geralmente se observa uma massa escura, em forma de anel, vermelha ou arroxeada, entre a face interna dos pequenos lábios.

O exame especular não é habitual em crianças e só deve ser realizado se a inspeção da genitália externa deixar dúvidas acerca do diagnóstico, pois se trata de processo doloroso. Não deve ser realizado na paciente pré-púbere com ela acordada. Está indicado em casos seletos, quando houver sintomas geniturinários persistentes, suspeita de anormalidade vaginal ou do trato genital superior, bem como no trauma físico, agressão sexual, sangramento vaginal inexplicável, corpo estranho suspeito ou massa pélvica. A vagina e o colo do útero podem ser visualizados por meio de espéculo nasal de Killian, vaginoscópio de fibra óptica, cistoscópio ou histeroscópio flexível com lavagem salina. A necessidade de sedação, ou ainda de anestesia geral, precisa ser avaliada individualmente, levando-se em consideração a idade da paciente e seus aspectos psicológicos e comportamentais. Se for detectada a presença de corrimento vaginal com suspeita de infecção, as culturas são boas opções e podem ser obtidas utilizando-se *swab*.

Outros exames complementares podem ser solicitados a depender da hipótese diagnóstica e da disponibilidade de recursos propedêuticos no local do atendimento. Quando a hipótese diagnóstica é puberdade precoce, torna-se necessário solicitar a curva de hormônio luteinizante (LH) e hormônio folículo-estimulante (FSH) após estímulo do hormônio liberador de gonadotrofina (GnRH), com o intuito de se diferenciar puberdade central de periférica. Dependendo da proposição, outras dosagens hormonais podem ser solicitadas. Pode-se também realizar avaliação citológica do esfregaço vaginal (índice de maturação) para determinar a presença de estimulação estrogênica, bem como avaliação hematológica e da coagulação na avaliação das discrasias sanguíneas.

Quando há suspeita de abuso sexual, ou na positividade das culturas de secreção vaginal para agentes causadores de infecções sexualmente transmissíveis (IST), como *Neisseria gonorrhoeae, Chlamydia trachomatis* e *Trichomonas vaginalis*, deve-se solicitar sorologias para as demais IST.

Com relação aos exames de imagem, a realização depende da suspeita diagnóstica e da disponibilidade do local, podendo incluir tomografia computadorizada (TC), ressonância magnética (RM) ou radiografia (RX) de crânio (avaliação do hipotálamo e hipófise), ecografia abdominal/pélvica ou TC de abdome e pelve (avaliação suprarrenal e genitália interna). Atualmente, a ecografia tem sido o exame de imagem mais utilizado para avaliação da pelve em crianças e, muitas vezes, é a única necessária antes de ser instituído o tratamento, principalmente por conta de sua acessibilidade. Radiografia de mãos e punhos (avaliação da idade óssea) pode ser solicitada em casos de puberdade precoce para avaliação da maturação óssea.

Para facilitar o entendimento do leitor, as causas de sangramento genital na infância foram divididas em funcionais e orgânicas.

SANGRAMENTO GENITAL DE CAUSA FUNCIONAL

Os sangramentos genitais de causa funcional são aqueles onde não são encontradas alterações orgânicas, sendo geralmente ocasionados por causas hormonais.

Sangramento genital da recém-nascida

Trata-se de condição pouco comum que se apresenta na forma de pequeno sangramento vaginal nos primeiros dias de vida. Durante a gestação, ocorre a passagem dos hormônios femininos da mãe para o sangue do concepto por meio da placenta. Após o nascimento, esse fluxo é interrompido e o endométrio da recém-nascida (RN) pode descamar, ocasionando o sangramento. Não é necessária preocupação por parte dos pais. O sangramento pode ocorrer até um mês após o nascimento e se resolve espontaneamente entre 7 e 10 dias. Essa ocorrência é muito rara após o terceiro mês de vida extrauterina.

O único cuidado a ser realizado na presença do sangramento é a limpeza do local e a certificação de que não haja nenhuma ferida na região genital. Caso seja muito intenso ou persistente, é importante que seja investigado.

Puberdade precoce

Puberdade precoce pode ser definida como o aparecimento e desenvolvimento de caracteres sexuais secundários (telarca e/ou pubarca) antes dos oito anos de idade em meninas. Basicamente, ocorre o desenvolvimento das características sexuais secundárias, estirão de crescimento e alterações na composição corporal, sendo a telarca o sinal típico de início da puberdade nessas meninas. O incremento da secreção hormonal que ocasiona o desenvolvimento dos caracteres sexuais também é responsável pela maturação óssea, acarretando fusão epifisária precoce e, consequentemente, menor estatura final do adulto, caso não seja diagnosticada e tratada.

A puberdade precoce pode ser classificada em dois grandes grupos: puberdade precoce central (dependente de GnRH) e periférica (independente de GnRH) (ver Quadro 1).

Puberdade precoce central

É o tipo mais comum e ocorre em decorrência da maturação precoce do eixo hipotálamo-hipófise-gonadal (HHG). Essa ativação precoce do eixo HHG pode ser causada por uma série de anormalidades do SNC; no entanto, as causas idiopáticas são as mais comuns, compreendendo 80 a 90% dos casos, e as patológicas, de 10 a 20%.

O desenvolvimento das mamas (telarca) frequentemente é a primeira manifestação clínica da puberdade precoce central (PPC) nas meninas. Sua ocorrência não interfere na vida reprodutiva futura da paciente, mas há consequência evidente na baixa estatura, por conta da aceleração da velocidade de crescimento e maturação óssea. Suas causas são:

- Idiopática: ainda que apontada como a causa mais comum, trata-se de diagnóstico de exclusão, após avaliação clínica cuidadosa.
- Neurogênica: corresponde a 7% dos casos e é causada por situações que interfiram no funcionamento adequado

do SNC, alterando os sinais recebidos pelo hipotálamo. Inclui malformações congênitas como hamartomas hipotalâmicos, craniofaringiomas, gliomas, astrocitomas, ependimoma, neuroblastoma, neurofibromatose, abscesso cerebral, hidrocefalia, esclerose tuberosa, cistos suprasselares, sequelas de infecções como meningite ou encefalite, traumatismo craniano, edema cerebral ou irradiação craniana.

- Alterações genéticas: algumas alterações genéticas, como as do gene *DLK1*, do gene *MKRN3* e alguns raros defeitos gênicos na Kissipeptina (*KISS1*) e seu receptor foram também implicadas na patogênese da PPC.

O tratamento dependerá de sua etiologia e visa interromper a maturação sexual inoportuna até que se atinja a idade adequada para o desenvolvimento puberal. Ele é feito estimulando a regressão ou a estabilização dos caracteres sexuais secundários, freando a maturação esquelética para manter o potencial de estatura normal e prevenindo a ocorrência de gestação. Em casos orgânicos (p. ex., tumores), às vezes é necessário procedimento cirúrgico, bem como quimioterapia e radioterapia, que são reservados para os tumores de linhagem germinativa; entretanto, a abordagem cirúrgica não exclui a necessidade de bloqueio puberal com análogos de agonistas de GnRH (aGnRH). Nos demais casos, principalmente os de causa idiopática, utiliza-se o bloqueio central com aGnRH de ação prolongada, com monitorização clínico-laboratorial periódica.

Puberdade precoce periférica

Essa forma de puberdade precoce ocorre independentemente do eixo HHG, por conta do excesso de secreção de estrógenos produzidos pelas gônadas (ovários), pela suprarrenal ou de fonte exógena.

- Cistos ovarianos funcionais: são responsáveis por cerca de 11% dos casos de puberdade precoce periférica. Surgem e regridem de forma espontânea e recorrente, ocasionando desenvolvimento puberal transitório.
- Tumores de células da granulosa ou da teca: são representados por cistoadenomas, gonadoblastomas, carcinomas e tecomas. São causas raras de puberdade precoce periférica.
- Tumor adrenal ou hiperplasia adrenal congênita: entidade que pode secretar apenas estrogênios ou também androgênios e glicocorticoides.
- Síndrome de McCune-Albright: é responsável por 5% dos casos de puberdade precoce feminina. Caracterizada por uma tríade de sintomas e sinais que engloba: a) cistos foliculares recorrentes com produção variável de estrogênios seguida do desenvolvimento de caracteres sexuais secundários, entre os quais são mais evidentes a telarca, a mucorreia e o sangramento vaginal intermitente; b) lesões ósseas unilaterais, únicas ou múltiplas, vistas em RX e denominadas displasia fibrosa polisostótica; e c) manchas cutâneas irregulares do tipo "café com leite". Os níveis de LH e FSH são baixos e a produção de estrogênios pelos ovários ocorre de forma independente. As pacientes têm predisposição para o desenvolvimento de hiperprolactinemia, hipercortisolismo e hipertireoidismo. A fisiopatologia está alicerçada em mutação ativadora do gene para a subunidade alfa da proteína Gs, que induz produção intracelular de monofosfato de adenosina cíclico (AMP cíclico), gerando secreção autônoma de tecidos endócrinos, gônadas, tireoide e adrenal, bem como está

presente nas lesões cutâneas "café com leite" e nas lesões ósseas da displasia fibrosa. O diagnóstico se baseia na correta identificação do quadro clínico por meio de exames laboratoriais, incluindo dosagem de hormônios sexuais, tireoidianos, cortisol e hormônio de crescimento. Entre os exames de imagem, deve-se solicitar ultrassonografia pélvica (para visualização de cistos ovarianos), bem como RX, cintilografia óssea e TC de abdome (para pesquisa de eventual aumento de volume das glândulas suprarrenais).

- Iatrogênica: ocorre por uso continuado de cremes contendo estrogênio ou ingestão desatenta de estrogênio oral. Fitoestrógenos, alguns pesticidas (p. ex., dicloro-difenil-tricloroetano – DDT), produtos químicos (p. ex., bisfenol A – BPA) e ftalatos foram aventados como possíveis agentes que promovem desregulação endócrina e podem evoluir com puberdade precoce e sangramento vaginal; entretanto, são necessários estudos adicionais para estabelecer essa comprovação.
- Hipotireoidismo primário: trata-se de causa infrequente que ocorre pela ação de níveis elevados de TSH nos receptores ovarianos para o FSH (síndrome de van Wyk-Grumbach). Os sintomas regridem com a normalização da função tireoidiana.

O tratamento da puberdade precoce periférica deve ser instituído visando corrigir as causas específicas de base, bloqueando a produção e/ou minimizando a resposta ao excesso de esteroides sexuais circulantes.

Puberdade precoce incompleta

Geralmente, apresenta-se como quadro não patológico ou variação da normalidade, com níveis hormonais normais compatíveis com a idade cronológica e sem avanço de crescimento. É caracterizada pelo surgimento isolado e precoce dos caracteres sexuais secundários: telarca prematura, pubarca prematura ou menarca prematura. Essas meninas podem exibir sangramento vaginal isolado e acíclico, com duração de 1 a 5 dias, em episódio isolado ou por meses subsequentes, sem outros sinais de ação estrogênica. Ultrassom pélvico e avaliação da idade óssea estão indicados para o diagnóstico diferencial entre causas hormonais e não hormonais.

SANGRAMENTO GENITAL DE CAUSA ORGÂNICA

Os sangramentos de origem orgânica são aqueles ocasionados por uma causa orgânica. Dessa maneira, quase na totalidade dos casos o clínico encontra uma etiologia definida.

Distúrbios dermatológicos da vulva

Diversas podem ser as etiologias de causa dermatológica relacionadas ao sangramento na infância. Dentre elas, destacam-se:

Condiloma

Trata-se de infecção muito comum na infância, com prevalência relatada de até 20%. É causada pelo papilomavírus humano (HPV), cujos tipos de menor risco estão presentes em aproximadamente 96 a 100% de todas as verrugas anogenitais. Os condilomas se apresentam como pápulas ou placas arredondadas que podem ser únicas ou múltiplas, em uma ou mais regiões da pele e mucosas.

A transmissão pode ocorrer durante o parto ou pela manipulação da mãe ou do cuidador que apresente alguma verruga. Menos comum é a transmissão por meio de algum objeto.

A presença de verrugas anogenitais pode ser sugestiva de abuso sexual, mas essa hipótese não se confirma apenas pela presença da lesão, já que a transmissão não sexual também é uma possibilidade. Muitos estudos corroboram que a infecção pelo HPV não resulta, exclusivamente, do contato sexual e que outras formas de contaminação devam ser levadas em consideração.

Em crianças com verrugas anogenitais por HPV, geralmente ocorre sangramento por coçadura e trauma no local da lesão. Como opções de tratamento, pode-se proceder ao acompanhamento com observação, já que as lesões apresentam curso autolimitado, com dois terços das verrugas em crianças resolvendo-se em até dois anos. Já o tratamento ativo pode incluir irritantes tópicos (p. ex., podofilotoxina 0,5 ou 0,15% tópica, ácido tricloroacético, podofilina a 25% em vaselina sólida) e métodos destrutivos sob anestesia (p. ex., crioterapia, eletrocoagulação, curetagem, excisão, *laser*). O imiquimode tópico a 5% vem sendo utilizado para o tratamento do condiloma acuminado a partir dos 12 anos. Seu uso na infância ainda não está estabelecido; entretanto, diversas publicações têm sido feitas mostrando a eficácia da substância nessa faixa etária.

Molusco contagioso

Essa infecção dermatológica está incluída entre as cinco doenças cutâneas mais prevalentes no mundo e representa a terceira infecção viral de pele mais comum em crianças. Seu causador, é um vírus que pertence à família Poxvírus (Poxviridae) e tem como hospedeiro exclusivo o ser humano.

As lesões se apresentam como pápulas arredondadas, firmes, de 2 a 5 mm, na cor da pele ou rosadas, com superfície brilhante e algumas vezes centro-umbilicadas, podendo ser únicas, múltiplas ou agrupadas. Geralmente, localizam-se na região genital, glúteos e coxas. Quando cursam com prurido, verifica-se trauma e sangramento, mas, na maioria das vezes, são assintomáticas. As lesões são autolimitadas, sendo que na maioria das pacientes dura de 6 a 9 meses, com resolução espontânea. Torna-se indispensável frisar que, quando ocorrem em crianças, as lesões genitais são geralmente autoinoculadas.

O tratamento está indicado quando as lesões são extensas ou quando existem sinais de complicações secundárias, como infecção ou conjuntivite, além de queixas estéticas. Quando a opção for tratamento, existem inúmeras alternativas terapêuticas utilizáveis, entre as quais medidas mecânicas, químicas, imunomoduladores e antivirais.

Na emergência, o mais importante é fazer um correto diagnóstico, avaliar a extensão das lesões, verificar a presença de infecções secundárias e identificar sangramento para instituir medidas de higiene adequadas, antibioticoterapia, se necessário, e controle de sangramento por escoriações em razão do prurido.

Líquen escleroso

O líquen escleroso (LE) é uma dermatose inflamatória crônica que tem preferência pela região genital, especialmente a feminina. Pode acometer todas as idades, mas tem distribuição obedecendo a dois picos, pré-puberal e na pós-menopausa. Representa 18% das lesões vulvares na infância. Sua fisiopatologia ainda não é bem esclarecida, entretanto, as evidências apontam o LE como doença autoimune geneticamente determinada.

Pode ser assintomático, porém frequentemente se apresenta com prurido e, algumas vezes, com queimação, sangramento, disúria e dor. Os sangramentos são habituais por conta da fragilidade cutânea. Em crianças, o envolvimento da região perianal pode levar a casos de constipação e dor ao evacuar. As lesões típicas desenham-se como manchas hipocrômicas, em alguns casos com hiperceratose, que podem coalescer em placas geralmente simétricas, escleróticas e planas. Outras lesões podem incluir fissuras, petéquias, púrpuras, erosões, ulcerações, edema e hiperpigmentação. Uma conformação clássica é a lesão em ampulheta ou em "8", que acomete simultaneamente as regiões vulvar e perianal. Esta última está presente em 30% dos casos.

O diagnóstico geralmente é clínico, devendo-se evitar biópsias. O LE não tem cura, mas pode ser bem controlado clinicamente, objetivando-se a recuperação da textura e da pigmentação da pele. A droga de escolha é um corticosteroide tópico. Em adultos, prefere-se o clobetasol ou a mometasona; mas em crianças deve-se utilizar drogas de menor potência. Devem ser orientados cuidados de higiene com sabonete neutro, calcinha de algodão e uso de loção hidratante após o banho, mantendo-se ambiente úmido ideal para cicatrização.

Úlceras vulvares

As principais etiologias de úlceras vulvares na infância são úlcera de Lipschütz, herpes e síndrome de Behçet, descritas no Quadro 2.

Prolapso de uretra

O prolapso uretral pode ser caracterizado por uma protrusão circular da uretra distal ao meato uretral externo. Não costuma causar sintomas, mas pode ocorrer sangramento indolor no tecido prolapsado. Distúrbios miccionais, como disúria e retenção urinária, são raros nessa faixa etária.

Quadro 2 Características das principais úlceras vulvares na infância

	Úlcera de Lipschütz	Herpes	Síndrome de Behçet
Etiologia	Vasculite local ou reação de hipersensibilidade a uma infecção viral ou bacteriana	Infecção causada pelo vírus herpes simplex ▪ Tipo 1: preferencialmente contato oral ▪ Tipo 2: principalmente lesões genitais	Vasculite sistêmica que acomete vasos arteriais e venosos de diferentes calibres
Epidemiologia	Crianças, adolescentes e mulheres jovens (< 20 anos), não sexualmente ativas	▪ Infecção neonatal: adquirida durante a gestação, o trabalho de parto ou pós-parto (manipulação por pessoas contaminadas) ▪ Autoinoculação a partir de lesão oral ▪ Investigar abuso sexual ▪ Período de incubação de 2-26 dias	▪ Adultos jovens de 20-40 anos de idade: episódica na maioria dos casos, mas pode cursar com história familiar positiva ▪ Incidência de 1/20 mil na criança

continua

Quadro 2 Características das principais úlceras vulvares na infância (*continuação*)

	Úlcera de Lipschütz	Herpes	Síndrome de Behçet
Úlcera genital	▪ Dolorosa, com diâmetro > 1 cm. Aguda e súbita, única ou múltiplas, profunda e bem delimitada, cor vermelho-violácea ▪ Base necrótica coberta com exsudado acinzentado ou escara aderente cinza-preta ▪ Localização: pequenos lábios, preferencialmente ▪ Aparência: simétrica (úlceras em espelho)	▪ Inicial: placa eritematosa com ardência e prurido ▪ Pequenas e múltiplas lesões bolhosas agrupadas que se rompem ▪ Pequenas úlceras dolorosas de fundo limpo ▪ Podem sangrar	▪ Dolorosa ▪ Presente em 75% das pacientes ▪ Tamanho: 2-30 mm ▪ Geralmente múltiplas e contíguas ▪ Base fibrosa ▪ Pode cursar com destruição dos lábios
Manifestações sistêmicas	▪ Pródromos: febre, mal-estar, amigdalite, linfadenopatia ▪ Lesões orais	▪ Pródromos: febre, cefaleia, mialgias e adinamia ▪ Micropoliadenomegalia regional, inguinal e femoral em 75% dos casos	▪ Febre e mal-estar ▪ Aftas orais ▪ Lesões cutâneas ▪ Lesões oculares ▪ Lesões neurológicas ▪ Vasculopatias ▪ Artrite ▪ Sintomas gastrointestinais

continua

Quadro 2 Características das principais úlceras vulvares na infância (*continuação*)

	Úlcera de Lipschütz	Herpes	Síndrome de Behçet
Evolução	Doença autolimitada. A cura espontânea da ulceração genital aguda ocorre em 2-6 semanas. Geralmente não deixa cicatrizes. Recorrências foram relatadas em aproximadamente 30-50% dos casos	▪ Doença autolimitada ▪ Evolução com cicatrização espontânea em 2 ou 3 semanas ▪ Períodos de recorrência a depender da imunidade da criança	▪ Períodos de exacerbações e remissões ▪ As aftas orais são recorrentes e podem curar espontaneamente em 1–3 semanas ou podem se apresentar como lesões persistentes e contínuas ▪ As úlceras genitais desaparecem em 2–3 semanas e podem deixar cicatrizes. Sua recorrência é pouco frequente
Diagnóstico	▪ IgM e IgG para Epstein-Barr ▪ Linfocitose com presença de linfócitos atípicos ▪ Elevação de enzimas hepáticas ▪ Biópsia: inespecífica (não deve ser realizada)	▪ Citologia (método de Tzank) ▪ PCR para o vírus coletado na lesão ▪ Sorologias IgG e IgM	▪ Critérios clínicos: úlceras orais recidivantes (≥ 3 em 1 ano); e ▪ Sinais: úlceras genitais recorrentes, lesões oculares, lesões cutâneas (presença de 2 sinais) ▪ Teste de patergia positivo
Tratamento	▪ Banhos de assento em água morna para limpeza suave e desbridamento das úlceras ▪ Anestésicos tópicos e analgésicos orais ▪ Corticosteroides tópicos ▪ Corticosteroides orais	▪ Analgésicos, antitérmicos e anti-inflamatórios ▪ Terapia antiviral (aciclovir, fanciclovir, valaciclovir), VO	▪ Referenciar para o reumatologista ▪ Corticosteroides tópicos ▪ Corticosteroides orais

IgG e IgM: imunoglobulinas; PCR: reação em cadeia da polimerase; VO: via oral.
Fonte: elaborado pelos autores.

O diagnóstico é clínico, baseado na anamnese e no exame físico. Tipicamente, observa-se massa vulvar em forma de "rosquinha", com eritema, edema e com a uretra no centro da massa. O tratamento é baseado em banhos de assento para reduzir a inflamação associados à aplicação de estrogênio tópico. Quando o prolapso não regride, a ressecção cirúrgica da mucosa prolapsada pode ser necessária.

Traumatismo vulvovaginal-perineal

Muitos dos sangramento genitais de causa orgânica na infância são causados por traumatismos, os quais podem ter diferentes etiologias.

Queda

A criança é naturalmente ativa e agitada, por isso tende a sofrer acidentes com frequência. Nessas ocasiões, podem ocorrer desde pequenos arranhões e hematomas até feridas maiores e lacerações na região vulvar e perineal, a depender do mecanismo do trauma. Essas ocorrências podem acometer apenas a pele e partes moles, mas também podem se estender aos componentes ósseos da pelve, além de lesões uretrais. A vulva, por ser o órgão mais exposto, recebe mais comumente os efeitos do trauma; por conta de seu coxim gorduroso e da rica vascularização, facilmente se formam hematomas nessa região. Os sangramentos são comuns nas lacerações teciduais envolvidas. Nos casos de envolvimento uretral, pode haver dificuldade para micção, podendo ser necessário sondar a paciente. A vagina pode ser acometida por penetração de objetos.

Os hematomas pequenos devem ser tratados com aplicação de bolsa de gelo local e os grandes, que distendem marcadamente a pele ou cursam com alteração hemodinâmica, devem ser abordados cirurgicamente; no caso de hematomas vaginais, os tampões auxiliam bastante a limitar a progressão. As lacerações vulvares superficiais permitem tratamento com antissepsia e medidas de higiene; porém lesões mais profundas e extensas sugerem a necessidade de sutura. Na vagina, as lacerações menores podem ser tratadas com substâncias hemostáticas (p. ex., Hemogin®) e as mais amplas necessitarão de abordagem cirúrgica.

Abuso sexual

Define-se abuso ou violência sexual na infância e adolescência como a situação em que a criança ou o adolescente são usados para satisfação sexual de um adulto ou adolescente mais velho, sob coação física ou psicológica. O diagnóstico deve ser feito por meio da anamnese detalhada e com bastante cautela. Devem-se colher informações a respeito de alterações comportamentais, sinais de depressão, choro fácil e demonstração de não querer estar com alguém específico. No exame físico da genitália externa, verifica-se se há rotura de hímen, eritema, equimoses e mordidas quando se suspeita de abuso sexual.

Em crianças, os relatos podem não ser muito claros, o que torna difícil confirmar a ocorrência do abuso. Se confirmado o abuso sexual, a pequena paciente deve ser encaminhada à terapia psicológica, bem como se devem avaliar os riscos envolvidos em cada caso e a necessidade de profilaxia para hepatite B, proteção medicamentosa contra as IST não virais, quimioprofilaxia para a infecção pelo vírus da imunodeficiência humana (HIV), além do encaminhamento ao Conselho Tutelar ou unidade judiciária especializada em infância e juventude. Não esquecer da coleta de sangue para estabelecer o *status* sorológico da vítima.

Vulvovaginites

A vulvovaginite é um processo inflamatório que frequentemente acomete a vulva e a vagina simultaneamente. Pode apresentar diversas causas, como infecciosas, alérgicas, irritativas, químicas, traumáticas, entre outras. Sua apresentação é muito variável; no entanto, habitualmente se expressa na forma de corrimento vaginal, prurido, ardor, odor, dor, sangramento e disúria. Em 70% dos casos, a vulvovaginite pediátrica é inespecífica, provocada principalmente por enterobactérias saprófitas. Nestas, nenhum agente etiológico específico é identificado, estando geralmente relacionadas a contaminação secundária local e precariedade de higiene fecal e urinária. Já as vulvovaginites específicas são causadas por agentes etiológicos determináveis, o que ocorre em aproximadamente 30% dos casos na infância. Embora alguns agentes possam ser de transmissão não sexual, quando presentes na infância a possibilidade de abuso sexual deve ser considerada.

Na vulvovaginite inespecífica, a sintomatologia é geralmente representada por corrimento tipicamente esverdeado, castanho ou amarelado, com odor fétido e pH vaginal de 4,7 a 6,5. Prurido, disúria, sensação de ardor ou queimação, edema e eritema vulvar podem acompanhar o quadro. *Escherichia coli* é a bactéria mais comumente encontrada, bem como *Streptococcus* beta-hemolítico e *Staphylococcus* coagulase-positivos. Entre as vulvovaginites específicas, *Gardnerella vaginalis* é o microrganismo mais frequentemente encontrado em crianças, seguido pela *Candida* sp. e *Trichomonas*.

O exame físico da genitália externa é suficiente na maioria das vezes para o diagnóstico. Exames complementares podem ser realizados, como bacterioscopia de secreção vaginal, ultrassonografia pélvica, exames de fezes e urina, e sorologias para IST quando necessário. O tratamento inclui a melhora da higiene local, com orientação específica de limpeza genital após o ato de evacuar e as micções; uso de roupas íntimas de algodão; banhos de assento; e antimicóticos e antibióticos específicos quando há infecção oportunista da vulva e vagina.

Infestação por parasitas (enterobíase ou oxiuríase)

É a helmintíase mais comum nos países desenvolvidos, causada pelo *Enterobius vermicularis*. Infesta principalmente o ceco e o reto. O parasita causa inflamação superficial na mucosa colônica e sintomas como náusea, cólica abdominal, tenesmo e puxo. Entretanto, o sintoma predominante é o intenso prurido anal, que piora à noite. Nas meninas, o verme pode migrar para a região genital e ser encontrado na vulva, uretra, vagina e até na cavidade peritoneal. Causa intenso prurido vulvar, corrimento e sangramento genital pelas escoriações ao coçar.

O diagnóstico da oxiuríase pode ser feito a partir de três técnicas simples:

a. procurar os vermes por inspeção da região perianal 2 a 3 horas após a criança ter adormecido;
b. pressionar a pele perianal com fita adesiva transparente para coletar ovos de *E. vermicularis* na primeira hora da manhã, procedendo à observação em microscopia direta. Esse método deve ser realizado em três manhãs consecutivas logo após a criança infectada acordar e antes de fazer qualquer higiene;
c. por conta do prurido anal, pode-se coletar amostras sob as unhas da criança para análise por microscopia. O tratamento é realizado utilizando-se anti-helmínticos orais (albendazol, mebendazol, pamoato de pirantel ou nitazoxanida).

Corpo estranho vaginal

Pode haver sangramento vaginal em crianças em virtude da presença de corpo estranho introduzido no interior da vagina. Esta ocorrência pode provocar sintomas inicialmente pelo trauma da introdução, com sangramento pelo ferimento causado, sendo que, a seguir, os sintomas evoluem para corrimento vaginal com pus e/ou sangue, odor fétido, coceira, queimação e disúria. Durante a anamnese, é importante a investigação sobre hábitos de manipulação da genitália e histórico de brincadeiras com objetos na região genital.

Para o diagnóstico, deve-se considerar história clínica completa e inspeção dos genitais, tornando-se muitas vezes indispensável a realização de vaginoscopia para a visualização do interior da vagina. Este exame pode ser realizado com o auxílio de otoscópio ou histeroscópio. Em crianças menos colaborativas, a abordagem deve prever sedação em local adequado. Pode-se, ainda, dispor de exames de imagem para auxiliar o diagnóstico. O tratamento será a remoção do corpo estranho, sempre que possível no momento da consulta ou através de histeroscopia quando necessário. Em alguns casos, pode-se utilizar a irrigação vaginal com sonda uretral e soro fisiológico, a qual já faz o diagnóstico e resolve a situação. Deve-se avaliar a necessidade do tratamento de infecções locais.

Tumores

Conforme sua composição histológica, aspecto clínico e comportamento, os tumores podem ser classificados em benignos ou malignos. A maioria dos tumores ginecológicos malignos nessa faixa etária tem origem no ovário (60 a 70%). Ao nível da vagina, salienta-se como subtipo típico da idade pediátrica o sarcoma botrioide; entretanto, sabe-se que os tumores do corpo, colo do útero e da vulva são incomuns em jovens. As características desses tumores são descritas no Quadro 3. O diagnóstico confirmatório é feito por meio de biópsia da lesão.

ATENDIMENTO MÉDICO NA EMERGÊNCIA

O médico que atende na emergência e se depara com sangramento vaginal na criança deve inicialmente buscar uma causa provável e depois, mensurar a gravidade do problema

Quadro 3 Tumores vaginais malignos na infância que cursam com sangramento genital

	Sarcoma botrioide	Tumor de células germinativas	Carcinoma de células claras
Etiologia	Proliferação associada a tecido muscular (rabdomiossarcoma)	Tumor do seio endodérmico ou do saco vitelínico	Ligado ao uso do dietilestilbestrol
Apresentação clínica	Lesões polipoides exteriorizando-se a partir da vagina com aspecto de cachos de uvas, associadas a hemorragia vaginal	Massa tumoral exteriorizando-se pelo introito vaginal	▪ Lesão precursora: adenose de vagina ▪ Lesão vegetante friável no terço superior da vagina, parede anterior que se exterioriza pelo introito vaginal
Evolução	▪ Extremamente agressivo ▪ Crescimento rápido ▪ Disseminação hematogênica e linfática	Metástases a distância	▪ Pode se estender até a endocérvice ▪ Maioria dos diagnósticos nos estádios I ou II ▪ Sobrevida de 90%

Fonte: elaborado pelos autores.

para que possa tranquilizar os pais e a paciente. Por fim, deve-se planejar o tratamento, iniciando medidas de suporte, solicitando os exames pertinentes e encaminhando para acompanhamento ambulatorial.

BIBLIOGRAFIA CONSULTADA

Almeida JAM, Oliveira VHB. Sangramento genital em crianças. In: Almeida JAM, Soares Júnior JM, Baracat EC. Ginecologia na infância e na adolescência. Rio de Janeiro: Atheneu, 2021.

American College of Obstetricians and Gynecologists. ACOG Committee on Gynecologic Practice: opinion no. 754: the utility of and indications for routine pelvic examination. Obstet Gynecol 2018 (reaffirmed 2020);132(4):e174-80.

Aribarg A, Phupong V. Vaginal bleeding in young children. Southeast Asian. J Trop Med Public Health. 2003;34:208.

Ballouhey Q, Galinier P, Gryn A, Grimaudo A, Pienkowski C, Fourcade L. Benefits of primary surgical resection for symptomatic urethral prolapse in children. J Pediatr Urol [Multicenter Study]. 2014;10(1):94-7.

Bhatt MD, Braga LH, Stein N, Terry J, Portwine C. Vaginal Yolk sac tumor in an infant: a case report and literature review of the last 30 years. J Pediatr Hematol Oncol. 2015;37:336-40.

Boroujeni NH, Handjani F, Saki N. CO2 laser treatment for warts in children: a case series. Dermatol Ther. 2020;33(3):e13414.

Bradley SH, Lawrence N, Steele C, Mohamed Z. Precocious puberty. BMJ. 2020;368:l6597.

Brasil. Estatuto da Criança e do Adolescente. Lei Federal nº 8.069/90, de 13 de julho de 1990. Dispõe sobre a proteção integral à criança e ao adolescente. Brasília: Ministério da Justiça, 2021.

Brito MF, Furtado VL, Guiotti IF, Teixeira AO, Guidotti Neto M, Teixeira EB. Síndrome de Behçet ou úlcera de Lipschütz: desafio diagnóstico. Femina. 2021;49(3):187-92.

Brito VN, Latronico AC, Arnhold IJ, Mendonça BB. Update on the etiology, diagnosis and therapeutic management of sexual precocity. Arq Bras Endocrinol Metabol. 2008;52(1):18-31.

Brito VN, Spinola-Castro AM, Kochi C, Kopacek C, Silva PC, Guerra-Junior GC. Central precocious puberty: revisiting the diagnosis and therapeutic management. Arch Endocrinol Metab. 2016;60(2):163-72.

Center for Disease Control and Prevention. Parasites. Disponível em: https://www.cdc.gov/parasites/az/index.html (acesso: 14 nov. 2019).

Chamlin SL, Haggstrom AN, Drolet BA, Baselga E, Frieden IJ, Garzon MC, et al. Multicenter prospective study of ulcerated hemangiomas. J Pediatr. 2007;151(6):684-9.

Cruz MA, Gomes NP, Campos LM, Estrela FM, Whitaker MCO, Lírio JGS. Impactos do abuso sexual na infância e adolescência: uma revisão integrativa. Cien Saude Colet. 2021;26(4):1369-80.

Decherney AH, Nathan L, Laufr N, Roman AS. Current diagnosis & treatment obstetrics & gynecology. 11th ed. New York: Graw-Hill; 2014.

Ebone P, Tonelli TS, Abeche AM, Accetta SG. Genital bleeding in prepubertal girls. Revista AMRIGS. 2020;64(1):143-8.

Ferreira OS, Santi CG. Líquen escleroso e atrófico vulvar na infância e na adolescência. In: Almeida JAM, Soares Júnior JM, Baracat EC. Ginecologia na infância e na adolescência. Rio de Janeiro: Atheneu, 2021.

Fischer G, Rogers M. Vulvar diseases in children: a clinical audit of 130 cases. Pediatr Dermatol. 2000;17:1-6.

French A, Emans SJ. Office evaluation of the child or adolescent. In: Emans SJ, Laufer MR, DiVasta A, eds. Emans, Laufer, Goldstein's Pediatric and Adolescent Gynecology. 7. ed. Wolters Kluwer, 2019. p. 3-22.

Fuqua JS. Treatment and outcomes of precocious puberty: an update. J Clin Endocrinol Metab. 2013;98:2198-207.

Gerlero P, Hernández-Martín Á. Actualización sobre el tratamiento de las verrugas vulgares en los niños. Actas Dermo-Sifiliográficas. 2016;107(7):551-8.

Hebert AA, Bhatia N, Del Rosso JQ. Molluscum contagiosum: epidemiology, considerations, treatment options, and therapeutic gaps. J Clin Aesthet Dermatol. 2023;16(8):4-11.

Heller ME, Savage MO, Dewhurst J. Vaginal bleeding in childhood: a review of 51 patients. Br J Obstet Gynaecol. 1978; 85:721.

Howell JO, Flowers D. Prepubertal vaginal bleeding: etiology, diagnostic approach, and management. Obstet Gynecol Surv. 2016;71:231-42.

Imai A, Furni T, Lida K, Tamaya T. Gynecologic tumors and symptoms in children and adolescence. Curr Opin Obstet Gynecol. 2001;13:469.

Instituto Nacional de Câncer José Alencar Gomes da Silva. ABC do câncer: abordagens básicas para o controle do câncer. 6. ed. rev. atual. Rio de Janeiro: INCA, 2020.

Kondamudi NP, Gupta A, Watkins A, Bertolotti A. Prepubertal girl with vaginal bleeding. J Emerg Med. 2014;46:769-71.

Latronico AC, Brito VN, Carel JC. Causes, diagnosis, and treatment of central precocious puberty. Lancet Diabetes Endocrinol. 2016;4(3):265-74.

Leis M, Singh A, Li C, Ahuwlia R, Fleming P, Lynde CW. Risk of vulvar squamous cell carcinoma in lichen sclerosus and lichen planus: a systematic review. J Obstet Gynaecol Can. 2022;44(2):182-92.

Magalhães MLC, Reis JTL. Perda sanguínea genital na Infância: In: Compêndio de ginecologia infanto juvenil – diagnóstico e tratamento. Rio de Janeiro: MEDSI, 2003. p. 223-28.

Mancini OP, Siqueira GC, Silva LCS. From etiology to treatment: a literature review of precocious puberty. Braz J Health Review. 2024;7(2):1-14.

Margioula-Siarkou C, Petousis S, Almperis A, Margioula-Siarkou G, Laganà AS, Kourti M, et al. Sarcoma botryoides: optimal therapeutic management and prognosis of an unfavorable malignant neoplasm of female children. Diagnostics (Basel). 2023;13(5):924.

Muram D, Levitt CJ, Frasier LD, Simmons KJ, Merritt DF. Genital injuries. J Pediatr Adolesc Gynecol. 2003;16:149.

Penello AM, Campos BC, Simão MS, Gonçalves MA, Souza PMT, Salles RS, et al. Genital herpes: review. J Bras Doenças Sex Transm 2010;22(2):64-72.

Romano ME. Prepubertal vulvovaginitis. Clin Obstet Gynecol. 2020; 63(3):479-85.

Sallum ACR, Leonhardt FD, Cervantes O, Abrahão M, Yazaki RK. Hyperthyroidism related to McCune-Albright syndrome: report of two cases and review of the literature. Arq Bras Endocrinol Metab. 2008;52-3.

Söderströstiöm HF, Carlsson A, Börjesson A, Elfving M. Vaginal bleeding in prepubertal girls: etiology and clinical management. J Pediatr Adolesc Gynecol. 2016;29:280-5.

Soriano-Guillen L, Argente J. Central precocious puberty, functional and tumor-related. Best Pract Res Clin Endocrinol Metab. 2019;33(3):101262.

Sperof L, Fritz M. Dysfunctional uterine bleeding. In: Sperof L, Fritz M. Clinical gynecologic endocrinology and infertility. Philadelphia: Lippincott Williams & Wilkins, 2005. p. 547-71.

Spitzer RF, Kives S, Caccia N, Ornstein M, Goia C, Allen LM. Retrospective review of unintentional female genital trauma at a pediatric referral center. Pediatr Emerg Care. 2008;24(12):831-5.

Vanhooteghem O, Müller G, de la Brassinne M. Anogenital condylomata in children. Practice guidelines for medical expertise. Rev Med Liege. 2007;62(3):151-4.

Zinns LE, Chuang JH, Posner JC, Paradise J. Vaginal bleeding. In: Bachur RG, Shaw KN, eds. Fleisher and Ludwigs textbook of pediatric emergency medicine. 7. ed. Philadelphia: Lippincott Williams & Wilkins, 2016.

14

Sangramento uterino anormal

Sônia Maria Rolim Rosa Lima
Sostenes Postigo

CONCEITO E EPIDEMIOLOGIA

O sangramento uterino anormal (SUA) é definido como perda menstrual excessiva, caracterizada por modificações na frequência, duração, regularidade e/ou quantidade do fluxo sanguíneo, podendo ter substrato orgânico ou de natureza disfuncional. Esta condição pode ser crônica, quando as alterações menstruais persistem por mais de seis meses, ou aguda, quando ocorre perda intensa de sangue requerendo intervenção imediata.

O SUA é uma das principais razões de procura por atendimento ginecológico, sendo considerado a principal causa de anemia por deficiência de ferro em mulheres em idade fértil, com repercussões na saúde física, social, emocional, material e qualidade de vida, que podem ocorrer isoladamente ou em combinação com outros sintomas. Além disso, é responsável por cerca de dois terços das histerectomias. O impacto mundial do SUA nos anos reprodutivos é substancial, sendo que aproximadamente um terço das mulheres serão afetadas em alguma fase da vida, com maior prevalência na adolescência e na quinta década de vida e variações de acordo com o país de origem. As evidências disponíveis sugerem que aproximadamente metade dessas mulheres não procura cuidados médicos, mesmo tendo acesso ao serviço de saúde.

As causas de SUA estão descritas na Figura 1 e o Quadro 1 destaca o diagnóstico das causas não estruturais.

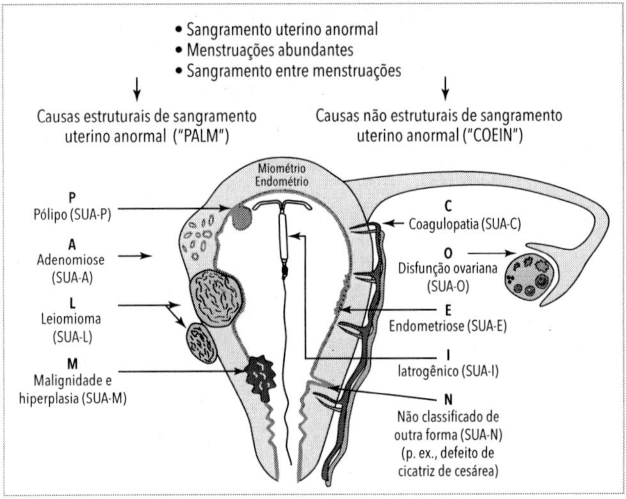

Figura 1 Classificação do sangramento uterino anormal (SUA) em causas estruturais ("PALM") e não estruturais ("COEIN"), segundo a Federação Internacional de Ginecologia e Obstetrícia (FIGO).

Quadro 1 Sangramento uterino de causas não estruturais

Provocado por disfunção hormonal, sem causa orgânica demonstrável (genital ou extragenital): diagnóstico de exclusão

↓

Concentrações séricas inadequadas de estrogênio e/ou progesterona

↓

Alterações – reepitelização e/ou descamação endometrial

Fonte: SMRRL-DOGI-SCSP.

SISTEMA DE CLASSIFICAÇÃO DOS DISTÚRBIOS OVULATÓRIOS

A nova classificação da Federação Internacional de Ginecologia e Obstetrícia (FIGO) inclui distúrbios ovulatórios categorizados em quatro grupos: tipo I – hipotalâmico; tipo II – hipófise; tipo III – ovariano; e tipo IV – síndrome dos ovários policísticos (SOP) (Figura 2). O sistema é conhecido pela sigla HyPO-P, em que a SOP é separado das outras três categorias, reconhecendo que não reside em uma única localização anatômica.

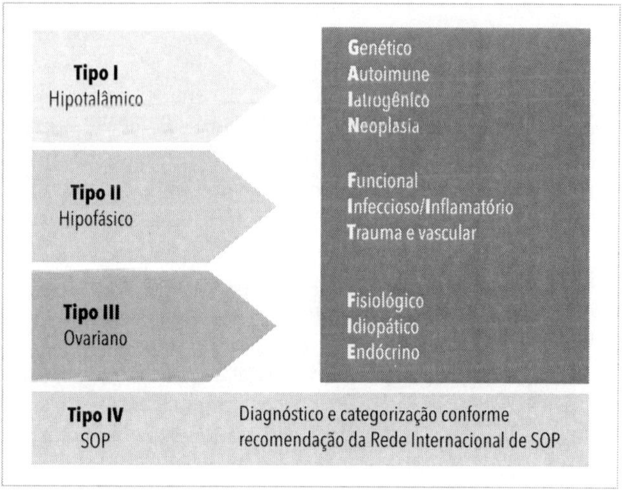

Figura 2 Representação gráfica do sistema de classificação de distúrbios ovulatórios proposto pela Federação Internacional de Ginecologia e Obstetrícia (FIGO).

SOP: síndrome dos ovários policísticos.

O novo sistema tem utilidade prática e fornece uma segunda camada, ou subclassificação, para cada uma das três entidades anatomicamente definidas, incluindo categorias fisiopatológicas discretas. Para ser categorizada por ele a paciente deve ser identificada como portadora de um distúrbio ovulatório.

Uma vez que um distúrbio ovulatório foi diagnosticado, a classificação é feita em três estratos básicos. O primeiro nível é a categorização por uma das quatro categorias primárias já mencionadas. O segundo nível requer atribuição a uma anormalidade anatomicamente conhecida ou suspeita. O terceiro nível identifica a entidade específica que causa ou contribui para o distúrbio ovulatório. A categorização nesses níveis requer que o clínico realize investigações apropriadas para encontrar o local e o mecanismo subjacente que presumidamente contribui para a disfunção ovulatória. Por exemplo, uma paciente com menstruações irregulares e infrequentes, galactorreia, prolactina elevada e imagem de ressonância magnética (RM) demonstrando um tumor hipofisário seria categorizada como tipo 2 – N (neoplasia hipofisária).

O sistema FIGO HyPO-P para a classificação de distúrbios ovulatórios foi projetado como um padrão mundial para harmonizar definições e categorias, de modo que deve orientar o atendimento clínico, facilitar a educação de pacientes residentes e melhorar a capacidade da pesquisa básica, translacional, clínica e epidemiológica para avançar o conhecimento sobre distúrbios ovulatórios, seu diagnóstico e seu tratamento. Revisões futuras devem ser realizadas regularmente para seu aprimoramento.

DIAGNÓSTICO

Avaliação inicial

Verificar sinais de hipovolemia e potencial instabilidade hemodinâmica. A possibilidade de fatores simultâneos que estão levando ao sangramento sempre deve ser considerada.

Na anamnese, deve-se ter sempre em mente que o diagnóstico decorrente das alterações da função ovariana é de **exclusão**. O primeiro passo na realização de anamnese é dar atenção para a história menstrual prévia. O estabelecimento de um bom relacionamento é imprescindível para a investigação de situações de vida, conflitos, estresse, alterações emocionais, exercícios físicos e ganho ou perda de peso, que também devem ser inquiridos. Uma possível gestação deve sempre ser levada em consideração e excluída.

Doenças endócrinas, do fígado ou dos rins, trombocitopenia e anticoagulantes estao associados à menorragia,

Dispositivos intrauterinos (DIU), com ou sem hormônio, e contracepção hormonal geralmente causam sangramento intermenstrual, especialmente os hormonais (anticoncepcionais, "pílula do dia seguinte"), bem como drogas como sulpirida, metoclopramida, ácido acetilsalicílico (AAS), tranquilizantes, entre outras.

As questões sugeridas a seguir podem ser formuladas:

- Existem sintomas de ovulação, como sensibilidade mamária, dor pélvica, aumento da secreção vaginal?
- Quando teve início o sangramento?
- Ocorreram fatores precipitantes, como trauma?
- Qual é a natureza do sangramento (frequência, duração, volume, relação com atividades como o coito)?
- Existem sintomas associados?
- Há história pessoal ou familiar de distúrbio de sangramento?

- Há alguma doença sistêmica ou ingestão habitual de qualquer medicação?
- Há relação com o coito?
- Houve uma mudança de peso ou crescimento de pelos?

Exame físico

O peso, a altura e o cálculo do índice de massa corporal (IMC) podem guiar a investigação para os quadros de disfunção hipotálamo-hipofisária, assim como anovulação crônica. A avaliação da anatomia externa e interna do trato genital é crucial para identificar as causas anatômicas do SUA. Um diagnóstico não pode ser firmemente estabelecido e um plano de tratamento não deve ser instituído sem exames especular e pélvico, verificando se há local de sangramento na vulva, na vagina, no colo do útero, na uretra ou no ânus.

- Exame de toque: avaliar tamanho, contorno e textura do útero, o que pode sugerir a presença de miomas, adenomiose, gravidez ou infecção. Examinar os anexos para descartar a presença de tumores. Avaliar a dor presente em quadros infecciosos e na endometriose.
- Sinais de doença sistêmica: febre, equimoses, aumento da glândula tireoide ou evidência de hiperandrogenismo (hirsutismo, acne, clitoromegalia ou calvície de padrão masculino). A *acantose nigricans* ocorre nos casos de resistência à insulina e anovulação, e a galactorreia (secreção mamilar bilateral leitosa) ocorre em mulheres com hiperprolactinemia.

  O sangramento pode estar presente e, mesmo em pequena quantidade, não deve ser desvalorizado, pois pode ser que esteja ocorrendo há muitos dias, cursando para casos graves de anemia, em que sinais clínicos de hipovolemia (dispneia, taquicardia, taquiesfigmia) podem estar presentes.

Diagnósticos subsidiários

Em geral, devem ser direcionados de acordo com os achados da anamnese e do exame físico, podendo incluir dosagem das gonadotrofinas coriônicas, hematócrito/hemoglobina, tempo parcial de tromboplastina (PTT), tempo de protrombina (PT), fator VIII, atividade do antígeno do fator de von Willebrand, dosagens séricas de prolactina e hormônio tireoide-estimulante (TSH), perfil androgênico para aquelas com suspeita de síndromes hiperandrogênicas. Testes para *Neisseria gonorrhoeae* e *Chlamydia trachomatis* devem ser realizados em casos de cervicite, secreção purulenta vaginal e/ou sensibilidade pélvica. Caso haja corrimento vaginal, também deve ser pesquisada *Trichomonas vaginalis*, entre outros.

- Exames de imagem: ultrassonografias (USG) por vias transabdominal e transvaginal podem demonstrar miomas subserosos e intramiometriais, espessamento do eco endometrial, pólipos, miomas submucosos, adenomiose, neoplasias de ovário (cistos funcionais ou tumores). A via de preferência é a transvaginal.
- Histeroscopia e histerossonografia (USG com infusão salina): a histeroscopia é considerada o padrão-ouro para diagnóstico do SUA e é indicada caso haja suspeita de anormalidades estruturais no exame de USG ou USG com infusão salina (histerossonografia).
- Ressonância magnética (RM) e tomografia computadorizada (TC): dependem da suspeita clínica.

Nos Quadros 2 a 5, estão resumidas as orientações para diagnóstico de acordo com a faixa etária.

Quadro 2 Abordagem do sangramento uterino anormal entre menarca e menopausa

História e exame físico → Excluir causas não uterinas
→ Excluir gestação
→ Excluir lesões ou traumas

Agudo	Irregular	Menorragia	Associado ao uso de AC oral, DIU, progestógenos

- Avaliar o impacto da perda sanguínea
- Dosar concentrações séricas de hemoglobina
- Tipo de sangramento
- Hemoglobina < 7,0 g/dL
- Independentemente do tipo de sangramento

↓

INTERNAÇÃO

AC: anticoncepcional; DIU: dispositivo intrauterino.
Fonte: SMRRL-DOGI-SCSP.

Quadro 3 Diagnóstico do sangramento uterino anormal na puberdade

- Anamnese
- Exame físico geral
- Exame físico ginecológico: lesões ou traumas
- Exames complementares laboratoriais
  - Teste de gravidez, hemograma completo
  - Prolactina, testosterona total, SDHEA, FSH, LH e T4 livre
  - Coagulograma, função hepática e creatinina
  - Ultrassonografia

Causa mais frequente: imaturidade do eixo HHO

Fonte: SMRRL-DOGI-SCSP.
FSH: hormônio folículo-estimulante; HHO: hipotálamo-hipófise-ovários; LH: hormônio luteinizante; SDHEA: sulfato de de-hidroepiandrosterona.

Quadro 4 Diagnóstico do sangramento uterino anormal na menacme

- Anamnese
  - Infertilidade, hiperandrogenismo, galactorreia
- Exame físico
  - Geral e ginecológico
- Colposcopia, colpocitologia oncótica
- Dosagens hormonais
  - TSH, prolactina
  - FSH, LH
  - Testosterona total e livres, SDHEA, 17-alfa-OHP
  - Insulina/glicemia jejum
- Ultrassonografia transvaginal
- Histeroscopia + biópsia
- Curetagem de prova

Fonte: SMRRL-DOGI-SCSP.

Quadro 5 Diagnóstico do sangramento uterino anormal no climatério

- Anamnese
- Exame físico (geral e ginecológico)
- Ultrassonografia transvaginal
- Histeroscopia + biópsia
- Curetagem de prova

Diagnóstico diferencial: câncer genital

Fonte: SMRRL-DOGI-SCSP.

TRATAMENTO

O tratamento hormonal deverá ser o primeiro a ser instituído visando à estimulação e à proliferação do endométrio para futura descamação ordenada e sequencial (Quadro 6). Indicam-se a curetagem uterina e, se possível, a histeroscopia

Quadro 6 Tratamento do sangramento uterino anormal na fase aguda

1. Etinilestradiol 2 mg + acetato de noretisterona 0,01 mg – 1 cp/dia, a cada 8 h, por 7 dias

e/ou

2. ACO (0,030) – 1 cp, a cada 8 h, por 7 dias
3. Ácido tranexâmico – 3×/dia, por 5 dias
   máximo: 1,5 g, VO ou 10 mg/kg, EV (600 mg/dose)

Parada do sangramento: < 72 h

Fonte: SMRRL-DOGI-SCSP.
ACO: anticoncepcional oral; EV: via endovenosa; VO: via oral.

diagnóstica com biópsia como medidas obrigatórias para as pacientes na perimenopausa.

Caso não ocorra a parada do sangramento, deve-se suspeitar de causa orgânica não diagnosticada, sendo então indicadas USG pélvica ou transvaginal, histeroscopia ou curetagem uterina.

- Antieméticos podem ser utilizados, visto que os esteroides sexuais em altas doses, como se recomenda, podem causar enjoo e/ou vômitos.
- Anti-inflamatórios não esteroides (AINE) reduzem sensivelmente a perda sanguínea e as cólicas, equiparando-se aos progestógenos.
- Antifibrinolíticos: a posologia máxima recomendada de ácido tranexâmico é de 1 g a cada 6 horas. Encontrado em apresentação comercial de 250 e 500 mg.
- Ferro (via endovenosa ou oral): medicação complementar visando à correção da anemia presente.

Por ocasião da alta, o tratamento de manutenção deverá ser instituído (Quadros 7 a 10).

Quadro 7 Sangramento uterino anormal para corrigir a deficiência da progesterona

- **Após deprivação:** ACO (0,030 mg) 1 cp/dia, por 21 dias e pausa 7 dias, durante 3-6 ciclos
  ou
  Transdérmico: norelgestromina + etinilestradiol (seguir posologia de bula)
  ou
  Anel vaginal: etonogestrel + etinilestradiol (seguir posologia de bula)
- **Após 3-6 ciclos**, caso **não** haja necessidade de contracepção: progestógenos do 15º ao 25º dia do ciclo

Período de tratamento: 6 meses – 1 ano

Fonte: SMRRL-DOGI-SCSP.

Quadro 8 Tratamento de manutenção do sangramento uterino anormal nos casos de contraindicação aos anticoncepcionais

- Progesterona micronizada 200 mg/dia, VO ou vaginal
- Didrogesterona 10 mg/dia, VO
- Acetato de medroxiprogesterona 10 mg/dia, VO
- Acetato de nomegestrol 5 mg/dia, VO
- Noretisterona 0,7 mg/dia, VO
- Acetato de noretisterona 1 mg/dia, VO

10-14 dias/mês

VO: via oral.
Fonte: SMRRL-DOGI-SCSP.

Quadro 9 Tratamento de manutenção do sangramento uterino anormal com anti-inflamatórios não esteroides (AINE)

Mais utilizados:	
▪ Ácido mefenâmico 500 mg, a cada 8 h	3-5 dias
▪ Ibuprofeno 400 mg, a cada 8 h	
▪ Diclofenaco sódico 100 mg, a cada 8 h	
▪ Naproxeno sódico 275 mg, a cada 6 h	

Atenção: excreção renal. Dose deve ser reduzida e utilizada com cautela em casos de alterações plaquetárias, insuficiência renal, hipertensão arterial, idade avançada, diabetes *mellitus*, insuficiência hepática e coronariopatias

Fonte: SMRRL-DOGI-SCSP.

Quadro 10 Tratamento de manutenção do sangramento uterino anormal causado por adenomiose

- **Dispositivo intrauterino (DIU)** com liberação de progestógenos (levonorgestrel): permite o controle do sangramento por ação direta do progestógeno no endométrio, podendo determinar atrofia e, em muitos, casos amenorreia

Fonte: Lima, 2013; SMRRL-DOGI-SCSP.

CONSIDERAÇÕES FINAIS

- O sangramento uterino anormal pode ser causado por grande variedade de doenças locais e sistêmicas ou estar relacionado ao uso de drogas.
- O ciclo menstrual normal varia de 24 a 38 dias, com sangramento de dois a oito dias, e o fluxo abaixo de 80 mL/ciclo. O sangramento fora desses parâmetros é considerado anormal. É importante sempre ter em mãos o calendário menstrual para ter conhecimento do que é normal para cada paciente.
- A menstruação cíclica previsível quase sempre reflete ovulação regular, enquanto ciclos fora desse intervalo ou que variam de duração por mais de 10 dias tendem a ser anovulatórios.
- Entre as causas mais comuns de anovulação crônica, estão síndrome dos ovários policísticos, resistência à insulina, disfunção hipotálamo-hipofisária, hipotireoidismo, hiperprolactinemia, hiperplasia adrenal, tumores produtores de androgênios e lesões hipotálamo-hipofisárias.
- Toda mulher com sangramento uterino anormal deve ter história e exame físico completos. Deve-se avaliar a frequência, a duração e o volume de sangramento uterino

anormal, bem como a presença de sintomas associados e fatores precipitantes.

- Exame físico geral, bem como exame da anatomia externa e interna do trato genital feminino por meio de espéculo e exame bimanual, deve ser realizado visando excluir lesões anatômicas ou sinais de doenças sistêmicas que possam estar causando sangramento uterino anormal.
- Teste de gravidez e rastreamento do câncer de colo uterino devem ser realizados em todas as mulheres.
- Mulheres com risco para câncer endometrial devem ser submetidas à biópsia endometrial.
- O exame de ultrassonografia é o mais indicado para o diagnóstico de miomas submucosos, pólipos endometriais e adenomiose como causas potenciais de sangramento uterino anormal.
- Testes adicionais deverão ser realizados na dependência de informações obtidas na história e no exame físico.
- Em raras situações em que a terapia hormonal está contraindicada ou a hemorragia é excessiva e incontrolável, o uso de análogos do hormônio liberador de gonadotrofina (GnRH) pode ser indicado como terapêutica no curto prazo, pois sua administração suprime a secreção de gonadotrofinas e a subsequente secreção de estradiol, levando à amenorreia. Essa também pode ser uma opção para pacientes com insuficiência renal, discrasia sanguínea e irregularidade menstrual pós-transplante de órgãos (em que a toxicidade das drogas imunossupressoras torna o uso de esteroides menos favorável).
- O tratamento poderá ser clínico ou cirúrgico a depender da causa do sangramento.

BIBLIOGRAFIA CONSULTADA

ACOG committee opinion no. 557: management of acute abnormal uterine bleeding in nonpregnant reproductive-aged women. Obstet Gynecol. 2013;121(4):891-6.

Borhart J. Emergency department management of vaginal bleeding in the nonpregnant patient. Emerg Med Pract. 2013;15(8):1-20.

Bradley LD, Gueye NA. The medical management of abnormal uterine bleeding in reproductive-aged women. Am J Obstet Gynecol. 2016;214(1):31-44.

Ely JW, Kennedy CM, Clark EC, Bowdler NC. Abnormal uterine bleeding: a management algorithm. J Am Board Fam Med. 2006;19(6): 590-602.

Federação Brasileira das Associações de Ginecologia e Obstetrícia. Sangramento uterino anormal. São Paulo: Febrasgo, 2021. (Protocolos Febrasgo--Ginecologia, n. 28.

Lima SMRR. Sangramento uterino disfuncional. In: Aldrighi JM, Oliveira VM, Oliveira AL. Ginecologia: fundamentos e avanços, propedêutica, diagnóstico e tratamento – vol. 1. São Paulo: Atheneu; 2013. p. 185-96.

Munro MG, Balen AH, Cho S, Critchley HOD, Díaz I, Ferriani R, et al. The FIGO ovulatory disorders classification system. Int J Gynaecol Obstet. 2022;159(1):1-20.

Munro MG, Critchley HO, Broder MS, Fraser IS; FIGO Working Group on Menstrual Disorders. FIGO classification system (PALM-COEIN) for causes of abnormal uterine bleeding in nongravid women of reproductive age. Int J Gynaecol Obstet. 2011;113(1):3-13.

Munro MG, Critchley HOD, Fraser IS; FIGO Menstrual Disorders Committee. The two FIGO systems for normal and abnormal uterine bleeding symptoms and classification of causes of abnormal uterine bleeding in the reproductive years: 2018 revisions. Int J Gynaecol Obstet. 2018;143(3):393-408.

15

Aspectos técnicos do atendimento das pacientes vítimas de violência sexual

Soraia de Carvalho
Sônia Maria Rolim Rosa Lima
Adriana Bittencourt Campaner

INTRODUÇÃO

O atendimento às pacientes vítimas de violência sexual tem orientações muito bem estruturadas pelo Ministério da Saúde (MS). Recomenda-se que o atendimento seja realizado até 72 horas após a agressão por conta da maior eficácia das medidas profiláticas. Esse protocolo deve ser implantado no pronto-socorro de ginecologia e obstetrícia ao se receber a paciente agredida sexualmente. Um profissional da medicina ou da enfermagem deve acolhê-la a fim de garantir a necessária privacidade durante o atendimento, estabelecendo um ambiente de confiança e respeito para proceder à anamnese e ao preenchimento da ficha padronizada pelo MS.

Coexistem no Brasil diferentes fluxos de atendimento a pessoas em situação de violência sexual, todos levando em conta a preservação de informações e vestígios da agressão. São eles:

- Quando a pessoa procura inicialmente o sistema de segurança pública: todas as informações da ocorrência são registradas e a pessoa é encaminhada aos órgãos de medicina legal para realização da perícia e, em seguida, direcionada ao sistema de saúde para os cuidados pertinentes.

- Quando a pessoa procura inicialmente o sistema de saúde: nesse caso, não é necessário o registro de boletim de ocorrência (BO) para o atendimento. Se a pessoa não deseja registrar o BO, sua vontade deverá ser respeitada, sem prejuízo do atendimento integral à saúde ou das orientações necessárias sobre seus direitos. Ainda assim, a equipe de saúde deve orientar todas as vítimas sobre a importância de se registrar o BO, pois esse é um direito de cidadania e contribui para o enfrentamento da impunidade do agressor.

É sempre bom lembrar que o serviço de saúde não substitui a função e a atribuição da segurança pública, como a medicina legal, posto que atuam de formas complementares e integradas. É importante registrar que não haverá formalização de laudo pericial pelo profissional do Sistema Único de Saúde (SUS), mas somente a realização de exame físico e descrição de lesões e de registro.

COLETA DE INFORMAÇÕES E VESTÍGIOS

Em relação às informações e à coleta de vestígios, uma norma técnica do MS de 2012 e o Decreto Presidencial nº 7.958, de 13 de março de 2013, dispõem sobre os registros que devem constar em prontuário, a saber:

- Local, dia e hora aproximados da violência sexual e do atendimento médico no hospital de referência.
- História clínica detalhada, com dados sobre a violência sofrida.
- Tipo(s) de violência sexual sofrida(s).
- Forma(s) de constrangimento empregada(s).
- Tipificação e número de agressores.

- Exame físico completo, inclusive exames ginecológico e urológico, incluindo registro da presença ou ausência de sinais e sintomas de infecções sexualmente transmissíveis (IST), como leucorreias, lesões verrucosas, lesões ulceradas etc.
- Descrição minuciosa das lesões, com indicação da temporalidade e localização específica.
- Descrição minuciosa de vestígios e outros achados no exame.
- Identificação dos profissionais que atenderam a vítima, com letra legível e assinatura.
- Preenchimento da Ficha de Notificação Compulsória de violência doméstica, sexual e outras violências.

O exame físico deve ser cuidadoso na busca por lesões, hematomas e traumas (Quadro 1), realizado de modo sistemático, procedendo ao registro adequado em prontuário. O exame da genitália deve ser minucioso, especialmente no que diz respeito à procura por sinais de trauma. Cabem ao profissional da medicina a realização do exame físico, a descrição das lesões e o registro de informações, bem como a coleta de vestígios, com o consentimento da mulher. Se a mulher em situação de violência decidir posteriormente pelo registro policial, tais informações e materiais são encaminhados à autoridade policial quando requisitado.

A coleta de secreção vaginal para pesquisa de espermatozoides e exame de DNA do agressor deve ser feita com a vítima em posição ginecológica. Deve-se priorizar a coleta de secreção, e não da parede mucosa. Recomenda-se a utilização de espéculo, preferencialmente descartável, sem a presença de materiais lubrificantes. A coleta deverá ser realizada utilizando-se *swab* esterilizados, de haste longa e flexível. A secreção coletada nos *swabs*, destinados ao exame de DNA deverão ser transferidas imediatamente para dois papéis filtro.

Quadro 1 Lesões corporais mais frequentemente observadas em casos de violência sexual

Região		Possível lesão
Craniana	Couro cabeludo	Equimose, escoriação, edema traumático e ferida contusa
	Face	Fratura (malar, mentoniana e nasal), marca de mordida, escoriação, equimose facial e edema traumático
	Olhos	Equimose periorbitária (olho roxo), equimose da esclerótica (hemorragia em esclera) e edema traumático
	Orelhas	Equimose, escoriação e edema traumático
	Boca	Equimose labial, equimose intraoral, escoriação, marca de mordida, fratura e trauma dentário
Cervical	Externa	Marca de mordida, equimose por sucção, equimose e escoriação
	Interna	Trauma laríngeo, alteração na voz (rouquidão, disfonia) e dificuldade de deglutição
Torácica e abdominal		Equimose, equimose por sucção, escoriação, marca de mordida e corpos estranhos presentes na pele (terra, graveto etc.)
Mamária		Marcas de mordida ou sucção, equimose, escoriação e laceração dos mamilos
Membros superiores		Equimose (especialmente nos antebraços e mãos), lesões de defesa, escoriação, edema traumático e fraturas
Mãos		Equimose, escoriação, edema traumático e fratura
Membros inferiores		Equimose (especialmente nas faces mediais das coxas), lesões de defesa, escoriação, marca de mordida e edema traumático

continua

Quadro 1 Lesões corporais mais frequentemente observadas em casos de violência sexual (*continuação*)

Região	Possível lesão
Genital	Equimose, escoriação, edema traumático e rotura himenal
Anal	Equimose, escoriação, edema traumático, laceração e dilatação

Fonte: Brasil, 2015b.

Após a avaliação inicial, devem ser colhidos os seguintes exames: anti-vírus da imunodeficiência humana (anti-HIV), hepatites B (HbsAG e anti-Hbs) e C, sífilis, transaminases, hemograma e beta-hCG (para mulheres em idade fértil). Para os exames de HIV, hepatite B e sífilis, deve-se utilizar testes rápidos quando possível. O médico deve realizar as seguintes profilaxias necessárias: de gravidez (anticoncepção de emergência – AE), IST, hepatite B e profilaxia antirretroviral para aids.

ANTICONCEPÇÃO DE EMERGÊNCIA

A AE está indicada para todas as adolescentes (que já apresentem sinais de puberdade) e/ou mulheres que ainda não estejam na menopausa que tenham sofrido violência sexual por meio de contato certo ou duvidoso com sêmen, independentemente do período do ciclo menstrual em que se encontrem. Nos casos de prática de ato libidinoso em que não haja possibilidade de contato de sêmen com a região genital da mulher, a AE é desnecessária. Quando há relato de uso prévio de contraceptivo de elevada eficácia, seu uso também é desnecessário porém deve-se considerar o estado de orientação e concentração da pessoa em função do trauma causado pelo abuso. Na dúvida em relação ao tipo de prática sexual aplicada, deve-se considerar o uso.

A administração da AE deve ser feita o mais precocemente possível, dentro das primeiras 72 horas após o abuso, sendo recomendada a via oral (Tabela 1). Antieméticos poderão ser utilizados, mas deve-se repetir a dose se o vômito acontecer nas primeiras duas horas após a administração. Se persistirem os vômitos ou se a pessoa estiver inconsciente, a via vaginal está recomendada.

Tabela 1 Métodos de anticoncepção de emergência hormonal

Método	Dose	Via	Posologia
Levonorgestrel (1ª escolha)	0,75 mg	Oral	2 cp, dose única
	1,5 mg		1 cp, dose única
Anticonceptivos hormonais orais combinados (2ª escolha)	etinilestradiol 0,05 mg + levonorgestrel 0,25 mg	Oral	2 cp, a cada 12 h (total: 4 cp)
	etinilestradiol 0,03 mg + levonorgestrel 0,15 mg		4 cp, a cada 12 h (total: 8 cp)

Fonte: Brasil, 2012.

PROFILAXIA DAS INFECÇÕES SEXUALMENTE TRANSMISSÍVEIS

Algumas IST virais, como as infecções por herpes simples e pelo papilomavírus humano (HPV), ainda não possuem profilaxia para situações de violência.

A profilaxia de IST não virais em mulheres que sofreram violência sexual visa aos agentes mais prevalentes e de repercussão clínica mais relevante. Está indicada nas situações de exposição com risco de transmissão desses agentes, independentemente da presença ou da gravidade das lesões físicas e da idade da mulher.

Não é possível estabelecer com exatidão o tempo-limite para a introdução dessa profilaxia em situações de violência sexual, podendo ser postergada a critério do profissional de saúde da mulher. Os esquemas recomendados de profilaxia para mulheres adultas, crianças e adolescentes estão descritos na Tabela 2.

Tabela 2 Profilaxia das infecções sexualmente transmissíveis (IST) não virais em vítimas de violência sexual

Infecção	Medicação	Posologia	
		Adultas e adolescentes > 45 kg, incluindo gestantes	Crianças e adolescentes com < 45 kg
Sífilis	Penicilina G benzatina	2.400.000 UI, IM (1.200.000 UI em cada glúteo)	50.000 UI/kg, IM, dose única (dose máxima total: 2.400.000 UI)
Gonorreia	Ceftriaxona	500 mg, 2 cp, VO, dose única	125 mg, IM, dose única
Infecção por clamídia	Azitromicina	500 mg, 2 cp, VO, dose única (dose total: 1 g)	20 mg/kg de peso, VO, dose única (dose máxima total: 1 g)
Tricomoníase	Secnidazol	1 g, 2 cp, VO, dose única (dose total: 2 g)	15 mg/kg/dia, divididos em 3 doses/dia, por 7 dias (dose diária máxima: 2 g)

IM: intramuscular; VO: via oral.
Fonte: Brasil, 2015a.

A azitromicina recomendada para prevenção da clamídia também é uma medicação efetiva para a prevenção de gonococcia, embora não seja a primeira escolha. Dessa maneira, na falta de ceftriaxona, o uso de penicilina associada à azitromicina já seria razoável, principalmente naquelas pacientes com problemas gástricos. Caso seja feita a opção por medicações orais, recomenda-se a realização da profilaxia para IST em, no máximo, duas semanas após a violência sexual.

Pelo baixo impacto da tricomoníase na saúde da mulher e pelo fato de a administração profilática de metronidazol ou suas alternativas apresentar reações adversas e interação medicamentosa significativa, o uso desse medicamento é facultativo e pode ser postergado. O uso de quinolonas é contraindicado em crianças e adolescentes com peso abaixo de 45 kg. A gravidez, em qualquer idade gestacional, não contraindica esquema profilático com eritromicina. Já o ciprofloxacino está contraindicado durante a gestação e o metronidazol ou alternativa devem ser evitados durante o primeiro trimestre da gravidez. Além disso, em pessoas com história comprovada de hipersensibilidade aos medicamentos de primeira escolha, em especial à penicilina, deve-se utilizar alternativas de profilaxia. As drogas de primeira escolha poderão ser substituídas por alternativas em caso de contraindicação (Tabela 3).

Tabela 3 Esquema alternativo para a profilaxia das infecções sexualmente transmissíveis (IST) não virais

Medicação	Adultos	Crianças e adolescentes
Estearato de eritromicina*	500 mg, VO, a cada 6 h, por 15 dias Sífilis ou clamídia: por 7 dias	50 mg/kg/dia, VO, a cada 6 h, por 15 dias (sífilis/clamídia)
Ciprofloxacina**	500 mg, VO, dose única	Contraindicado

VO: via oral.
*O uso de eritromicina pode acarretar significativos efeitos colaterais, como intolerância gastrointestinal.
**Contraindicado em grávidas.
Fonte: Brasil, 2006.

A vítima de abuso sexual deve ser orientada também quanto ao uso de preservativo nas relações sexuais subsequentes à violência, ao menos até que sejam descartadas possíveis contaminações.

Profilaxia de hepatite B

A imunoprofilaxia contra hepatite B deve ser considerada nos casos em que haja suspeita ou confirmação de exposição da vítima ao sêmen, ao sangue ou a outros fluidos do agressor. Pessoas com esquema vacinal completo não necessitam de reforço ou de imunoglobulina humana anti-hepatite B (IGHAHB). Nos casos em que não haja contato com fluidos ou em que o agressor faça uso de preservativo durante todo o ato de violência sexual, a imunoprofilaxia contra hepatite B não está recomendada.

O início da profilaxia está indicado nos casos de dúvida, desconhecimento do estado vacinal ou esquema vacinal incompleto, e não deve estar condicionado a coleta e análise de exames. A primeira dose da vacina contra hepatite B deve ser administrada na ocasião do atendimento, e as doses posteriores devem ser realizadas na unidade de atenção primária à saúde após análise dos exames da primeira consulta.

A IGHAHB poderá ser administrada em um intervalo máximo de 14 dias após a violência sexual, mas se recomenda sua aplicação nas primeiras 48 horas nos casos de não imunização, esquema vacinal desconhecido ou incompleto das vítimas, na dose de 0,06 mL/kg, por via intramuscular (Tabela 4). A gestação não contraindica a imunização com vacina ou soro em qualquer idade gestacional. A IGHAHB está disponível nos Centros de Referência para Imunobiológicos Específicos (CRIE).

Tabela 4 Imunoprofilaxia da hepatite B

Vacina anti-hepatite B	
Aplicar IM em deltoide	0,1 e 6 meses após a violência sexual
Imunoglobulina humana anti-hepatite B	0,06 mL/kg
Aplicar IM em glúteo (Imunização passiva)	Dose única

IM: via intramuscular.
Fonte: Brasil, 2006.

Profilaxia para vírus da imunodeficiência humana (HIV)

Os estudos existentes indicam que o risco de transmissão do HIV em casos de violência sexual está entre 0,8 e 2,7%, sendo comparável, e até mesmo superior, ao observado em outras formas de exposição sexual (heterossexual) única ou em acidentes perfurocortantes entre profissionais de saúde. Esse risco depende de muitas condições; dentre as quais se destacam os tipos de exposição sexual (anal, vaginal, oral), o número de agressores, a suscetibilidade da mulher, a rotura himenal, a exposição a secreções sexuais e/ou sangue, a presença de IST ou úlcera genital, a carga viral do agressor e o início precoce da profilaxia, quando indicado.

A profilaxia de HIV é considerada abordagem protocolar de emergência nos casos de violência sexual em que há contato com fluidos do agressor. Ela deve ser iniciada idealmente nas primeiras duas horas ou, no máximo, em até 72 horas, já que após esse intervalo não existem evidências para sua indicação. O esquema terapêutico deve ser mantido por quatro semanas consecutivas; no entanto, caso seja possível a identificação sorológica do agressor e esta seja negativa para HIV, a quimioprofilaxia poderá ser interrompida ou não iniciada. Nos casos de estupro por pessoa desconhecida, deve ser considerado agressor soropositivo. A Tabela 5 apresenta os critérios para recomendação de profilaxia pós-exposição (PEP) sexual ao HIV.

O esquema antirretroviral preferencial para PEP ao HIV é de tenofovir+lamivudina (TDF/3TC) e dolutegravir (DTG), com duração de 28 dias (Tabela 6). Deve-se orientar a mulher quanto à possibilidade de icterícia de curso benigno, que ocorre em aproximadamente 4% das pacientes, ressaltando-se que não se deve interromper a PEP em função desse evento adverso.

Tabela 5 Critérios para recomendação de profilaxia pós-exposição (PEP) sexual ao vírus da imunodeficiência humana (HIV)

Recomendada	▪ Violência sexual com penetração vaginal e/ou desprotegida com ejaculação sofrida há menos de 72 horas
Individualizar decisão	▪ Penetração oral com ejaculação
Não recomendada	▪ Penetração oral sem ejaculação ▪ Uso de preservativo durante toda a agressão ▪ Agressor sabidamente HIV-negativo ▪ Violência sofrida há mais de 72 horas ▪ Abuso crônico pelo mesmo agressor

Fonte: Brasil, 2012.

Tabela 6 Esquema preferencial para profilaxia pós-exposição (PEP) ao vírus da imunodeficiência humana (HIV)

Medicamento	Apresentação	Posologia
Tenofovir + lamivudina (TDF + 3TC)	Comprimido coformulado (TDF 300 mg + 3TC 300 mg)	1 cp, VO, 1×/dia
	Na indisponibilidade da apresentação coformulada	
	TDF 300 mg + 3TC 150 mg	1 cp, VO, 1×/dia + 2 cp, VO, 1×/dia
Dolutegravir (DTG)	cp, DTG 50 mg	1 cp, VO, 1×/dia

Fonte: Brasil, 2024.

BIBLIOGRAFIA CONSULTADA

Brasil. Ministério da Saúde. Protocolo clínico e diretrizes terapêuticas para profilaxia antirretroviral pós-exposição de risco à infecção pelo HIV: versão para divulgação. Brasília: Ministério da Saúde; 2015a.

Brasil. Ministério da Saúde. Protocolos clínicos e diretrizes terapêutica para profilaxia pós-exposição (PEP) de risco à infecção pelo HIV, IST e hepatites virais. Brasília: Ministério da Saude, 2024, p. 24.

Brasil. Ministério da Saúde. Secretaria de Atenção à Saúde. Departamento de Ações Programáticas Estratégicas. Prevenção e tratamento dos agravos resultantes da violência sexual contra mulheres e adolescentes: norma técnica. 3. ed. Brasília: Ministério da Saúde; 2012.

Brasil. Ministério da Saúde. Secretaria de Atenção à Saúde. Programa Nacional de DST e Aids. Manual de controle de doenças sexualmente transmissíveis – DST (série Manuais, n. 68), 4. ed. Brasília: Ministério da Saúde, 2006.

Brasil. Ministério da Saúde. Secretaria de Políticas para Mulheres. Norma técnica: atenção humanizada às pessoas em situação de violência sexual com registro de informações e coleta de vestígios. Brasília: Ministério da Saúde; 2015b.

Estado do Paraná. Secretaria da Saúde. Superintendência de Atenção à Saúde. Protocolo para atendimento às pessoas em situação de violência. Curitiba: Secretaria da Saúde do Paraná; 2018.

Prefeitura de São Paulo. Secretaria Municipal de Saúde. Hospital Municipal e Maternidade Escola Dr. Mário de Moraes Altenfelder Silva (Vila Nova Cachoeirinha). Manual de procedimento operacional para o atendimento das vítimas de violência sexual. Coleção Protocolo HMEC 2016. São Paulo; 2016.

16

Abordagem e conduta do sexo desprotegido

Ana Carolina Alves Rosário Sica
Adriana Bittencourt Campaner

INTRODUÇÃO

O sexo desprotegido é caracterizado por qualquer ato sexual que envolva contato direto com fluidos como sêmen, sangue ou secreção vaginal. Ele pode ser oral, vaginal ou anal, sempre sem o uso de preservativo masculino ou feminino. Relaciona-se com maior chance de aquisição de infecções sexualmente transmissível (IST) e gestação não planejada. Diversos fatores influenciam esse comportamento sexual, como: desigualdade social, dificuldade no acesso à saúde e às informações de saúde, comportamento submisso das mulheres que não conseguem negociar o uso do preservativo com o parceiro sexual e uso de substâncias lícitas ou ilícitas (álcool e drogas).

A abordagem se inicia com o acolhimento da paciente, garantindo-se privacidade sem julgamentos morais. A anamnese é direcionada a avaliar tipo de exposição sexual, uso de drogas lícitas e ilícitas, se houve troca consensual por serviços ou dinheiro, uso de profilaxia pré-exposição (PrEP), se a paciente tem algum sinal ou sintoma de IST. Também se deve conferir *status* vacinal, uso de medicações ou métodos contraceptivos e o tempo decorrido desde a exposição.

Após a história clínica, a paciente é submetida ao exame físico, descartando-se traumas ou lesões, devendo-se oferecer as testagens para o vírus da imunodeficiência humana (HIV), sífilis, hepatites virais, *Neisseria gonorrhoeae* e *Chlamydia trachomatis*. Deve-se também avaliar a necessidade de vacinação para papilomavírus humano (HPV), hepatite A e B, diagnosticar e tratar as IST caso estejam presentes e introduzir contracepção de emergência quando indicado.

PROFILAXIA PÓS-EXPOSIÇÃO AO VÍRUS DA IMUNODEFICIÊNCIA HUMANA

A profilaxia pós-exposição (PEP) ao HIV é considerada uma urgência, pois necessita de início precoce para maior eficácia. Deve-se utilizar as medicações em até 72 horas após a exposição. Caso o atendimento ocorra após esse período, não há mais indicação da profilaxia, porém essa paciente deverá ser acompanhada para possível soroconversão. O contato com suor, fezes, urina e saliva não apresenta indicação da profilaxia, pois são materiais biológicos sem risco para infecção pelo HIV.

Para o início da PEP, é necessária a testagem da pessoa exposta e, se possível, da parceria. São indicados os testes rápidos, pois os resultados saem em 30 minutos e não necessitam de muita tecnologia; caso não haja disponibilidade destes, devem ser solicitados testes laboratoriais. Se o primeiro resultado for negativo, o *status* sorológico da pessoa exposta é considerado negativo; porém, se positivo, é necessária a realização de segundo resultado confirmatório, diferentemente do primeiro. Caso o segundo resultado também seja positivo, a paciente é diagnosticada com HIV e deve ser encaminhada para tratamento. Caso seja possível, deve-se realizar a testagem da parceria. Se o teste para HIV da pessoa exposta for negativo e o teste da pessoa contactante for desconhecido ou positivo, deve-se indicar a PEP para a pessoa exposta. Porém, se o teste da pessoa exposta for negativo e o da pessoa contactante também for negativo, não está indicada a PEP (Tabela 1).

Tabela 1 Esquema de tratamento antirretroviral da profilaxia pós-exposição (PEP) ao vírus da imunodeficiência humana (HIV)

<table>
<tr><th>Ministério da Saúde</th><th>CDC</th></tr>
<tr><td>Tenofovir 300 mg + lamivudina 300 mg + dolutegravir 50 mg, 1×/dia, por 28 dias</td><td rowspan="3">Tenofovir (TDF) 300 mg + emtricitabina (F) 200 mg, 1×/dia + raltegravir (RAL) 400 mg, 2×/dia ou dolutegravir (DTG) 50 mg, 1×/dia</td></tr>
<tr><td>Contraindicação ao tenofovir: zidovudina 300 mg + lamivudina 150 mg, 2×/dia</td></tr>
<tr><td>Impossibilidade do dolutegravir: substituir por darunavir 800 mg + ritonavir 100 mg, 1×/dia</td></tr>
</table>

CDC: Centers for Disease Control and Prevention.
Fonte: Brasil, 2024; CDC, 2016.

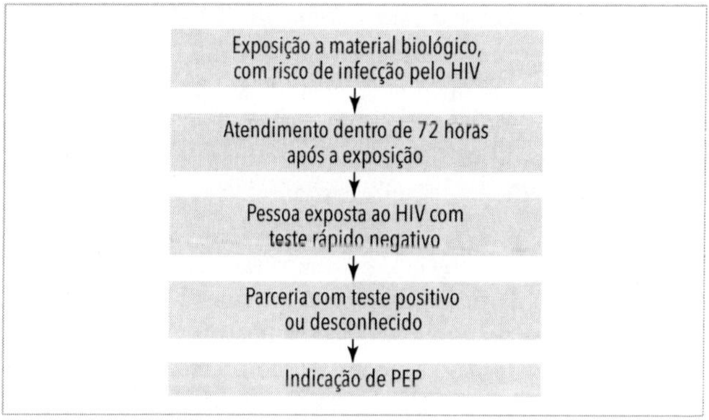

Figura 1 Fluxograma de indicação da profilaxia pós-exposição (PEP) ao vírus da imunodeficiência humana (HIV).
Fonte: Ministério da Saúde, 2024.

O esquema recomendado para a PEP inclui três medicações antirretrovirais, sendo dois inibidores de transcriptase reversa análogos de nucleosídeos associados a outra classe. O tratamento preconizado está descrito na Tabela 1. Esse esquema pode ser realizado por gestantes, porém é contraindicada a amamentação durante seu uso.

O tenofovir pode estar relacionado a toxicidade renal, então deve-se ficar atento a pacientes com filtração glomerular abaixo de 50 mL/min e comorbidades como diabetes *mellitus*, hipertensão arterial e insuficiência renal descontrolada. Para pacientes usuárias de rifampicina, carbamazepina, fenitoína ou fenobarbital, o dolutegravir deve ter a dose dobrada para 50 mg a cada 12 horas. Esse antirretroviral deve ser contraindicado em pacientes em uso de dofetilida, pilsicainida e oxcarbazepina, e deve haver cuidado na sua associação com a metformina por conta do risco de hipoglicemia.

Caso a pessoa exposta evolua durante o tratamento com sintomas como febre, dor de garganta, adenomegalia generalizada, entre outros, deve ser descartado HIV agudo; para isso, é necessária a dosagem da carga viral (RNA-HIV). As pessoas vivendo com HIV em uso regular de tratamento antirretroviral (TARV) com carga viral indetectável ou inferior a 200 cópias/mL, não transmitem HIV pela via sexual.

O acompanhamento clínico deve ser realizado com avaliação da toxicidade das medicações, novos testes para HIV, avaliação laboratorial e adesão ao tratamento. Os exames laboratoriais sugeridos para acompanhamento de efeitos adversos são: creatinina, transaminases (TGO e TGP), glicemia, hemograma e amilase em pacientes com fatores de risco. Após o fim do tratamento, deve-se considerar a possibilidade de indicação de PrEP para mulheres com maior risco de novas exposições.

RASTREAMENTO E TRATAMENTO DAS INFECÇÕES SEXUALMENTE TRANSMISSÍVEIS

As IST estão associadas a maior chance de aquisição do HIV, doença inflamatória pélvica, infertilidade, intercorrências obstétricas e perinatais. Deve-se estar atento a sinais e sintomas como: corrimento vaginal, corrimento uretral, úlceras genitais e verrugas anogenitais. No entanto, deve-se lembrar que a maioria das IST são assintomáticas.

Sífilis

As maiores taxas de transmissão ocorrem principalmente nas fases iniciais da doença: primária, secundária e latente recente. Após o exame físico, a paciente deve ser submetida aos testes sorológicos. O ideal seria a realização dos testes treponêmicos (testes rápidos, FTA-Abs, ELISA, entre outros), pois estes são os primeiros a se positivarem. Os testes rápidos não necessitam de estrutura laboratorial e ficam prontos em 30 minutos, podendo ser realizados por punção venosa, punção digital, no soro ou no plasma. Após a confirmação do teste treponêmico com resultado reagente, deve ser realizado um segundo teste, desta vez não treponêmico (Estudo Laboratorial de Doenças Venéreas – VDRL; Toluidine Red Unheated Serum Test – TRUST; Reagina Plasmática Rápida – RPR), para se diferenciar do quadro de cicatriz sorológica. Quando o teste não treponêmico também for considerado positivo, é confirmado o diagnóstico de sífilis (Figura 2). Caso não seja possível a realização do teste rápido, deve-se seguir o fluxograma laboratorial convencional, com a associação dos dois testes (treponêmico e não treponêmico) e reavaliação clínica precoce. O Quadro 1 apresenta a interpretação dos testes sorológicos para sífilis.

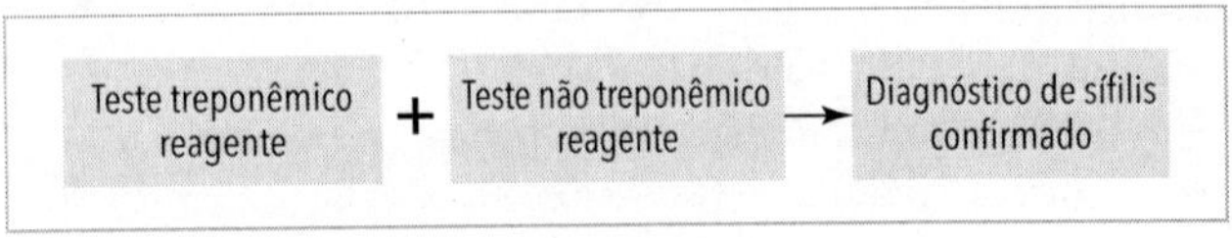

Figura 2 Fluxograma de testes diagnósticos para a sífilis.
Fonte: Ministério da Saúde, 2022.

Quadro 1 Interpretação dos testes sorológicos para sífilis

Reação sorológica treponêmica	Reação sorológica não treponêmica	*Status* da doença
Negativo	Negativo	**Negativa**
Positivo	Negativo	**Infecção inicial** em que ainda não houve a formação de anticorpos ou **cicatriz sorológica**
Positivo	Positivo	**Doença ativa** (Observação: em alguns casos pode haver positividade do VDRL em títulos baixos após tratamento; considerar tratada se há terapia anterior documentada, com queda da titulação em pelo menos duas diluições)
Negativo	Positivo	**Falso-positivo***

* Doenças que resultam na produção de anticorpos antilipoides, gerando resultados falso-positivos biológicos.
VDRL: Estudo Laboratorial de Doenças Venéreas.
Fonte: Ministério da Saúde, 2024.

Em casos de teste treponêmico reagente, é recomendado o tratamento, independentemente do teste não treponêmico, para gestantes, pessoas com risco de perda de acompanhamento, pacientes sintomáticas ou pessoa sem diagnóstico prévio de sífilis. O tratamento recomendado é com três doses de penicilina benzatina 2.400.000 UI, por via intramuscular (IM), com intervalo de sete dias entre cada dose. Caso a paciente seja sintomática, deve-se tratar de acordo com o estágio clínico da doença (Figura 3). Após a realização do tratamento, devem ser realizados os testes não treponêmicos laboratoriais para controle de cura. O Quadro 2 apresenta o tratamento da sífilis de acordo com o estágio da doença.

Quando o teste treponêmico for não reagente, a paciente deve ser acompanhada e, caso ocorra a soroconversão, deve ser tratada com penicilina benzatina 2.400.000 UI, IM, em dose única.

Gonorreia e clamídia

Neisseria gonorrhoeae e *Chlamydia trachomatis* são bactérias associadas a doença inflamatória pélvica, dor pélvica crônica, gravidez ectópica, uretrite, proctite, entre outros. É importante lembrar que a maioria das pacientes são

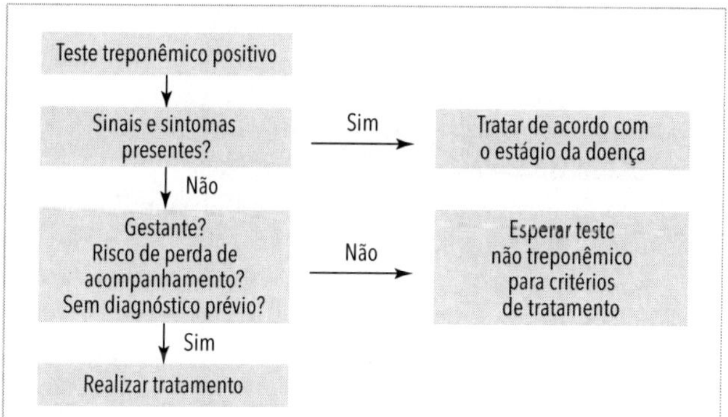

Figura 3 Fluxograma de conduta para a sífilis.
Fonte: Ministério da Saúde, 2024.

Quadro 2 Tratamento da sífilis de acordo com o estágio da doença

Estágio da doença	Tratamento
Sífilis primária	2.400.00 UI, IM, dose única
Sífilis secundária	2.400.00 UI, IM, dose única
Sífilis latente precoce (< 1 ano)	2.400.00 UI, IM, dose única
Sífilis latente tardia (> 1 ano)	2.400.00 UI, IM, em 3 doses, com intervalo de 7 dias entre cada dose
Sífilis terciária	2.400.00 UI, IM, em 3 doses, com intervalo de 7 dias entre cada dose

IM: via intramuscular.
Fonte: CDC, 2021; Brasil, 2022; Brasil, 2024.

assintomáticas; dessa maneira, quando há um contato sexual suspeito, recomenda-se a investigação dessas IST. Para o diagnóstico confirmatório, recomendam-se os testes de amplificação de ácidos nucleicos (NAAT), ou seja, testes de biologia molecular, por serem os mais sensíveis. As coletas podem ser realizadas na urina (primeiro jato) ou no local onde foi o contato desprotegido, como cavidade oral, retal, endocervical/vaginal. A repetição do teste molecular para controle de cura deve ser realizada após quatro semanas de tratamento. O tratamento preconizado está descrito na Tabela 2.

O uso de doxiciclina 200 mg (doxy-PEP) em dose única após relação sexual desprotegida tem se mostrado efetivo na prevenção de infeção pela clamídia e sífilis, porém com pouca ação na gonorreia. Em diversos estudos publicados, a redução de aquisição foi de 70% para as duas primeiras infecções. A efetividade é melhor no uso da medicação em até três dias após a exposição. Essa prática está mais bem estudada em homens que fazem sexo com homens, transgêneros femininos e pessoas convivendo com HIV.

Tabela 2 Tratamento indicado para clamídia e gonorreia

	Ministério da Saúde	CDC	OMS
Clamídia	Azitromicina 1 g, VO, dose única ou Doxiciclina 100 mg, VO, a cada 12 horas, por 7 dias	Doxiciclina 100 mg, VO, a cada 12 horas, por 7 dias	Doxiciclina 100 mg, VO, a cada 12 horas, por 7 dias
	Gestantes: azitromicina 1 g, VO, dose única	Gestantes: azitromicina 1 g, VO, dose única	Gestantes: azitromicina 1 g, VO, dose única
Gonorreia	Ceftriaxona 500 mg, IM, dose única + azitromicina 1 g, VO, dose única	Ceftriaxona 500 mg, IM, dose única	Ceftriaxona 250 mg, IM, dose única + azitromicina 1 g, VO, dose única
	Gestantes: ceftriaxona 500 mg, IM, dose única + azitromicina 1 g, VO, dose única	Gestantes: ceftriaxona 500 mg, IM, dose única	Gestantes: ceftriaxona 250 mg, IM, dose única + azitromicina 1 g, VO, dose única

CDC: Centers for Disease Control and Prevention; IM: via intramuscular; CMS: Organização Mundial da Saúde; VO: via oral.
Fonte: CDC, 2021; Brasil, 2022; Brasil, 2024.

Tricomoníase

O protozoário *Trichomonas vaginalis*, além de quadro de vulvovaginite, relaciona-se com doença inflamatória pélvica e aumento da chance de aquisição do HIV. A investigação pode ser realizada por meio de exame a fresco da secreção vaginal e bacterioscopia pelo método de Gram, que permitem a observação do parasita ao microscópico, ou cultura específica. O teste diagnóstico recomendado pela Organização Mundial da Saúde (OMS) é a biologia molecular (NAAT) em secreção vaginal, por apresentar maior sensibilidade. O tratamento orientado está descrito na Tabela 3.

Tabela 3 Tratamento preconizado para tricomoníase

Ministério da Saúde	CDC	OMS
Metronidazol 500 mg, VO, a cada 12 h, por 7 dias ou Metronidazol 2 g, VO, dose única	Metronidazol 500 mg, VO, a cada 12 h, por 7 dias ou Metronidazol 2 g, VO, dose única ou Tinidazol 2 g, VO, dose única	Metronidazol 500 mg, VO, a cada 12 h, por 7 dias ou Metronidazol 2 g, VO, dose única

CDC: Centers for Disease Control and Prevention; OMS: Organização Mundial da Saúde; VO: via oral.
Fonte: CDC, 2021; Brasil, 2022; Brasil, 2024.

Papilomavírus humano

O HPV é transmitido preferencialmente por via sexual, sendo responsável pelas verrugas anogenitais e extragenitais, além do risco de desenvolvimento de câncer de colo uterino, vulva, vagina, canal anal e orofaringe. Após contato sexual suspeito, a paciente deve ser examinada em todas as visitas e, caso evolua sem lesões, deve ser orientada a manter o rastreamento de rotina para o câncer de colo uterino por meio de exame de citologia oncótica (Papanicolaou) e/ou teste de DNA-HPV. Caso apresente lesões visíveis durante o acompanhamento, a paciente deve ser tratada e mantida em acompanhamento.

O tratamento dos condilomas genitais é realizado por meio da destruição das lesões, podendo-se utilizar métodos químicos, físicos ou imunológico. Dentre os métodos químicos, destacam-se: a) podoxifilotoxina em creme a 0,15% (inibir a divisão celular): aplicação tópica duas vezes ao dia, por três dias consecutivos, com pausa de quatro dias, podendo ser usado por até quatro semanas; b) podofilina 10 a 25% em vaselina sólida: aplicação uma vez por semana, cerca de 0,5 mL em área de 10 cm^2; c) 5-fluorouracila (5-FU) creme a 5%: aplicação realizada pela própria paciente duas vezes por semana, por 6 a 10 semanas; d) ácido tricloroacético (ATA) 80 a 90%: aplicação uma vez por semana pelo médico, sem limite de uso, sendo a melhor opção para gestantes. O imiquimode creme 50 mg/g é um imunomodulador que age estimulando o sistema imune local, devendo ser utilizado três vezes por semana, em intervalo de até 16 semanas. Dentre os métodos físicos, destacam-se eletrocauterização, exérese cirúrgica, *laser* de CO_2 e crioterapia.

Deve-se sempre avaliar a possibilidade de realização da vacina contra o HPV. No Brasil, a vacina quadrivalente integra o Calendário Nacional de Imunização e distribuída gratuitamente em dose única para meninas e meninos de 9 a 14 anos de idade, com resgate de adolescentes de até 19 anos que não foram vacinados (uma dose). Está inclusa ainda a imunização para indivíduos de 9 a 45 anos imunossuprimidos, vítimas de violência, usuários de PrEP e indivíduos portadores de papilomatose laríngea. O número de doses vai depender da faixa etária, porém para imunossuprimidos estão sempre indicadas três doses (0, 2 e 6 meses). A vacina nonavalente contra o vírus está disponível na rede particular, sendo indicada para indivíduos de 9 a 45 anos, para administração de 2 a 3 doses a depender da idade da pessoa exposta. A Sociedade Brasileira de Imunizações (SBIm) recomenda duas doses para pessoas de 9 a 19 anos (0 e 6 meses) e três doses para aqueles de 20 a 45 anos (0, 2 e 6 meses).

HEPATITES VIRAIS

As hepatites virais são causadas por diversos vírus com trofismo para o tecido hepático, podendo causar infecção aguda ou crônica.

Hepatite A

O vírus da hepatite A produz infecção aguda, autolimitada e, na maioria das vezes, assintomática. Quando sintomática, a hepatite A é caracterizada por astenia, tonturas, náusea e/ou vômitos, febre, dor abdominal, pele e olhos amarelados (icterícia), colúria (urina escurecida) e acolia ou hipocolia fecal. Os sintomas costumam aparecer em aproximadamente quatro semanas (variando de 15 a 50 dias) após a exposição ao vírus. A principal forma de transmissão é a fecal-oral, sendo descrita atualmente na forma sexual. Durante a avaliação, deve ser realizado o teste sorológico para anti-HAV e, se o teste IgG for positivo, a paciente é considerada imune, sem medida adicional necessária. Caso a sorologia se mostre negativa, deve ser indicada a vacina, que é administrada em duas doses (0 e 6 meses), com início em até duas semanas após a exposição. Teste de IgM positivo indica infecção aguda e a paciente deve ser acompanhada clinicamente.

Hepatite B

O vírus da hepatite B (HBV) é de transmissão parenteral, sexual e vertical. Líquidos orgânicos como sêmen, sangue e secreção vaginal são ricos em vírus. Diante da exposição desprotegida, a paciente deve ser triada com testes para detecção do antígeno AgHBs, podendo ser o teste rápido; caso este não esteja disponível, deve-se realizar a sorologia convencional laboratorial. As pessoas suscetíveis são aquelas que não foram vacinadas, as que não têm o registro do esquema vacinal completo, ou, ainda, aquelas que foram vacinadas, porém não apresentam títulos de anti-HBs em níveis recomendados.

Se o teste AgHbs for positivo, a exposição foi anterior à relação sexual desprotegida; diante deste resultado são necessários exames adicionais (HBV-DNA ou anti-HBc total). Se o teste for negativo, a pessoa exposta não tem infecção pelo vírus e a prevenção deve ser feita por meio da vacinação ou da imunoglobulina humana anti-hepatite B.

Em relação à vacina para HBV, são administradas três doses (0, 1 e 6 meses). Recomenda-se vacinar todas as pessoas expostas não previamente vacinadas ou sem documentação de vacina. Caso o esquema esteja incompleto, não se deve reiniciar, mas complementá-lo, respeitando os intervalos das doses.

O uso da imunoglobulina dependerá do *status* sorológico da pessoa-fonte e do tipo de exposição, como contato sexual consentido e sem uso de preservativo com pessoas com AgHBs reagente ou *status* sorológico desconhecido, mas com alto risco para infecção pelo HBV (p. ex., uso de drogas).

Sua administração é em dose única de 0,06 mL/kg, IM, em local diferente de onde a paciente recebeu a vacina para HBV. O uso da vacina e da imunoglobulina pode ser simultâneo. A imunoglobulina preferencialmente deve ser administrada depois de 24 horas após a exposição, não devendo exceder o intervalo máximo de até 14 dias após o contato sexual desprotegido. Ambas são seguras na gestação e amamentação (Tabela 4).

Tabela 4 Avaliação sorológica da pessoa exposta e da parceria para a definição de conduta em relação à hepatite B

Pessoa exposta	Parceria	
	AgHBs reagente	AgHBs desconhecido
Não vacinada	Imunoglobulina e vacinação	Vacinação
Vacinação incompleta	Imunoglobulina e vacinação	Completar vacinação
Resposta vacinal completa	Sem conduta	Sem conduta
Resposta vacinal incompleta	Imunoglobulina e vacinação	Iniciar nova série de vacina

Fonte: Brasil, 2022; Brasil, 2024.

Hepatite C

A transmissão do vírus da hepatite C é possível principalmente em práticas sexuais traumáticas, na presença de lesões ulceradas vulvares ou vaginais, em pacientes imunossuprimidos ou no compartilhamento de agulhas e seringas durante o uso de drogas. Não existe profilaxia para essa infecção, mas, diante da exposição, é necessária a testagem da pessoa exposta e, se possível, da parceria, idealmente em até 48 horas após a exposição.

A investigação inicial é feita pela pesquisa do anticorpo contra o vírus da hepatite C (anti-HCV), podendo ser por teste rápido ou testes laboratoriais (teste ELISA). Diante do teste de anti-HCV positivo, é necessária a realização do exame de carga viral (HCV-RNA) para detecção da infecção ativa. Resultado reagente evidencia infecção prévia a exposição; se negativo, a paciente deve ser acompanhada para uma possível soroconversão. Diante da positividade, a paciente deve ser encaminhada para tratamento da fase aguda.

Após a primeira avaliação, a paciente deve ser acompanhada com novas testagens em 4 e 6 semanas e após, em 4 a 6 meses. Durante o acompanhamento, devem ser coletados anti-HCV, carga viral e TGO/TGP.

ANTICONCEPÇÃO DE EMERGÊNCIA

Quando ocorre relação desprotegida, atraso menstrual e sinais ou sintomas de gravidez; também se deve realizar teste de gravidez. A contracepção de emergência indicada é com levonorgestrel 0,75 mg ou 1,5 mg, em até cinco dias após a exposição. As posologias recomendadas são: 1 comprimido de 1,5 mg em dose única, 2 comprimidos de 0,75 mg em dose única, ou 1 comprimido de 0,75 mg a cada 12 horas, por 1 dia. Outra opção é o acetato de ulipristal 30 mg, em dose única, por até cinco dias após a exposição desprotegida. Essas medicações não têm efeito em pacientes já gestantes.

A colocação do dispositivo intrauterino (DIU) de cobre em até cinco dias após a relação sexual desprotegida reduz a chance de gestação em até 90%. O teste de gravidez deve ser refeito durante o acompanhamento em 4 e 6 semanas.

Caso a exposição envolva mordeduras ou cortes, deve-se avaliar a necessidade para imunização para o tétano. Caso haja o diagnóstico de HIV, sífilis e hepatites, deve-se notificar no Sistema de Agravos de Notificação (SINAN).

Tabela 5 Acompanhamento da paciente após sexo desprotegido

Doença	4 semanas	6 semanas	4 meses	6 meses
HIV	X	X	X	X
Clamídia, gonorreia, tricomonas	X	X	-	-
Teste de gravidez	X	X	-	-
Hepatite C	X	X	X	X
Hepatite B	-	-	X	X
Sífilis	X	X	-	X

Fonte: CDC, 2021; Brasil, 2022; Brasil, 2024.

CONSIDERAÇÕES FINAIS

Do exposto, diante de relação sexual desprotegida, deve-se realizar exame físico e laboratoriais, descartando-se alguma IST atual, além de acompanhamento por 4 a 6 semanas após a exposição. A cada retorno, repetem-se o exame físico e as testagens específicas. Só se deve realizar o tratamento da infecção caso haja positividade nos testes diagnósticos durante o acompanhamento ou aparecimento de sintomas.

BIBLIOGRAFIA CONSULTADA

Brasil. Ministério da Saúde. Protocolo clínico e diretrizes terapêuticas de hepatite B e coinfecções. Brasília: Ministério da Saúde; 2023.

Brasil. Ministério da Saúde. Protocolo clínico e diretrizes terapêuticas de hepatite C e coinfecções. Brasília: Ministério da Saúde; 2019.

Brasil. Ministério da Saúde. Protocolo clínico e diretrizes terapêuticas para atenção integral às pessoas com infecções sexualmente transmissíveis (IST). Brasília: Ministério da Saúde; 2022.

Brasil. Ministério da Saúde. Protocolo clínico e diretrizes terapêuticas para profilaxia pós-exposição (PEP) de risco à infecção pelo HIV, ISTs e hepatites virais. Brasília: Ministério da Saúde; 2024.

Brasil. Ministério da Saúde. Secretaria de Vigilância em Saúde e Ambiente, Departamento do Programa Nacional de Imunizações, Coordenação-Geral de Incorporação Científica e Imunização. Nota técnica nº 41/2024: Atualização das recomendações da vacinação contra HPV no Brasil. Disponível em: https://www.gov.br/saude/pt-br/centrais-de-conteudo/publicacoes/notas-tecnicas/2024/nota-tecnica-no-41-2024-cgici-dpni-svsa-ms (acesso: 9 set. 2024).

Centers for Disease Control and Prevention. U.S. Department of Health and Human Services. Morbidity and Mortality Weekly Report. Sexually transmitted infections treatment guidelines; 2021.

Centers for Disease Control and Prevention. U.S. Department of Health and Human Services. Updated guidelines for antiretroviral postexposure prophylaxis after sexual, injection drug use, or other nonoccupational exposure to HIV. EUA; 2016. Disponível em: https://www.cdc.gov/hiv/risk/pep/index.html (acesso: 9 set. 2024).

De Moura LR, Torres LM, Cadete MMM, Cunha CF. Fatores associados aos comportamentos de risco à saúde entre adolescentes brasileiros: uma revisão integrativa. Rev Esc Enferm USP. 2018;52.

De Souza TO, Junior ZCT, Pires ROM, Hallal ALC, Cascaes AM. Prevalência de atividade sexual desprotegida na população brasileira e fatores associados: Pesquisa Nacional de Saúde, 2019. Rev Bras Epidemiol. 2022;23(2):e200002.

17
Trauma perineal

Sílvia da Silva Carramão
Catharina Januário Cardoso
Lilian de Paiva Rodrigues Hsu

INTRODUÇÃO

Trauma perineal é qualquer lesão das estruturas do assoalho pélvico, podendo atingir mucosa vaginal, fáscia endopélvica, ligamentos e órgãos, principalmente bexiga, reto e ânus. Essas lesões podem ser decorrentes de acidentes traumáticos, como quedas, acidentes automobilísticos ou perfuração por objeto, mas a maioria delas é consequência de partos vaginais, sendo que quanto mais traumático for o parto maior será o risco. A rotura perineal geralmente decorre de lesões de partos. As principais queixas relatadas pelas mulheres portadoras dessas lesões são o alargamento da rima vulvar, com sensação de vagina frouxa ou alargada, e a incontinência fecal, seja de flatos ou fezes. Apesar do desenvolvimento de novas técnicas obstétricas, observa-se nas últimas duas décadas um aumento na incidência de lesões obstétricas do esfíncter anal. Esse aumento pode ser atribuído à nova classificação da lesão perineal, mas também aos novos métodos de imagem, incluindo a ultrassonografia (USG) endoanal. Esses métodos identificam melhor as lesões do esfíncter anal que antes eram consideradas ocultas, mas na verdade, não haviam sido reconhecidas durante parto. A nomenclatura OASIS (do inglês *obstetric anal sphincter injuries*) é usada para identificar roturas perineais de terceiro e quarto graus que ocorrem durante o parto.

A incidência relatada de OASIS varia de 0,1 a 10,9%, podendo ocorrer durante o parto com qualquer parturiente. É importante que os obstetras tenham isso em mente em todos os partos. As repercussões do OASIS são graves e podem persistir por toda a vida, causando alterações que incluem distúrbios emocionais, psicológicos, sociais, físicos e sexuais. Portanto, é muito importante reconhecer os fatores de risco, diagnosticar a lesão a tempo e tratá-la adequadamente em conjunto com uma equipe multidisciplinar. Esse quadro pode ter como queixas desde a incontinência de flatos até a incontinência de fezes líquidas e/ou sólidas, conforme a gravidade da lesão.

Entre as mulheres que tiveram parto vaginal, aproximadamente 85% apresentam algum grau de lesão do assoalho pélvico. A incidência de laceração perineal, no entanto, diminui com os nascimentos subsequentes, de 90,4% em mulheres nulíparas para 68,8% em mulheres multíparas submetidas a partos vaginais. Os partos distócicos, principalmente quando há a necessidade de uso de fórceps ou vácuo-extrator, apresentam maior incidência de lacerações. É importante lembrar que a necessidade do uso do fórceps ou vácuo-extrator decorre do fato de que o desprendimento do polo cefálico não ocorreu naturalmente, e o obstetra necessita realizar essa manobra com o intuito de evitar maiores morbidade e mortalidade do recém-nascido (RN) (Quadro 1).

Segundo revisão de Walker e Gunasekera (2011), a prevalência de incontinência fecal entre as mulheres afetadas é de 7%. Cerca de 20 a 50% daquelas que tiveram rotura perineal durante parto vaginal evoluem com queixa de incontinência fecal. No

Quadro 1 Fatores de risco para trauma perineal no parto

Riscos maternos	Riscos fetais	Riscos intraparto
▪ Nuliparidade ▪ Parto vaginal após cesárea ▪ Corpo perineal < 25 cm ▪ Idade materna avançada	▪ Peso fetal > 4.000 g ▪ Distocia de ombro ▪ Posição occipitoposterior	▪ Parto instrumental (fórceps, vácuo-extrator) ▪ Trabalho de parto prolongado (> 60 min) ▪ Epidural ▪ Ocitocina ▪ Episiotomia mediana

Reino Unido, a incidência da rotura perineal de terceiro ou quarto grau após parto vaginal aumentou de 1,8% no ano 2000 para 5,9% em 2011, sendo as primíparas as pacientes de maior risco. As mudanças nos hábitos alimentares nas últimas décadas, que contribuem para o aumento da obesidade materna, também contribuem para o aumento do peso do RN, de modo que o canal do parto não poderia acompanhar essas mudanças. A desproporção do peso do RN e do canal de parto é uma das razões para o aumento do número de lesões relacionadas ao parto do canal de parto.

Outro aspecto observado atualmente é a maternidade tardia, com um número significativo de parturientes com mais de 40 anos. A qualidade do colágeno diminui com a idade, podendo contribuir para o aumento da prevalência das lesões perineais. No entanto, a idade materna como fator de risco é controversa, pois alguns autores já consideram a idade acima de 25 anos como fator de risco. A rotura perineal de terceiro ou quarto grau após o parto vaginal, no Reino Unido, aumentou de 1,8% no ano 2000 para 5,9% em 2011. O OASIS tem maior risco de ocorrer em primíparas.

Os distúrbios do assoalho pélvico após o parto têm consequências angustiantes ao longo da vida para as mulheres, exigindo que mais de 300 mil mulheres sejam submetidas a cirurgias anualmente. Isso representa aproximadamente 10% das 3 milhões de mulheres que dão à luz por via vaginal a cada ano nos EUA. O parto vaginal é o maior fator de risco modificável para prolapso (distúrbio do assoalho pélvico mais fortemente associado ao nascimento) e é um importante contribuinte para a incontinência de esforço.

Esses distúrbios requerem dez vezes mais operações do que lesões do esfíncter anal. Os exames de imagem mostram que lesões do músculo levantador do ânus, do corpo perineal e da membrana ocorrem em até 19% das mulheres primíparas. Durante o nascimento, o músculo levantador do ânus e os tecidos do canal do parto devem esticar até mais de três vezes o seu comprimento original. É esse alongamento excessivo que é responsável pela rotura muscular visível em exames de imagem. Lesões de fibras musculares e neurológicas por compressão ou neuropatia também contribuem para a gênese das distopias. A lesão está presente em 55% das mulheres com prolapso após o trauma obstétrico, com uma razão de chances de 7,3 em comparação com mulheres com suporte normal.

Além disso, o dano ao levantador do ânus pode afetar outros aspectos do fechamento do hiato, como o corpo perineal e a membrana perineal. Essas lesões estão associadas a um hiato urogenital aumentado, que eleva o risco para o prolapso genital. Os fatores de risco para lesão do levantador do ânus são multifatoriais e incluem parto com fórceps, parto posterior occipital, idade materna avançada, segundo estágio longo do trabalho de parto e peso ao nascer superior a 4.000 gramas. O parto com um dispositivo de vácuo está associado à redução do dano ao elevador. Outras etapas que podem reduzir logicamente as lesões incluem rotação manual do occipital posterior para o occipital anterior, parto lento e gradual, massagem perineal ou compressas, e indução precoce do trabalho de parto, mas requerem estudo para documentar a proteção. Além disso, ensinar as mulheres a evitar empurrar contra um músculo levantador contraído provavelmente diminuiria o risco de lesões, minimizando a tensão na origem do músculo vulnerável. A prestação de cuidados a mulheres que tiveram partos difíceis pode ser aprimorada com reconhecimento precoce, fisioterapia e atenção à recuperação. É importante que as mulheres sejam conscientizadas sobre esses riscos durante a gravidez. Além disso, a educação das mulheres sobre as sequelas das lesões do assoalho pélvico do parto no longo prazo deve ser realizada no pré-natal para que elas possam ter o poder de tomar decisões informadas sobre as decisões de manejo durante o trabalho de parto.

ETIOPATOGENIA

A pelve óssea feminina, vista de fora para dentro, é revestida por pele, tecido subcutâneo e dois grandes grupos musculares, sendo o primeiro constituído pelo trígono urogenital e membrana perineal, e o segundo, pelo diafragma pélvico. O trígono urogenital é formado pelos músculos isquiocavernosos, bulbocavernosos, transverso superficial e esfíncter anal. Na sequência, no interior da pelve, há a membrana perineal, rica em colágeno, envolvendo os músculos constritor do vestíbulo, transverso profundo, esfíncter uretral e compressor da uretra. O corpo perineal se localiza no espaço entre a fúrcula vaginal e o ânus, sendo composto por fibras musculares e tendíneas dos músculos bulbocavernosos, transverso superficial, transverso profundo e esfíncter anal.

Os principais fatores de risco para as lesões do corpo perineal e os prolapsos de órgãos pélvicos (POP) que podem estar associados, decorrem do determinismo genético da qualidade do colágeno fascial, devendo haver equilíbrio entre fibras dos tipos I e III para permitir uma adequada elasticidade vaginal. A gestação e o parto têm sido frequentemente associados às distopias genitais, que podem ocorrer por lesões diretas da mucosa e das fibras musculares (traumas obstétricos), ou por lesões indiretas (isquemia da musculatura, lesões neurológicas), que seriam responsáveis por essa afecção. A multiparidade é um fator de risco, por conta do aumento da pressão intra-abdominal sobre os tecidos das regiões pélvica e perineal. A compressão prolongada da artéria pudenda pelo polo cefálico pode induzir a isquemia, com morte celular tanto de fibras musculares quanto de fibras nervosas, agravando as lesões dessas estruturas, que também são lesadas pela distensão progressiva do nervo pudendo, causada por múltiplos partos e obstipação crônica, o que pode levar a neuropatia pélvica, aumentando o risco para o prolapso das paredes vaginais e a rotura perineal.

Para melhor compreensão da fisiopatologia das distopias genitais, é necessário o conhecimento da teoria de DeLancey, que divide as estruturas que sustentam a vagina em três níveis, correspondentes a três diferentes áreas ou grupos de suporte:

1. Nível I: sustenta o útero e o terço superior da vagina; é formado pelas fibras dos ligamentos uterossacros e cardinais. Lesões nessa região causam o aparecimento do prolapso uterino ou da cúpula vaginal nas mulheres histerectomizadas, associado ou não a enterocele.

2. Nível II: sustenta o terço médio da vagina. Na parede vaginal anterior, há a fáscia pubocervical, que sustenta a bexiga, o colo vesical e a uretra. Lesões na fáscia pubocervical determinam o prolapso de parede vaginal anterior (PVA), denominado cistocele. Na parede vaginal posterior, há a fáscia retovaginal, que sustenta o reto. Lesões na fáscia retovaginal determinam prolapso da parede vaginal posterior (PVP), denominado retocele.
3. Nível III: compreende a área de fusão da vagina com as estruturas adjacentes – músculo levantador do ânus (lateralmente), corpo perineal (posteriormente) e a uretra (anteriormente). Lesões nessa área, dependendo de sua localização predominante, propiciarão incontinência urinária, fecal ou de flatos em consequência das lesões posteriores que atingem o corpo perineal.

Segundo Petros e Ulmsten (1990), na descrição da teoria integral, tanto a incontinência urinária ou fecal quanto os prolapsos genitais podem derivar do mesmo distúrbio anatômico, ou seja, da frouxidão do suporte vaginal. Esta pode ser decorrente de defeito intrínseco dos tecidos constituintes da parede vaginal ou defeito nas estruturas de suporte, como ligamentos, fáscias e músculos. Portanto, a vagina é um marco de divisão da pelve em três compartimentos (apical, anterior e posterior) que podem prolabar. De acordo com o compartimento e o nível acometido, ocorre um tipo de prolapso genital. Com a inversão da parede vaginal, as mulheres experimentam grande desconforto para caminhar ou se sentar, obstipação intestinal e/ou incontinência fecal, incontinência urinária, ulcerações vaginais, infecções recorrentes do trato urinário e dificuldade no coito.

A literatura médica mostra que 20 a 50% das mulheres com incontinência fecal tiveram rotura perineal de terceiro ou quarto grau após o parto. Os principais fatores de risco para as roturas perineais estão presentes no parto vaginal, principalmente na primeira gestação (RR 6,97, IC 95%: 5,40-8,99), após partos instrumentalizados, quando o peso do RN é superior a 4.000 gramas (OR 2,27, IC 95%: 2,18-2,36) e quando o desprendimento do polo cefálico ocorre em apresentação occipitoposterior (RR 2,44, IC 95%: 2,07-2,89).

Os estudos também demonstram que o segundo período do trabalho de parto prolongado aumenta o risco para lesões do corpo perineal, tendo os seguintes riscos relativos conforme a duração: 1,47 (IC 95%: 1,20-1,79) entre 2 e 3 horas, 1,79 (IC 95%: 1,43-2,22) entre 3 e 4 horas e 2,02 (IC 95%: 1,62-2,51) em mais de 4 horas. Os riscos relativos para partos com instrumental são: 1,89 (IC 95%: 1,74-2,05) para vácuo-extrator sem episiotomia, 0,57 (IC 95%: 0,51-0,63) para vácuo-extrator com episiotomia, 6,53 (IC 95%: 5,57-7,64) para fórceps sem episiotomia e 1,34 (IC 95%: 1,21-1,49) para fórceps com episiotomia.

A literatura é conflitante a respeito da possibilidade de a episiotomia prevenir a rotura perineal. Os estudos publicados mostram que a episiotomia mediana pode ser inesperadamente ampliada durante o desprendimento do polo cefálico, aumentando o risco para lesões dos esfíncteres anais e, portanto, não é recomendada. Embora não deva ser feita rotineiramente, a realização da episiotomia médio-lateral pode diminuir os riscos para as lacerações perineais, principalmente para partos instrumentais e quando o polo cefálico distende exageradamente a região perineal. Recomenda-se que a episiotomia médio-lateral seja realizada com angulação entre 45° e 60°.

A revisão sistemática da literatura mostra que a massagem perineal, realizada diariamente no terceiro trimestre da gestação pela gestante ou com auxílio de seu acompanhante e durante o segundo período do trabalho de parto, apresenta muitos benefícios para as mulheres durante o trabalho de parto e no período pós-parto. Os resultados mostram menor necessidade de realizar episiotomia, menor risco de OASIS e menos dor perineal após o parto, embora os trabalhos sejam de nível C de evidência.

Para diminuir o risco de a mulher parturiente apresentar incontinência fecal após o parto, é essencial que os obstetras sejam habilitados no reconhecimento da lesão do esfíncter anal no intraparto. Desse modo, é fortemente recomendado que se faça toque anal e verifique a integridade da mucosa retal e do esfíncter. Nos casos de rotura do esfíncter anal, pode ser observada perda do formato anular do ânus, com alargamento do hiato genital. Em centros médicos bem equipados, também se pode realizar o diagnóstico da rotura perineal utilizando o ultrassom endoanal 3D.

A reconstrução anatômica do complexo esfincteriano e do corpo perineal previne a incontinência fecal no pós-parto, sendo possível obter os melhores resultados de correção da rotura perineal para manter a função de continência fecal quando se realiza a cirurgia nas primeiras 72 horas após o parto.

CLASSIFICAÇÃO

Atualmente, utiliza-se a classificação de Sultan, 1994, para as roturas perineais, recomendada pela International Consultation on Incontinence, por descrever melhor a gravidade da lesão do esfíncter anal (Quadro 2).

Quadro 2 Classificação de Sultan para rotura perineal

Rotura perineal	Estruturas lesadas
Grau I	Mucosa vaginal e pele
Grau II	Músculos bulbocavernosos e transversos
Grau III	▪ < 50% do músculo esfíncter anal externo ▪ > 50% do músculo esfíncter anal externo ▪ Lesão do músculo esfíncter anal externo e interno
Grau IV	Lesão atinge o complexo esfincteriano anal e a mucosa anorretal

Fonte: Sultan, 1994.

A identificação adequada da lesão necessita das seguintes condições:

- Paciente posicionada em posição ginecológica sob anestesia adequada.
- Boa iluminação.
- Realização de toque anal após o parto para identificação da integridade ou de lesão da mucosa anal e do corpo perineal. Deve-se avisar a paciente sobre a ocorrência da lesão.
- Realização de antibioticoterapia profilática com antibiótico de amplo espectro, como cefalosporina de segunda geração.

CORREÇÃO DAS ROTURAS PERINEAIS

Para a correção adequada da rotura perineal, são necessários material cirúrgico adequado e boa iluminação. A cirurgia deve ser realizada após bloqueio regional (anestesia raqui ou peridural). Devem, ainda, ser usados fios de absorção lenta, preferencialmente de poligalactina (Vicryl®) 3-0 ou 2-0, ou polidioxinanona (PDS) 3-0, por diminuir o risco de deiscência da sutura.

Correção da rotura perineal de segundo grau

- Identificação do ápice da lesão na parede vaginal utilizando válvulas retráteis vaginais.
- Sutura da lesão da fáscia retovaginal com fio de absorção lenta (Vicryl® 2-0) e sutura da mucosa vaginal. Correção do corpo perineal com sutura entre o feixe do bulbocavernoso à esquerda, com o centro tendíneo e o feixe do bulbocavernoso à direita, utilizando Vicryl® 2-0. Finalização com sutura da mucosa vaginal da fúrcula.

Correção da rotura perineal de terceiro ou quarto graus

A correção cirúrgica exige adequada analgesia, que pode ser por anestesia geral ou anestesia regional (raqui ou peridural). A analgesia proporciona relaxamento muscular, permitindo melhor identificação dos feixes dos músculos esfincterianos do ânus.

Em mulheres com rotura perineal de terceiro e quarto graus, a lesão provoca a destruição do corpo perineal, visto que a mucosa vaginal passa a ter contato com a mucosa retal, como se fosse uma cloaca. Desse modo, deve-se realizar uma incisão transversal semicircular entre a parede vaginal e a parede retal anterior, seguida da dissecção proximal da parede vaginal lateral. Assim, é possível identificar as bordas da mucosa anal e os feixes musculares e, utilizando pinças Allis, realizar a adequada apresentação dos feixes do esfíncter roto.

Sultan et al., 2009 recomendam a sutura da mucosa anal com fio Vicryl® 3-0 até reconstrução do lúmen anal. Os músculos esfincterianos do ânus são reparados com pinça Allis e, em seguida, a sutura deve ser realizada com fio de PDS ou Vicryl® 3-0, de preferência com agulha cilíndrica não cortante. Os feixes do esfíncter interno do ânus (EIA), localizados entre a mucosa anal e o esfíncter externo do ânus (EEA), são identificados e tracionados com pinças de Allis, reaproximando as bordas dos feixes que devem ser suturados entre si, com pontos em U, borda a borda (*end to end*), reconstruindo a anatomia anular do esfíncter interno.

A sutura do EEA também pode ser realizada por duas técnicas diferentes: borda a borda ou em jaqueta (*overlap*). Na técnica *overlap*, o segmento maior do esfíncter lesado é sobreposto ao feixe menor. A literatura mostra que não há superioridade de uma técnica em relação a outra porém, a maioria dos cirurgiões opta pela sutura *overlap* quando ocorreu a lesão completa do esfíncter anal externo. Na técnica borda a borda, os feixes são suturados com três pontos unindo as bordas. Na técnica em jaqueta, recomenda-se a sutura das bordas com fio de PDS ou Vicryl® 3-0, de modo que um feixe do EEA se sobreponha ao feixe contralateral. Os músculos transversos e os bulbocavernosos são suturados com fio Vicryl® na linha média. A mucosa vaginal é suturada com fio absorvível. A pele também deve ser suturada.

Recomenda-se o uso de antibiótico profilático intravenoso (IV) de amplo espectro (cefalosporina de segunda geração 2 g e metronidazol 500 mg) seguido pelo uso dos antibióticos por via oral por mais sete dias.

Deve ser evitada a formação de um grande bolo fecal para não ocorrer deiscência da sutura. Desse modo, recomenda-se na primeira semana o uso de laxantes ou amaciantes de fezes, contribuindo também para reduzir a dor no pós-operatório. Recomenda-se, ainda, abstinência sexual por seis semanas após o procedimento, evitar atividades físicas com aumento da pressão abdominal por três meses e evitar obstipação intestinal ao longo da vida. Entre 60 e 80% das mulheres que tiveram correção da rotura perineal de terceiro ou quarto graus intraparto estavam continentes 12 meses após o parto.

Colporrafia posterior

Posteriormente ao parto, algumas mulheres também podem apresentar prolapso da parede vaginal posterior. Os defeitos da parede vaginal posterior incluem a retocele e a lesão do corpo perineal. A correção cirúrgica deve ser indicada na presença de sintomatologia, como: dificuldade para esvaziamento fecal, incontinência de fezes ou flatos, dor ou prolapso acentuado, e disfunção sexual.

O tecido conectivo da parede vaginal posterior é conhecido como fáscia retovaginal, ancorado lateralmente ao músculo ileo-coccígeo e distalmente ao corpo perineal. Assim, a correção cirúrgica das lesões dessa fáscia deve ser realizada após a correção de outros defeitos associados, como o defeito apical (enterocele e/ou prolapso uterino).

A colporrafia posterior é a técnica mais utilizada para a correção da retocele, e frequentemente é realizada concomitantemente à perineoplastia. Após incisão da mucosa vaginal expondo os feixes puborretais dos levantadores do ânus, realiza-se a correção da retocele com sutura da fáscia retovaginal com pontos de fio absorvível. Depois, realiza-se sutura entre os feixes puborretais com a finalidade de corrigir a rotura perineal. Finaliza-se o procedimento com o fechamento da mucosa vaginal. Atualmente, a literatura médica relata 12 a 27% de dispareunia após bem como procedimento. Como efeitos adversos dessa técnica, são descritos sintomas de pontos vaginais dolorosos, bem como dispareunia e estenose da rima vulvar.

Correção sítio-específica dos prolapsos de parede vaginal posterior

Atualmente, a correção sítio-específica dos defeitos de parede vaginal posterior tem sido mais recomendada. Nessa correção, identificam-se os defeitos presentes na fáscia retovaginal e aproximam-se as bordas para restabelecer a sua anatomia com suturas usando fio de absorção lenta (0 ou 2-0). Finaliza-se a cirurgia com a correção do corpo perineal, unindo os feixes dos bulbocavernosos e transversos ao centro tendíneo do períneo. As taxas de recidiva da retocele com essa técnica estão entre 8 e 18%.

CONSIDERAÇÕES FINAIS

- Todas as mulheres devem ser examinadas cuidadosamente após o parto vaginal, com realização de toque anal para identificação de possível rotura perineal. A correção cirúrgica da rotura dos esfíncteres anais no intraparto ou até 72 horas após a sua ocorrência tem melhor prognóstico para a prevenção da incontinência fecal.
- A episiotomia de rotina não protege a paciente da rotura perineal, porém, quando for indicada, recomenda-se que seja a médio-lateral, com angulação entre 45º e 60º. A episiotomia mediana aumenta o risco de lesão obstétrica do esfíncter anal e não deve ser realizada.
- Antibiótico profilático deve ser indicado, preferencialmente cefalosporinas de segunda geração e metronidazol.
- Recomenda-se o uso de laxativos ou emulientes (p. ex., lactulona, 15 mL, a cada 8 horas, fibras solúveis) após a correção da rotura perineal, para diminuir a dor na evacuação e o risco de deiscência.

- Orienta-se o uso de analgésicos e anti-inflamatórios não hormonais e evitar o uso de opioides, por serem obstipantes.
- Caso haja dúvida sobre a rotura do esfíncter anal após o exame físico, recomenda-se a realização do ultrassom endoanal.

BIBLIOGRAFIA CONSULTADA

Aytan H, Tapisiz OL, Tuncay G, Avsar FA. Severe perineal lacerations in nulliparous women and episiotomy type. Eur J Obstet Gynecol Reprod Biol. 2005;121(1):46-50.

Bek KM, Laurberg S. Risks of anal incontinence from subsequent vaginal delivery after a complete obstetric anal sphincter tear. Br J Obstet Gynaecol. 1992;99(9):724-6.

Buppasiri P, Lumbiganon P, Thinkhamrop J, Thinkhamrop B. Antibiotic prophylaxis for third- and fourth-degree perineal tear during vaginal birth. Cochrane Database Syst Rev. 2014;2014(10):CD005125.

Castro-Vázquez G. Late-in-life childbearing (*kōrei shussan*) in contemporary Japan. Cult Health Sex. 2015;17(10):1221-36.

Culligan PJ. Surgical repair of the posterior compartment. Clin Obstet Gynecol. 2005;48(3):704-12.

DeLancey JO. Anatomy and biomechanics of genital prolapse. Clin Obstet Gynecol. 1993;36(4):897-909.

DeLancey JOL, Masteling M, Pipitone F, LaCross J, Mastrovito S, Ashton-Miller JA. Pelvic floor injury during vaginal birth is life-altering and preventable: what can we do about it? Am J Obstet Gynecol. 2024;230(3):279-94.e2.

Fernando RJ, Sultan AH, Kettle C, Thakar R. Methods of repair for obstetric anal sphincter injury. Cochrane Database Syst Rev. 2013;2013(12):CD002866.

Gurol-Urganci I, Cromwell DA, Edozien LC, Mahmood TA, Adams EJ, Richmond DH, et al. Third- and fourth-degree perineal tears among primiparous women in England between 2000 and 2012: time trends and risk factors. BJOG. 2013;120(12):1516-25.

Harvey MA, Pierce M, Alter JE, Chou Q, Diamond P, Epp A, et al. Obstetrical anal sphincter injuries (OASIS): prevention, recognition, and repair. J Obstet Gynaecol Can. 2015;37(12):1131-48.

Kammerer-Doak DN, Wesol AB, Rogers RG, Dominguez CE, Dorin MH. A prospective cohort study of women after primary repair of obstetric anal sphincter laceration. Am J Obstet Gynecol. 1999;181(6):1317-23.

Koelbl H, Igawa T, Salvatore S, Laterza RM, Lowry A, Sievert KD, et al. Pathophysiology of urinary incontinence, faecal incontinence and pelvic organ prolapse. In: Abrams P, Cardozo L, Khoury S, Wein A, eds. Incontinence. 5. ed.: ICUD-EAU; 2013. p. 261-359.

Košec V, Djaković I, Čukelj M, Ejubović E, Sumpor B, Djaković Ž. Increased OASIS incidence: indicator of the quality of obstetric care? Acta Clin Croat. 2019;58(2):365-370.

Lemoine ME, Ravitsky V. Sleepwalking into infertility: the need for a public health approach toward advanced maternal Age. Am J Bioeth. 2015;15(11):37-48.

Milka W, Paradowska W, Kołomańska-Bogucka D, Mazur-Bialy AI. Antenatal perineal massage: risk of perineal injuries, pain, urinary incontinence and dyspereunia – a systematic review. J Gynecol Obstet Hum Reprod. 2023;52(8):102627.

Murphy DJ, Macleod M, Bahl R, Goyder K, Howarth L, Strachan B. A randomised controlled trial of routine versus restrictive use of episiotomy at operative vaginal delivery: a multicentre pilot study. BJOG. 2008;115(13): 1695-703.

Petros PE, Ulmsten UI. An integral theory of female urinary incontinence. Experimental and clinical considerations. Acta Obstet Gynecol Scand Suppl. 1990;153:7-31.

Sideris M, McCaughey T, Hanrahan JG, Arroyo-Manzano D, Zamora J, Jha S, et al. Risk of obstetric anal sphincter injuries (OASIS) and anal incontinence: a meta-analysis. Eur J Obstet Gynecol Reprod Biol. 2020;252:303-12.

Smith LA, Price N, Simonite V, Burns EE. Incidence of and risk factors for perineal trauma: a prospective observational study. BMC Pregnancy Childbirth. 2013;13:59.

Stepp KJ, Walters MD. Anatomy of the lower urinary tract, rectum, and pelvic floor. In: Walters MD, Karram MM, eds. Urogynecology and reconstructive pelvic surgery. 3. ed. St. Louis: Mosby Elsevier; 2007. p. 17-30.

Sultan AH, Kamm MA, Hudson CN, Bartram CI. Third degree obstetric anal sphincter tears: risk factors and outcome of primary repair. BMJ. 1994;308(6933):887-91.

Sultan AH, Kettle C. Diagnosis of perineal trauma. In: Sultan AH, Thakar R, Fenner DE, eds. Perineal and anal sphincter trauma. Londres: Springer--Verlag; 2009. p. 13-9.

Sultan AH, Thakar R. Lower genital tract and anal sphincter trauma. Best Pract Res Clin Obstet Gynaecol. 2002;16(1):99-115.

Vranes HS, Djakovic I. Length and weight of newborns in Croatia from 1985 to 2009. Wien Klin Wochenschr. 2015;127(17-18):685-90.

Walker GJ, Gunasekera P. Pelvic organ prolapse and incontinence in developing countries: review of prevalence and risk factors. Int Urogynecol J. 2011;22(2):127-35.

Walsh CJ, Mooney EF, Upton GJ, Motson RW. Incidence of third-degree perineal tears in labour and outcome after primary repair. Br J Surg. 1996;83(2):218-21.

18

Cuidados paliativos em câncer ginecológico

Gustavo Leme Fernandes
Mariana Lial Matuoka Fernandes

INTRODUÇÃO

No manejo de pacientes com câncer ginecológico em cuidados paliativos, várias considerações são necessárias para otimizar os desfechos e a qualidade de vida da paciente. Em primeiro lugar, a introdução precoce dos cuidados paliativos é fundamental. Estudos demonstram que essa abordagem melhora a qualidade de vida, reduz intervenções agressivas no final da vida e aumenta a adesão aos cuidados em hospice. Isso permite melhor controle dos sintomas e facilita discussões sobre os objetivos do cuidado, alinhando o tratamento com as preferências da paciente.

O manejo dos sintomas é um componente central dos cuidados paliativos em oncologia ginecológica. As pacientes frequentemente apresentam sintomas complexos, como dor, náusea, obstrução intestinal e ascite, exigindo uma abordagem multidisciplinar para controle eficaz. Estratégias baseadas em evidências devem guiar o tratamento desses sintomas para melhorar o conforto e a qualidade de vida da paciente.

A comunicação sobre os objetivos do cuidado e o planejamento antecipado também é um aspecto crítico. Essas discussões devem ser iniciadas precocemente e revisitadas regularmente para garantir que o plano de cuidados permaneça alinhado com os valores e as preferências da paciente. O uso de uma estrutura básica para guiar essas conversas pode aumentar sua eficácia e garantir que sejam empáticas e centradas na paciente. Além disso, é essencial abordar aspectos psicossociais, incluindo suporte emocional e os impactos financeiros do tratamento. Pacientes com câncer ginecológico frequentemente enfrentam um alto ônus emocional e financeiro, o que pode afetar seu bem-estar geral e suas decisões sobre o tratamento. Oferecer um suporte abrangente, incluindo cuidados psicossociais, pode ajudar a mitigar esses desafios.

Por fim, há um crescente interesse em novas terapias, como a terapia assistida por psicodélicos, para o manejo da depressão e ansiedade em pacientes com câncer avançado, embora mais pesquisas sejam necessárias nessa área. No geral, uma abordagem multidisciplinar que integre cuidados paliativos precoces, manejo eficaz dos sintomas, comunicação clara e suporte psicossocial é essencial para o cuidado de pacientes com câncer ginecológico em contextos paliativos.

MANEJO DOS PRINCIPAIS SINTOMAS

Pacientes em cuidados paliativos para câncer ginecológico frequentemente apresentam uma variedade de sintomas, incluindo dor, náusea, obstrução intestinal e ascite. O manejo eficaz desses sintomas requer uma abordagem multidisciplinar, integrando diversas especialidades para atender às complexas necessidades dessas pacientes.

Dor

A dor é um sintoma predominante em cânceres ginecológicos, frequentemente exigindo uma combinação de intervenções farmacológicas e não farmacológicas. Opioides são comumente utilizados para seu controle, podendo ser administrados por via oral, intravenosa ou até mesmo epidural, conforme a necessidade da paciente. Intervenções não farmacológicas, como a radioterapia paliativa, também pode ser eficaz, especialmente quando a dor é causada por focos específicos da doença, como metástases ósseas.

O manejo da dor em adultos com câncer envolve as seguintes etapas:

a. **Avaliação abrangente da dor**: envolve sua caracterização detalhada, incluindo localização, intensidade, qualidade, duração e fatores agravantes ou atenuantes. Ferramentas padronizadas, como escalas numéricas ou visuais, são recomendadas para quantificar a intensidade da dor.
b. **Estratificação da dor**: consiste em classificar a dor com base na intensidade (leve, moderada ou intensa) e no tipo (nociceptiva, neuropática ou mista), o que orienta a escolha terapêutica mais adequada.
c. **Abordagem terapêutica em escada**: inspirada na escada analgésica da Organização Mundial da Saúde (OMS), as diretrizes sugerem:
    - **Dor leve**: uso de analgésicos não opioides, como dipirona, paracetamol ou anti-inflamatórios não esteroides (AINE).
    - **Dor moderada**: adição de opioides fracos, como codeína ou tramadol, aos analgésicos não opioides.
    - **Dor intensa**: uso de opioides fortes, como morfina ou fentanil, possivelmente combinados com analgésicos não opioides e adjuvantes.
d. **Uso de adjuvantes**: inclui medicamentos como antidepressivos e anticonvulsivantes para tratar componentes

neuropáticos da dor, além de corticosteroides e outros moduladores, conforme necessário.

e. **Considerações especiais**: consiste em ajustes terapêuticos focados em populações específicas, como idosos, pacientes com disfunção renal ou hepática e aqueles em cuidados paliativos, sempre considerando o equilíbrio entre controle da dor e efeitos colaterais.
f. **Monitoramento contínuo**: enfatiza a necessidade de reavaliar regularmente a eficácia do tratamento e os efeitos adversos, ajustando as intervenções conforme a evolução do quadro clínico.

Náuseas e vômitos

Náuseas e vômitos são sintomas frequentes e angustiantes, podendo ser tratados com antieméticos e, em alguns casos, corticosteroides. A escolha do antiemético deve ser guiada pela causa subjacente da náusea, seja ela induzida por quimioterapia ou relacionada à obstrução intestinal.

As diretrizes clínicas da National Comprehensive Cancer Network (NCCN) para o manejo de náuseas e vômitos em pacientes adultos com câncer fornecem recomendações abrangentes para prevenção e tratamento desses sintomas, especialmente os induzidos por quimioterapia, radioterapia e outras causas relacionadas ao câncer. Essas recomendações incluem:

a. **Estratificação do risco emetogênico:** classificação dos agentes quimioterápicos e protocolos de radioterapia com base no seu potencial emetogênico (alto, moderado, baixo ou mínimo). Essa classificação orienta a escolha e a intensidade da profilaxia antiemética necessária.

b. **Profilaxia antiemética baseada no risco:**
   - **Quimioterapia de alto risco emetogênico**: recomendação de uma combinação de antagonistas dos receptores serotoninérgicos 5-HT3, antagonistas dos receptores NK1 e corticosteroides.
   - **Quimioterapia de risco moderado**: uso de antagonistas dos receptores 5-HT3 combinados com corticosteroides, com ou sem antagonistas dos receptores NK1, dependendo do agente específico e do paciente.
   - **Quimioterapia de baixo risco**: administração de um único agente, como um corticosteroide ou um antagonista dos receptores 5-HT3.
   - **Quimioterapia de mínimo risco**: geralmente, não é necessária profilaxia antiemética rotineira.

c. **Manejo de náuseas e vômitos antecipatórios, agudos e tardios**: implementação de estratégias específicas para cada tipo, incluindo o uso de benzodiazepínicos para sintomas antecipatórios e ajuste da terapia antiemética para controlar sintomas agudos e tardios.

d. **Considerações especiais**: ajustes nas recomendações para populações específicas, como idosos, pacientes pediátricos e aqueles com comorbidades, garantindo que o manejo seja seguro e eficaz para cada grupo.

Obstrução intestinal

A obstrução intestinal é uma complicação comum nos cânceres ginecológicos avançados, que pode ser manejada por meios cirúrgicos ou não cirúrgicos. Para pacientes que não são candidatas à cirurgia, as opções incluem repouso intestinal, sucção nasogástrica e intervenções farmacológicas, como o uso de agentes anticolinérgicos, que reduzem as secreções gastrointestinais e aliviam os sintomas.

Ascite

A **ascite**, frequentemente observada no câncer de ovário, pode ser manejada por meio de paracentese para aliviar o desconforto e melhorar a qualidade de vida. O uso de diuréticos pode ser considerado, embora sua eficácia seja limitada na ascite maligna.

Dispneia

A dispneia é uma sensação subjetiva de dificuldade respiratória comum em pacientes oncológicos, especialmente em estágios avançados da doença. Sua gestão eficaz é fundamental para melhorar a qualidade de vida desses pacientes. A abordagem inclui:

a. **Avaliação e identificação de causas reversíveis**: investigar causas tratáveis, como infecções respiratórias, broncoespasmo, congestão pulmonar, derrame pleural e anemia.
b. **Intervenções não farmacológicas**:
   - **Ventilação ambiente**: uso de ventiladores de mão ou de ambiente para aumentar a circulação de ar e reduzir a sensação de falta de ar.
   - **Oxigenoterapia**: indicada apenas para pacientes com evidência de hipoxemia (saturação de oxigênio ≤ 90%).
   - **Técnicas respiratórias**: exercícios de controle respiratório, como respiração diafragmática, e técnicas de relaxamento podem aliviar a dispneia.
c. **Intervenções farmacológicas**:
   - **Opioides**: em doses baixas, podem ser eficazes no alívio da dispneia, mesmo na ausência de dor.

- **Ansiolíticos**: medicamentos como os benzodiazepínicos podem ser considerados quando a ansiedade contribui para a sensação de falta de ar.
- **Outros medicamentos**: broncodilatadores, corticosteroides ou diuréticos podem ser indicados, dependendo da causa subjacente da dispneia.

d. **Suporte psicossocial**: gestão personalizada da dispneia, considerando as necessidades e condições específicas de cada paciente, realizada por uma equipe multidisciplinar para garantir uma abordagem abrangente e eficaz.

e. **Apoio emocional**: intervenções psicológicas e suporte emocional são essenciais, pois fatores emocionais podem exacerbar a percepção da dispneia.

MANEJO DE OUTROS SINTOMAS COMUNS

A gestão de sintomas como anemia, caquexia, anorexia, constipação e feridas em pacientes oncológicos requer uma abordagem multidisciplinar e individualizada.

Anemia

A anemia em pacientes com câncer pode resultar da própria doença ou dos tratamentos antineoplásicos. Seu manejo inclui:

- **Avaliação diagnóstica**: identificar a causa subjacente da anemia, como deficiência de ferro, vitamina B12 ou folato, hemorragias ou supressão medular.
- **Intervenções terapêuticas**: podem envolver suplementação de ferro, vitaminas, uso de agentes estimuladores da eritropoiese e, em casos graves, transfusões sanguíneas.

Caquexia e/ou anorexia

Caracterizada por perda significativa de peso, massa muscular e apetite, a caquexia impacta negativamente a qualidade de vida e a resposta ao tratamento. A abordagem desses casos inclui:

- **Intervenção nutricional**: suporte nutricional adequado, com dietas hipercalóricas e hiperproteicas adaptadas às necessidades e tolerâncias da paciente, buscando tornar as refeições mais atraentes e palatáveis.
- **Terapia farmacológica**: uso de agentes como progestógenos (p. ex., acetato de megestrol) e corticosteroides para estimular o apetite e promover ganho de peso.
- **Abordagem multimodal**: combinação de suporte nutricional, farmacológico e, quando possível, programas de exercícios para melhorar a massa muscular e a funcionalidade.

Constipação

Frequentemente pode surgir constipação resultante do uso de opioides, redução da mobilidade ou ingestão inadequada de fibras e líquidos. Seu manejo inclui:

- **Medidas não farmacológicas**: incentivo à ingestão adequada de líquidos e fibras, além de promoção da atividade física conforme a tolerância do paciente.
- **Uso de laxantes**: prescrição de laxantes osmóticos ou estimulantes, ajustando a dose conforme a resposta e os efeitos colaterais.

Feridas

Feridas podem aparecer em decorrência do tumor, tratamentos ou imobilidade prolongada. Sua abordagem abrange:

- **Avaliação da lesão**: determinar causa, extensão e presença de infecção ou necrose.
- **Cuidados locais**: realizar limpeza adequada, desbridar quando necessário e usar curativos apropriados para manter um ambiente úmido e favorecer a cicatrização.
- **Controle da dor e infecção**: usar analgésicos e, se indicado, antibióticos para tratar infecções associadas.

DECISÃO DE PALIAÇÃO/CUIDADOS PROPORCIONAIS E COMUNICAÇÃO COM FAMILIARES

A decisão pela paliação e não intervenção em pacientes com câncer avançado é um dos momentos mais delicados do cuidado oncológico. Paliação não significa abandono do paciente, mas, direcionar o foco para a qualidade de vida, o controle de sintomas e o respeito à dignidade da pessoa. Em muitos casos, a intervenção agressiva pode trazer mais sofrimento do que benefícios, prolongando a doença sem oferecer melhora significativa na sobrevida ou no bem-estar.

Optar pela não intervenção, com a suspensão de medidas invasivas e a priorização do conforto, deve ser uma decisão compartilhada entre a equipe médica, o paciente e sua família, levando em consideração os desejos da pessoa enferma, sua autonomia e a evolução da doença. Essa escolha deve ser baseada em princípios éticos e nas melhores evidências disponíveis, garantindo que a paciente receba o suporte adequado até o fim da vida.

A comunicação com os familiares é um aspecto essencial nesse processo, pois muitas vezes eles enfrentam dificuldades para aceitar a transição para os cuidados paliativos e a decisão de não intervenção. A equipe médica deve estabelecer um diálogo transparente, empático e respeitoso, explicando de forma clara a condição da paciente, o prognóstico e os motivos que levam à recomendação da paliação. Utilizar uma abordagem centrada na escuta e no acolhimento permite que os familiares expressem suas angústias e compreendam que a decisão visa evitar sofrimento desnecessário. É fundamental reforçar que, mesmo sem medidas curativas, a paciente continuará recebendo cuidados para controle da dor, da dispneia e de outros sintomas, garantindo seu conforto e preservando sua dignidade.

CONSIDERAÇÕES FINAIS

Uma abordagem multidisciplinar é essencial para o manejo eficaz dos sintomas em cuidados paliativos. Isso envolve a colaboração entre oncologistas, especialistas em cuidados paliativos, manejo da dor e outras profissões da saúde. Essa equipe deve fornecer um cuidado abrangente que aborda não apenas os sintomas físicos, mas também os aspectos psicológicos e sociais, melhorando assim a qualidade de vida global da paciente. A avaliação regular dos sintomas utilizando ferramentas padronizadas pode ajudar a identificar os sintomas de maior impacto e guiar as intervenções adequadas.

BIBLIOGRAFIA CONSULTADA

Burnod A, Maindet C, George B, Minello C, Allano G, Lemaire A. A clinical approach to the management of cancer-related pain in emergency situations. Support Care Cancer. 2019;27(8):3147-57.

Davidson BA, Moss HA, Kamal AH. Top 10 tips palliative care clinicians should know when caring for patients with ovarian cancer. J Palliat Med. 2018;21(2):250-4.

Hagen NA, Elwood T, Ernst S. Cancer pain emergencies: a protocol for management. J Pain Symptom Manage. 1997;14(1):45-50.

Karlin D, Khoo T, Pietras C. Update in palliative care in gynecologic oncology. Curr Opin Obstet Gynecol. 2022;34(1):6-9.

Karlin D, Phung P, Pietras C. Palliative care in gynecologic oncology. Curr Opin Obstet Gynecol. 2018;30(1):31-43.

Khoo T, Karlin D, Pietras C. Updates in palliative care of gynecologic oncology patients. Curr Opin Obstet Gynecol. 2025;37(1):1-4.

Long DA, Koyfman A, Long B. Oncologic emergencies: palliative care in the emergency department setting. J Emerg Med. 2021;60(2):175-91.

National Comprehensive Cancer Network. Palliative care (version 1.2025). Plymouth Meeting (PA): National Comprehensive Cancer Network; 2025. Disponível em: https://www.nccn.org/guidelines/guidelines-detail?category=3&id=1454 (acesso: 27 fev. 2025).

Persenaire C, Spinosa DL, Brubaker LW, Lefkowits CJ. Incorporation of palliative care in gynecologic oncology. Curr Oncol Rep. 2023;25(11): 1295-305.

Roy M, Ramchandran K. Symptom relief and palliative care in gynecologic oncology. Curr Opin Obstet Gynecol. 2020;32(1):65-75.

Segev Y, Segev L, Schmidt M, Auslender R, Lavie O. Palliative care in ovarian carcinoma patients – a personalized approach of a team work: a review. Arch Gynecol Obstet. 2017;296(4):691-700.

Swarm RA, Paice JA, Anghelescu DL, Are M, Bruce JY, Buga S, et al. Adult cancer pain, version 3.2019: NCCN clinical practice guidelines in oncology. J Natl Compr Canc Netw. 2019;17(8):977-1007.

19

Cuidados paliativos no câncer de mama

Nathalia Oliveira Lemos
Vilmar Marques de Oliveira
José Francisco Rinaldi
Fábio Bagnoli

INTRODUÇÃO

O câncer de mama é o tipo mais incidente em mulheres no Brasil e no mundo, representando a principal causa de morte por câncer nas mulheres brasileiras e um grande problema de saúde pública em todo o mundo. Segundo o Instituto Nacional de Câncer (INCA), estima-se que 73.610 novos casos sejam registrados até o final de 2025, com uma taxa de 66,54 casos a cada 100 mil mulheres.

Apesar de sua evolução temporal ascendente, observa-se uma diminuição gradativa nas taxas de mortalidade por câncer de mama em países desenvolvidos, provavelmente em razão do maior acesso a serviços de saúde, que possibilita o diagnóstico precoce e tratamento oportuno. Entretanto, no Brasil, ainda são observadas altas taxas de mortalidade, sendo, respectivamente, 12,43 óbitos/100 mil mulheres na região Sudeste, 12,69 óbitos/100 mil mulheres na região Sul, 10,75 óbitos/100 mil mulheres na região Nordeste, 10,90 óbitos/100 mil mulheres na região Centro-Oeste e 8,59 óbitos/100 mil mulheres na região Norte.

Em uma coorte retrospectiva com aproximadamente 5 mil mulheres com câncer de mama, observou-se que a maioria dos casos foi detectada por sintomas e apenas 34,2% por triagem, sendo que 30,1% das pacientes apresentavam-se ao diagnóstico com estadiamento III ou IV. Em relação aos sítios de metástase à distância, cerca de 51% apresentaram metástase óssea, seguida por pulmão (36,4%), fígado (21,1%) e cérebro (14,2%). Fatores associados ao estágio avançado do câncer de mama, além da biologia tumoral e estadiamento clínico inicial, incluem mulheres de baixa renda, raça/cor da pele preta ou parda, mulheres jovens, dificuldade no acesso à atenção básica e maior intervalo de tempo entre a suspeita diagnóstica e biópsia.

Com um crescente número de pacientes vivendo com doenças graves, crônicas ou em finitude, torna-se de extrema importância o conhecimento sobre cuidados paliativos. A Organização Mundial da Saúde (OMS) estima que no mundo todo, a cada ano, 56,8 milhões de pessoas necessitam de cuidados paliativos, sendo que a maioria delas vive em países subdesenvolvidos e em desenvolvimento. Mundialmente, apenas cerca de 14% das pessoas com tal necessidade recebem esse recurso.

CONCEITOS E DEFINIÇÕES

O conceito de cuidados paliativos foi primeiramente publicado em 1990 e revisado em 2002 pela OMS:

> (...) cuidados paliativos consistem em uma abordagem que objetiva a melhoria da qualidade de vida do paciente e de seus familiares, diante de uma doença que ameace a vida, por meio da prevenção e alívio do sofrimento, da identificação precoce, avaliação impecável e tratamento de dor e demais sintomas físicos, sociais, psicológicos e espirituais.

O conceito atual traz como um dos objetivos aliviar o sofrimento em fases precoces, de preferência logo após o diagnóstico de uma doença incurável, não se limitando apenas a pacientes próximos ao fim da vida. Os cuidados de fim de vida, parte também importante dos cuidados paliativos, referem-se ao manejo de pacientes quando o tratamento modificador da doença não é mais eficaz e os tratamentos que prolongam a vida passam a ser fúteis.

A prática dos cuidados paliativos se baseia nos seguintes princípios:

- Fornecer alívio para a dor e outros sintomas que geram sofrimento, como fadiga, anorexia, dispneia e sintomas gastrointestinais.
- Afirmar a vida e considerar a morte como um processo natural.
- Não acelerar e tampouco postergar a morte.
- Integrar os aspectos psicológicos, sociais e espirituais do cuidado a cada paciente.
- Oferecer sistema de suporte para ajudar os pacientes a viverem o mais ativamente possível até sua morte.
- Oferecer sistema de apoio para ajudar a família a lidar com a doença do paciente e com seu próprio luto.
- Utilizar uma abordagem multidisciplinar para abordar as necessidades dos pacientes e suas famílias, incluindo suporte ao luto, se indicado.
- Melhorar a qualidade de vida, o que pode também influenciar positivamente o curso da doença.
- Se possível, iniciar os cuidados precocemente no curso da doença, conjuntamente com outros tratamentos que visam prolongar a vida, como quimioterapia e radioterapia, além de incluir as investigações necessárias para entender e manejar melhor as complicações clínicas que causam sofrimento.

Os cuidados paliativos estão indicados, então, para todos os pacientes (e familiares) portadores de doenças ameaçadoras à continuidade da vida, independente de diagnóstico, prognóstico e idade, podendo, inclusive, ser complementares e paralelos aos tratamentos modificadores da doença.

SINTOMAS MAIS COMUNS EM PACIENTES COM CÂNCER EM CUIDADOS PALIATIVOS

Dor, depressão, ansiedade, confusão mental/desorientação, fadiga, dispneia, insônia, náuseas, constipação, diarreia e anorexia foram os 11 sintomas mais comuns identificados em um estudo de revisão sistemática contendo mais de 100 pacientes com câncer em cuidados paliativos.

Cada sintoma deve ser avaliado de forma acurada, investigando seu início, fatores de melhora e piora, intensidade e qualidade, resposta a tratamentos anteriores e impacto na vida social, psicológica e espiritual. Algumas ferramentas e escalas auxiliam na avaliação dessas queixas, como escala de avaliação de sintomas de edmonton (Quadro 1) e escala de sintomas memorial (MSAS).

TRATAMENTO DA DOR ONCOLÓGICA

Dor é uma experiência sensorial e emocional desagradável associada ou semelhante ao que se sente após um dano tecidual real ou potencial. A prevalência dessa queixa em pacientes oncológicos é de 33 a 59%, e em pacientes com doença avançada é de 64 a 74%. Para avaliação deste sintoma, deve-se acreditar no que o paciente sente e entender que a incapacidade de expressar a queixa da dor não exclui a sua existência.

Quadro 1 Tradução e adaptação transcultural do instrumento Escala de Avaliação de Sintomas de Edmonton (ESAS-r) para uso em cuidados paliativos

Por favor, circule o número que mais bem descreve como você está se sentindo agora.												
Sem dor	0	1	2	3	4	5	6	7	8	9	10	Pior dor possível
Sem cansaço Cansaço = falta de energia	0	1	2	3	4	5	6	7	8	9	10	Pior cansaço possível
Sem sonolência Sonolência = sentir-se com sono	0	1	2	3	4	5	6	7	8	9	10	Pior sonolência possível
Sem náusea	0	1	2	3	4	5	6	7	8	9	10	Pior náusea possível
Com apetite	0	1	2	3	4	5	6	7	8	9	10	Pior falta de apetite possível
Sem falta de ar	0	1	2	3	4	5	6	7	8	9	10	Pior falta de ar possível
Sem depressão Depressão = sentir-se triste	0	1	2	3	4	5	6	7	8	9	10	Pior depressão possível
Sem ansiedade Ansiedade = sentir-se nervoso	0	1	2	3	4	5	6	7	8	9	10	Pior ansiedade possível
Com bem-estar Bem-estar/mal-estar = como você se sente, de modo geral	0	1	2	3	4	5	6	7	8	9	10	Pior mal-estar possível
Sem ________ Outro problema (p. ex., prisão de ventre)	0	1	2	3	4	5	6	7	8	9	10	Pior ________ possível

Fonte: adaptado de Monteiro et al., 2013.

A dor pode ser classificada quanto aos mecanismos fisiopatológicos envolvidos em: nociceptiva, neuropática e mista. A dor nociceptiva deriva de estímulo dos nociceptores, podendo ser somática ("afiada", "maçante" e bem localizada) ou visceral ("espasmos", "cólicas", difusas e mal localizadas). Já dor neuropática deriva de lesão do sistema somatossensorial, podendo ser central ou periférica ("queimação" ou "formigamento").

A avaliação da dor pode ser realizada por meio da escala visual numérica (EVN) (Figura 1) e pela escala visual analógica (EVA) (Figura 2). Para pacientes que não podem falar, uiliza-se a escala de faces (Figura 3).

O tratamento da dor deve ser fundamentado em um plano de analgesia que ofereça ao paciente alívio desse sintoma com

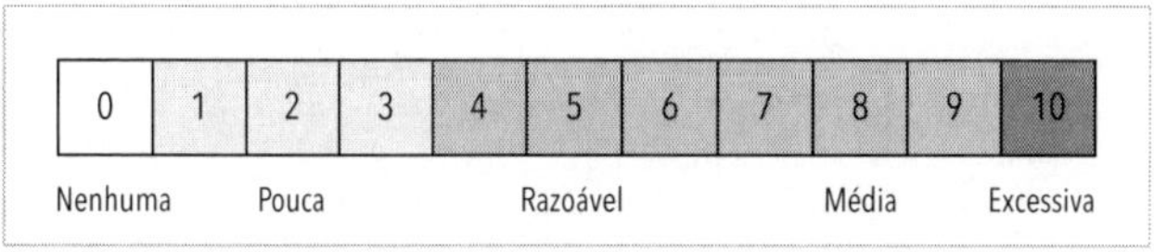

Figura 1 Escala visual numérica (EVN) para avaliação da dor.
Fonte: Rev Bras Promoç Saúde, 2017.

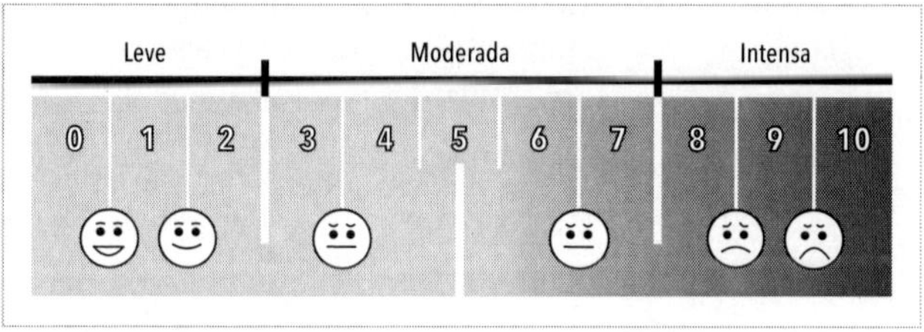

Figura 2 Escala visual analógica (EVA) para avaliação da dor.
Fonte: Perini et al., 2015.

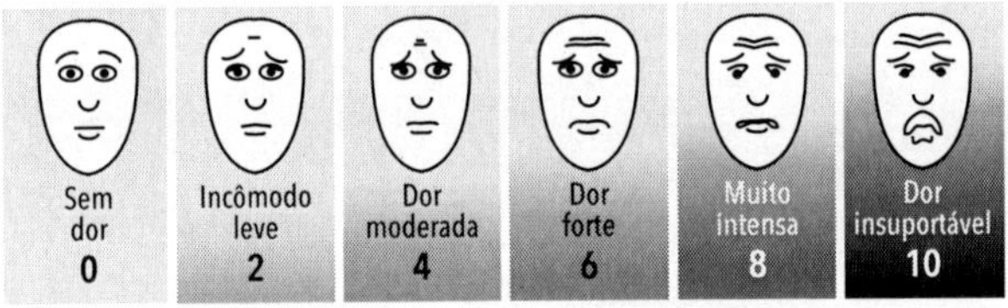

Figura 3 Escala de faces para avaliação da dor.
Fonte: Oliveira et al., 2019.

baixo potencial para efeitos colaterais. Esse plano deve contemplar a ascensão de doses dos medicamentos, combinação de drogas e associação com técnicas intervencionistas e não farmacológicas, como fisioterapia, acupuntura, aromaterapia, *reiki*, entre outros. A medicação ofertada deve ser, preferencialmente, administrada por via oral (VO), com doses individualizadas e sempre com horários preestabelecidos, podendo-se combinar diferentes classes de analgésicos e fármacos adjuvantes.

O modelo da escala analgésica proposto pela OMS propõe abordagens crescente ou decrescente no tratamento da dor (Figura 4), incluindo as opções a seguir:

- Fármacos adjuvantes: podem ser combinados às outras classes em qualquer fase do tratamento da dor. Os antidepressivos e anticonvulsivantes, como gabapentina, pregabalina, amitriptilina, venlafaxina e sertralina, são utilizados principalmente nos casos de dor neuropática. Os corticosteroides, como dexametasona, prednisona e metilprednisolona, podem ser benéficos em casos de dor em razão do crescimento tumoral, pois levam à diminuição do edema (síndrome de compressão medular, metástase cerebral e hepática). Outros exemplos incluem relaxantes

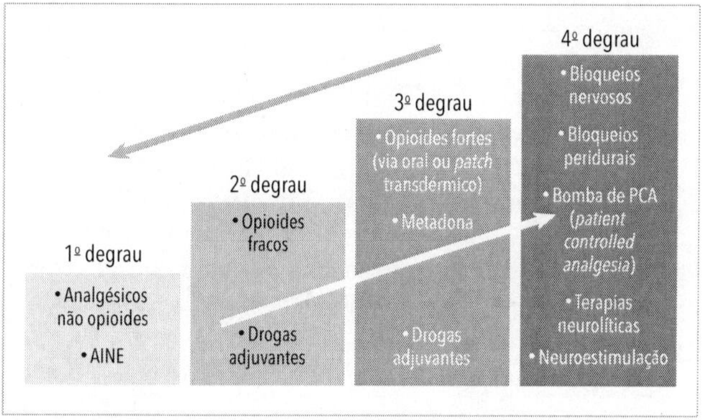

Figura 4 Escala analgésica.
Fonte: Mchugh et al., 2012.

musculares (ciclobenzaprina e baclofeno), antiespasmódicos (escopolamina) e anestésicos locais (lidocaína).

- 1º degrau: analgésicos não opioides, como dipirona e paracetamol, e anti-inflamatórios não esteroidais (AINE), como diclofenaco e cetoprofeno. Com relação aos AINE, deve-se observar fatores de risco para efeitos adversos gastrointestinais e cardiovasculares, como idade avançada, histórico de úlcera péptica, uso de corticostero ides sistêmico, uso de anticoagulantes, angina estável, doença arterial periférica, histórico de acidente vascular encefálico, revascularização arterial e síndrome coronariana aguda.
- 2º degrau: opioides fracos e/ou opioides fortes em baixa dose, como codeína e tramadol. Para minimizar os efeitos colaterais, podem ser prescritos em conjunto antieméticos e laxativos.
- 3º degrau: opioides fortes, como morfina e metadona. Têm como principais efeitos colaterais náuseas, sonolência,

depressão respiratória e constipação. A morfina deve ser a primeira escolha nessa classe, devendo ser prescrita dose de resgate que corresponde a cerca de 1/10 a 1/6 da dose total diária em caso de uso contínuo. A metadona deve ser a escolha preferencial em casos de insuficiência hepática ou renal, atentando-se para o surgimento de náuseas como o primeiro sinal de alerta de intoxicação. A via transdérmica é uma boa alternativa por conta de sua comodidade terapêutica e estabilidade dos níveis sanguíneos da medicação.

- 4º degrau: terapias analgésicas que incluem técnicas minimamente invasivas e implantáveis para o tratamento da dor de difícil controle. Incluem, p. ex., infiltração de pontos-gatilho para dor miofascial, infiltração articular para dores articulares, bloqueios nervosos, bloqueios neurolíticos por meio de cirurgia, crioterapia ou radiofrequência, bloqueios nervosos somáticos, simpatectomias, entre outros.

ANOREXIA, CAQUEXIA E SARCOPENIA

A anorexia aparece como a segunda manifestação mais prevalente, ficando atrás somente da dor. A síndrome da anorexia-caquexia é uma síndrome metabólica complexa, que envolve perda involuntária de peso associada a perda de massa muscular, diminuição da força muscular, fadiga, anorexia, alterações bioquímicas e perda do balanço energético/proteico. Já a sarcopenia é a perda de massa muscular, força e funcionalidade que se associa a maior mortalidade, maior número de complicações pós-operatórias, maior risco de fraturas, maior tempo de hospitalização e maior toxicidade dos quimioterápicos. Grupos de maior risco para essas condições incluem mulheres, diabéticos, idosos e obesos.

O diagnóstico é essencialmente clínico, avaliando-se perda de peso, sintomas e resposta ao tratamento. É fundamental uma abordagem multidisciplinar dessas pacientes, contando com psicólogos, nutricionistas e fisioterapeutas. Tratamento farmacológico associado ao acompanhamento nutricional para melhora do apetite e ganho de peso podem ser usados de forma individualizada, sendo os mais bem estudados acetato de megestrol, glicocorticoides e esteroides anabolizantes. A dieta deve ser suficiente para alcançar as necessidades proteicas e calóricas, sem o uso indevido de suplementos em excesso ou dietas extremistas. O prazer de sentir o gosto da comida deve ser priorizado em relação à quantidade total ingerida. As refeições podem ser menores e mais frequentes, com preparação prática e rápida, e devem incluir alimentos ricos em calorias.

FADIGA

A fadiga é um sintoma multidimensional definido como uma perturbadora sensação subjetiva e persistente de cansaço e exaustão física, emocional e/ou cognitiva, desproporcional ao nível de atividade física e que não alivia com o repouso. Sua incidência pode chegar a até 95% em pacientes em cuidados paliativos exclusivos. É preciso investigar medicamentos e doenças associadas que possam agravar o sintoma, bem como realizar exames laboratoriais como eletrólitos, glicemia, função renal, função hepática, função tireoidiana e hemograma para exclusão de causas reversíveis.

Recomenda-se fortemente a manutenção de atividade física regular cinco vezes por semana para todas as pacientes. Deve-se estimular atividades de lazer, como ioga e meditação, suporte nutricional e psicológico. Também é importante sempre tratar as condições subjacentes, como anemia, depressão, distúrbios do sono, hipotireoidismo, cardiopatias e doenças pulmonares. O tratamento farmacológico deve ser reservado a pacientes com fadiga não responsiva aos demais tratamentos ou àquelas com fadiga moderada a grave. Os corticosteroides são sugeridos com base em experiência clínica, mas sem evidência científica.

NÁUSEAS E VÔMITOS

Presentes como queixa em até 60% das pacientes, náuseas e vômitos têm etiologia multifatorial, podendo ser decorrentes do tratamento oncológico com quimioterapia ou radioterapia, das complicações relacionadas à doença de base (obstrução intestinal, hipercalcemia, disfunção renal), de gastroparesia ou induzidos por medicações utilizadas para controle álgico, como opioides. O manejo sintomático farmacológico inclui medicações como metoclopramida, domperidona, ondansetrona, escopolamina e canabinoides. Em casos refratários, medicações parenterais podem ser necessárias.

MUCOSITE

Mucosite é uma inflamação da mucosa da cavidade oral e orofaringe caracterizada por eritema, edema, atrofia do tecido e ulceração. Aproximadamente 40% das pacientes em quimioterapia e/ou radioterapia desenvolvem mucosite oral, e aproximadamente metade delas desenvolve lesões graves e dolorosas. Os agentes quimioterápicos mais associados à mucosite e presentes em esquemas para o câncer de mama são cisplatina, ciclofosfamida, doxorrubicina, capecitabina, docetaxel, paclitaxel e vinorelbina.

O melhor tratamento ainda é adotar uma estratégia preventiva, realizando limpeza adequada da cavidade oral, eliminando locais de infecção e trauma bucal, bem como promovendo uma higiene bucal apropriada. A fotobiomodulação com *laser* de baixa potência vem sendo avaliada em alguns estudos e tem mostrado efetividade pela sua capacidade de promover a reepitelização. Na presença de úlceras orais, pode-se utilizar corticosteroides tópicos de alta potência, como enxaguante bucal com dexametasona 0,1 mg/mL ou pomada de clobetasol 0,05% para lesões localizadas.

CUIDADOS COM FERIDAS

Denomina-se ferida oncológica a lesão cutânea crônica que pode ocorrer por extensão do tumor primário, por uma metástase ou por invasão de linfonodos próximos ao tumor. Caracteriza-se por progressão rápida e cicatrização improvável, hemorragias, odor fétido, exsudato abundante, alto risco de infecção, presença de necrose tecidual, dor, prurido e agressão ao tecido saudável perilesional.

O manejo dos sintomas associados a essas feridas deve incluir:

- Dor: analgesia otimizada, irrigação da ferida com soro fisiológico (SF) 0,9% para retirada do curativo e retirada cuidadosa dos adesivos.
- Sangramento: manter o leito da ferida úmido, evitando a aderência do curativo; não friccionar a lesão e evitar o desbridamento de tecidos quando o risco de sangramento é maior que o benefício ao paciente. Em caso de sangramento ativo, pode-se aplicar pressão com gaze ou compressa, SF 0,9% gelado, uso tópico de adrenalina ou uso de placa de alginato de cálcio. Outras medidas também podem ser aventadas, como radioterapia hemostática, intervenção cirúrgica e transfusão sanguínea.

- Odor: deve ser avaliada a possibilidade de infecção bacteriana secundária. Além dos cuidados básicos com a ferida, podem ser utilizados metronidazol gel ou sulfadiazina de prata.
- Exsudato: utilização de curativos absortivos, como alginato de cálcio; troca de curativos secundários sempre que necessário; e proteção da área perilesional para evitar aumento da lesão.

CUIDADOS NAS ÚLTIMAS SEMANAS DE VIDA

Costuma ser uma fase caracterizada por: piora funcional progressiva; aumento do sofrimento físico; maior intensidade de sintomas como dor, dispneia e astenia; presença de *delirium*; e sofrimento social, psíquico e espiritual. As discussões sobre o fim da vida são desafiadoras para os profissionais da saúde, para os pacientes e familiares. Portanto, o ideal é que essas discussões comecem antes que esse momento se inicie. Questões como local de preferência de óbito, presença de pessoas importantes, rituais de despedida ou pendências significativas a serem resolvidas são alguns dos itens que devem ser levados em consideração no planejamento do cuidado de fim de vida.

BIBLIOGRAFIA CONSULTADA

Cruz-Jentoft AJ, Bahat G, Bauer J, Boirie Y, Bruyère O, Cederholm T, et al. Sarcopenia: revised European consensus on definition and diagnosis. Age Ageing. 2019;48(1):16-31.

Instituto Nacional de Câncer José Alencar Gomes da Silva. Atlas da mortalidade [base de dados]. Rio de Janeiro: INCA; 2022.

Instituto Nacional de Câncer José Alencar Gomes da Silva. Estimativa 2020: incidência do câncer no Brasil. Rio de Janeiro: INCA; 2019.

Kelley AS, Morrison RS. Palliative care for the seriously ill. N Engl J Med. 2015;373(8):747-55.

Lisboa IND, Valença MP. Caracterização de pacientes com feridas neoplásicas. Estima. 2016;14(1):21-8.

Migliorati C, Hewson I, Lalla RV, Antunes HS, Estilo CL, Hodgson B, et al. Systematic review of laser and other light therapy for the management of oral mucositis in cancer patients. Support Care Cancer. 2013;21(1):333-41.

Moens K, Higginson IJ, Harding R; EURO IMPACT. Are there differences in the prevalence of palliative care-related problems in people living with advanced cancer and eight non-cancer conditions? A systematic review. J Pain Symptom Manage. 2014;48(4):660-77.

Monteiro D, Almeida MA, Kruse MHL. Tradução e adaptação transcultural do instrumento Edmonton symptom assessment system para uso em cuidados paliativos. Rev Gaúcha Enferm. 2013;34(2):163-71.

National Comprehensive Cancer Network. NCCN clinical practice guidelines in oncology: cancer-related fatigue, version 2.2020. Plymouth Meeting (PA): National Comprehensive Cancer Network; 2020.

Organização Mundial da Saúde. Palliative care. Genebra: OMS; [ano]. Disponível em: https://www.who.int/news-room/fact-sheets/detail/palliative-care (acesso: 14 abr. 2025).

Pereira A, Barros CM, Feria MS, Nunes N, Fonseca PR, et al., organizadores. Manual de tratamento sintomático em cuidados paliativos. São Paulo: Sociedade Brasileira de Oncologia; 2022. Disponível em: https://app.sboc.org.br/wp-content/uploads/2022/09/12.21-Guia-de-Cuidados-Paliativos-v9.pdf (acesso: 10 abr. 2025).

Potter J, Hami F, Bryan T, Quigley C. Symptoms in 400 patients referred to palliative care services: prevalence and patterns. Palliat Med. 2003;17(4):310-4.

Roeland EJ, Bohlke K, Baracos VE, Bruera E, Del Fabbro E, Dixon S, et al. Management of cancer cachexia: ASCO Guideline. J Clin Oncol. 2020;38(21):2438-53.

Rosa DD, Barrios CH, Bines J, Werutsky G, Cronemberger E, Queiroz GS, et al. Abstract P1-08-29: current status of clinical and pathological characteristics of breast cancer patients in Brazil: results of the AMAZONA III study (GBECAM 0115). Cancer Res. 2019;79(4 Suppl):Abstract P1-08-29.

Vattimo EFQ, Belfiore EBR, Zen JH Junior, Santana VS, orgs. Cuidados paliativos: da clínica à bioética, volume 1. São Paulo: Cremesp; 2023.

World Health Organization. National cancer control programmes: policies and managerial guidelines. Genebra, Suíça: WHO; 2002. Disponível em: https://apps.who.int/iris/bitstream/handle/10665/42494/9241545577.pdf?sequence=1&isAllowed=y (acesso: 10 abr. 2025).

20

Protocolo de avaliação e tratamento de dor aguda e crônica

Kelvin Key Kamiya

INTRODUÇÃO

No contexto ginecológico e obstétrico, a dor apresenta particularidades que a tornam desafiadora para o manejo clínico. A compreensão de sua fisiopatologia específica e a correta classificação entre dor aguda e crônica são essenciais para a escolha de intervenções adequadas. Este capítulo tem como objetivo apresentar a abordagem para identificar o tipo de dor e qual é a sua causa. A partir disso, deve-se iniciar o manejo adequado da dor em pacientes no pronto-socorro de ginecologia e obstetrícia.

Para iniciar qualquer tipo de tratamento, primeiramente se deve entender a definição de dor. Segundo a International Association for the Study of Pain (IASP), trata-se de "uma experiência sensorial e emocional desagradável, associada ou semelhante àquela associada a um dano real ou potencial aos tecidos". Essa definição destaca a natureza multifacetada da dor, que abrange componentes sensoriais e emocionais.

CLASSIFICAÇÃO DA DOR

A dor pode ser classificada de diferentes maneiras, seguindo parâmetros como tempo de duração, características e sua localização.

Quanto à sua duração, classifica-se a dor em dois grupos: dor aguda e dor crônica (Quadro 1). A dor aguda é definida como uma experiência comum e quase universal, que geralmente tem início súbito e é limitada em duração. Ela pode apresentar duração entre 0 e 7 dias, e em determinados casos, estende-se por até 30 dias. É uma resposta fisiológica normal a um estímulo nocivo, que pode se tornar patológica se não for tratada ou se tratada de forma inadequada. Ela é frequentemente associada a um evento único e tratável, como lesões traumáticas, intervenções cirúrgicas ou condições médicas específicas. Além disso, pode estar acompanhada por respostas do sistema nervoso autônomo, incluindo taquicardia, hipertensão arterial e diaforese. Por sua vez, a dor crônica é caracterizada como uma experiência sensorial e emocional desagradável, que persiste ou recorre por períodos prolongados, geralmente por mais de três a seis meses, excedendo o tempo esperado de cura de uma lesão ou condição aguda. Diferentemente da forma aguda, que desempenha uma função

Quadro 1 Diferenciação entre dor aguda e dor crônica

Característica	Dor aguda	Dor crônica
Duração	Curta, geralmente < 3 meses	Prolongada, geralmente > 3-6 meses
Causa	Frequentemente associada a lesão ou trauma	Muitas vezes não há causa específica identificável
Função	Alerta e proteção contra lesões	Pouca ou nenhuma função protetora
Manejo	Intervenção imediata, foco no alívio rápido	Abordagem multidisciplinar, foco em reabilitação e manejo contínuo
Prevalência	Cerca de 78% dos atendimentos emergenciais	Estimado em 12-80% da população

Fonte: Teixeira et al., 2003.

de alerta e proteção ao organismo, a dor crônica costuma ser considerada uma condição patológica independente, com implicações profundas na qualidade de vida e no tratamento do paciente. Esse estado patológico é marcado por alterações no sistema somatossensitivo, incluindo a sensibilização central, o que perpetua a percepção dolorosa mesmo após a resolução do fator etiológico original. Como tal, a dor crônica transcende a dimensão física, impactando significativamente o bem-estar emocional e funcional dos indivíduos acometidos.

A dor crônica pode ser classificada em diferentes categorias, incluindo: dor nociceptiva, resultante de lesões teciduais; dor neuropática, associada a lesões nervosas; e dor nociplástica, originada de um sistema nervoso sensibilizado. Além disso, ela pode ser primária, como em condições como a fibromialgia, ou secundária a doenças subjacentes, como câncer ou neuropatias crônicas. Essas classificações destacam a complexidade do manejo da dor, exigindo abordagens terapêuticas personalizadas e interdisciplinares.

FISIOPATOLOGIA DA DOR

A nocicepção se inicia pela transdução de estímulos térmicos, mecânicos ou químicos intensos em potenciais de ação nos nociceptores presentes nas terminações nervosas das fibras periféricas A-delta ou IV (mielinizadas) e C ou III (não mielinizadas). Esses receptores, ativados por estímulos específicos ou pela sensibilização causada por mediadores inflamatórios, desempenham um papel central no processo de dor.

A ativação nociceptiva resulta em uma resposta inflamatória caracterizada pela liberação de moléculas algiogênicas que contribuem para a formação da "sopa inflamatória", um complexo de substâncias que intensifica a sensibilização dos nociceptores e gera respostas neuroinflamatórias e neuroplásticas.

Estrutura e substâncias associadas aos neurônios aferentes

Os neurônios aferentes são pseudounipolares, com corpos celulares localizados nos gânglios das raízes dorsais. Esses neurônios são revestidos por células-satélite gliais e dão origem a fibras emergentes que se dividem em ramos distais (dirigem-se aos tecidos periféricos) e ramos proximais (projetam-se para o sistema nervoso central – SNC). Os neurônios desses gânglios contêm uma variedade de substâncias, como substância P (sP), neurocininas (NKA, NKB), peptídeo geneticamente relacionado à calcitonina (PGRC), colecistocinina (CCK), somatostatina, vasopressina, ocitocina, glutamato, galanina e mediadores endocanabinoides como 2-araquidonoil-glicerol (2-AG). Essas substâncias desempenham papéis centrais na sensibilização e transmissão nociceptiva.

As células-satélite dos gânglios possuem receptores para citocinas, adenosina trifosfato (ATP) e bradicinina, sendo ativadas por fator de necrose tumoral alfa (Tnf-α) e interleucina 1beta (Il-1β) liberados pelos próprios neurônios. Essa ativação contribui para a neurossensibilização periférica e a hiperexcitabilidade neuronal.

Condução e modulação na medula espinal

Os ramos proximais das fibras aferentes penetram na medula espinal predominantemente pelas raízes dorsais, projetando-se para a substância cinzenta medular. A medula espinal é organizada em 11 lâminas, com destaque para as do corno dorsal (I-VI). As lâminas I e II recebem aferências das fibras C e A-delta, sendo críticas para a transdução inicial dos estímulos nociceptivos. Nessas lâminas, a substância gelatinosa (IIi e III) contém interneurônios inibitórios ricos em ácido gama-aminobutírico (GABA) e neuropeptídeo Y (NPY), que modulam a nocicepção de forma segmentar.

A ativação dos canais de cálcio (Ca^{++}) nas terminações centrais dos neurônios aferentes induz a liberação de neurotransmissores excitatórios como glutamato, sP, PGRC e CCK. O glutamato, em particular, atua nos receptores AMPA, NMDA e cainato, promovendo a despolarização neuronal e a amplificação da resposta nociceptiva.

Sensibilização central e fenômeno de "*wind-up*"

A estimulação repetitiva dos neurônios aferentes periféricos C ativa os receptores NMDA e gera o fenômeno de *wind-up*, caracterizado por aumento progressivo da reatividade dos neurônios do corno dorsal. Esse mecanismo resulta em hiperalgesia secundária, ampliação dos campos receptivos neuronais e alodinia mecânica secundária.

Projeção e percepção no sistema nervoso central

Os estímulos nociceptivos são transferidos da medula espinal para o encéfalo por diversas vias, incluindo os tratos espinotalâmico, espinorreticular, espinomesencefálico e espinocervical. Essas vias projetam-se para tálamo, córtex somatossensorial, amígdala e outras estruturas encefálicas, nas quais são processados os aspectos sensoriais, emocionais e cognitivos da dor. Todo o processo de transmissão do estímulo álgico até o cérebro está esquematizado na Figura 1.

A dor crônica induz alterações neuroplásticas no SNC, como redução do volume cortical pré-frontal e aumento da atividade em áreas límbicas. Essas mudanças estão associadas ao processamento alterado da dor, que envolve dimensões sensitivo-discriminativas, emocionais e motivacionais.

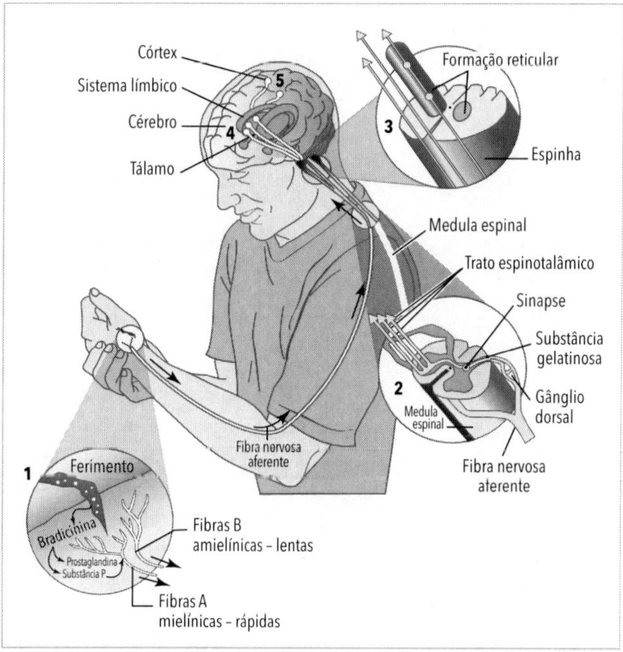

Figura 1 Via de transmissão da dor.

1. Após a lesão na pele, o estímulo nociceptivo estimula as fibras A-delta e as fibras C para conduzir o potencial de ação até a medula. **2**. Os ramos proximais das fibras aferentes penetram na medula espinal predominantemente pelas raízes dorsais, projetando-se para a substância cinzenta medular. **3**. Estímulos nociceptivos são transferidos da medula espinal para o encéfalo por diversas vias, incluindo os tratos espinotalâmico, espinorreticular, espinomesencefálico e espinocervical. **4**. Essas vias projetam-se para o tálamo, córtex somatossensorial, amígdala e outras estruturas encefálicas, em que são processados os aspectos sensoriais, emocionais e cognitivos da dor. **5**. Após o processamento inicial no tálamo, os sinais nociceptivos são transmitidos ao córtex cerebral, especialmente ao córtex somatossensorial primário (S1), córtex somatossensorial secundário (S2), córtex insular e córtex cingulado anterior. Essas regiões são responsáveis por interpretar diferentes aspectos da dor.

TIPOS DE DOR

Atualmente, classifica-se a dor em cinco tipos: nociceptiva, neuropática, nociplástica, psicogênica e mista.

Dor nociceptiva

A dor nociceptiva pode ser subdividida em dois grupos: somática e visceral.

- Somática: origina-se de tecidos somáticos, como pele, músculos, ossos e articulações, sendo geralmente bem localizada e descrita como aguda ou latejante. Sua etiologia está frequentemente relacionada a lesões, inflamações ou doenças que ativam os nociceptores somáticos, fibras nervosas especializadas em detectar estímulos potencialmente prejudiciais. Esta condição pode se manifestar em indivíduos acometidos por traumatismos, doenças reumáticas, condições degenerativas do sistema musculoesquelético, câncer, entre outros. Os mecanismos subjacentes incluem sensibilização neuronal, apoptose de interneurônios supressores, ativação do sistema nervoso neurovegetativo simpático (SNNVS), fenômenos neuroplásticos e reorganização sináptica anormal no SNC. Frequentemente este tipo de dor apresenta hiperalgesia primária e secundária, caracterizadas por uma amplificação da resposta dolorosa a estímulos nocivos, e alodinia, definida como a percepção de dor em resposta a estímulos que normalmente não seriam dolorosos. Além disso, pode haver adoção de comportamentos anormais como consequência do impacto funcional e emocional dessa dor, exigindo abordagens terapêuticas multidisciplinares para seu manejo.
- Dor visceral: origina-se em órgãos internos, como coração, pulmões, trato gastrointestinal e órgãos pélvicos, sendo

mais difusa e difícil de localizar do que a dor somática. É frequentemente descrita como pressão ou cólica em decorrência da inervação visceral menos densa e convergente, o que explica fenômenos como a dor referida em regiões somáticas.

Dor neuropática

Decorre de lesões ou doenças que afetam o sistema nervoso somatossensorial, sendo caracterizada por manifestações de dor espontânea ou provocada, frequentemente descritas como sensação de queimação ou formigamento. Esta condição envolve alterações neuroplásticas significativas, como a sensibilização central e periférica, além de ser modulada por interações neuroimunes. Entre esses mecanismos, destacam-se a ativação de células gliais e a liberação de mediadores inflamatórios, que contribuem para a perpetuação e a intensificação do quadro doloroso.

Dor nociplástica

Tipo de dor originada de uma nocicepção alterada, sem evidências claras de dano tecidual ou processos inflamatórios subjacentes. Comumente crônica, essa condição está frequentemente associada a distúrbios como a fibromialgia. Caracteriza-se por alterações tanto na função quanto na estrutura cerebral, além de um processamento imunológico disfuncional, que contribuem para a hipersensibilidade a estímulos normalmente não dolorosos.

Dor psicogênica

Embora não amplamente discutida na literatura costuma ser definida como uma dor com origem predominantemente psicológica, sem uma base orgânica identificável. Essa condição reflete a influência de fatores emocionais e cognitivos na percepção e modulação da dor, destacando o papel central de aspectos psíquicos no desenvolvimento e manutenção do quadro doloroso.

Dor mista

Caracterizada pela coexistência de múltiplos mecanismos de dor, incluindo componentes nociceptivos, neuropáticos e nociplásticos, que interagem para gerar dor em uma mesma região corporal. Esse tipo de dor é comumente observado em condições clínicas complexas, como dor lombar, dor oncológica e dor pós-cirúrgica.

Atualmente, a dor mista não possui critérios diagnósticos formais estabelecidos, o que pode representar um desafio para sua identificação e manejo na prática clínica. O diagnóstico geralmente se baseia no julgamento clínico fundamentado em uma avaliação abrangente da história do paciente e no exame físico.

AVALIAÇÃO DO PACIENTE COM DOR

A avaliação clínica da dor exige uma abordagem sistemática e abrangente para identificar os múltiplos componentes que contribuem para o quadro doloroso, abrangendo aspectos mecânicos, inflamatórios, neuropáticos e funcionais. O entendimento da fisiopatologia da dor e da forma como ela é percebida pelo paciente é fundamental para um diagnóstico preciso. É importante ressaltar que patologias semelhantes podem envolver mecanismos de dor distintos, enquanto condições diferentes podem manifestar-se de maneira semelhante, como no caso da sensibilização central.

A anamnese desempenha papel central nesse processo e deve incluir elementos essenciais, como o histórico médico detalhado, identificando condições subjacentes, como diabetes, que podem estar associadas a neuropatia, vasculopatia ou disautonomia. Devem ser exploradas as características da dor, incluindo localização, intensidade, qualidade (p. ex., queimação, peso, agulhadas), duração, fatores que agravam ou aliviam e sazonalidade (Quadro 2).

Quadro 2 Dez características da dor

Características da dor	Descrição
Início	Quando e como a dor começou (súbito, gradual, relacionado a evento específico)
Duração	Tempo de persistência da dor (aguda, crônica, episódica, contínua)
Periodicidade	Frequência da dor (intermitente, constante, recorrente)
Intensidade	Grau da dor relatado pelo paciente (leve, moderada, intensa) avaliado por escalas como NRS ou VAS
Tipo	Qualidade da dor (compressão, fisgada, queimação, choque, peso, formigamento)
Localização	Região corporal onde a dor é percebida (precisa ou difusa)
Irradiação	Extensão da dor para outras áreas (irradiação para membros, áreas adjacentes ou distantes)
Fatores de melhora	Condições ou intervenções que aliviam a dor (repouso, calor, frio, medicação, mudança de postura)
Fatores de piora	Situações que agravam a dor (movimento, esforços, determinadas posições, estresse)
Fatores que acompanham	Outros sintomas associados (edema, febre, perda de força, dormência, alterações funcionais)

NRS: escala numérica de avaliação; VAS: Visual Analogue.

O impacto funcional deve ser avaliado considerando-se a relação da dor com posturas, gestos e atividades diárias ou laborais. Além disso, é importante investigar o histórico terapêutico, abrangendo tratamentos prévios (medicamentos, fisioterapia, procedimentos invasivos), sua eficácia e as crenças do paciente em relação às terapias empregadas.

Algumas ferramentas validadas são indispensáveis para uma avaliação detalhada do tipo e da intensidade da dor. Entre as escalas de avaliação mais utilizadas estão a escala numérica de avaliação (NRS) (Figura 2), a escala visual analógica (EVA) (Figura 3) e a escala de avaliação/descrição verbal (VRS) (Figura 4). Para o diagnóstico de dor neuropática, instrumentos como os questionários *douleur neuropathique 4 questionnaire* (DN4) e *Leeds assessment of neuropathic symptoms and signs*

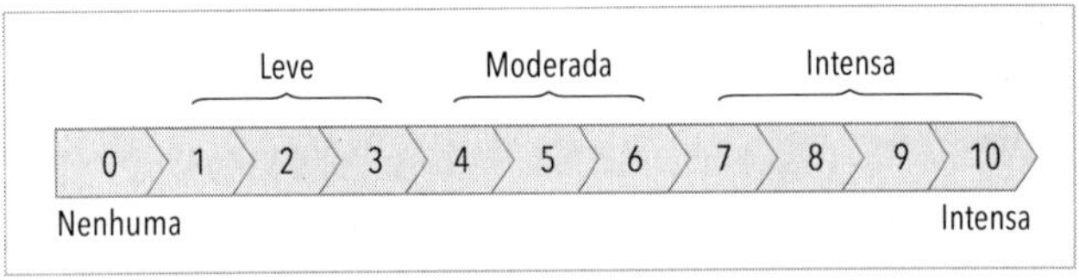

Figura 2 Escala numérica da dor.

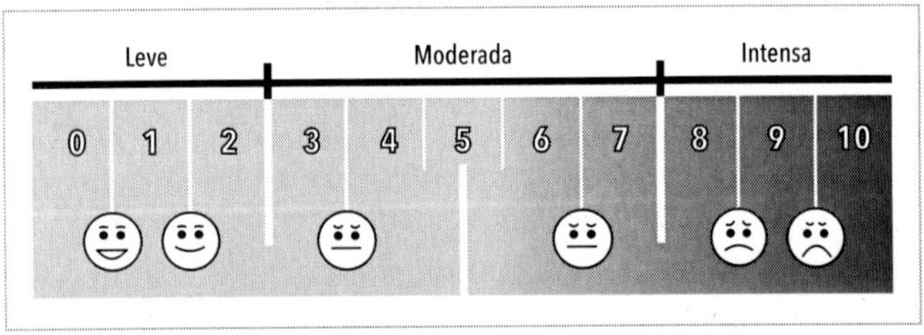

Figura 3 Escala visual analógica (EVA).

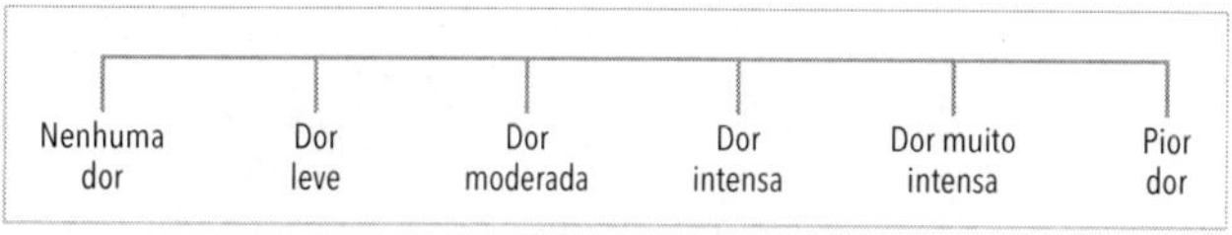

Figura 4 Escala de descrição verbal de dor.

(LANSS) podem ser empregados. Adicionalmente, diagramas de dor são úteis para mapear de forma abrangente as regiões acometidas.

Nos ambientes de emergência, a avaliação deve ser adaptada às condições clínicas da paciente. Devem ser considerados o histórico médico, incluindo comorbidades e o uso prévio de analgésicos, bem como as características da dor, como sua origem (nociceptiva, neuropática ou mista), de modo a orientar o manejo inicial. É também crucial avaliar o estado geral do paciente, considerando fatores cognitivos e culturais que possam influenciar a percepção e o relato da dor.

O manejo da dor deve adotar uma abordagem multimodal, associando-se estratégias farmacológicas e não farmacológicas para maximizar o alívio e minimizar os efeitos adversos. Entre os tratamentos farmacológicos, destacam-se os analgésicos não opioides, como os anti-inflamatórios não esteroides (AINE) e o paracetamol, além dos opioides, como o fentanil, que é particularmente útil em casos de instabilidade hemodinâmica. A cetamina pode ser uma opção em pacientes hemodinamicamente instáveis. No âmbito das técnicas não farmacológicas, os bloqueios nervosos guiados por ultrassonografia (USG) têm demonstrado eficácia significativa. A individualização do tratamento para o tipo de dor, as comorbidades e as preferências do paciente, é essencial, podendo garantir uma abordagem centrada e efetiva.

Exame físico

A avaliação física de pacientes com dor deve ser conduzida de maneira sistemática, abrangente e personalizada, integrando técnicas clássicas de propedêutica, como inspeção, palpação, percussão, ausculta e testes especiais. É essencial despir a paciente adequadamente para permitir uma avaliação completa e detalhada, garantindo diagnósticos precisos e evitando interpretações inadequadas que possam gerar expectativas frustradas e custos desnecessários.

A análise da postura estática e da marcha é fundamental, pois permite identificar padrões alterados que possam estar relacionados ao quadro doloroso. Além disso, a avaliação da amplitude de movimento, tanto passiva quanto ativa, é crucial para identificar restrições funcionais em cada articulação.

A palpação cuidadosa dos tecidos superficiais, como pele e tecido subcutâneo, e profundos, incluindo fáscia, músculos, ligamentos e bursas, é indispensável. Durante a palpação, podem ser identificados pontos-gatilho miofasciais, que estão presentes em cerca de 85% dos pacientes com dor crônica. Esses pontos, característicos da síndrome dolorosa miofascial, possuem etiopatogenia distinta de quadros como a fibromialgia e frequentemente mimetizam sintomas de doenças neurológicas, tendíneas ou articulares. A identificação inadequada dessa síndrome e seu manejo insuficiente contribuem para a perpetuação da dor crônica, pois disfunções musculares podem gerar desbalanço na ativação de músculos adjacentes, comprometendo a fisiologia articular e estruturas nobres, como cartilagem, tendões e raízes nervosas.

A avaliação neurológica também é indispensável na abordagem da dor, com o objetivo de estabelecer um diagnóstico sindrômico, topográfico e etiológico. Devem ser avaliadas a sensibilidade superficial e profunda, a força muscular e os reflexos. Alterações como hiperestesia, hipoestesia, hiperalgesia, alodinia e hiperpatia podem ser evidenciadas por meio de testes simples, utilizando agulhas, algodão com álcool, metal frio, diapasão e filetes de von Frey.

A força muscular deve ser testada de forma individualizada e graduada conforme a escala de força muscular da Medical Research Council (MRC). A avaliação dos reflexos superficiais e profundos é essencial para correlacionar os achados clínicos ao nível de acometimento do SNC. Testes neurológicos adicionais podem ser indicados conforme a história clínica e as hipóteses diagnósticas, como em casos de mielopatias, comprometimento de nervos cranianos ou síndromes extrapiramidais.

A avaliação funcional complementa o exame físico, sendo especialmente útil na dor crônica. Disfunções de movimento, padrões alterados de marcha ou simulações em busca de ganhos secundários podem ser identificados com o uso de testes específicos, incluindo o exame neurológico e funcional sob distração. A análise das atividades diárias, abrangendo gestos laborais e posturais, permite intervenções ergonômicas e correções de padrões disfuncionais.

Nos departamentos de emergência, particularmente em ginecologia e obstetrícia, a avaliação física deve ser ainda mais direcionada às possíveis causas de dor aguda. A inspeção e a palpação abdominal são passos iniciais para identificar massas, sensibilidade ou sinais de irritação peritoneal, enquanto a medição da pressão arterial e o cálculo do índice de choque são fundamentais para avaliar a estabilidade hemodinâmica.

O exame pélvico, incluindo inspeção visual e palpação bimanual, é crucial para detectar massas anexiais, dor à mobilização cervical e outras anormalidades pélvicas. A ultrassonografia transvaginal é amplamente recomendada como ferramenta diagnóstica para condições como gravidez ectópica, torção anexial e hemoperitônio. Além disso, a avaliação da dor miofascial do assoalho pélvico por meio de palpação transvaginal dos músculos do assoalho, como o levantador do ânus e o obturador interno, pode ser correlacionada à dor relatada pelo paciente.

O exame físico detalhado é um componente indispensável na avaliação de pacientes com dor, especialmente na dor crônica, na qual a integração entre o exame clínico e a avaliação funcional é essencial para uma abordagem diagnóstica e terapêutica mais eficaz. A aplicação cuidadosa de ferramentas propedêuticas e diagnósticas complementares contribui significativamente para o entendimento das condições que acometem esses pacientes e para o planejamento de intervenções terapêuticas personalizadas.

Exames complementares

Dor ginecológica aguda

Nos casos de dor ginecológica aguda, os exames de imagem desempenham um papel fundamental na identificação de condições potencialmente graves. A USG é considerada a modalidade de primeira linha por conta de sua acessibilidade, alta sensibilidade e ausência de exposição à radiação ionizante. O uso combinado das abordagens transabdominal e transvaginal fornece informações complementares essenciais, permitindo a identificação de condições como gravidez ectópica, cistos ovarianos hemorrágicos, torção ovariana e abscessos tubo-ovarianos.

Quando os achados ultrassonográficos são inconclusivos ou existe suspeita de condições não ginecológicas, a tomografia computadorizada (TC) pode ser empregada como exame de segunda linha. A ressonância magnética (RM) é indicada em situações específicas, como em pacientes grávidas (por evitar a exposição à radiação ionizante) ou quando a USG e a TC não fornecem diagnóstico conclusivo.

Além dos exames de imagem, testes laboratoriais como dosagem da fração beta da gonadotrofina coriônica humana (beta-hCG) e avaliação de marcadores inflamatórios (p. ex., leucócitos e PCR), são úteis para complementar o diagnóstico e guiar o manejo clínico. A integração de uma anamnese detalhada com a USG tem demonstrado alta eficácia na identificação de emergências ginecológicas, permitindo intervenções terapêuticas rápidas e direcionadas.

Cuidados em pacientes grávidas

Em pacientes grávidas, a escolha dos exames complementares deve priorizar a segurança fetal, minimizando a exposição a radiações ionizantes e substâncias potencialmente prejudiciais. A seguir, são listados os principais cuidados e recomendações:

a. Exames com radiação ionizante: devem ser evitados sempre que possível. A TC e outros exames, como angiografia ou positron emission tomography (PET), devem ser realizados apenas em emergências, utilizando a menor dose eficaz de radiação.
b. Contrastes iodado e gadolínio:
   - O contraste iodado pode atravessar a placenta e entrar na circulação fetal, devendo ser usado com cautela.

  - O gadolínio, utilizado na RM, é contraindicado durante a gravidez, pois pode atravessar a placenta e acumular-se no trato urinário fetal, apresentando riscos incertos.

c. Modalidades seguras:
  - A USG, por vias transabdominal e transvaginal, é a modalidade preferida durante a gravidez, sendo amplamente utilizada para a avaliação de condições ginecológicas e obstétricas.
  - A RM sem gadolínio também é considerada segura e pode ser empregada em casos específicos.

d. Discussão de riscos e benefícios: a decisão de realizar exames diagnósticos deve incluir uma avaliação detalhada dos riscos e benefícios, envolvendo a paciente na escolha da abordagem mais segura e eficaz para o manejo clínico.

DIAGNÓSTICO E COMORBIDADES EM DOR AGUDA E CRÔNICA

Dor aguda no ambiente de emergência

A dor pélvica aguda é uma das principais razões para visitas de mulheres ao pronto-socorro. As causas podem ser ginecológicas ou não ginecológicas, e a avaliação cuidadosa é essencial para um diagnóstico diferencial preciso e manejo adequado.

- **Causas ginecológicas comuns**:
  a. Gravidez ectópica: condição potencialmente fatal que se apresenta com dor intensa e requer diagnóstico e manejo rápidos.
  b. Doença inflamatória pélvica (DIP): associada a infecções sexualmente transmissíveis (IST), pode causar dor pélvica aguda e complicações graves se não tratada.
  c. Cistos ovarianos rotos: causam dor súbita e intensa, sendo frequentes em mulheres pré-menopáusicas.

d. Torção anexial: envolve a torção do ovário e/ou trompa, resultando em dor aguda e risco de perda funcional do ovário.
e. Endometriose: embora crônica, pode apresentar exacerbações agudas que levam à busca por atendimento de emergência.

- **Causas não ginecológicas comuns**:
  a. Apendicite: causa abdominal comum que pode mimetizar condições ginecológicas.
  b. Infecções do trato urinário e pielonefrite: apresentam-se com dor abdominal inferior e são causas frequentes de visitas ao pronto-socorro.
  c. Distúrbios gastrointestinais: condições como obstrução intestinal e diverticulite podem causar dor abdominal ou pélvica aguda.

A avaliação de dor pélvica aguda exige anamnese detalhada, exame físico completo e, frequentemente, exames complementares, como USG transvaginal, para diferenciar as condições e orientar o manejo.

Dor crônica e comorbidades associadas

A dor crônica em mulheres apresenta uma natureza multifatorial, frequentemente influenciada por fatores socioeconômicos, psicológicos e biológicos. Além disso, apresenta diferenças significativas em relação à dor crônica nos homens, refletindo características específicas de gênero.

- **Comorbidades comuns**:
  a. **Transtornos psiquiátricos**:
    - Depressão e ansiedade possuem alta prevalência, particularmente em condições como fibromialgia e dor crônica generalizada.

- O sofrimento psicológico desempenha um papel mediador relevante no aumento da sensibilidade à dor entre mulheres.

b. **Condições musculoesqueléticas**: doenças como osteoartrite, artrite reumatoide e distúrbios temporomandibulares (DTM) são comuns e frequentemente associadas a dores musculoesqueléticas adicionais, como cefaleias e lombalgias.
c. **Distúrbios de dor pélvica**: condições como endometriose, dismenorreia e dor pélvica crônica possuem impacto significativo, com gravidade modulada por fatores como dor na parede abdominal, sensibilidade do assoalho pélvico e síndrome da bexiga dolorosa.
d. **Condições de dor visceral**: a síndrome do intestino irritável (SII) frequentemente coexiste com outras condições de dor crônica, como distúrbio da articulação temporomandibular (DTM), sendo exacerbada pelo estresse e mais prevalente em mulheres.
e. **Sensibilidade sensorial generalizada**: mulheres com dismenorreia frequentemente apresentam hipersensibilidade sistêmica, que costuma estar associada a comorbidades como dor visceral e disfunções da bexiga.
f. **Distúrbios do sono**: a qualidade do sono é um mediador essencial da intensidade da dor crônica, sendo um problema comum entre mulheres que relatam essa condição.
g. **Dor sexual**: dispareunia é uma comorbidade significativa, frequentemente associada a fatores genéticos compartilhados com dor crônica generalizada, depressão e ansiedade.

Essas comorbidades ressaltam a complexidade da dor crônica em mulheres, evidenciando a necessidade de uma abordagem terapêutica abrangente que contemple os aspectos físicos e psicológicos. O manejo eficaz demanda estratégias individualizadas, capazes de abordar simultaneamente as condições associadas e os fatores psicossociais que contribuem para a perpetuação do quadro doloroso.

TRATAMENTO DA DOR AGUDA NO PRONTO-SOCORRO

A dor aguda é uma das principais razões para a procura por atendimento nas instituições de saúde, especialmente em serviços de emergência. Além da elevada demanda e da diversidade de casos admitidos, os profissionais de saúde responsáveis pelo manejo da dor frequentemente dependem do modelo de analgesia disponível nesses estabelecimentos. Essa limitação pode influenciar negativamente a escolha terapêutica, resultando em opções analgésicas inadequadas ou ineficazes. O manejo inadequado, por sua vez, pode levar ao subtratamento da dor e ao desenvolvimento de complicações posteriores.

Escolha analgésica

A escolha do tratamento analgésico deve levar em conta:

- **Intensidade da dor:** leve, moderada ou intensa.
- **Topografia:** localização da dor.
- **Origem:** nociceptiva, neuropática ou psicossocial.

Escada Analgésica da Organização Mundial da Saúde

O controle da dor pode ser realizado pela modificação da fonte de dor, alteração da percepção central e bloqueio da transmissão de estímulos dolorosos ao SNC. Para sistematizar

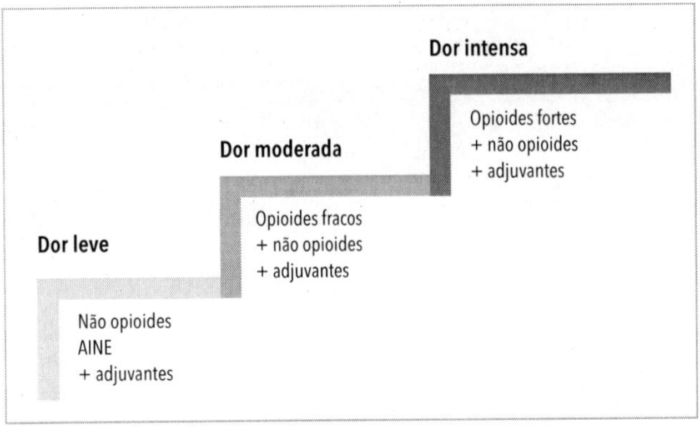

Figura 5 Escada analgésica da Organização Mundial da Saúde.

essa abordagem, a OMS propôs a escada analgésica (Figura 5), amplamente utilizada no manejo da dor crônica oncológica e adaptável ao tratamento da dor aguda.

A Escada Analgésica é estruturada em três passos, escalonados conforme a intensidade da dor:

1. **Passo 1:** para dores leves, utilizam-se analgésicos não opioides, como ácido acetilsalicílico e paracetamol, e AINE. Esses medicamentos são administrados regularmente para manter controle contínuo da dor.
2. **Passo 2:** para dores moderadas ou persistentes, adiciona-se um opioide fraco, como codeína ou tramadol, ao regime de tratamento.
3. **Passo 3:** para dores intensas ou resistentes aos passos anteriores, são indicados opioides fortes, como morfina, fentanil, buprenorfina, hidromorfona, metadona e oxicodona, até se alcançar o alívio completo.

Em qualquer etapa, medicamentos adjuvantes podem ser incluídos para atender às características específicas da dor, como anticonvulsivantes para dores neuropáticas. Esses adjuvantes ampliam a eficácia do tratamento e atendem às particularidades de cada caso.

Educação e abordagem multidisciplinar

A educação dos pacientes sobre o manejo da dor e a inclusão de equipes multidisciplinares são componentes essenciais para otimizar os resultados terapêuticos. A flexibilidade das diretrizes da OMS permite sua adaptação a diferentes contextos de saúde, promovendo o uso adequado de opioides fortes, apesar de preocupações com dependência ou uso indevido.

O tratamento da dor aguda, quando embasado em diretrizes padronizadas e em abordagens personalizadas, promove maior eficácia, reduz complicações e melhora a experiência e a qualidade de vida dos pacientes.

Considerações especiais na gravidez

Durante a gestação, o manejo da dor requer cautela para evitar medicações teratogênicas e potencialmente prejudiciais ao feto. A monitorização fetal é indicada ao se utilizarem opioides ou medicações de maior potência. O paracetamol permanece como primeira linha, enquanto os opioides são reservados para casos de dor incontrolável.

Nas Tabelas 1 a 9, estão descritas as principais medicações utilizadas no manejo da dor em contextos ginecológicos e obstétricos na emergência, com ênfase na segurança durante a gravidez e lactação.

Tabela 1 Analgésicos comuns

Medicamento	Indicações e uso	Posologia	Categoria FDA (gravidez)	Segurança na lactação
Paracetamol (acetaminofeno)	Analgésico e antipirético; dores leves a moderadas	500-1.000 mg, a cada 4-6 h (máx.: 4 g/dia)	B	Geralmente seguro
Dipirona	Dores moderadas a intensas	500-1.000 mg, a cada 6 h	Não classificado	Não recomendado, risco de agranulocitose

Tabela 2 Anti-inflamatórios não esteroides

Medicamento	Indicações e uso	Posologia	Categoria FDA (gravidez)	Segurança na lactação
Ibuprofeno	Dor inflamatória e febre; uso no 2º trimestre com monitoramento rigoroso	400-800 mg, a cada 6-8 h (máx.: 3.200 mg/dia)	C (1º e 2º trimestres), D (3º trimestre)	Geralmente seguro com monitoramento
Diclofenaco	Dor inflamatória leve a moderada no 2º trimestre	50-100 mg, a cada 6-8 h	B (1º e 2º trimestres), D (3º trimestre)	Usar com monitoramento
Celecoxibe	Alternativa para dor inflamatória no 2º trimestre	200 mg/dia	C (1º e 2º trimestres), D (3º trimestre)	Evitar
Tenoxicam	Dor inflamatória	10-20 mg/dia	C (1º e 2º trimestres), D (3º trimestre)	Evitar

Tabela 3 Opioides

Medicamento	Indicações e uso	Posologia	Categoria FDA (gravidez)	Segurança na lactação
Morfina	Dores intensas	5-10 mg, a cada 4-6 h (VO/IV)	B (1º e 2º trimestres), D (3º trimestre)	Pode ser usada com monitoramento
Tramadol	Dores moderadas a intensas	50-100 mg, a cada 4-6 h	C (1º e 2º trimestres), D (3º trimestre)	Contraindicado
Codeína	Dores leves a moderadas	30-60 mg, a cada 4-6 h	C (1º e 2º trimestres), D (3º trimestre)	Contraindicada, risco de depressão respiratória neonatal
Fentanil	Dores intensas; utilizar com monitoramento cuidadoso	50-100 mcg, a cada 1-2 h (IV)	B (1º e 2º trimestres), D (3º trimestre)	Usar com cautela
Metadona	Dor crônica; dependência de opioides	Dose individualizada, normalmente 5-40 mg/dia	B (1º e 2º trimestres), D (3º trimestre)	Usar com cautela
Buprenorfina	Alternativa para dor crônica em gestantes dependentes de opioides	2-8 mg/dia (sublingual)	B (1º e 2º trimestres), D (3º trimestre)	Relativamente segura

IV: via intravenosa; VO: via oral.

Tabela 4 Relaxantes musculares

Medicamento	Indicações e uso	Posologia	Categoria FDA (gravidez)	Segurança na lactação
Baclofeno	Espasmos musculares e dor neuropática	40-80 mg/dia (doses divididas)	C	Evitar
Ciclobenzaprina	Dor musculoesquelética	10-30 mg/dia (em 2-3 doses)	B	Evitar ou monitorar o lactente
Carisoprodol	Uso limitado	250-350 mg, 3×/dia	Não classificado	Evitar por conta da ausência de dados

Tabela 5 Antidepressivos tricíclicos

Medicamento	Indicações e uso	Posologia	Categoria FDA (gravidez)	Segurança na lactação
Amitriptilina	Dor neuropática e insônia	10-75 mg/dia (dose noturna preferida)	D	Usar com cautela
Nortriptilina	Alternativa com menos efeitos colaterais	10-50 mg/dia (doses divididas)	D	Usar com monitoramento

Tabela 6 Anticonvulsivantes

Medicamento	Indicações e uso	Posologia	Categoria FDA (gravidez)	Segurança na lactação
Gabapentina	Dor neuropática e fibromialgia	300-3.600 mg/dia (doses divididas)	C	Usar com monitoramento

continua

Tabela 6 Anticonvulsivantes (*continuação*)

Medicamento	Indicações e uso	Posologia	Categoria FDA (gravidez)	Segurança na lactação
Pregabalina	Dor neuropática	150-600 mg/dia (doses divididas)	D	Contraindicada
Lamotrigina	Dor neuropática; parece não aumentar risco de malformações congênitas	50-200 mg/dia (dose ajustada)	C	Usar com monitoramento

Tabela 7 Antidepressivos duais

Medicamento	Indicações e uso	Posologia	Categoria FDA (gravidez)	Segurança na lactação
Duloxetina	Dor neuropática e lombalgia	30-120 mg/dia	C	Evitar
Venlafaxina	Dor crônica e neuropática	37,5-225 mg/dia	C	Evitar

Tabela 8 Anestésicos locais

Medicamento	Indicações e uso	Posologia	Categoria FDA (gravidez)	Segurança na lactação
Lidocaína	Bloqueio da dor local	Dose individualizada conforme o procedimento	B	Segura
Bupivacaína	Anestesia local e regional, especialmente em trabalho de parto	Dose ajustada ao procedimento	C	Usar com monitoramento

Tabela 9 Neurolépticos

Medicamento	Indicações e uso	Posologia	Categoria FDA (gravidez)	Segurança na lactação
Clorpromazina	Controle de dor crônica em casos selecionados	25-100 mg/dia	C/D	Uso não recomendado
Levomepromazina	Alternativa para manejo de dor crônica refratária	25-50 mg/dia	C/D	Evitar próximo ao termo

Classificação dos fármacos na gestação

Para auxiliar na prescrição de medicamentos durante a gestação, o Food and Drug Administration (FDA) desenvolveu uma classificação baseada no risco potencial de cada fármaco causar malformações fetais. Essa classificação foi sistematizada nas categorias A, B, C, D e X (Tabela 10) por Yankowitz e Nieby em 2001 e fornecia uma ferramenta prática para orientar o uso seguro de medicamentos nesse período.

Tabela 10 Classificação dos riscos dos fármacos na gestação

Categoria	Descrição	Percentual (%)
A	Estudos controlados não demonstram risco fetal	0,7%
B	Não há evidência de risco fetal no ser humano	19,0%
C	O risco fetal não pode ser afastado; inclui fármacos recentemente lançados ou não estudados	66,0%
D	Há evidência positiva de risco fetal	7,0%
X	Contraindicados durante ou antes da gestação	7,0%

Regra de rotulagem do Food and Drug Administration

Em 2015, o FDA implementou uma atualização significativa com a introdução da *pregnancy and lactation labeling rule* (PLLR, em português "regra de rotulagem para gravidez e lactação"). Essa nova regra substituiu as categorias tradicionais (A, B, C, D e X) por descrições detalhadas, baseadas em evidências, para melhor orientar os profissionais de saúde sobre o uso de medicamentos durante a gestação e lactação. A PLLR visa fornecer informações mais claras, práticas e contextualizadas, superando as limitações do sistema anterior.

A PLLR organiza as informações em três seções principais:

a. **Gravidez (*pregnancy*)**: apresenta dados sobre os riscos fetais associados ao uso do medicamento, recomendações clínicas e informações gerais relevantes para a gestante.
b. **Lactação (*lactation*)**: descreve a presença do medicamento no leite materno, os potenciais efeitos em lactentes e orientações para minimizar os riscos à saúde do recém-nascido.
c. **Homens e mulheres com potencial reprodutivo**: fornece informações sobre testes de gravidez, uso de anticoncepção e possíveis impactos do medicamento na fertilidade.

O modelo da PLLR oferece uma abordagem mais dinâmica e abrangente, permitindo maior personalização das decisões clínicas com base no contexto individual da paciente. Além disso, o Australian Drug Evaluation Committee (ADEC) mantém uma classificação similar ao antigo modelo ABCDX, servindo como recurso adicional para decisões terapêuticas.

Tratamento não farmacológico

No contexto dos cuidados de emergência em ginecologia e obstetrícia, as estratégias não farmacológicas para manejo da dor são amplamente aplicadas, particularmente durante o trabalho de parto. Essas intervenções podem complementar ou, em algumas situações, substituir a analgesia farmacológica, sendo valorizadas por sua segurança e por promoverem uma experiência de parto mais humanizada e com maior controle por parte da paciente.

- Técnicas de relaxamento e suporte contínuo: métodos como ioga, hipnose e música são frequentemente empregados para auxiliar no relaxamento e na distração da dor. O suporte contínuo fornecido por doulas ou profissionais treinados tem demonstrado reduzir a necessidade de analgesia farmacológica, promovendo maior conforto durante o trabalho de parto.
- Técnicas manuais: intervenções como massagem, reflexologia e *shiatsu* são seguras e eficazes na redução da dor e no aumento do bem-estar durante o trabalho de parto. Essas técnicas manuais também proporcionam conforto físico e emocional às parturientes.
- Acupuntura e estimulação elétrica transcutânea (TENS): esses métodos têm sido empregados no manejo da dor durante o trabalho de parto. Embora a evidência de sua eficácia ainda não seja tão sólida quanto a das opções farmacológicas, ambas são consideradas seguras e podem ser utilizadas como estratégias complementares.
- Imersão em água: especialmente no primeiro estágio do trabalho de parto, está associada a redução do uso de analgesia farmacológica e é frequentemente relatada como altamente satisfatória pelas mulheres.
- Posicionamento e mobilidade: manter uma postura ereta e incentivar a mobilidade durante o trabalho de parto podem contribuir para o alívio da dor e facilitar o progresso do parto, favorecendo uma experiência menos desconfortável e mais ativa.

CONSIDERAÇÕES FINAIS

O manejo da dor aguda e crônica no pronto-socorro de ginecologia e obstetrícia exige uma abordagem integrada, que englobe avaliação clínica detalhada, compreensão da fisiopatologia e estratégias terapêuticas individualizadas (Quadro 3). A classificação adequada da dor, aliada ao uso de ferramentas diagnósticas, é fundamental para direcionar tratamentos eficazes e seguros, especialmente em contextos de emergência.

Quadro 3 Pontos-chave da avaliação e do tratamento de dor aguda e crônica em ginecologia e obstetrícia

1) **Classificação da dor**
   - **Dor aguda:** resposta fisiológica de alerta, geralmente associada a eventos específicos, com duração de até 30 dias
   - **Dor crônica:** persistente por mais de 3–6 meses, transcende a função de alerta e frequentemente envolve alterações neuroplásticas
2) **Fisiopatologia da dor:**
   - Envolve processos de nocicepção, sensibilização central e periférica
   - Alterações neuroplásticas no sistema nervoso central estão associadas à perpetuação da dor crônica
3) **Abordagem diagnóstica:**
   - **Anamnese detalhada:** localização, intensidade, tipo, periodicidade e fatores associados
   - **Ferramentas validadas:** escalas de dor (NRS, VAS) e questionários específicos (DN4, LANSS)
4) **Manejo da dor:**
   - **Farmacológico:** uso escalonado conforme a intensidade, incluindo analgésicos, opioides e medicamentos adjuvantes
   - **Não farmacológico:** técnicas como TENS, acupuntura, massagem e imersão em água
5) **Considerações em gestantes e lactantes:**
   - Priorizar segurança materno-fetal, evitando medicações com riscos elevados
   - Preferência por paracetamol e opções não farmacológicas

DN4: Douleur Neuropathique 4; LANSS: Leeds Assessment of Neuropathic Symptoms and Signs; NRS: Numeric Rating Scale; TENS: Transcutaneous Electrical Nerve Stimulation; VAS: Visual Analog Scale.

O tratamento da dor em gestantes e lactantes, em especial, apresenta desafios únicos, em razão dos riscos potenciais dos fármacos para o feto e o lactente. Nessas situações, a escolha terapêutica deve equilibrar eficácia analgésica e segurança materno-fetal, priorizando opções farmacológicas de menor risco e estratégias não farmacológicas.

A dor crônica, por sua vez, demanda atenção às comorbidades associadas e uma abordagem multidisciplinar que contemple aspectos físicos e emocionais. Este protocolo oferece um modelo abrangente e humanizado, capaz de responder às particularidades de cada paciente, promovendo alívio da dor e melhores desfechos clínicos.

BIBLIOGRAFIA CONSULTADA

American Society for Pain Management Nursing; Emergency Nurses Association; American College of Emergency Physician; American Pain Society. Optimizing the treatment of pain in patients with acute presentations. Policy statement. Ann Emerg Med. 2010;56(1):77-9.

Bouhassira D, Lantéri-Minet M, Attal N, Laurent B, Touboul C. Prevalence of chronic pain with neuropathic characteristics in the general population. Pain. 2008;136(3):380-7.

Brucker MC, King TL. The 2015 US Food and Drug Administration pregnancy and lactation labeling rule. J Midwifery Womens Health. 2017;62(3): 308-16.

Burri A, Ogata S, Williams F. Female sexual pain: epidemiology and genetic overlap with chronic widespread pain. Eur J Pain. 2017;21(8):1408-16.

Cervero F, Laird JM. Visceral pain. Lancet. 1999;353(9170):2145-8.

Chapman CR, Gavrin J. Suffering: the contributions of persistent pain. Lancet. 1999;353(9171):2233-7.

Cicchiello LA, Hamper UM, Scoutt LM. Ultrasound evaluation of gynecologic causes of pelvic pain. Obstet Gynecol Clin North Am. 2011;38(1): 85-114, viii.

Cisewski DH, Motov SM. Essential pharmacologic options for acute pain management in the emergency setting. Turk J Emerg Med. 2018;19(1):1-11.

Cohen SP, Vase L, Hooten WM. Chronic pain: an update on burden, best practices, and new advances. Lancet. 2021;397(10289):2082-97.

D'Mello R, Dickenson AH. Spinal cord mechanisms of pain. Br J Anaesth. 2008;10:8-16.

Dathe K, Hultzsch S, Pritchard LW, Schaefer C. Risk estimation of fetal adverse effects after short-term second trimester exposure to non-steroidal anti-inflammatory drugs: a literature review. Eur J Clin Pharmacol. 2019;75(10):1347-53.

Devor M. Unexplained peculiarities of the dorsal root ganglion. Pain. 1999;Suppl 6:S27-35.

Fauconnier A, Provot J, Le Creff I, Boulkedid R, Vendittelli F, Doret-Dion M, et al. A framework proposal for quality and safety measurement in gynecologic emergency care. Obstet Gynecol. 2020;136(5):912-21.

Finnerup NB, Kuner R, Jensen TS. Neuropathic pain: from mechanisms to treatment. Physiol Rev. 2021;101(1):259-301.

Fitzgerald M. The course and termination of primary afferent fibers. In: Wall PD, Melzack R, Textbook of Pain. 2 ed. Edinburgh: Churchill Livingstone; 1984;47–62.

Flanagan E, Bell S. Abdominal imaging in pregnancy (maternal and foetal risks). Best Pract Res Clin Gastroenterol. 2020;44-45:101664.

Food and Drug Administration. Code of Federal Regulations, title 21. Vol. 4. Washington: U.S. Government Printing Office; 2003.

Frasca DJ, Jarrio CE, Perdue J. Evaluation of acute pelvic pain in women. Am Fam Physician. 2023;108(2):175-80.

Freynhagen R, Rey R, Argoff C. When to consider "mixed pain"? The right questions can make a difference! Curr Med Res Opin. 2020;36(12):2037-46.

Fujii H, Goel A, Bernard N, Pistelli A, Yates LM, Stephens S, et al. Pregnancy outcomes following gabapentin use: results of a prospective comparative cohort study. Neurology. 2013;80(17):1565-70.

García-Esquinas E, Rodríguez-Sánchez I, Ortolá R, Lopez-Garcia E, Caballero FF, Rodríguez-Mañas L, et al. Gender differences in pain risk in old age: magnitude and contributors. Mayo Clin Proc. 2019;94(9):1707-17.

Gazi MCB, Sakata RK, Issy AM. Relaxantes musculares. In: Sakata RK, Issy AM, eds. Fármacos para tratamento da dor. 5. ed. Barueri: Manole; 2008. p. 138-55.

Gentile S. Tricyclic antidepressants in pregnancy and puerperium. Expert Opin Drug Saf. 2014;13(2):207-25.

Giraldes ALA, Sakata RK, Issy AM. Anestésicos locais. In: Sakata RK, Issy AM, eds. Fármacos para tratamento da dor. 8. ed. Barueri: Manole; 2008. p. 185-206.

Groh A, Krieger P, Mease RA, Henderson L. Acute and chronic pain processing in the thalamocortical system of humans and animal models. Neuroscience. 2018;387:58-71.

Gulati M, Levy PD, Mukherjee D, Amsterdam E, Bhatt DL, Birtcher KK, et al. 2021 AHA/ACC/ASE/CHEST/SAEM/SCCT/SCMR guideline for the evaluation and diagnosis of chest pain: a report of the American College of Cardiology/American Heart Association Joint Committee on Clinical Practice Guidelines. Circulation. 2021;144(22):e368-454.

Kaplan CM, Kelleher E, Irani A, Schrepf A, Clauw DJ, Harte SE. Deciphering nociplastic pain: clinical features, risk factors and potential mechanisms. Nat Rev Neurol. 2024;20(6):347-63.

Kobayashi R, Kobayashi CBC, Kobayashi SA. Síndrome dolorosa miofascial e fibromialgia. In: Sociedade Brasileira de Ortopedia e Traumatologia; Hungria JOS, Ikemoto RY, orgs. PROATO: Programa de Atualização e Ortopedia. Porto Alegre: Artmed Panamerica; 2018.

Kraychete DC, Siqueira JTT, Zakka TRM, Garcia JBS, Teixeira MJ, Giublin ML, et al. Recomendações para uso de opioides no Brasil: parte III. Uso em situações especiais (dor pós-operatória, dor musculoesquelética, dor neuropática, gestação e lactação). Rev Dor. 2014;15(2):126-32.

Lassen D, Ennis ZN, Damkier P. First-trimester pregnancy exposure to venlafaxine or duloxetine and risk of major congenital malformations: a systematic review. Basic Clin Pharmacol Toxicol. 2016;118(1):32-6.

Li R, Li B, Kreher DA, Benjamin AR, Gubbels A, Smith SM. Association between dysmenorrhea and chronic pain: a systematic review and meta-analysis of population-based studies. Am J Obstet Gynecol. 2020;223(3):350-71.

Liggieri VC, Yeng LT, Teixeira MJ, orgs. Tratado de dor, reabilitação e atividade física: conceitos e prática clínica. São Paulo: Editora dos Editores; 2022.

Lin T, Allaire C, As-Sanie S, Stratton P, Vincent K, Adamson GD, et al. World Endometriosis Research Foundation Endometriosis Phenome and Biobanking Harmonization Project: V. Physical examination standards in endometriosis research. Fertil Steril. 2024;122(2):304-15.

McCarberg B. Acute pain in perspective. J Fam Pract. 2023;72(6 Suppl):S7-12.

Melzack R. Evolution of the neuromatrix theory of pain. Pain Pract. 2005;5: 85-94.

National Opioid Use Guideline Group. Canadian guideline for safe and effective use of opioids for chronic non-cancer pain. Part B: Recommendations for practice. Hamilton: National Pain Centre, McMaster University; 2010.p. 514.

Patorno E, Bateman BT, Huybrechts KF, MacDonald SC, Cohen JM, Desai RJ, et al. Pregabalin use early in pregnancy and the risk of major congenital malformations. Neurology. 2017;88(21):2020-5.

Polena V, Huchon C, Varas Ramos C, Rouzier R, Dumont A, Fauconnier A. Non-invasive tools for the diagnosis of potentially life-threatening gynaecological emergencies: a systematic review. PLoS One. 2015;10(2): e0114189.

Raja SN, Carr DB, Cohen M, Finnerup NB, Flor H, Gibson S, et al. The revised International Association for the Study of Pain definition of pain: concepts, challenges, and compromises. Pain. 2020;161(9):1976-82.

Raja SN. Role of the sympathetic nervous system in acute pain and inflammation. Ann Med. 1995;27(2):241-6.

Satar M, Ortaköylü K, Batun İ, Yıldızdaş HY, Özlü F, Demir H, et al. Withdrawal syndrome and hypomagnesaemia and in a newborn exposed to valproic acid and carbamazepine during pregnancy. Turk Pediatri Ars. 2016;51(2):114-6.

Singla V, Dua A, Singh T, Jain V. Multimodality imaging of acute gynecological emergencies: a pictorial essay. Abdom Radiol (NY). 2024;49(11):4042-56.

Smith A, Laflamme E, Komanecky C. Pain management in labor. Am Fam Physician. 2021;103(6):355-64.

Sousa-Victor P, Jasper H, Neves J. Trophic factors in inflammation and regeneration: the role of MANF and CDNF. Front Physiol. 2018;9:1629.

Teixeira MJ, Tavares VM. Neurolépticos. In: Sakata RK, Issy AM, eds. Fármacos para tratamento da dor. 7. ed. Barueri: Manole; 2008. p. 179-84.

Teixeira MJ, Teixeira WG, Kosiak FU, et al. Dor: Contexto Interdisciplinar. Curitiba: Editora Maio; 2003. Capítulo "Dor Aguda versus Dor Crônica", p. 35–56.

Toda K. Is acetaminophen safe in pregnancy? Scand J Pain. 2017;17:445-6.

Todd AJ. Neuronal circuitry for pain processing in the dorsal horn. Nat Rev Neurosci. 2010;11:823-36.

Treede RD, Rief W, Barke A, Aziz Q, Bennett MI, Benoliel R, et al. Chronic pain as a symptom or a disease: the IASP classification of chronic pain for the International Classification of Diseases (ICD-11). Pain. 2019;160(1):19-27.

Varas C, Ravit M, Mimoun C, Panel P, Huchon C, Fauconnier A. Optimal combination of non-invasive tools for the early detection of potentially life-threatening emergencies in gynecology. PLoS One. 2016;11(9):e0162301.

Wan B, Gebauer S, Salas J, Jacobs CK, Breeden M, Scherrer JF. Gender-stratified prevalence of psychiatric and pain diagnoses in a primary care patient sample with fibromyalgia. Pain Med. 2019;20(11):2129-33.

World Health Organization. Guidelines for the pharmacological and radiotherapeutic management of cancer pain in adults and adolescents. Geneva: WHO; 2018. Disponível em: https://www.who.int/ncds/management/palliative-care/cancer-pain-guidelines/en/ (acesso: 12 abr. 2025).

Xholli A, Londero AP, Camacho Mattos L, Vujosevic S, Cagnacci A. Gynaecological pathologies leading to emergency department admissions: a cross-sectional study. Eur J Obstet Gynecol Reprod Biol. 2023;282:38-42.

Zuarez-Easton S, Erez O, Zafran N, Carmeli J, Garmi G, Salim R. Pharmacologic and nonpharmacologic options for pain relief during labor: an expert review. Am J Obstet Gynecol. 2023;228(5S):S1246-59.

Seção III

Obstetrícia

21
Hiperêmese gravídica

Lucia Mitsuko Yamano
Lilian de Paiva Rodrigues Hsu

INTRODUÇÃO

Náuseas, com ou sem vômitos, são tão comuns no início da gravidez que quando leves podem ser considerados parte da fisiologia normal desse período. Esses sintomas geralmente se manifestam entre a 7ª e a 10ª semana de gestação, apresentando uma prevalência de até 90% das gravidezes.

Hiperêmese gravídica (HG) consiste em quadro de maior gravidade, caracterizado por vômitos incoercíveis, náuseas, desidratação e envolve perda de 5% do peso corporal pré-gestacional. Os sintomas graves podem impactar negativamente a gestante, levando a ansiedade e depressão, ou até interferindo no trabalho.

EPIDEMIOLOGIA E FATORES DE RISCO

A HG está presente de 0,3 a 2,0% das gravidezes. As mulheres com história prévia de náuseas e vômitos em gestação anterior, obesidade, com irmãs ou mães afetadas pelos sintomas, e nulíparas jovens apresentam maior risco de desenvolver formas graves. Sua ocorrência é mais comum em primigestas, mulheres não caucasianas e não fumantes.

A etiologia é desconhecida e provavelmente multifatorial. As teorias predominantes são:

- Fatores genéticos: aumento de risco entre parentes femininas afetadas e em gestação monozigótica comparada com dizigótica. Também se observa taxa elevada de recorrência em sucessivas gestações. O risco de a gestante desenvolver HG é três vezes maior do que de sua mãe.
- Fatores hormonais: nenhum perfil hormonal prevê com precisão o desenvolvimento de HG. A concentração elevada de estrógenos e progesterona tem sido implicada na patogênese desses distúrbios. Os hormônios relaxam a musculatura lisa e, então, retardariam o tempo do trânsito gastrointestinal, podendo atrasar ou alterar o esvaziamento gástrico, mas essa teoria não consegue explicar o fato de os níveis hormônios sexuais atingirem o pico no 3º trimestre. Já o pico da concentração de gonadotrofina coriônica humana (hCG) acontece durante o 1º trimestre, o momento em que HG ocorre. A concentração de gonadotrofina coriônica humana (hCG) atinge seu pico no primeiro trimestre da gestação, período em que a hiperêmese gravídica geralmente se manifesta. Existe associação também com o aumento dos hormônios tireoidianos, provocando hipertireoidismo transitório e aumento de náuseas e vômitos. Além disso, insuficiência do córtex adrenal pode ter relação com a etiologia. Foram observados níveis de cortisol significativamente menores em pacientes com a HG em relação às pacientes assintomáticas.
- Infecção pelo *Helicobacter pylori* (HP): foi encontrada uma associação entre a infecção por *Helicobacter pylori* (*H. pylori*) e a hiperêmese gravídica (HG), com 95% dos exames histológicos das mucosas de gestantes com HG apresentando resultados positivos para a infecção. No entanto, é

importante destacar que muitas gestantes portadoras da infecção não exibem sintomas.

- Teoria psicogênica: poderia ser manifestação de uma doença psicossomática, ou seja, uma forma de exteriorização de conflitos intrapsíquicos. Haveria associação entre este e outros eventos adversos ou estressantes na vida da gestante e o mundo social, incluindo gravidez não desejada, rejeição à maternidade, rejeição ao pai, imaturidade emocional, medo do ganho de peso, situações de violência, insegurança, limitações financeiras e estabilidade no emprego. A teoria não é aceita universalmente. Um estudo na Noruega mostrou que a angústia e a depressão seriam mais efeitos do que causa da HG.

PROGNÓSTICO

O pior prognóstico está associado a atraso na resolução do quadro, que pode levar a comprometimento sistêmico, com reflexos diretos nas funções hepática e renal. Sem a correção dos desvios metabólicos, pode haver, ainda, um comprometimento do sistema cardiovascular, resultando em arritmias, além de afetar o sistema nervoso central (SNC).

Essas condições aumentam a taxa de trabalho de parto prematuro e a incidência de recém-nascidos (RN) pequenos para a idade gestacional e com baixo peso ao nascer. Atualmente, a mortalidade materna é rara em todo o mundo, sendo inferior a 1 em 10 mil nascimentos no Brasil.

DIAGNÓSTICO

- Anamnese
  - Os casos de HG são diagnosticados clinicamente sem critério diagnóstico definitivo. Geralmente, é um

diagnóstico de exclusão com base na sua primeira ocorrência no início da gravidez e gradual resolução ao longo das semanas.

- Deve-se perguntar sobre sangramento genital e queixa de aumento do volume uterino além do esperado para idade gestacional.
- Também se deve avaliar dados epidemiológicos familiares e pessoais, hábitos, vacinação prévia, estilo de vida, estabilidade conjugal, independência financeira e histórico de violência.
- Critérios comuns para diagnóstico são persistência de vômitos acompanhada por perda excedendo 5% do peso corporal pré-gestacional e cetonúria não relacionada a outras causas.
- O diagnóstico também pode ser feito em pacientes com vômitos relacionados com a gravidez que ocorrem mais de três vezes ao dia, com perda de peso superior a 3 kg ou 5% do peso corporal e cetonúria.
- O consenso internacional propôs quatro critérios simplificados:
  - Os sintomas começam no início da gravidez, antes de 16 semanas.
  - Náuseas e/ou vômitos são intensos.
  - A paciente não consegue comer e/ou beber normalmente.
  - As atividades diárias são fortemente limitadas.

- Exame físico
  - Excesso de salivação.
  - Sinais de desidratação.
  - Redução de peso.

Durante o exame genital e a palpação abdominal, deve-se observar sinais como sangramento genital e aumento do volume uterino não correspondente à idade gestacional. Também é importante verificar a possível eliminação de vesículas.

O sistema de pontuação de escore de PUQE (quantificação única de êmese e náusea na gravidez, do inglês *pregnancy unique quantification of emesis*) pode ser usado para avaliar a gravidade das náuseas e vômitos da grávida (Quadro 1).

- Exames laboratoriais

A maioria das pacientes com náuseas e vômitos gestacionais (NVG) não necessita de exames laboratoriais. Essa avaliação é indicada para pacientes com quadro persistente para determinar o comprometimento sistêmico da gestante, como diagnóstico diferencial e para avaliar o resultado terapêutico.

Quadro 1 Determinação da gravidade da êmese pelo escore modificado de PUQE-24

Por quanto tempo se sentiu nauseada nas últimas 24 horas?				
Nunca (1)	Até 4 horas (2)	Até 8 horas (3)	Até 12 horas (4)	> de 12 horas (5)
Quantos episódios de vômitos apresentou nas últimas 24 horas?				
Nenhum (1)	Um episódio (2)	Até 3 episódios (3)	Até 4 episódios (4)	Mais de 5 (5)
Em quantos momentos observou intensa salivação e esforço de vômito nas últimas 24 horas?				
Nenhum (1)	< 3 vezes (2)	Até 5 vezes (3)	Até 8 vezes (4)	Todo o tempo (5)

Classificação: pontuação ≤ 6 – forma leve; entre 7 e 11 – forma moderada; ≥ 12 – forma grave.

Fonte: adaptado de Koren et al., 2005.

Com base nos fatores específicos da paciente, como a gravidade da doença e a presença de sinais e sintomas associados, é recomendado realizar um painel metabólico abrangente ou um ou mais dos exames apresentados no Quadro 2.

Quadro 2 Avaliação laboratorial e complementar na hiperêmese gravídica

Ureia/creatinina	Enzimas hepáticas
Hemograma completo	Amilase/lipase
Fósforo, magnésio e cálcio	Hormônio estimulante da tireoide
Urina tipo 1 e urocultura	(TSH) e tiroxina (T4) livre

Fonte: adaptado de Duarte, 2018.

- Exames de imagem

A ultrassonografia (USG) está indicada para descartar casos de doença trofoblástica e identificar gestação gemelar, situações em que as NVG são mais frequentes. A avaliação padrão básica inicial de todas as gestantes com persistência de náuseas e vômitos incluem os exames apresentados no Quadro 3.

Quadro 3 Exames de imagem realizados na suspeita de hiperêmese gravídica

USG obstétrica
▪ Confirmar atividade cardíaca fetal ▪ Identificar gestação múltipla ou doença trofoblástica gestacional
USG abdominal
▪ Se houver suspeita de doença hepática ou apendicite

USG: ultrassonografia.
Fonte: adaptado de Duarte, 2018.

A pesquisa de HG via endoscopia digestiva alta pode auxiliar nos casos de persistência dos sintomas.

EVOLUÇÃO DOS SINTOMAS

A HG pode evoluir para diferentes fases: desidratação (Quadro 4), metabólica (Quadro 5), neurológica (Quadro 6) e psicose de Wernicke-Korsakoff (Quadro 7).

Quadro 4 Fase 1 da evolução da hiperêmese gravídica: desidratação

Náuseas e ptialismo intensos, vômitos fortes Diminuição do turgor e elasticidade da pele Olhos encovados, mucosas secas e pegajosa, língua áspera	Taquicardia, hipotensão e hipotermia Hematócrito pouco aumentado Distúrbios hidroeletrolíticos: ▪ Dosagem de sódio alta ▪ Dosagens de cloro e potássio pouco diminuídas

Fonte: adaptado de Duarte, 2018.

Quadro 5 Fase 2 da evolução da hiperêmese gravídica: metabólica

Quadro clínico da fase 1 + Distúrbio nutricionais (perda de peso > 5%) Hipoalbuminemia Hipoglicemia Hipotermia	Cetoacidose e cetonúria 2-3 + Alterações na função hepática (↑ enzimas e ↑ bilirrubinas) Dosagem de sódio baixa Dosagem de potássio baixa Torpor

Fonte: adaptado de Duarte, 2018.

Quadro 6 Fase 3 da evolução da hiperêmese gravídica: neurológica

Achados da fase 2 + Comprometimento oftálmico com lesões retinianas Alterações neurológicas iniciais com hiporreflexia e dor à palpação de panturrilhas e coxas

Esta fase é importante porque antecede o acometimento encefálico (fase 4), que é irreversível em 1 semana (intervalo chamado de interstício crítico de Briquet). A interrupção da gravidez deve ser ofertada à paciente.
Fonte: adaptado de Duarte, 2018.

Quadro 7 Fase 4 da evolução da hiperêmese gravídica: psicose de Wernicke-Korsakoff

Encefalopatia amoniacal	▪ Instabilidade hemodinâmica de difícil controle ▪ Alucinações ▪ Coma

Na maioria das vezes, este quadro é irreversível.
Fonte: adaptado de Duarte, 2018.

TRATAMENTO

O tratamento requer internação e acompanhamento multidisciplinar. Os objetivos são:

- Reduzir a gravidade dos sintomas e melhorar a qualidade de vida.
- Corrigir, se presente, hipovolemia, cetonúria e anormalidades eletrolíticas.
- Prevenir complicações graves de vômitos persistentes, mas não se limitando a deficiências de vitaminas, anormalidades eletrolíticas ou perda de peso.
- Minimizar os potenciais efeitos fetais da farmacoterapia materna.
- Alimentação:
  - Jejum por 24 a 48 horas ou até a estabilização do quadro.
  - Retorno progressivo à dieta liquida, seguida de alimentos sólidos.
  - Alimentos pobres em lipídios e ricos em carboidratos, em pequenas porções, com curtos intervalos (a cada 3 horas).
  - Alimentação parenteral nos casos graves e resistentes ao tratamento, mantida enquanto persistirem os sintomas.
  - Se usada parenteral mais de 48 horas, fazer reposição de vitaminas do complexo B e vitamina C.

- Hidratação venosa e reposição iônica:
  - Solução isotônica: ringer lactato ou solução salina:
    - 2.000 a 4.000 mL em 24 horas; não exceder 6.000 mL neste período.
  - Evitar solução glicosada (usar com cautela), pois pode precipitar a síndrome de Wernicke.
  - Reposição de tiamina: 100 mg diluídos em 100 mL de solução salina, administrados ao longo de 30 minutos.
  - Em caso de hidratação venosa prolongada, repor as vitaminas B6, C, K e tiamina.
  - Reposição de potássio: indicada nos casos de concentrações abaixo de 3,5 mEq/L.
- Medicamentos (Quadro 8).

Em mulheres internadas, deve-se priorizar a hidratação e o uso de medicações por via endovenosa.

Em situações emergenciais, com baixa resposta às medidas, deve-se usar corticosteroides:

- Metilprednisolona 16 mg , por via oral (VO) ou intravenosa (IV), a cada 8 horas.
- Pulsoterapia por 24 a 48 horas:
  - Prednisona 10 mg, VO, a cada 12 horas.
  - Hidrocortisona 50 mg, VO, a cada 12 horas.
  - Dexametasona 50 mg, IV, a cada 12 horas.
- Associar às vitaminas do complexo B (B1 e B6) para proteção do SNC.

Fornecer as seguintes orientações pós-alta:

- A ingestão de líquidos deve ocorrer pelo menos 30 minutos antes ou depois de consumir alimentos sólidos, a fim de minimizar a sensação de empachamento.

Quadro 8 Antieméticos utilizados na hiperêmese gravídica

Ação farmacológica	Fármaco	Risco de teratogênese (FDA)	Segurança no neurodesenvolvimento do concepto	Efeitos colaterais	Posologia
Antagonista da serotonina (5-HT3)	Ondansetrona (Vonau®, Zofran®)	Classe B	Seguro	Rubor facial, constipação intestinal	4 mg e 8 mg, a cada 8 h
Antagonista da dopamina e serotonina (5-HT2)	Metoclopramida (Plasil®)	Classe B	Não testado	Manisfetações extrapiramidais	10 mg, a cada 8 h
Anti-histamínicos	Meclizina, Dimenidrinato	Classe B	Não testado	Sonolência	25 mg, a cada 8 h

Fonte: adaptado de Duarte, 2018

- Optar por líquidos frios (ou parcialmente congelados) transparentes e azedos, como chá de limão e de hortelã. Picolé e gengibre são bem tolerados.
- Ingerir líquidos em pequenas quantidades usando canudos ou copo pequeno.

CONSIDERAÇÕES FINAIS

As náuseas e os vômitos podem atingir até 85% das gestantes, mas a hiperêmese gravídica, sua forma mais grave, atinge entre 0,3 e 3% das gestações, sendo seu diagnóstico clínico.

A avaliação da melhora dos sintomas e da resposta ao tratamento pode ser feita pelo escore PUQE. Pontuação PUQE superior a 6 sugere quadro moderado ou grave.

Quadros leves podem ser manejados ambulatorialmente. Deve-se fazer orientações dietéticas e sobre a hidratação oral. Piridoxina e anti-histamínicos podem ser utilizados, bem como a ondansetrona e a metoclopramida por via oral.

Exames laboratoriais são indicados para a avaliação de quadros moderados ou graves, bem como para elucidação diagnóstica. A investigação pode incluir hemograma, ionograma, função renal, função hepática e função tireoidiana, além de amilase, exame de urina tipo 1 e urocultura.

Quadros moderados ou graves exigem avaliação quanto à admissão hospitalar e cuidado por equipe multidisciplinar, de preferência que inclua avaliação nutricional e psicológica.

O tratamento inicial consiste na reposição hidroeletrolítica combinada ao uso de anti-histamínicos e inibidores da dopamina ou da serotonina. Já o uso de corticosteroides geralmente é reservado para casos refratários ao tratamento convencional.

A hiperêmese gravídica refratária pode levar a desidratação, distúrbios eletrolítico e deficiências nutricional grave, resultando em significativa morbidade materna.

Complicações graves podem ocorrer, incluindo comprometimento das funções hepática e renal, bem como alterações cardiovasculares, como arritmias. O sistema nervoso central também pode ser impactado, resultando em alterações comportamentais e neurológicas, incluindo a síndrome de Wernicke.

BIBLIOGRAFIA CONSULTADA

Committee on Practice Bulletins-Obstetrics. ACOG practice bulletin no. 189: nausea and vomiting of pregnancy. Obstet Gynecol. 2018;131(5):935-8.

Cunningham FG, Leveno KJ, Bloom SL, et al. Gastrointestinal disorders. In: Cunningham FG, Leveno KJ, Bloom SL, et al., eds. Williams obstetrics. New York: McGraw-Hill; 2016. p.1078-87.

Duarte G, Cabral ACV, Vaz JO, Moraes Filho OB. Êmese da gravidez. São Paulo: Federação Brasileira das Associações de Ginecologia e Obstetrícia; 2018. [Orientações e Recomendações FEBRASGO, nº.2/Comissão Nacional Especializada em Assistência Pré-Natal].

Fernandes CE, Silva de Sá MF, Mariani Neto C, eds. Tratado de obstetrícia Febrasgo. Rio de Janeiro: Elsevier, 2019.

Gomes FA, Mamede MV, Lobo M, Spanó AM. Morte materna mascarada: um caminho para sua identificação. Acta Paul Enferm. 2006;19(4):387-93.

Goodwin TM. Hyperemesis gravidarum. Clin Obstet Gynecol. 1998;41:597.

Heitmann K, Nordeng H, Havnen GC, Solheimsnes A, Holst L. The burden of nausea and vomiting during pregnancy: severe impacts on quality of life, daily life functioning and willingness to become pregnant again – results from a cross-sectional study. BMC Pregnancy Childbirth. 2017;17(1):75.

Kelly TF, Savides TJ. Gastrointestinal disease in pregnancy. In: Resnik R, Creasy R, Iams J, Lockwood C, Moore T, Greene M, eds. Creasy and Resnik's maternal-fetal medicine: principles and practice. New York: Elsevier; 2014. p. 104-58.

Koot MH, Boelig RC, Van't Hooft J, et al. Variation in hyperemesis gravidarum definition and outcome reporting in randomised clinical trials and systematic review. BJOG. 2018;125:1514.

Koren G, Piwko C, Ahn E, Boakocix R, Maltepe C, Einarson A, et al. Validation studies of the Pregnancy Unique-Quantification of Emesis (PUQE) scores. J Obstet Gynaecol. 2005;25(3):241-4.

Lagiou P, Tamimi R, Mucci LA, Trichopoulos D, Adami HO, Hsieh CC. Nausea and vomiting in pregnancy in relation to prolactin, estrogens, and progesterone: a prospective study. Obstet Gynecol. 2003;101:639.

Matthews A, Hass DM, O'Mathúna DP, Dowswell T. Interventions for nausea and vomiting in early pregnancy. Cochrane Database Syst Rev. 2015;CD007575.

Niemeijer MN, Grooten IJ, Vos N, Bais JMJ, van der Post J, Mol BW, et al. Diagnostic markers for hyperemesis gravidarum: a systematic review and meta-analysis. Am J Obstet Gynecol. 2014;211:150.e1.

Sun S, Qiu X, Zhou J. Clinical analysis of 65 cases of hyperemesis gravidarum with gestational transiente thyrotoxicosis. J Obstet Gynaecol Res. 2014;40(6):1567-72.

Veenendaal MV, van Abeelen AF, Painter RC, van der Post JA, Roseboom TJ. Consequences of hyperemesis gravidarum for offspring: a systematic review and meta-analysis. BJOG. 2011;118:1302-13.

Vikanes AV, Skjaerven R, Grjibovski AM, Gunnes N, Vangen S, Magnus P. Recurrence of hyperemesis gravidarum across generations: population-based cohort study. BMJ. 2010;340:c2050.

22

Infecção urinária na gestação

Sílvia da Silva Carramão
Lilian de Paiva Rodrigues Hsu
Sílvia Regina Piza Ferreira Jorge

INTRODUÇÃO

A infecção do trato urinário (ITU) é decorrente da ascensão e invasão uroepitelial por microrganismos do trato urogenital, geralmente associada a sintomatologia de disúria, polaciúria, urgência miccional e dor em região suprapúbica ou em flancos. Essas infecções podem acometer o trato urinário e são descritas conforme o órgão afetado (Quadro 1).

Quadro 1 Sintomatologia da infecção do trato urinário conforme órgão afetado

Pielonefrite	Dor lombar/pélvica Febre Naúseas e vômitos
Cistite	Disúria Dor suprapúbica Urgência miccional Polaciúria
Uretrite	Secreção uretral Ardor uretral
Bacteriúria assintomática	Urocultura positiva sem sintomas

A ITU geralmente decorre da ascensão de bactérias patogênicas presentes na vagina ou na região perineal. *Escherichia coli*, uma bactéria normalmente encontrada na flora gastrointestinal, pode ser transferida para a região perineal após a evacuação, sendo facilitada a contaminação da mucosa vaginal e do uroepitélio.

PREVALÊNCIA

Estima-se que 40 a 50% das mulheres terão pelo menos um episódio de ITU aguda durante a vida. Esta também é a infecção mais prevalente durante a gestação, sendo que 50 a 60% das gestantes apresentam pelo menos um episódio nesse período.

Na gestação, ocorrem mudanças hormonais, com predomínio dos estímulos da alta concentração plasmática da progesterona, o que estimula o relaxamento da musculatura lisa. Essa propriedade é responsável por maior estase do peritaltismo geniturinário e gastrointestinal, de modo que a estase urinária favorece a ascensão bacteriana e sua proliferação no trato urinário.

Mudanças anatômicas gestacionais associadas ao aumento do volume uterino contribuem para maior risco para ITU. A partir da 7ª semana de gestação, os ureteres começam a se dilatar em razão do relaxamento da musculatura lisa estimulado pela ação progestacional. Com a evolução da gravidez, principalmente após a 22ª semana, ocorre a compressão da bexiga e ureteres, podendo levar a aumento da pressão intravesical e hidronefrose fisiológica. Já o aumento do volume plasmático gestacional diminui a osmalaridade da urina e aumenta o volume urinário. Todas essas modificações promovem estase uretero vesical, podendo ocasionar refluxo vesico ureteral e facilitando a rápida evolução dos quadros de cistite para pielonefrite na gestante.

Os agentes etiológicos mais frequentes nas ITU são: *Escherichia coli* (76,7%), *Staphyoloccus saprophiticus* (3,6%), *Kebsiella pneumoniae* (3,5%), *Proteus mirabillis* (3,5%), *Enterococcuos faecalis* (4,1%), *Citrobacter* (1,3%), *Enterobacter* (1,1%), *Pseudomonas aeruginosa* (0,2%), outras bactérias Gram-negativas (0,9%) ou Gram-positivas (5,2%).

DIAGNÓSTICO

Entre as infecções mais diagnosticadas em gestantes, a mais frequente é a ITU, que geralmente aumenta os riscos de morbidade e mortalidade materna e fetal.

Bacteriúria assintomática

Durante a gestação, é aconselhável realizar o rastreio universal de bacteriúria assintomática (BA) pelo menos uma vez durante o 1º trimestre e, idealmente, também no 3º trimestre. Para mulheres portadoras de fatores de risco, como diabetes pré-gestacional, anomalias urinárias ou traço falciforme, recomenda-se aumentar a frequência do rastreamento para um a cada trimestre. Em 40% das vezes, os casos de BA não tratadas evoluem para pielonefrite.

O diagnóstico é confirmado na ausência de sintomas, com o crescimento de uma única espécie bacteriana na urocultura com contagem de pelo menos 100.000 UFC/mL em amostras de jato médio ou 100 UFC/mL em amostras coletadas por cateterismo vesical. A presença de múltiplas espécies bacterianas ou a detecção de *Lactobacillus* ou *Cutibacterium* sugere que a amostra pode estar contaminada e demanda uma nova coleta.

Cistite

A cistite ocorre em 2% das gestações e parece que habitualmente é precedida pela BA. É caracterizada pelo início súbito de disúria, polaciúria e urgência miccional, na ausência de sintomas sistêmicos. No exame de urina tipo 1, é comum encontrar um aumento na contagem de leucócitos e bactérias, e o número de hemácias pode variar de escasso a abundante, especialmente em casos de cistite hemorrágica.

Recomenda-se que nas gestantes sejam coletados urocultura e antibiograma antes de iniciar o tratamento com antibióticos. Na presença de disúria, é importante considerar o diagnóstico diferencial, que inclui vulvites micóticas, alérgicas e herpéticas. O exame ginecológico pode auxiliar nos casos de queixas vulvovaginais acompanhando os sintomas. Além disso, em situações de disúria recorrente com resultados negativos na urocultura, deve-se investigar a possibilidade de uretrite causada por *Neisseria gonorrhoeae*, *Chlamydia trachomatis* e *Ureaplasma* spp.

Pielonefrite

Pielonefrite acomete de 0,5 a 2% das grávidas e geralmente ocorre no 2º e 3º trimestres. As gestantes frequentemente apresentam febre, calafrios e dor lombar. Além disso, queixam-se de anorexia, náuseas, vômitos, cefaleia e fadiga intensa. A percussão dolorosa nas regiões renais é um sinal relevante que pode auxiliar no diagnóstico. O exame obstétrico pode revelar aumento na atividade uterina, que está diretamente relacionado à gravidade da febre. O exame de urina tipo 1 pode mostrar aglomerados de leucócitos e uma quantidade significativa de bactérias. O hemograma pode apresentar leucocitose de intensidade variável e cerca de um terço das pacientes pode apresentar anemia hemolítica, resultante das endotoxinas bacterianas. Entre os diagnósticos diferenciais estão trabalho de parto prematuro, corioamnionite, apendicite, descolamento prematuro da placenta e infarto de leiomioma uterino.

Recomenda-se que a amostra de urina seja coletada após um intervalo mínimo de 2 horas sem micção, após realizar adequada higienização vulvar e utilizando-se o jato médio da urina.

No exame de urina tipo I, os indicadores sugestivos de ITU são:

- > 10 leucócitos por campo.
- Presença de eritrócitos > 10 eritrócitos por campo.
- Proteinúria > 0,05 g/L.
- Nitrito positivo.
- Presença de cristais ou cilindros de oxalato de cálcio ou urato.

A coleta da urocultura em casos de cistite pode ser benéfica se a paciente não apresentar melhora da ITU por conta da resistência bacteriana ao antibiótico utilizado. Nesses casos, o antibiograma da urocultura, coletado antes do início do tratamento, pode auxiliar a determinar o antibiótico mais eficaz para o tratamento da infeção de forma adequada (Quadro 2).

Quadro 2 Recomendações para a prevenção de infecção do trato urinário

- Boa hidratação (± 2 L de líquido/dia): propicia adequada lavagem do trato urinário
- Urinar regularmente: possibilita a eliminação de bactérias presentes na bexiga e uretra, diminuindo o risco de aderência das bactérias ao uroepitélio
- Urinar após a relação sexual
- Higienização adequada
- Lavagem da região genital e perineal após o coito e após a evacuação
- Higiene após a evacuação: sempre no sentido da púbis em direção ao ânus
- Ingestão de lactobacilos (prebióticos e probióticos): garante a colonização genital e perianal com esses microrganismos que competem com bactérias patogênicas, o que diminui o risco para a ITU

RISCO DE TRABALHO DE PARTO PREMATURO NA VIGÊNCIA DA ITU

A presença de infecção estimula a cascata de resposta inflamatória, resultando na produção de citoquinas e prostaglandinas que são responsáveis pelo desencadeamento de contrações uterinas, dilatação cervical e rotura prematura das membranas amnióticas. As pacientes com urossepse têm maior risco de rotura prematura das membranas (OR: 5,59, IC 95%: 2,02-15,40, $p < 0{,}001$) e de trabalho de parto prematuro (OR: 2,47, IC 95%: 1,15-5,33, $p = 0{,}02$).

Desse modo, a gestante deve ser monitorada quanto à presença de BA ou cistite por meio de exame de urina tipo I e urocultura e, caso se confirme a bacteriúria, mesmo que assintomática, deverá ser tratada com antibiótico de amplo espectro, visando diminuir o risco de trabalho de parto prematuro e morbidade materna.

A resposta inflamatória generalizada na ITU, com grande produção de citoquinas, tem sido considerada fator de risco para a pré-eclâmpsia.

TRATAMENTO

Todas as gestantes com colonização tecidual ou ITU devem receber tratamento adequado e de forma precoce. A identificação e o tratamento oportunos reduzem o risco de complicações maternas e gestacionais graves. A seleção do antimicrobiano deve ser fundamentada na sensibilidade do patógeno, no perfil de segurança (considerando alergias e a classificação de risco para uso na gravidez) e na disponibilidade da medicação.

Bacteriúria assintomática

O tratamento de BA reduz o risco de pielonefrite e, consequentemente, de desfechos gestacionais adversos, como prematuridade e baixo peso ao nascer. Os regimes terapêuticos de escolha estão detalhados na Tabela 1. Segundo recentes recomendações nacionais, o tratamento com fosfomicina ou nitrofurantoína por via oral é o mais indicado. As principais alternativas incluem a cefalexina e a cefuroxima. Caso o patógeno identificado seja estreptococo do grupo de Lancefield (*Streptococcus agalactiae*, GBS) ou *Enterococcus faecalis*, deve-se dar preferência para a amoxicilina.

Tabela 1 Tratamento de infecção do trato urinário na gestação

Antibiótico	Posologia	Tempo de uso	Observações
Fosfomicina	3 g	Dose única	
Nitrofurantoína	100 mg, a cada 12 horas	5 dias	Não usar em portadores de deficiência de G6PD e no 3º trimestre de gestação pelo risco de icterícia fetal
Cefalexina	500 mg, a cada 6 horas	5 dias	Pode ser usado em gestantes
Cefurexima	250 mg, a cada 12 horas	7 dias	
Amoxicilina	500 mg, a cada 8 h ou 875 mg, a cada 12 h	7 dias	Tratamento de escolha para GBS ou *Enterococcus faecalis*
Amoxicilina + clavulanato	500/125 mg, a cada 8 h ou 875/125 mg, a cada 12 h	7 dias	

G6PD: glicose-6-fosfato desidrogenase; GBS: estreptococo do grupo B.

Aproximadamente um terço das mulheres apresenta falha no tratamento, com persistência do quadro. Diante disso, é recomendado realizar uma urocultura de controle 7 a 14 dias depois do final do tratamento e retratar os casos confirmados. Um novo episódio de BA mostra a necessidade de realização de quimioprofilaxia até o final da gestação. Os esquemas de profilaxia podem ser feitos com 1 comprimido por via oral ao dia de nitrofurantoína 100 mg ou cefalexina 500 mg.

Cistite

O tratamento da cistite deve ser iniciado de forma empírica, após a coleta de urina para exame diagnóstico. Os antibióticos de primeira linha de escolha são similares aos recomendados para BA.

A coleta de urocultura de controle é recomendada entre 7 e 14 dias após o final do tratamento. A quimioprofilaxia está indicada na ocorrência de novo episódio durante a gravidez ou quando houver história anterior de cistite recorrente (três episódios de cistite em um ano ou dois episódios em seis meses). O esquema é o mesmo utilizado para BA com nitrofurantoína ou cefalexina.

Pielonefrite

O tratamento da pielonefrite deve ser iniciado imediatamente após o diagnóstico e se baseia em hidratação intravenosa (IV) para assegurar adequado débito urinário, administração de antibiótico endovenoso de amplo espectro e reconhecimento precoce de eventual disfunção orgânica ou comprometimento fetal. Essa visão global do atendimento materno-fetal deve estar sempre em mente nos casos de morbidade infecciosa grave. Um ponto crucial é a garantia da adequada perfusão materna e, por consequência, da circulação uteroplacentária.

Os pontos-chave do manejo da pielonefrite na gestação são:

- Repouso e hidratação.
- Analgésicos urinários: cloridrato de fenazopiridina (Pyridium100®) 200 mg, por via oral (VO), a cada 8 horas; ou cloreto de metiltionínio (Sepurin®) 120 mg, a cada 8 horas, durante 3 dias.
- Antibiótico de amplo espectro por tempo de curta duração.

Nos casos de pielonefrite, o antibiótico deverá ser administrado por via intravenosa (IV) (Tabela 2). Atualmente, as cefalosporinas de terceira geração apresentam alta eficácia e podem ser indicadas para a gestante (categoria B). Nos casos em que as bactérias são resistentes às cefalosporinas, os aminoglicosídeos (categoria D) poderão ser indicados quando o benefício do uso superar os riscos de ototoxicidade fetal e lesões renais.

Tabela 2 Antibióticos usados por via intravenosa (IV) no tratamento da infecção do trato urinário

Antibiótico	Posologia	Risco de teratogênese
Cefotaxima	2 g, a cada 8 h	B
Ceftazidima	1 g, a cada 8 h	B
Ceftriaxona	1-2 g/dia	B
Cefepima	2 g, a cada 12 h	B
Piperacilina+tazobactam	4,5 g, a cada 8 h	B
Ceftolozanea+avibactam	2,5 g, a cada 8 h	B
Gentamicina	5 mg/kg/dia	D
Amicacina	15 mg/kg/dia	D
Ertapeném	1 g/dia	C
Imipeném+cilastatina	0,5 g, a cada 8 h	B
Meropeném	1 g, a cada 8 h	B

A gestante com pielonefrite pode apresentar sintomas como febre, náuseas e dor no flanco. Recomenda-se a internação hospitalar, com hidratação imediata utilizando soro fisiológico ou Ringer-lactato, além da administração de antibióticos por via intravenosa (IV), antipiréticos e antieméticos.

Os exames hemograma, proteína C-reativa, ureia, creatinina, sódio, potássio e enzimas hepáticas são prioritários no atendimento e devem ser repetidos diariamente. A redução da leucocitúria e da proteína C-reativa é indicativa da eficácia do antibiótico utilizado. Leucocitúria aumentada, acompanhada de desvio à esquerda no hemograma, sugere que o tratamento não está adequado e que a troca do antibiótico é necessária. Além disso, as funções renal e hepática podem ser afetadas pela infecção, sinalizando a possibilidade de sepse.

É importante solicitar urocultura com antibiograma e hemocultura, pois a pielonefrite em gestantes pode evoluir rapidamente para sepse. Embora esses exames apresentem resultados entre 3 e 4 dias após a coleta, eles são fundamentais para orientar a troca do antibiótico caso isso se torne necessário.

O rastreamento da sepse, disfunção orgânica associada à infecção, pode ser realizado a partir da aplicação do questionário q-SOFA (do inglês *quick sequential organ failure assessment*), que é considerado alterado na presença de duas ou mais das seguintes condições:

a. qualquer alteração do estado mental (escore na escala de Glasgow < 15);
b. taquipneia (frequência respiratória igual ou superior a 22 ipm); e
c. hipotensão (pressão arterial sistólica igual ou inferior a 100 mmHg).

Um escore q-SOFA alterado torna mandatório ampliar a investigação para o diagnóstico de sepse. Frente a esse diagnóstico, as seguintes medidas devem ser tomadas dentro da primeira hora: suporte de oxigênio, ressuscitação volêmica (20 mL/kg de cristaloides intravenosos), estabilização da pressão arterial média (> 65 mmHg) e correção do lactato. Essas medidas impactam a redução da mortalidade e da morbidade materna e perinatal associadas a infecção e sepse.

A monitorização intra-hospitalar é importante para avaliar sinais de deterioração clínica, falha terapêutica e complicações. Diante de quadros de febre persistente ou ausência de melhora clínica após 48 a 72 horas, deve-se realizar exame de ultrassonografia (USG) para avaliar se há obstrução urinária por cálculos ou, ainda, a presença de abscessos.

Mulheres com melhora clínica e ausência de febre por pelo menos 48 horas podem receber alta com prescrição de antibiótico, de acordo com antibiograma, por via oral, por 7 a 10 dias adicionais. A profilaxia com nitrofurantoína ou cefalexina é recomendada para gestantes após um único episódio de pielonefrite.

A maioria dos casos de ITU durante a gestação, quando adequadamente tratados, apresentam bom prognóstico. Entretanto, sequelas em longo prazo costumam estar relacionadas à pielonefrite e a complicações graves associadas ao choque séptico, insuficiência respiratória e hipóxia hipotensiva, que podem levar à gangrena de extremidades.

A ITU materna geralmente resulta em poucas sequelas diretas para o feto, pois a infecção da corrente sanguínea fetal é rara. No entanto, a hipoperfusão uterina causada pela desidratação e anemia maternas, além dos danos diretos da endotoxina bacteriana aos vasos sanguíneos da placenta, pode levar à hipoperfusão cerebral fetal. As pielonefrites estão associadas a maiores riscos, como baixo peso ao nascer, prematuridade, trabalho de parto prematuro, hipertensão, pré-eclâmpsia, anemia materna e amnionite.

Em um estudo retrospectivo de base populacional, Mazor-Dray et al. demonstraram que a ITU durante a gravidez está significativamente associada a restrição do crescimento intrauterino, pré-eclâmpsia, parto prematuro e cesárea, mas não está relacionada ao aumento das taxas de mortalidade perinatal.

As taxas de pré-eclâmpsia em pacientes com ITU foram de 31,1%, em comparação a 7,8% nas pacientes sem ITU ($p < 0,001$). Os autores sugerem que o aumento da carga inflamatória materna por conta da ITU pode elevar o risco de pré-eclâmpsia.

CONSIDERAÇÕES FINAIS

- A deteção e o manejo de infecções do trato urinário em gestantes são fundamentais para garantir a saúde materna e fetal.
- Durante o pré-natal, é essencial realizar o rastreamento da bacteriúria assintomática e das cistites por meio de exames de urina tipo I e urocultura. A identificação precoce dessas condições permite intervenções adequadas.
- O tratamento das infecções do trato urinário deve ser iniciado com a escolha de antibióticos de amplo espectro, eficazes e seguros para o uso durante a gravidez. É vital garantir que a terapia antibiótica seja correta para prevenir a evolução da infecção e possíveis complicações.
- Caso a gestante apresente sinais de pielonefrite, é crucial oferecer atenção imediata. Nesses casos, a internação hospitalar se torna necessária, permitindo que a paciente receba hidratação e antibióticos por via intravenosa (IV),

bem como acompanhamento contínuo para prevenir complicações graves.

- Após a conclusão do tratamento da infecção do trato urinário, é fundamental realizar uma urocultura de controle sete dias depois. Esse exame é vital para confirmar que a infecção foi completamente eliminada e para possibilitar ajustes na abordagem terapêutica, quando necessário.

BIBLIOGRAFIA CONSULTADA

American College of Obstetricians and Gynecologists. Compendium of selected publications. Washington: ACOG; 2015.

Beerepoot MA, Geerlings SE, van Haarst EP, van Charante NM, ter Riet G. Nonantibiotic prophylaxis for recurrent urinary tract infections: a systematic review and meta-analysis of randomized controlled trials. J Urol. 2013;190(6):1981-9.

Easter SR, Cantonwine DE, Zera CA, Lim KH, Parry SI, McElrath TF. Urinary tract infection during pregnancy, angiogenic factor profiles, and risk of preeclampsia. Am J Obstet Gynecol. 2016;214(3):387.e1-7

Epp A, Larochelle A, Lovatsis D, Walter JE, Easton W, Farrell SA, et al. Recurrent urinary tract infection. J Obstet Gynaecol Can. 2010;32(11): 1082-101.

Foxman B. Recurring urinary tract infection: incidence and risk factors. Am J Public Health. 1990;80:331-3.

Glaser AP, Schaeffer AJ. Urinary tract infection and bacteriuria in pregnancy. Urol Clin North Am. 2015;42:547-60.

Hill JB, Sheffield JS, McIntire DD, Wendel GD Jr. Acute pyelonephritis in pregnancy. Obstet Gynecol. 2005;105:18-23.

Jeyabalan A, Lain KY. Anatomic and functional changes of the upper urinary tract during pregnancy. Urol Clin North Am. 2007;34:1-6.

Kalinderi K, Delkos D, Kalinderis M, Athanasiadis A, Kalogiannidis I. Urinary tract infection during pregnancy: current concepts on a common multifaceted problem. J Obstet Gynaecol. 2018;38(4):448-53.

Mazor-Dray E, Levy A, Schlaeffer F, Sheiner E. Maternal urinary tract infection: is it independently associated with adverse pregnancy outcome? J Matern Fetal Neonatal Med. 2009;22(2):124-8.

Naber KG, Schito G, Botto H, Palou J, Mazzei T. Surveillance study in Europe and Brazil on clinical aspects and antimicrobial resistance epidemiology in females with cystitis (ARESC): implications for empiric therapy. Eur Urol. 2008;54:1164-75.

Perrotta C, Aznar M, Mejia R, Albert X, Ng CW. Estrogens for preventing recurrent urinary tract infection in postmenopausal women. Cochrane Database Syst Rev. 2008;(2):CD005131.

Platte OR, Kim ED. Urinary tract infections in pregnancy. Medscape, 2023.

Radu VD, Vicoveanu P, Cărăuleanu A, Adam AM, Melinte-Popescu AS, Adam G, et al. Pregnancy outcomes in patients with urosepsis and uncomplicated urinary tract infections: a retrospective study. Medicina (Kaunas). 2023;59(12):2129.

Schappert SM, Rechtsteiner EA. Ambulatory medical care utilization estimates for 2006. Natl Health Stat Report. 2008;8:1-29.

Seema M, Mamta J. Premature rupture of membrane-risk factors: a clinical study. Int J Contemp Med Res. 2017;4(1):146-8.

Wang CH, Fang CC, Chen NC, Liu SS, Yu PH, Wu TY, et al. Cranberry-containing products for prevention of urinary tract infections in susceptible populations: a systematic review and meta-analysis of randomized controlled trials. Arch Intern Med. 2012;172(13):988-96.

Yan L, Jin Y, Hang H, Yan B. The association between urinary tract infection during pregnancy and preeclampsia: a meta-analysis. Medicine (Baltimore). 2018;97(36):e12192.

Zaconeta AM, Souza RT. Infecção urinária e gestação. In: Associação Médica Brasileira; Fernandes CE, Tallo FS, Dolci JEL, eds. Tratado de medicina geral. Rio de Janeiro: Guanabara Koogan; 2024.

23

Trombose venosa na gestação

Lilian de Paiva Rodrigues Hsu
Paula Smith Coelho

INTRODUÇÃO

A trombose venosa na gestação é uma condição médica crítica, que exige atenção especial por conta do aumento do risco de morbimortalidade tanto para a mãe quanto para o feto. Em países que controlaram as causas clássicas de morte materna direta, como infecção puerperal, eclâmpsia e hemorragia, o tromboembolismo venoso (TEV) desponta como o novo principal desafio. Estima-se que uma a cada mil gestantes sejam acometidas com algum tipo de TEV durante a gestação. Grávidas e puérperas apresentam risco até seis vezes maior de eventos tromboembólicos quando comparadas a mulheres fora desse período. O risco é crescente com o aumento da idade gestacional, atingindo seu pico de incidência nas primeiras seis semanas pós-parto.

O TEV compreende a trombose venosa profunda (TVP) e o tromboembolismo pulmonar (TEP), sendo este último particularmente perigoso por conta de seu potencial de causar morte súbita. A identificação precoce e o manejo eficaz são essenciais para prevenir essas complicações graves.

FISIOPATOLOGIA

Durante todo o período da gravidez, o risco TEV aumenta de forma importante, refletindo as alterações do sistema hemostático que ocorrem de maneira protetora contra a hemorragia no parto. A formação de trombose é um processo complexo que envolve a interação de componentes celulares e plasmáticos do sangue. Esse processo é frequentemente explicado pela Tríade de Virchow, que descreve três condições principais que contribuem para a trombose: estase venosa, lesão endotelial e hipercoagulabilidade.

As gestantes apresentam os três componentes dessa tríade letal:

- Estase: ocorre quando há redução do fluxo sanguíneo, permitindo que os fatores de coagulação se acumulem e iniciem a formação de coágulos de forma patológica. Na gravidez, esse processo é facilitado pela compressão das veias cava e ilíaca comum esquerda pelo útero gravídico e pela diminuição do tônus venoso por causa da ação miorrelaxante da progesterona.
- Lesão endotelial: embora a lesão endotelial direta seja menos comum na gravidez, esse evento pode ser reconhecido em diferentes etapas do processo gestacional, como na nidação, na remodelação endovascular das artérias espiraladas e na dequitação, em especial. O estresse mecânico durante o parto ou as intervenções cirúrgicas, como a cesariana, pode danificar o endotélio vascular, facilitando a adesão plaquetária e a formação de trombos.
- Hipercoagulabilidade: durante a gravidez, há significativo aumento na produção hepática, induzida pelo estrogênio placentário, de fatores de coagulação, como o fibrinogênio,

e os fatores VII, VIII, IX e X. Além disso, há redução da produção dos anticoagulantes naturais, como a proteína S, e um aumento nos inibidores do ativador do plasminogênio, resultando em redução da fibrinólise.

FATORES DE RISCO

Os fatores de risco para trombose venosa na gestação podem ser divididos em hereditários e adquiridos:

- Hereditários: as trombofilias hereditárias, como a mutação do fator V de Leiden e a mutação do gene da protrombina, assumem papel relevante no aumento do risco de eventos tromboembólicos, por aumentarem a propensão à formação de coágulos.
- Adquiridos: alguns fatores de risco para eventos tromboembólicos na gestação incluem hiperêmese (por conta de desidratação e imobilidade), índice de massa corporal (IMC) elevado e gravidez múltipla. No pós-parto, fatores que são associados ao aumento do risco de eventos de TEV são parto cesariano, principalmente se realizado em caráter de emergência durante o trabalho de parto ou se associado com hemorragia pós-parto; pré-eclâmpsia com restrição de crescimento; trombofilia; e infecção pós-parto. Além disso, o uso de técnicas de reprodução assistida, que induzem um estado hiperestrogênico, também aumentam o risco de trombose.

DIAGNÓSTICO

O diagnóstico de trombose venosa na gestação é um desafio por conta da sobreposição de sintomas comuns da gravidez com os sinais de TVP e TEP. No entanto, o diagnóstico preciso e rápido é crucial para prevenir complicações graves.

Sinais e sintomas clínicos

- Trombose venosa profunda (TVP): pacientes que apresentam dor, edema e sensibilidade nos membros inferiores, principalmente se unilaterais, devem ter o diagnóstico de TVP investigado.
- Tromboembolismo pulmonar (TEP): os sintomas de TEP podem ser inespecíficos e incluem dispneia súbita, principalmente ao decúbito, dor torácica e taquicardia. Durante a gravidez, a dispneia é um sintoma comum em razão das mudanças fisiológicas; por outro lado, a presença de dor torácica e hemoptise deve aumentar a suspeita de TEP.

Exames complementares

- Exames de sangue: pouco específicos para auxiliar no diagnóstico, em casos de TEP podemos observar leucocitose sem desvio à esquerda, aumento da velocidade de hemossedimentação (VHS) e da desidrogenase lática (DHL). Em geral, gasometria revela diminuição da pO_2 (< 80 mmHg) e elevação da pCO_2 (> 30 mmHg); resultados com pO_2 superior a 90 mmHg tornam o diagnóstico de TEP pouco provável. O D-dímero, embora amplamente utilizado para excluir TEV em populações de não gestantes, sua utilidade na gestação é limitada. Durante a gravidez, os níveis de D-dímero estão naturalmente elevados, o que reduz a especificidade do teste. Portanto, o D-dímero não é recomendado como ferramenta de diagnóstico isolado na gestação.
- Radiografia de tórax: apesar de pouco específico, por conta de sua ampla disponibilidade, o exame ainda encontra aplicação prática para casos de TEP. São possíveis achados: área de infiltrado, atelectasias, elevação diafragmática,

derrame pleural imagem em cunha com diminuição de vascularização (sinal de Westermark). Além disso, o exame é capaz de afastar outras patologias que fazem diagnóstico diferencial, como pneumonias.

- Ultrassonografia (USG): para o diagnóstico de TVP, a USG com Doppler é o exame de escolha. Esse método não invasivo é seguro para a mãe e o feto, e permite a visualização do fluxo sanguíneo nas veias dos membros inferiores. O grau de compressão da veia durante o exame ajuda a identificar a presença de trombose. Uma TVP é diagnosticada quando um trombo é visualizado na veia ou a veia não é totalmente compressível. Adicionalmente, a USG realizada na emergência (*Point of Care Ultrassonography* – POCUS) tem ganhado destaque nos últimos anos, com o uso das janelas pulmonar e cardíaca para auxiliar no diagnóstico diferencial de morbidades, como derrame pleural e avaliação de complicações como edema pulmonar cardiogênico.
- Cintilografia pulmonar de ventilação/perfusão (V/Q *Scan*): apesar do uso de radiação, é o método mais utilizado para diagnosticar TEP na gestação. A dose total de radiação recebida no estudo completo está entre 370 e 540 μGy (dose cumulativa aceitável para o feto: 50 mil μGy ou 5 rads). Além disso, a dose de radiação pode ser minimizada ao se dividir o exame em duas partes. Inicialmente, é realizado apenas o estudo de perfusão (dose total de radiação estimada em 320 a 360 μGy, considerada pequena). Se a perfusão é normal, exclui-se o diagnóstico de TEP. Se o resultado é anormal, complementa-se o exame com ventilação. O exame é especialmente indicado como alternativa à tomografia computadorizada em situações em que a função renal da paciente está comprometida ou em casos de alergia ao contraste iodado.

- Angiotomografia computadorizada (angio-TC): no caso da indisponibilidade do V/Q *Scan*, a angio-TC é exame de escolha para o diagnóstico de TEP. A dose de radiação recebida pelo feto é segura (dose cumulativa no exame de cerca de 130 µGy, sendo seguro até 50 mGy). Tem elevado valor preditivo negativo (100%) e positivo (94%), sendo capaz de apontar o diagnóstico até em embolias segmentares. No entanto, possui baixa sensibilidade para trombos subsegmentares.
- Angiografia: é o padrão-ouro para o diagnóstico de TEP. Por conta de sua elevada morbimortalidade, está indicada na impossibilidade de diagnóstico por outros métodos ou quando houver indicação de intervenção cirúrgica.

TRATAMENTO

O manejo dos eventos tromboembólicos durante a gestação é um desafio delicado e envolve a avaliação entre a necessidade de intervenção para minimizar riscos para a mãe e garantia de segurança para o feto.

- Medidas gerais: algumas medidas gerais, como repouso e elevação dos membros, devem ser adotadas em qualquer ocasião em que o diagnóstico de TVP for suspeitado. Para os casos de TEP, as medidas de suporte imediatas devem priorizar o tratamento das insuficiências cardíacas e respiratórias, com manejo das pacientes, inclusive em unidades de terapia intensiva (UTI), caso necessário.
- Anticoagulação na fase aguda: a escolha pelo seu perfil de segurança e eficácia é a heparina de baixo peso molecular (HBPM) nas doses:
  - Enoxaparina 1 mg/kg, a cada 12 horas; ou
  - Dalteparina 100 UI/kg, a cada 12 horas.

As HBPM não atravessam a placenta, assim, são seguras para o feto. A HBPM é preferida em relação à heparina não fracionada (HNF) por conta do menor risco de trombocitopenia induzida por heparina e osteoporose. A varfarina é contraindicada durante a gravidez em razão de sua teratogenicidade, podendo, no entanto, ser utilizada no período pós-parto por ser segura durante a amamentação.

- Heparina não fracionada

  A dose inicial endovenosa (EV) deve ser:

  - Ataque: 80 UI/kg em bólus, seguido de
  - Dose de manutenção: infusão de 18 UI/kg a cada hora.

  A dose de manutenção deve ser titulada a cada 6 horas a fim de manter valores de tempo de tromboplastina parcial ativada (TTPa) entre 1,5 e 2,3 vezes o valor controle.

  A dose inicial subcutânea (SC) deve ser de 17.500 UI a cada 12 horas.

  Deve ser realizado controle de TTPa seis horas após a segunda dose e a dose titulada, a fim de manter os valores do TTPa entre 1,5 e 2,3 vezes o valor controle.

- Anticoagulação na fase de manutenção: pacientes que apresentaram eventos tromboembólicos na gravidez devem permanecer anticoaguladas durante toda a gestação e por até seis semanas de puerpério. Caso o fenômeno tromboembólico tenha ocorrido no final da gestação ou no puerpério, o período mínimo de anticoagulação é de 3 a 6 meses. No puerpério, pode-se manter a dose de HBPM utilizada na gestação ou realizar a sua substituição por varfarina.

MANEJO NO TRABALHO DE PARTO E PARTO

O preparo para o parto e do parto é fundamental na assistência às gestantes, com histórico de trombose venosa profunda (TVP) ou em uso de terapia anticoagulante. A adequada abordagem da anticoagulação deve manter a prevenção de complicações tromboembólicas e minimizar possíveis riscos para hemorragias. Tópicos a serem seguidos:

- Planejamento do parto: o manejo do anticoagulante deve ser cuidadosamente planejado em torno do parto. A HBPM deverá ser suspensa de acordo com o esquema de anticoagulação:
  - Mulheres recebendo dose profilática de HBPM: suspender pelo menos 12 horas antes do parto.
  - Dose intermediária ou terapêutica de HBPM: suspender pelo menos 24 horas antes do parto.
  - Heparina não fracionada (HNF) em dose profilática ou terapêutica: pode ser programado o parto assim que o TTPa retornar aos níveis de normalidade (administração EV em torno de seis horas; administração SC pode levar até 24 horas).

Em relação ao trabalho de parto espontâneo, orienta-se a suspensão da administração da heparina ao menor sinal do início das contrações uterinas.

Sobre a idade gestacional de resolução da gestação, advoga-se não esperar além das 40 semanas para a programação do parto.

Quando a suspensão da terapia anticoagulante for considerada arriscada, a HBPM pode ser substituída por HNF (bólus de 80 UI/kg seguido de 18 UI/kg/h, ajustado a cada seis horas, de acordo com o tempo de tromboplastina parcial ativada (TTPa). A HNF deverá ser interrompida 4 a 6 horas antes do parto e a anestesia neuroaxial é considerada segura quando o TTPa retornar ao valor de referência.

- Pós-parto: após o parto, o risco de trombose permanece elevado, especialmente nas primeiras seis semanas. A anticoagulação deve ser reintroduzida 6 horas após parto vaginal e 12 horas após parto cesáreo, sendo continuada por pelo menos seis semanas pós-parto. Se a opção para anticoagulação no pós-parto for a varfarina, o início deve ocorrer no segundo dia pós-parto, quando a paciente ainda está fazendo uso de heparina, e esta deverá ser mantida até que a razão normalizada internacional (RNI) atinja o alvo entre 2 e 3 UI por 2 a 3 dias seguidos.

PROFILAXIA

A prevenção da trombose venosa na gestação é um componente crucial do cuidado obstétrico, especialmente para mulheres com fatores de risco identificáveis. Algumas estratégias podem ser adotadas em caráter preventivo a cada etapa da gestação. Algumas dessas medidas estão listadas a seguir. Sugerimos que todas as pacientes sejam avaliadas quanto aos riscos de TEV no pós-parto por meio de escores previamente validados (Tabela 1).

Tabela 1 Fatores de risco para TEV na hospitalização de gestantes e puérperas

Trombose e trombofilias		Pontos
TEV prévio	ocorrido enquanto em uso de hormônios (contraceptivo combinado, reposição hormonal)	3
	ocorrido na gestação ou puerpério	3
	relacionado à cirurgia de grande porte	2[a]
	sem fator desencadeante ou idiopático	3

continua

Tabela 1 Fatores de risco para TEV na hospitalização de gestantes e puérperas (*continuação*)

Trombose e trombofilias (*continuação*)			Pontos
Trombofilia	de alto risco	Antitrombina III	3
		Síndrome antifosfolipide (critério clínico + laboratorial)	3
		FVL em homozigose	3
		Mutação da protrombina em homozigose	3
	de baixo risco	FVL em heterozigose	2
		Mutação da protrombina em heterozigose	2
		Deficiência de proteína C	2
		Deficiência de proteína S	2
		Anticorpos antifosfolipides (sem SAF)	2
Comorbidades clínicas e cirúrgicas			**Pontos**
Covid-19: casos graves ou moderados			3
Anemia falciforme			3
Cardiopatias	Prótese valvar mecânica		3
	Fibrilação ou *flutter* atrial		3
	Hipertensão pulmonar e/ou síndrome de Eisenmenger		3
	Miocardiopatia dilatada		3
Proteinúria ≥ 3,5 g/24 h			3
Doença reumatológica em atividade (necessitando internação)			3
Doença inflamatória intestinal (necessitando internação)			3
Neoplasias malignas	Câncer de pulmão, estômago ou pulmão		3
	Outros cânceres ativos nos últimos 6 meses		2
	Quimioterapia nos últimos 6 meses		2
Patologias cianóticas específicas (policitemia vera, policitemia familiar congênita, DPOC, sarcoidose pulmonar)			2

continua

Tabela 1 Fatores de risco para TEV na hospitalização de gestantes e puérperas (*continuação*)

Comorbidades clínicas e cirúrgicas (*continuação*)		Pontos
Infecções graves		3
Desidratação/hiperêmese		1
Procedimento cirúrgico na gravidez ou no puerpério		1
Varizes de grosso calibre		1
Tabagismo > 10 cig/d		1
Condições clínicas		**Pontos**
Idade ≥ 40 anos		2
IMC > 40 kg/m²		2
Imobilidade no leito > 4 dias	c/ IMC (≥ 30 g/m²)	3
	c/ IMC (< 30 kg/m²)	2
Cesariana de urgência		1[b]
Hemorragia superior a 1.000 mL, necessitando transfusão		2
Gestação múltipla		1[c]
Multiparidade (≥ 3 partos prévios)		1
Pré-eclâmpsia grave		1
Natimorto sem causa aparente		1[b]

[a] Pontua 2 na gestação/pontua 3 no puerpério; [b] pontua somente no puerpério; [c] pontua somente na gestação.
Nota: a pontuação maior ou igual a 3 indica a anticoagulação farmacológica em dose profilática.
DPOC: doença pulmonar obstrutiva crônica, FVL: fator V de Leiden; IMC: índice de massa corporal; SAF: síndrome do anticorpo antifosfolipídico.
Fonte: Febrasgo, 2020.

Não farmacológica

As intervenções não farmacológicas desempenham um papel fundamental na prevenção e no tratamento TVP. Essas estratégias visam otimizar a circulação sanguínea, reduzir a estase venosa e minimizar o risco de complicações. Incluem as medidas a seguir:

- Educação e conscientização: o pré-natal é sempre uma janela de oportunidade para educação em saúde. É fundamental orientar as gestantes e seus familiares sobre os sinais de trombose venosa e os fatores de risco associados. As pacientes devem ser informadas sobre a importância da mobilização, hidratação adequada e reconhecimento precoce dos sinais de alerta, como dor e inchaço nos membros inferiores.
- Atividade física: a atividade física regular é altamente recomendada para todas as gestantes, a menos que haja contraindicações médicas. Manter-se ativa reduz a estase venosa, além de promover uma menor reatividade endotelial.
- Meias de compressão graduada: indicadas durante a gestação em pacientes de risco elevado e, principalmente, nas ocasiões pós-parto, em que a paciente precisará permanecer imóvel por período prolongado. As meias de compressão graduada melhoram o retorno venoso e reduzem a estase venosa nas pernas.
- Deambulação precoce pós-parto: a mobilização precoce após o parto, especialmente após cesarianas, ajuda a promover a circulação sanguínea e prevenir a formação de coágulos pela estase venosa.
- Dispositivos de compressão vascular intermitente: indicado para todas as pacientes com anticoagulação terapêutica e, sempre que possível, também para aquelas em uso de terapia farmacológica profilática. Deve ser iniciado 12 horas antes dos procedimentos eletivos, com manutenção pelas primeiras 24 horas pós-operatórias.

Farmacológica

A indicação da anticoagulação pode ser feita por meio de cálculo de risco, conforme a Tabela 2.

- Heparinas de baixo peso molecular: as HBPM são amplamente utilizadas para a profilaxia de trombose em gestantes de alto risco por conta de sua segurança e eficácia. Elas são indicadas para mulheres com história prévia de TEV, trombofilias hereditárias de alto risco (como a mutação do fator V de Leiden em homozigose) ou adquiridas (como a síndrome do anticorpo antifosfolipídico), e outras condições de risco elevado, como imobilização prolongada. Durante a gestação, a profilaxia com HBPM, caso indicada, já pode ser iniciada no primeiro trimestre, com segurança para o binômio materno-fetal. A dosagem é ajustada com base no peso corporal e nas condições clínicas da paciente. A dose habitual de profilaxia com enoxaparina é de 40 mg/dia, via SC, a cada 24 horas.

A tromboprofilaxia ou anticoagulação são indicadas exclusivamente para pacientes com fatores de risco ou quadros clínicos específicos (Tabela 2). Na Tabela 3, estão sugestões de esquemas terapêuticos propostos para profilaxia do tromboembolismo.

Tabela 2 Indicações de profilaxia e anticoagulação na gestação

Quadro clínico	Profilaxia anteparto	Profilaxia pós-parto
Trombofilia de baixo risco (mutação em heterozigose do fator V de Leiden, mutação em heterozigose do gene da protrombina G20210A, deficiência de proteína C e proteína S) sem história prévia de TVP.	Não há necessidade de profilaxia ou anticoagulação.	Não há necessidade de profilaxia ou anticoagulação.

continua

Tabela 2 Indicações de profilaxia e anticoagulação na gestação (*continuação*)

Quadro clínico	Profilaxia anteparto	Profilaxia pós-parto
Trombofilia de baixo risco com história familiar (1º grau) de TVP.	Profilaxia com HBPM.	Profilaxia com HBPM ou anticoagulação com dose intermediária de HBPM/HNF.
Trombofilia de baixo risco com história pessoal de TVP (episódio único, sem anticoagulação a longo prazo).	Profilaxia com HBPM ou anticoagulação com dose intermediária de HBPM/HNF.	Profilaxia com HBPM ou anticoagulação com dose intermediária de HBPM/HNF.
Trombofilia de alto risco (mutação em homozigose do fator V de Leiden, mutação em homozigose do gene de protrombina G20210A, deficiência de antitrombina III e associação da mutação do fator V de Leiden e mutação do gene do protrombina G20210A) sem antecedentes de TVP.	Profilaxia com HBPM ou anticoagulação com dose intermediária de HBPM/HNF.	Profilaxia com HBPM ou anticoagulação com dose intermediária de HBPM/HNF.
Trombofilia de alto risco com história pessoal de TVP (episódio único, sem anticoagulação a longo prazo) ou com história familiar (1º grau) de TVP.	Profilaxia com HBPM ou anticoagulação com dose intermediária de HBPM/HNF ou dose terapêutica de HBPM/HNF.	Profilaxia com HBPM ou anticoagulação com dose intermediária de HBPM/HNF ou dose terapêutica de HBPM/HNF (por 6 semanas após o parto).

continua

Tabela 2 Indicações de profilaxia e anticoagulação na gestação (*continuação*)

Quadro clínico	Profilaxia anteparto	Profilaxia pós-parto
Qualquer trombofilia com antecedentes de dois ou mais eventos tromboembólicos (sem anticoagulação a longo prazo).	Anticoagulação com dose intermediária de HBPM/HNF ou dose terapêutica de HBPM/HNF.	Anticoagulação com dose intermediária de HBPM/HNF ou dose terapêutica de HBPM/HNF (por 6 meses após o parto).
Qualquer trombofilia com antecedentes de dois ou mais eventos tromboembólicos (na vigência de anticoagulação a longo prazo).	Dose terapêutica de HBPM/HNF.	Retorno à terapia de anticoagulação a longo prazo. Discutir anticoagulação oral (a depender da preferência da paciente, lactação e duração do tratamento).

HBPM: heparina de baixo peso molecular; HNF: heparina não fracionada; TVP: trombose venosa profunda.
Fonte: adaptada de ACOG, 2017.

Tabela 3 Esquemas terapêuticos propostos para profilaxia do tromboembolismo

Tipo de heparina	Dosagem	Posologia
HBPM	Profilática	Enoxaparina 40 mg SC diariamente
		Dalteparina 5.000 UI SC diariamente
	Intermediária	Enoxaparina 40 mg SC a cada 12 h. Conforme a gravidez progride, ajustar a dose para 1 mg/kg SC 1×/dia
		Dalteparina 5.000 UI SC a cada 12 h. Conforme a gravidez progride, ajustar a dose para 100 UI/kg SC 1×/dia
	Terapêutica	Enoxaparina 1 mg/kg SC a cada 12 h
		Dalteparina 100 UI/kg SC a cada 12 h

continua

Tabela 3 Esquemas terapêuticos propostos para profilaxia do tromboembolismo (*continuação*)

Tipo de heparina	Dosagem	Posologia
HNF	Profilática	5.000 UI SC a cada 12 h
	Intermediária	Primeiro trimestre: 5.000 a 7.500 UI SC a cada 12 h
		Segundo trimestre: 7.500 a 10.000 UI SC a cada 12 h
		Terceiro trimestre: 10.000 UI SC a cada 12 h
	Terapêutica	Infusão EV contínua ou administração SC a cada 12 h com dose titulada de acordo com meta terapêutica (TTPa entre 1,5 e 2,3 do controle)

EV: endovenosa; HBPM: heparina de baixo peso molecular; HNF: heparina não fracionada; SC: subcutânea.

O uso terapêutico de heparina durante a gestação pode ocasionar, como evento adverso, a trombocitopenia. Recomenda-se o monitoramento da contagem de plaquetas por meio de hemograma a cada duas semanas no primeiro mês; e mensalmente a partir do segundo mês.

As gestantes em uso de HNF devem realizar a suplementação de vitamina D e cálcio, pelo risco de perda de densidade óssea em razão do uso prolongado.

CONSIDERAÇÕES FINAIS

Os eventos tromboembólicos apresentam elevado risco de morbimortalidade para as gestantes, devendo a sua suspeita ocorrer ainda nos estágios iniciais da evolução do quadro. A identificação precoce permite um manejo mais eficaz, com redução de riscos de morbimortalidade para o binômio materno-fetal. A droga de escolha no tratamento é a heparina, mas a dose e a duração devem ser individualizadas. Pacientes com eventos tromboembólicos anteriores apresentam elevada taxa de recorrência em gestações futuras, especialmente na ocasião do parto. Universalmente, todas as pacientes devem ser aplicadas a escores de risco de TEP/TVP antes de procedimentos cirúrgicos, para a escolha adequada da profilaxia antitrombótica mais adequada a cada caso.

BIBLIOGRAFIA CONSULTADA

American College of Obstetricians and Gynecologists Women's Health Care Physicians. ACOG Practice Bulletin n. 138: Inherited thrombophilias in pregnancy. Obstet Gynecol. 2013;122(3):706-17.

Baroncini LAV, França GJ, Oliveira A de, Antonio Vidal E, Valle CED, Stahlke PSDB, et al. Correlation of clinical features with the risk of lower limb deep vein thrombosis assessed by duplex ultrasound. J Vasc Bras. 2013;12(2):118-22.

Federação Brasileira das Associações de Ginecologia e Obstetrícia (Febrasgo). Comissão Nacional Especializada em Tromboembolismo Venoso. Prevenção do tromboembolismo na gestante hospitalizada e no puerpério. São Paulo: Febrasgo; 2020. (Protocolo Febrasgo-Obstetrícia n. 58).

Federação Brasileira das Associações de Ginecologia e Obstetrícia (Febrasgo). Tromboembolismo venoso na gestação: diagnóstico e tratamento. São Paulo: Febrasgo; 2021.

Middeldorp S. How I treat pregnancy-related venous thromboembolism. Blood. 2011;118(20):5394-400.

Greer IA. Clinical practice. Pregnancy complicated by venous thrombosis. N Engl J Med. 2015;373(6):540-7.

Kamel H, Navi BB, Sriram N, Hovsepian DA, Devereux RB, Elkind MS. Risk of a thrombotic event after the 6-week postpartum period. N Engl J Med. 2014;370(14):1307-15.

Moroi S-I, Weiss E, Stanciu S, Bădilă E, Iliesiu A-M, Balahura A-M. Pregnancy-related thromboembolism – current challenges at the Emergency Department. J Pers Med. 2024;14:926.

Royal College of Obstetricians & Gynecologists. Reducing the risk of venous thromboembolism during pregnancy and the puerperium. RCOG Green Top Guideline. 2015;37a:1-40.

Sabino IZ. A importância do ultrassom *point of care* (POCUS) no processo de tomada de decisão no contexto das principais emergências clínicas. Open J Syst. 2023;8.

Simcox LE, Ormesher L, Tower C, Greer IA. Pulmonary thrombo-embolism in pregnancy: diagnosis and management. Breathe (Sheff). 2015;11(4):282-9.

Sogimig – Sociedade de Ginecologia e Obstetrícia de Minas Gerais; Freira CMV, Carvalho RVF (orgs.). Tromboembolismo na gestação. In: Manual SOGIMIG. 6 ed. Belo Horizonte; 2017. p. 837-44.

24

Abortamento

Sandra Rejane Silva Herbst
Lilian de Paiva Rodrigues Hsu

INTRODUÇÃO

A Organização Mundial da Saúde (OMS) considera abortamento a expulsão ou extração fetal antes de 20 a 22 semanas de idade gestacional ou quando o produto conceptual tenha peso inferior a 500 g.

Mais frequente no primeiro trimestre, o aborto espontâneo tem como principal manifestação clínica o sangramento vaginal. Estima-se que 20% de todas as gestações cursem com algum sangramento antes da 20ª semana, e que metade destes acabe evoluindo para abortamento. No entanto, acredita-se que a incidência seja ainda maior, visto que muitas perdas ocorrem antes mesmo da confirmação da gravidez e, dessa forma, são percebidas como fluxos menstruais intensos, após período de atraso.

A compreensão de aspectos evolutivos, fatores de risco, diagnóstico, tratamento, implicações físicas, emocionais e sociais, entre outros, é da maior importância para possibilitar adequada condução de cada caso.

INCIDÊNCIA

Considerada uma das mais frequentes complicações da gravidez, estima-se que 15% das gestações clinicamente diagnosticadas sejam abortadas. No entanto, tendo em vista as perdas ultraprecoces, que antecedem o diagnóstico gestacional, esse número pode chegar a 31%.

A maioria ocorre antes da 12ª semana gestacional e, uma vez ultrapassada essa fase, o risco de perda cai para aproximadamente 1%.

ETIOLOGIA E FATORES DE RISCO

Embora boa parte dos abortamentos não sejam submetidos a análises genéticas, entende-se que mais da metade dos casos espontâneos esteja relacionada a cromossomopatias randômicas, ou seja, ocorridas acidentalmente. Dentre elas, destacam-se as trissomias, poliploidias e monossomia do X. São diversos os fatores considerados de risco para o abortamento espontâneo, e eles encontram-se listados no Quadro 1.

Quadro 1 Fatores de risco para aborto espontâneo

- Idade materna avançada (acima de 35 anos)
- Consumo de substância: álcool, cocaína, tabagismo, cafeína (consumo intenso)
- Doenças maternas: obesidade, doença celíaca, diabetes *mellitus* e outras endocrinopatias, SAAF e outras doenças autoimunes
- Concepção 3 a 6 meses pós-parto
- Uso de dispositivo intrauterino
- Infecções maternas: vaginose, micoplasma, herpes, HIV, sífilis, rubéola, toxoplasmose, gonorreia
- Medicamentos: misoprostol, AINE, metotrexato
- Abortos prévios (espontâneos ou provocados)
- Anomalias uterinas (müllerianas, miomas, pólipos)
- Exposição a gás anestésico (p. ex., óxido nítrico), ambientais, estresse crônico e trauma

AINE: anti-inflamatórios não esteroides; HIV: vírus da imunodeficiência adquirida; SAAF: síndrome do anticorpo antifosfolipídico.
Fonte: Febrasgo, 2021; Griebel et al., 2005.

TIPOS DE ABORTAMENTO

O aborto espontâneo pode se manifestar em diferentes fases e de variadas formas. Quando ocorre até a 12ª semana gestacional, é considerado precoce e corresponde a 80% das perdas. Se compreendido entre a 13ª e a 20ª semana, é chamado aborto tardio.

As manifestações clínicas também são diversas e, de acordo com cada apresentação, é classificado nas seguintes categorias: ameaça de aborto, aborto inevitável, aborto completo, aborto incompleto, aborto infectado e aborto recorrente.

No Quadro 2 encontram-se detalhados os tipos de aborto e suas principais características.

Quadro 2 Tipos e definições de abortamento espontâneo

- Ameaça de aborto: gestação complicada por sangramento antes da 20ª semana gestacional
- Aborto inevitável: produto conceptual intrauterino, com dilatação cervical, sangramento e cólicas. Saco gestacional geralmente baixo e na iminência de ser eliminado
- Aborto completo: perda gestacional na qual todo conteúdo intrauterino é eliminado, dispensando procedimento cirúrgico
- Aborto incompleto: eliminação parcial do produto conceptual, havendo retenção parcial de membranas, placenta e restos ovulares. Geralmente cursa com sangramento, cólicas e requer intervenção cirúrgica ou farmacológica
- Aborto retido: gestação não evolutiva, com óbito embrionário ou fetal, sem atividade uterina ou eliminação espontânea do conteúdo gestacional
- Aborto infectado: perda complicada por infecção intrauterina, geralmente associada à eliminação incompleta ou abortamento retido (principalmente por mais de 30 dias)
- Aborto de repetição: 2 ou mais perdas gestacionais espontâneas consecutivas

Diagnóstico

O diagnóstico das diferentes formas de abortamento é feito primordialmente por meio das manifestações clínicas e exames complementares. Dentre os sintomas, destacam-se:

- Sangramento vaginal, podendo variar de *spotting* até o sangramento intenso, com implicações hemodinâmicas maternas.
- Dor abdominal, também variável entre cólicas leves a dor de forte intensidade.
- Perdas vaginais de conteúdo gestacional (restos ovulares, líquido, coágulos).
- Desaparecimento dos sinais e sintomas gestacionais (náusea e vômito), além da redução do volume e amolecimento mamário.

Ao exame físico, o colo uterino poderá apresentar dilatação cervical, bem como saída de conteúdo (sangue, coágulos, restos, secreção purulenta) ao toque e exame especular. A palpação da pelve e abdome pode ser dolorosa se a perda gestacional estiver em fase ativa (no curso da eliminação do conteúdo intrauterino) ou abortamento infectado.

Entre os exames auxiliares, recomenda-se a realização de beta-hCG quantitativo, para comparação com níveis prévios (se tiver) ou futuros, quando existir dúvida sobre a viabilidade gestacional. Considera-se adequada a elevação do beta-hCG em aproximadamente 66% a cada 48 horas. Quando atinge platôs ou queda, representa sinal de inviabilidade.

Outro nível hormonal a ser observado é a progesterona sérica. Valores acima de 25 ng/mL são considerados adequados e, abaixo disso, pode ser indicativo de mau prognóstico. Além do controle hormonal, análises como hemograma completo, tipagem sanguínea e marcadores de infecção (proteína C-reativa, leucócitos) são também recomendadas.

A ultrassonografia (USG) é obrigatória para certificar a localização (gestação tópica), além da datação, vitalidade embrionária ou fetal e, em caso de confirmação de abortamento, para classificar o tipo (completo, incompleto, retido etc.).

Mediante beta-hCG igual ou superior à 1.800 UI e ausência de sinal ultrassonográfico de gravidez intrauterina pela via transvaginal, a suspeita de gestação ectópica deve ser considerada. Na avaliação por via abdominal, essa suspeita deve ser feita a partir de beta-hCG de 3.500 UI e ausência de imagem intrauterina de gravidez ao ultrassom.

No Quadro 3 estão listados critérios ultrassonográficos que podem ser usados para definir a presença de aborto retido.

Quadro 3 Critérios ultrassonográficos de aborto retido

- Saco gestacional ≥ 25 mm, sem vesícula vitelínica ou embrião identificáveis
- Embrião com CCN ≥ 7 mm, sem batimento cardíaco detectável
- Ausência de embrião, 15 dias após identificação de saco gestacional
- Ausência de embrião, 11 dias após identificação de vesícula vitelínica

CCN: comprimento céfalo-nádegas.
Fonte: Febrasgo, 2021.

Diagnóstico diferencial

Diferentes entidades podem cursar com sangramento vaginal na primeira metade da gravidez e devem ser consideradas como diagnósticos diferenciais do abortamento espontâneo. A seguir relacionamos as principais:

- Anomalias cervicais (friabilidade, malignidade, lesões polipoides, trauma).
- Gravidez ectópica.
- Sangramento idiopático em gestação viável.

- Gestação molar.
- Hemorragia subcoriônica.
- Trauma vaginal.
- Infecções cervicais (clamídia, gonorreia).

TRATAMENTO

A abordagem terapêutica das diferentes formas de aborto espontâneo deve ser individualizada, de acordo com a gravidade do quadro, a idade gestacional e o tipo de abortamento.

Nas perdas iniciais retidas, ou abortos incompletos com pequeno espessamento endometrial, a conduta expectante, com controle ultrassonográfico e laboratorial semanais (hemograma, PCR), pode ser uma alternativa, com taxas de sucesso acima de 82%.

Quando a intervenção é necessária em pacientes estáveis, com aborto incompleto, retido, inevitável ou infectado, a idade gestacional na qual a perda tenha se dado determinará a melhor maneira para o esvaziamento uterino, que pode ser mecânico ou farmacológico.

- Método farmacológico: no Brasil, dispomos apenas do misoprostol de uso hospitalar, nas apresentações de comprimidos de 25, 100 e 200 mcg. Ele é indicado nas perdas de segundo trimestre, por conta do risco de perfuração uterina associado às técnicas mecânicas, pela manipulação intracavitária de ossos fetais ou, ainda, naquelas pacientes que optam pela eliminação induzida, a fim de evitar a abordagem cirúrgica. A vantagem desse método é exatamente a redução dos riscos, como sinequias, traumas cervicais por dilatação forçada do colo e perfuração uterina. Entre as desvantagens, destacam-se a lentidão do processo (pode durar dias), dor, principalmente na passagem do conteúdo através do canal cervical, ansiedade pela espera prolongada e chance de insucesso.

A dose inicial na indução é definida de acordo com a idade gestacional.

No primeiro trimestre, a recomendação de entidades internacionais, como Federação Internacional de Ginecologia e Obstetrícia (FIGO) e OMS, bem como da Federação Brasileira das Associações de Ginecologia e Obstetrícia (Febrasgo) é de 800 mcg (4 comprimidos de 200 mcg) por via vaginal, podendo ser repetida a cada 3 a 12 horas, de acordo com a necessidade e tolerabilidade à dor.

No segundo trimestre, recomenda-se a eliminação farmacológica do feto (a fim de reduzir o risco de perfuração uterina), seguida de curetagem complementar para remoção de restos remanescentes. De acordo com a idade gestacional e os antecedentes maternos, as doses do misoprostol serão ajustadas. Nos abortamentos ocorridos entre 13 e 24 semanas, recomenda-se 400 mcg de misoprostol por via vaginal a cada 3 horas. No entanto, em casos com cicatriz uterina prévia, preconiza-se dose máxima de 200 mcg a cada 6 horas.

- Método mecânico: consiste no esvaziamento forçado da cavidade, por meio da vácuo-aspiração ou curetagem. Atualmente, a aspiração intrauterina (seja manual, – aspiração manual intrauterina ou elétrica [AMIU]), é considerada a técnica mecânica de escolha, para as perdas ocorridas até a 12ª semana gestacional.

Cânulas entre 4 e 12 mm estão disponíveis, embora os mais usados variem entre 6 e 8 mm.

De maneira simplificada, o AMIU consiste na introdução de cânula de extremidade distal fenestrada, através do canal cervical. Ela se encontra acoplada pela extremidade oposta à seringa longa, com traves laterais que possibilitam a criação de vácuo no sistema quando o êmbolo é tracionado. Dessa forma, promove-se uma pressão negativa dentro da cavidade uterina, com consequente aspiração do conteúdo para dentro da seringa. Esta pode ser esvaziada, permitindo a repetição do procedimento, até que haja a saída exclusiva de sangue.

Na curetagem, a técnica consiste em extrair os restos remanescentes, raspando-se todas as paredes da cavidade uterina com curetas metálicas de pontas côncavas (fenestradas ou não), até que os restos e coágulos deem lugar à saída de sangue bolhoso, sinalizando a completa remoção do conteúdo gestacional.

Atualmente, a curetagem é reservada aos locais onde aspiração a vácuo não esteja disponível.

Nos casos em que o colo uterino se encontre fechado, é facultado o uso de 200 a 400 mcg do misoprostol 3 a 4 horas antes da aspiração, ou mesmo da curetagem, como forma de evitar eventuais traumas pelas velas dilatadoras. Não obtendo a resposta esperada, as velas de Hegar devem ser aplicadas de maneira gradativa e cautelosa, até a dilatação mínima necessária para a realização do procedimento (geralmente entre 8 e 12 mm).

- Medidas terapêuticas emergenciais: uma vez identificadas situações que ofereçam risco à vida da paciente (hemorragias, sepse, choque), estas devem ser prioritariamente tratadas. Para isso, algumas medidas são fundamentais:

- Assegurar que a paciente seja mantida em ambiente hospitalar.
- Acesso venoso calibroso (abocath 18) para reposição volêmica com soro fisiológico 0,9%, ringer lactato, sangue e derivados (se necessário).
- Vias aéreas livres e oxigenioterapia.
- Sintomáticos em geral, como analgésico EV para tratamento da dor, antitérmico e antieméticos, se necessário, bem como antibioticoterapia profilática ou terapêutica (no aborto infectado).
- Coleta de exames auxiliares.

Nesses casos, além das medidas de estabilização, é importante cuidar para que o esvaziamento uterino seja promovido com a maior brevidade possível, observando-se as recomendações para cada idade gestacional e estado geral da paciente.

- Evolução e abordagem do aborto infectado: dentre os diferentes tipos de abortamento, é certo que o infectado seja o mais temido, pelo risco de disseminação bacteriana, agravamento e evolução para sepse. Os agentes geralmente são bactérias da flora genital, que muito frequentemente ascendem para a cavidade, pelo uso de métodos caseiros para provocar o aborto, ou eliminação arrastada e incompleta do conteúdo gestacional.

O quadro clínico demonstra queda do estado geral, febre, dor abdominal, sangramento e/ou secreção com odor fétido. Mediante piora da infecção, também ocorre intensificação da dor, sinais de irritação peritoneal, aumento da temperatura axilar, maior comprometimento do estado geral, com prostração, inapetência, náuseas e vômitos. Quando não tratada, a paciente evolui para choque séptico, com desidratação, hipotensão, taquicardia, calafrios, cianose e óbito.

Ao exame físico, o toque vaginal é doloroso, com colo uterino amolecido, entreaberto, e saída de secreção sanguínea, purulenta e fétida.

Análises laboratoriais como hemograma, hemocultura, PCR, tipagem sanguínea, coagulograma, urina 1 e urocultura são fundamentais, bem como USG da pelve e abdome. A complementação com exames de imagem mais detalhados, como ressonância magnética (RM) da pelve ou tomografia computadorizada (TC) abdominal, podem auxiliar na identificação de coleções, aderências, gestação ectópica, miomas e pólipos.

Além das medidas gerais, o esvaziamento da cavidade e antibioticoterapia são obrigatórios. Por se tratar de infecção polimicrobiana, o tratamento deve cobrir bactérias anaeróbias, Gram-positivas e Gram-negativas. Diversos esquemas podem ser usados, mas a associação da gentamicina e clindamicina geralmente é a primeira escolha. Casos mais graves requerem ampliação com terceira droga (ampicilina ou penicilina G), bem como a substituição da clindamicina por metronidazol. Após 48 horas do último pico febril, a terapia endovenosa deverá ser substituída por via oral (VO). Na Tabela 1 seguem as principais associações e dosagens.

Na ausência de melhora clínica, suspeita de perfuração, gangrena uterina ou abcessos anexiais, a laparotomia exploradora, e até mesmo a histerectomia total, deverão ser consideradas.

Tabela 1 Esquema terapêutico para aborto infectado

Droga	Dose e via (EV)	Intervalo	Período
Gentamicina +	1,5 mg/kg/dose	a cada 8 h	Esquema (EV) até 48 h pós-febre
Clindamicina +	900 mg	a cada 8 h	Depois, VO, 7-14 dias Obs.: associar 3ª droga
Ampicilina	2 g	a cada 4 h	apenas em casos graves
Metronidazol	500 mg	a cada 8 h	Obs.: alternativa à clindamicina em casos graves

EV: via endovenosa; VO: via oral.

Cuidados e complicações

Sintomas pós-procedimentos, como sangramento vaginal moderado, cólicas, náusea, vômito, podem ocorrer nos primeiros dias pós-procedimento e devem ser tratados e monitorados com exames auxiliares e sintomáticos de acordo com a queixa. Hemorragias pós procedimento requerem rastreamento de restos intrauterinos, e na ausência dos mesmos, drogas uterotônicas (p. ex., misoprostol, ergotamina) e rastreamento de coagulopatias e anemia aguda são recomendados. A principal complicação intraoperatória é a perfuração uterina, e pode ser monitorada de forma expectante, com controle de sangramento e infecção nos casos estáveis.

Pacientes com incompatibilidade Rh devem receber a imunoglobulina anti-D até 72 horas após abortamento para profilaxia da aloimunização. Embora a dose usualmente aplicada em nosso meio seja de 300 mcg, é sabido que, abaixo de 12 semanas, a aplicação de 50 mcg é suficiente.

Mesmo sendo precoce, toda perda gestacional envolve um processo de luto, e compete ao obstetra abordá-lo cuidadosamente, orientando sobre o adequado intervalo para novas tentativas, rastreamento e correção de fatores de risco, e, por vezes, requerendo tratamento psicológico e até medicamentoso.

ABORTAMENTO DE REPETIÇÃO OU RECORRENTE

As perdas recorrentes acometem aproximadamente 1% dos casais.

A Sociedade Americana de Medicina Reprodutiva considera abortamento recorrente (AR) quando há duas perdas clinicamente reconhecidas (gestação confirmada por imagem ultrassonográfica ou por estudo anatomopatológico).

- Etiologia: a causa do AR não é identificável em 40 a 50% dos casos. Nos demais casos, pode ser decorrente de alterações cromossômicas, causas inflamatórias e imunológicas (SAAF, lúpus e doença celíaca), anatômicas (malformações uterinas e insuficiência istmocervical) e endocrinológicas (hiperprolactimenia, insuficiência de corpo lúteo, diabetes *mellitus* ou tireoidopatias descompensados).

Investigação

A anamnese deve conter dados sobre as perdas gestacionais anteriores, características dos ciclos menstruais, história familiar de anormalidades congênitas, exposição a toxinas ambientais e doenças metabólicas. A propedêutica complementar inclui a USG tridimensional e RM para pesquisa dos defeitos anatômicos, pesquisa de síndrome antifosfolipídio e avaliação da função tireoidiana.

Tratamento

Quando a causa do AR for identificada, o tratamento será específico. Quando a causa for indefinida, algumas condutas são sugeridas, como a modificação no estilo de vida: eliminar o uso de tabaco, álcool e cafeína, e o emagrecimento para as mulheres obesas podem aumentar o potencial de fertilidade, embora não tenham sido definitivamente testadas em ensaios randomizados.

Progestagênios

Didrogesterona VO, na dose de 10 mg, 2-3×/dia, é segura e tem apresentado resultados positivos.

Progesterona micronizada via vaginal 400 mg, 2×/dia, desde o momento do sangramento até 16 semanas de gestação.

O uso de ácido acetilsalicílico, heparinas, gonadotrofina coriônica humana, citrato de clomifeno, imunoglobulina endovenosa e glicocorticoides não é recomendado, por não apresentar eficácia comprovada.

Prevenção da aloimunização Rh-D

A profilaxia da aloimunização anti-Rh D é indicada para as mulheres Rh D-negativas com quadros clínicos de abortamento. A dose padrão de 300 mcg é mais amplamente disponível.

CONSIDERAÇÕES FINAIS

Os tipos de abortamento são: evitável ou ameaça de aborto, inevitável, completo, incompleto, infectado, retido e recorrente.

A perda gestacional pode ocorrer de forma precoce (até 12 semanas) ou tardia (13 a 20 semanas).

Dentre as causas mais prevalentes de aborto espontâneo estão os fatores genéticos (50 a 60% dos casos).

A conduta deve ser individualizada, de acordo com o estado clínico, idade gestacional e tipo clínico do abortamento.

BIBLIOGRAFIA CONSULTADA

Everett C. Incidence and outcome of bleeding before the 20th week of pregnancy: prospective study from general practice. BMJ. 1997;315(7099):32-4.

Federação Brasileira das Associações de Ginecologia e Obstetrícia (Febrasgo). Comissão Nacional Especializada em Assistência Pré-natal. Abortamento espontâneo: classificação, diagnóstico e conduta. 3 ed. São Paulo: Febrasgo; 2024. (Protocolos Febrasgo n. 17).

Griebel CP, Halvorsen J, Golemon TB, Day AA. Management of spontaneous abortion. Am Fam Physician. 2005;72(7):1243-50.

Miscarriage matters: the epidemiological, physical, psychological, and economic costs of early pregnancy loss. Lancet. 2021;397(10285):1658-67.

Quenby S, Gallos ID, Dhillon-Smith RK, Podesek M, Stephenson MD, Fisher J, et al. Miscarriage matters: the epidemiological, physical, psychological, and economic costs of early pregnancy loss. Lancet. 2021;1;397(10285): 1658-1667.

Scroggins KM, Smucker WD, Krishen AE. Spontaneous pregnancy loss: evaluation, management, and follow-up counseling. Prim Care. 2000;27(1):153-67.

Wilcox AJ, Weinberg CR, O'Connor JF, Baird DD, Schlatterer JP, Canfield RE, et al. Incidence of early loss of pregnancy. N Engl J Med. 1988;319(4): 189-94.

World Health Organization (WHO). ICD-11 for Mortality and Morbidity Statistics. Geneva: WHO; 2019.

25

Gestação ectópica

Ingrid Schwach Werneck Britto
Carolina Leite Drummond
Marina Fernandes Pedro
Julia Marinaro Colon

DEFINIÇÃO E CLASSIFICAÇÃO

Na gestação ectópica (GE) a implantação e desenvolvimento de um óvulo fertilizado ocorre fora da cavidade uterina, em sua porção corporal.

Segundo a literatura, o local mais comum é a tuba uterina, sendo responsável por mais de 95% dos casos, dos quais 70 a 80% ocorrem na porção ampular. Nos casos em que a paciente passou por tratamento de fertilização assistida, as localizações mais raras, como intersticial e cervical, possuem maior prevalência, de 7,3 e 1,5%, respectivamente.

Os tipos de gestação ectópica e suas respectivas incidências estão listadas na Tabela 1.

EPIDEMIOLOGIA

A incidência dessa enfermidade é de 1 a 2%, sendo que nos últimos anos houve um discreto aumento em razão da elevação da incidência de doença inflamatória pélvica, tabagismo e das técnicas de fertilização assistida. É considerada a principal causa de morte materna no primeiro trimestre, sendo responsável por 80% dos óbitos nesse período.

Tabela 1 Classificação e incidência de gestação ectópica

Localização da gestação ectópica	Incidência
Tuba uterina Porção ampular Porção ístmica Porção infundibular Porção intersticial	95 a 98% 70 a 80% 12% 6 a 11% 2 a 3%
Ovariana	1 a 3%
Intersticial	4,7%
Cervical	0,4%
Cicatriz de cesárea	< 1% (forma mais rara)
Heterotópica	1:30.000

Fonte: adaptada de Elito Jr. et al., 2008.

A taxa de recorrência gira em torno de 15% em mulheres com história de uma gestação ectópica prévia e de 25% naquelas com dois ou mais episódios anteriores. Por outro lado, com cada gestação tópica subsequente à ectópica, o risco diminui.

FATORES DE RISCO

A gravidez ectópica geralmente ocorre em mulheres com função tubária prejudicada. Os fatores de risco descritos na literatura estão destacados a seguir:

- Cirurgia tubária prévia: laqueadura tubária, reanastomose tubária, salpingostomia.
- História de gestação ectópica: envolve diversas variáveis, como *status* da tuba contralateral, tratamento utilizado e presença de infertilidade prévia. A taxa de recorrência varia de 8 a 15% a depender do tratamento utilizado.
- Exposição intrauterina a dietilbestrol: pacientes expostas a esse produto químico intraútero apresentam tubas com

fímbrias ausentes ou mínimas, orifício pequeno e tubas mais curtas e finas do que o normal.

- Uso de dispositivo intrauterino (DIU): por apresentar alta eficácia em prevenir a incidência de gestação tópica, o DIU eleva a probabilidade nas usuárias de desenvolvimento de gestação ectópica quando comparado com mulheres que não usam nenhum método.
- Patologia tubária conhecida.
- Infertilidade: durante a transferência embrionária, pode ocorrer a migração retrógrada do embrião, aumentando a incidência de gestação ectópica nas pacientes em tratamento para a infertilidade. Além disso, os indutores de ovulação podem alterar a função tubária em decorrência da flutuação hormonal.
- História de infecções genitais: principalmente as causadas por gonococo e clamídia que, além de causar obstrução tubária, alteram funcionalmente a tuba uterina. Nos casos confirmados por laparoscopia, o risco de gravidez ectópica aumenta em 2 a 7,5 vezes em gestações futuras.
- Cirurgia abdominal/pélvica prévia.
- Tabagismo: a nicotina possui efeitos na motilidade da tuba e na atividade ciliar.
- Múltiplos parceiros.
- Realização de ducha vaginal.
- Idade da primeira relação sexual < 18 anos.
- Idade > 35 anos.

QUADRO CLÍNICO E EXAME FÍSICO

A hipótese de gestação ectópica deve ser considerada nas pacientes em idade fértil com atraso menstrual, associado a sangramento vaginal, dor em baixo ventre e sem confirmação de gestação intrauterina. Essa tríade clássica está presente em cerca de 50 a 60% dos casos. A dor pode variar entre cólica (no aborto tubário) e lancinante (na ruptura tubária). Outros sintomas que podem estar presentes incluem: pré-síncope ou síncope, vômitos, diarreia, dor referida no ombro direito (sinal de Lafont), sintomas urinários, pressão retal ou dor ao defecar.

Podem ser vistos os seguintes achados ao exame físico: sinal de Cullen (equimose periumbilical), sinal de Blumberg (descompressão brusca dolorosa), diminuição ou parada dos ruídos hidroaéreos, sangramento vaginal, sinal de Proust (ou grito de Douglas – dor ao exame do fundo de saco posterior). Em metade dos casos, pode ser palpada massa anexial ao exame físico. Deve-se atentar aos sinais de choque hipovolêmico, como palidez cutaneomucosa, taquicardia e hipotensão arterial.

DIAGNÓSTICO

O diagnóstico de gestação ectópica, quando feito de maneira precoce, diminui a morbimortalidade das pacientes e melhora a chance de sucesso das condutas conservadoras.

O primeiro passo é avaliar os sinais clínicos e o estado hemodinâmico em pacientes com quadro suspeito de gestação ectópica.

Depois, em pacientes estáveis hemodinamicamente, deve-se solicitar exames subsidiários, sendo eles: dosagem do beta-hCG combinada com a ultrassonografia (USG) transvaginal. A combinação desses exames permite diagnosticar grande parte dos casos de gestação ectópica.

A dosagem de beta-hCG não deve ser considerada isoladamente para o diagnóstico de gestação ectópica, e sempre deve ser associada aos achados clínicos e ultrassonográficos. Uma única dosagem não permite predizer a viabilidade ou a localização da gestação, e muitas vezes serão necessárias dosagens seriadas. Uma elevação insatisfatória do beta-hCG inferior a 35 a 40%, em 48 horas, sugere maior risco de GE. Em geral, são necessários níveis de acima de 1.000 a 1.500 mUI/mL para que seja possível a identificação do saco gestacional inicial à USG. A maioria dos estudos considera valores discriminatórios de beta-hCG de 1.500 a 2.000 mUI/mL para que seja identificada uma gestação intrauterina ao USG transvaginal. A combinação de nível de beta-hCG maior do que o nível discriminatório associado à USG com ausência de gravidez intrauterina deve alertar sobre a possibilidade de perda gestacional precoce ou gravidez ectópica.

Alguns estudos sugerem que níveis discriminatórios de beta-hCG possam ser considerados até 3.000 a 3.500 mUI/mL com intuito de aumentar a chance do diagnóstico de uma gestação intrauterina viável em casos em que há estabilidade hemodinâmica. Porém, nesses casos, existe maior chance de atraso no diagnóstico e suas complicações. Cada serviço deve determinar um valor de referência a depender dos recursos disponíveis, da *expertise* dos profissionais e das possibilidades de seguimento das pacientes.

A identificação de um saco gestacional com vesícula vitelínica e embrião fora da cavidade uterina confirma o diagnóstico de GE, porém são raros os casos que atingem esse estágio. A identificação de massa hiperecogênica anexial adjacente ao ovário ou presença de sinais indiretos, como líquido livre em fundo de saco, devem levantar a suspeita de GE. Entretanto, muitas vezes os casos são considerados suspeitos quando a gestação não é detectada no interior do útero associada à beta-hCG positivo. Nesses casos, é necessária a dosagem seriada do beta-hCG quantitativo a cada 48 horas associada à USG.

Nos casos de reprodução assistida, mesmo que exista evidência de gestação tópica, os anexos devem ser bem avaliados para excluir a possibilidade de gestação heterotópica.

Diante de suspeita de gestação ectópica, deve-se seguir o fluxograma apresentado na Figura 1.

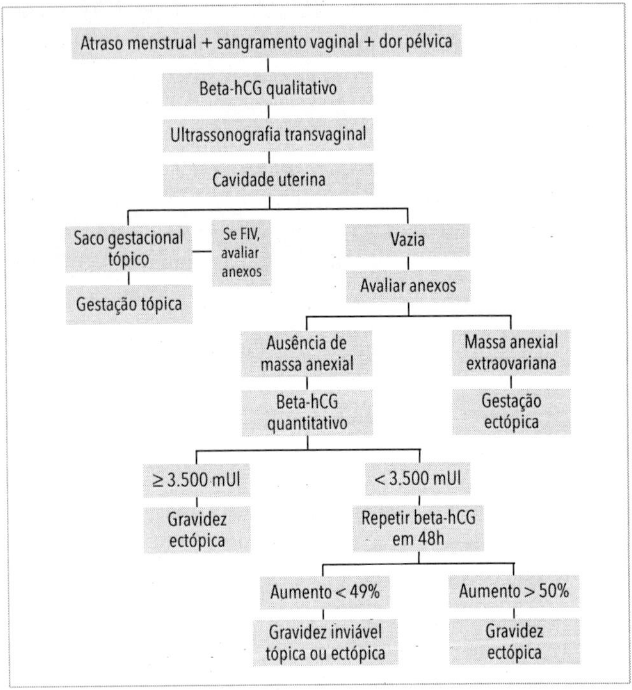

Figura 1 Diagnóstico e conduta em casos suspeitos de gestação ectópica.

FIV: fertilização *in vitro*.

Fonte: adaptada de Elito Junior J et al., 2008.

DIAGNÓSTICO DIFERENCIAL

A realização de anamnese criteriosa e exames subsidiários são importantes para descartar outros fatores etiológicos em casos suspeitos de GE (Tabela 2).

Tabela 2 Diagnóstico diferencial de gestação ectópica

Doença inflamatória pélvica	Cisto hemorrágico
Apendicite	Abortamento
Torção de cisto ovariano	Patologia do trato urinário
Diverticulite	Ovulação
Nefrolitíase	Trauma

Fonte: adaptada de Elito Junior J et al., 2008.

TRATAMENTO

O tratamento da GE tem como objetivo preservar a saúde e a fertilidade das pacientes. Pode ser dividido em clínico (medicamentoso ou expectante) e cirúrgico. Pacientes com GE suspeita ou confirmada, com sinais de ruptura, devem ser imediatamente submetidas a tratamento cirúrgico.

As taxas de gestação após tratamento expectante são de 65 a 89%; após tratamento medicamentoso, de 36 a 79%; e após tratamento cirúrgico, de 65 a 89%.

A imunoglobulina anti-D em pacientes Rh negativo deve ser realizada independentemente do tratamento utilizado.

CONDUTA EXPECTANTE

A conduta expectante fica restrita ao grupo de pacientes, seguindo os critérios a seguir:

- Estabilidade hemodinâmica.
- Queda dos níveis de beta-hCG em 24 a 48 horas.

- Valores de beta-hCG < 1.500 a 2.000 mUI.
- Diâmetro da massa < 3,5 a 5 cm.
- Ausência de embrião vivo.
- Desejo de gravidez futura.

A queda dos valores de gonadotrofina coriônica sugere aborto tubário com baixo risco de ruptura nesses casos. Aquelas pacientes que atendem a esses critérios devem ser acompanhadas com dosagem semanal de beta-hCG, com a negativação ocorrendo em cerca de três semanas. Caso não haja a diminuição esperada, o tratamento medicamentoso ou cirúrgico deve ser indicado. As pacientes devem ser orientadas quanto ao risco de rotura tubária, hemorragia e cirurgia de emergência.

TRATAMENTO MEDICAMENTOSO

O tratamento medicamentoso é realizado apenas com metotrexato (MTX) por via intramuscular (IM). O MTX é um agonista do folato que interrompe a divisão acelerada das células do trofoblasto. A paciente submetida ao tratamento com MTX deve estar hemodinamicamente estável, com funções renal e hepática normais. Disfunção hepática, estomatite e gastroenterite são os efeitos colaterais mais comuns pelo uso dessa medicação. As contraindicações para sua realização estão listadas na Tabela 3.

O uso de MTX não reduz a reserva ovariana, em termo de contagem de folículos antrais e dosagem de hormônio antimülleriano.

O Índice de Élito-Camano (Tabela 4) indica a chance de sucesso do tratamento. Se a pontuação for igual ou maior que 5, há 95% de chance de sucesso do tratamento. Nos casos com

Tabela 3 Contraindicações ao uso do metotrexato

Contraindicações ao uso do metotrexato

- Insuficiência renal
- Anemia moderada a severa
- Leucopenia (< 2.000 céls./mm³)
- Trombocitopenia (< 100.000)
- Doença hepática ou história de alcoolismo
- Doença ulcerosa péptica ativa
- Amamentação
- Gestação intrauterina
- Sensibilidade ao metotrexato
- Gestação ectópica rota
- Instabilidade hemodinâmica
- Doença pulmonar
- Embrião com atividade cardíaca à ultrassonografia transvaginal
- Concentração inicial de beta-hCG elevada
- Massa anexial > 4 cm
- Recusa em aceitar transfusão sanguínea
- Impossibilidade de manter acompanhamento

Fonte: adaptada de Febrasgo, 2021.

Tabela 4 Índice orientador do tratamento sistêmico com metotrexato (Índice de Elito-Camano)

Parâmetros	Pontuação		
	0	1	2
Beta-hCG (mUI/mL)	> 5.000	1.500 5.000	< 1.500
Aspectos da imagem	Embrião vivo	Anel tubário	Hematossalpinge
Diâmetro da massa (cm)	> 3,0	2,6-3,0	< 2,5
Doppler colorido	Risco elevado (fluxo > 2/3 da massa anexial)	Risco médio (fluxo de 1/3 a 2/3 do anel tubário)	Baixo risco (ausência de vascularização, < 1/3 da massa anexial, resistência aumentada ou morfologia bizarra)

Fonte: adaptada de Elito Junior et al., 2008; Araújo et al., 2008.

pontuação menor que 5, há contraindicação de realização do tratamento medicamentoso.

Não há consenso na literatura em relação ao melhor protocolo de administração de MTX. Revisões sistemáticas recentes mostram taxas de sucesso similares entre os diferentes regimes, com aumento dos efeitos adversos no protocolo de múltiplas doses.

É recomendado evitar: relações sexuais até negativação dos títulos de beta-hCG; exposição solar para diminuir o risco de dermatites por MTX; consumo de bebidas alcoólicas, aspirina, comida e vitaminas que contenham ácido fólico; nova gestação até o desaparecimento da gestação ectópica em USG e após 3 meses da utilização de MTX.

PROTOCOLO DE DOSE ÚNICA

Consiste em ministrar MTX na dose de 50 mg/m^2 IM. O acompanhamento é feito a partir das dosagens de beta-hCG nos 4º e 7º dias após a administração. A redução dos títulos superiores a 15% entre essas dosagens é considerada sinal de bom prognóstico. Posteriormente, serão realizadas dosagens semanais de beta-hCG até que os níveis pré-gravídicos sejam alcançados.

Caso a redução seja inferior a 15% entre as dosagens, deverá ser realizada nova dose de 50 mg/m^2 no 7º dia, seguindo o mesmo acompanhamento já descrito. A cirurgia será indicada caso não haja redução dos títulos.

PROTOCOLO DE DOSES MÚLTIPLAS

Administrar dose de 1 mg/kg IM nos dias 1, 3, 5 e 7; alternar com ácido folínico 0,1 mg/kg nos dias 2, 4, 6 e 8; coletar beta-hCG nos dias de aplicação do metotrexato e continuar coletando até que o beta-hCG reduza 15% do seu resultado anterior. Se a queda for maior do que 15%, suspender a aplicação e repetir exame semanalmente até negativação. Se não houver queda do beta-hCG após quatro doses, considerar tratamento cirúrgico.

TRATAMENTO CIRÚRGICO

É a conduta padrão nos casos de gestação ectópica. Nos casos de instabilidade hemodinâmica, a abordagem deve ser laparotômica. Nas demais situações, a via de escolha é a laparoscópica. A decisão entre salpingectomia ou salpingoplastia está relacionada ao desejo reprodutivo da paciente, ao custo-benefício da preservação tubária e à extensão do dano à tuba. Não há diferença estatisticamente significativa em relação à nova gestação ectópica ou tópica. A salpingectomia é preferida em dano extenso à tuba e sangramento importante, quando a paciente tem a tuba contralateral saudável ou quando se trata de gestação ectópica recidivada. A salpingoplastia pode ser considerada para preservação da fertilidade em pacientes com tuba contralateral prejudicada, porém seu uso vem sendo reduzido. Casos submetidos à salpingoplastia devem coletar beta-hCG seriado até a negativação e, em alguns casos, é necessário tratamento adjuvante com metotrexato. Em gestações heterotópicas, a paciente deve ser submetida à cirurgia imediata, para possibilitar a continuação da gravidez tópica desejada e reduzir a morbimortalidade materna. Independentemente do manejo cirúrgico, há risco de aborto intrauterino de 31%.

A condução conservadora ou cirúrgica deve seguir o fluxograma (Figura 2).

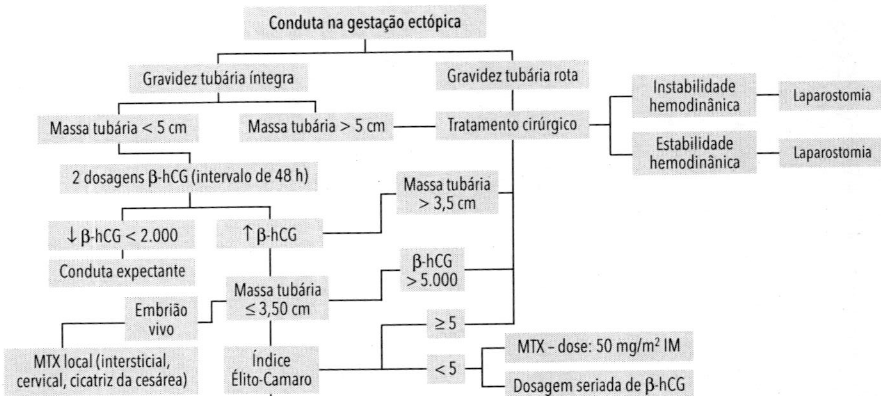

Parâmetros	Pontuação 0	Pontuação 1	Pontuação 2
Beta-hCG (mUI/mL)	> 5.000	1.500-5.000	< 1.500
Imagem	Embrião vivo	Anel tubário	Hematossalpinge
Diâmetro (cm)	> 3,0	2,6-3,0	< 2,5
Doppler colorido	Risco elevado	Risco médio	Baixo risco

Figura 2 Conduta na gestação ectópica.

β-hCG: fração beta da gonadotrofina coriônica humana; IM: intramuscular; MTX: metotrexato.
Fonte: adaptada de Araújo et al., 2008.

GESTAÇÕES DE LOCALIZAÇÃO ATÍPICA (NÃO TUBÁRIA)

Representam menos de 10% dos casos de gestação ectópica, porém possuem elevada morbimortalidade. A conduta usual é a cirurgia, porém deve ser individualizada. As localizações mais comuns são: intersticial, cervical, cicatriz de cesárea, ovariana e abdominal. A localização atípica da gravidez ectópica é a principal indicação para tratamento local com MTX.

A gravidez ectópica é considerada a principal causa de mortalidade materna no primeiro trimestre de gestação. O diagnóstico preciso permite o emprego de tratamentos conservadores que preservam a tuba por laparoscopia. No entanto, a gravidez ectópica identificada precocemente possibilita a realização de tratamentos clínicos, como conduta expectante ou tratamento medicamentoso, desde que o serviço disponha de recursos para seguimento seriado da gestante.

BIBLIOGRAFIA CONSULTADA

American College of Obstetricians and Gynecologists' Committee on Practice Bulletins - Gynecology. ACOG Practice Bulletin n. 193: Tubal Ectopic Pregnancy. Obstet Gynecol. 2018;131(3):e91-e103.

Araújo FM, Chaves AC, Silva FM, Pereira CC, Silveira AL, Valério FC, Rocha AL. Gravidez ectópica: abordagem diagnóstica e terapêutica. Rev Med Minas Gerais. 2008;34(18):63-7.

Barnhart KT, Simhan H, Kamelle SA. Diagnostic accuracy of ultrasound above and below the beta-hCG discriminatory zone. Obstet Gynecol. 1999;94(4):583-7.

Elito Junior J, Montenegro NA, Soares RC, Camano L. Unruptured ectopic pregnancy: diagnosis and treatment. State of art. Rev Bras Ginecol Obstet. 2008;30(3):149-59.

Federação Brasileira das Associações de Ginecologia e Obstetrícia (Febrasgo). Comissão Nacional Especializada em Urgências Obstétricas. Gravidez ectópica. São Paulo: Febrasgo; 2021. (Protocolo Febrasgo, n. 15).

Furlanetti TM, Paula MA de, Steibel JAP. Gestação ectópica: diagnóstico e manejo. Acta Med. 2012;1(33):1-5.

Galvão A, Bobdiwala S. Pregnancy of unknown location. Visual Encyclopedia of Ultrasound in Obstetrics and Gynecology. ISUOG. 2018.

Hendriks E, Rosenberg R, Prine L. Ectopic Pregnancy: Diagnosis and Management. Am Fam Physician. 2020;101(10):599-606.

Kostroun K, Go VA, Robinson RD. An update and review of nontubal ectopic pregnancy management. Curr Open Obstet Gynecol. 2023;35(4):279-87.

Park KE, Latack KR, Vestal NL, Ingles SA, Paulson RJ, Awadalla MS. Association of HCG Level with ultrasound visualization of the gestational sac in early viable pregnancies. Reprod Sci. 2023;30(12):3623-8.

Pisarska MD, Carson SA, Buster JE. Ectopic pregnancy. Lancet. 1998;351(9109): 1115-20.

Rocha Filho EA, Santana DS, Cecatti JG, Costa ML, Haddad SM, Parpinelli MA, et al. Awareness about a life-threatening condition: ectopic pregnancy in a network for surveillance of severe maternal morbidity in Brazil. Biomed Res Int. 2014;2014:965724.

Urbanetz AA. Gravidez ectópica. In: Urbanetz AA. Ginecologia e Obstetrícia Febrasgo para o médico residente. 2 ed. São Paulo: Manole; 2021. Cap. 84. p. 901-13.

Zugaib M. Gestação ectópica. In: Zugaib M. Obstetrícia. 5 ed. São Paulo: Manole; 2023. Cap. 30.

26
Doença trofoblástica gestacional

Gustavo Leme Fernandes
Mariana Lial Matuoka Fernandes

INTRODUÇÃO

A doença trofoblástica gestacional (DTG) é uma alteração proliferativa da placenta, que compreende entidades benignas (mola hidatiforme completa, parcial e invasiva) e malignas (coriocarcinoma e tumor trofoblástico, de sítio placentário e epitelioide).

A denominação neoplasia trofoblástica gestacional (NTG) deve ser utilizada para as formas com potencial de invasão e metástase: mola persistente, mola invasora, coriocarcinoma e tumor trofoblástico do sítio placentário (TTSP).

A incidência da DTG tem distribuição geográfica variável, sendo mais comum em países com baixo índice de desenvolvimento socioeconômico; nos Estados Unidos e em países da Europa, ocorrem 0,5 a 1,84 caso para 1 mil gestações, ao passo que em países da Ásia são registrados 3,8 a 13 casos para 1 mil gestações.

A mola invasiva representa 10 a 17% das gestações molares, enquanto o coriocarcinoma cursa em 2 a 3% das molas completas e abaixo de 0,5% das molas parciais – 0,02 a 0,05 casos/mil mulheres nos Estados Unidos/na Europa e 0,4 a 2/mil na Ásia.

A análise estatística caracteriza risco relativo (RR) maior a grupos predispostos ao desenvolvimento da doença. Além da distribuição geográfica caracterizando mulheres de etnia e genética asiáticas, estão assinalados extremos da vida reprodutiva e ingestão deficiente de calorias e nutrientes – proteínas (histidina), gordura animal, ácido fólico e carotenoides (precursores da vitamina A).

Na mola hidatiforme completa, não há feto e o desvio genético ocorre por anomalia no desenvolvimento do ovo. Os cromossomos maternos são perdidos ou inativados: concepção totalmente androgenética – 46XX ou 46XY; os cromossomos sexuais paternos são duplicados por homozigose monospérmica (70%) ou heterozigose dispérmica (10 a 20%), tornando-se diploides em 90% dos casos. Após evacuação uterina, pode evoluir com invasão uterina ou coriocarcinoma – 4 a 15% das pacientes.

A mola hidatiforme parcial é triploide – 69XXY (70%), 69XXX (27%) ou 69XYY (3%) – ou, muito rara, tetraploide; surge por dispermia. Esses genótipos derivam de ovo haploide com fertilização dispérmica e o feto exibe os estigmas da triploidia: retardo de crescimento, sindactilia, hidrocefalia, onfalocele e lábio leporino. Dificilmente progride para coriocarcinoma, porque apresenta alta instabilidade genética; o risco de evolução registrado para mola invasora está ao redor de 0,5 a 5% e, para coriocarcinoma, é inferior a 0,5%. Em contraste com as molas completas, a idade materna superior a 40 anos e a gestação molar prévia não são registradas como fatores de risco.

A mola invasiva, completa ou parcial, é aquela que infiltra o miométrio e/ou os vasos uterinos. Geralmente, resultam de uma mola completa, evidenciando sua capacidade invasiva nos tecidos adjacentes.

Os coriocarcinomas possuem cariótipos complexos, com recorrentes amplificações-7p e deleções-8p; a composição habitual dos cromossomos sexuais é XX. Essas neoplasias ainda mantêm a antiga discussão de serem produto da transformação neoplásica surgida em doença degenerativa primária da placenta (teoria de Hertig e Mansel), em oposição àquela em que a malignidade existe desde o início (núcleos tumorais apresentando cromatina sexual – teoria partenogenética).

QUADRO CLÍNICO

A mola hidatiforme – do latim: *mola* = massa; grego: *hydatis* = vesícula –, caracteriza-se por intensa congestão uterina, acompanhada por inúmeros pequenos cistos, conteúdo seroso e com diâmetros variáveis. É causa de sangramento na primeira metade da gravidez, altura uterina maior do que a esperada para a idade gestacional (50%), doença hipertensiva específica gestacional, com pré-eclâmpsia em menos de 20 semanas (25%) e eliminação espontânea das vesículas hidatiformes (rara); a marcante elevação do nível sérico da β-gonadotrofina coriônica humana (β-hCG), a ausência de batimentos fetais e o padrão de ultrassom "em tempestade de neve" comprovam o diagnóstico. Outros sinais incluem a hiperêmese gravídica (25%), presença de cistos teca-luteínicos ovarianos maiores do que 6 cm (30%) e hipertireoidismo (< 10%).

A doença persistente (mola invasiva) caracteriza-se pela persistência de hemorragia no puerpério, dosagem sérica elevada de gonadotrofina coriônica humana (hCG) e alteração ultrassonográfica pélvica.

O coriocarcinoma apresenta metrorragia em intensidade variável e metástases para pulmões (80%), vagina (30%), cérebro (10%), fígado (10%) ou outros locais (< 5%). As características clínicas das lesões pulmonares são hemoptise, dor torácica e desconforto respiratório. As lesões vaginais são acompanhadas de sangramento vaginal; as metástases hepáticas podem apresentar dor e sangramento intra-abdominal, enquanto as metástases cerebrais cursam com déficit neurológico focal e sinais e sintomas de hipertensão intracraniana.

DIAGNÓSTICO

O exame anatomopatológico é soberano para o diagnóstico de DTG e sua classificação.

A principal característica ultrassonográfica da mola hidatiforme é o padrão em 'tempestade de neve' ou 'cacho de uvas', resultante da proliferação trofoblástica e degeneração hidrópica das vilosidades coriônicas. Outros achados incluem:

- Ausência de embrião ou saco gestacional (na mola completa).
- Presença de múltiplos cistos anecoicos intrauterinos.
- Aumento volumoso e heterogêneo do útero.
- Cistos tecaluteínicos nos ovários (em razão do excesso de β-hCG).
- Fluxo Doppler com aumento da vascularização (sinal de 'vasos em chamas').

Se houver suspeita de mola invasiva ou coriocarcinoma, a ultrassonografia (USG) com Doppler e a ressonância magnética (RM) podem auxiliar na avaliação da invasão miometrial e extensão extrauterina.

Os seguintes fatores são importantes para a suspeita dessa entidade:

- β-hCG: > 100 mil.
- Sangramento vaginal.
- Hiperêmese.
- Raramente: pré-eclâmpsia e hipertireoidismo.

A Tabela 1 demonstra as principais características das molas parcial e completa.

Tabela 1 Características da mola completa e da mola parcial

	Mola parcial	Mola completa
Sangramento vaginal	Presente ou não	95%
Altura uterina aumentada × idade gestacional	7%	75%
DHEG	2,5%	40%
Cisto teca-luteínico	0%	40%
β-hCG > 100.000	7%	> 50%
Citogenética	69, XXX	46, XX

β-hCG: beta-gonadotrofina coriônica humana; DHEG: doença hipertensiva específica da gravidez.

Alguns exames devem ser solicitados como avaliação complementar:

- Dosagem da β-hCG: será o parâmetro basal comparativo para as dosagens posteriores.
- Radiologia torácica: para avaliação de possíveis metastases.
- Hemograma, bioquímica sanguínea, transaminases, bilirrubinas.
- Função tireoidiana (TSH, tri e tetraiodotireoninas).
- Em suspeita de metástase em sistema nervoso central (SNC): tomografia computadorizada (TC) ou RM e avaliação liquórica com dosagem de β-hCG.

TRATAMENTO E PREVENÇÃO

O tratamento da DTG consiste no esvaziamento uterino, seja por curetagem uterina ou aspiração. Excepcionalmente, indica-se a histerectomia total, que pode ser profilática nas pacientes com prole constituída e terapêutica nas hemorragias genitais intensas, pois a quimioterapia individualizada, em função das variáveis prognósticas de evolução da doença, apresenta alto índice de cura.

A ooforectomia sempre é contraindicada, mesmo na presença de cistos teca-luteínicos volumosos (10 a 20 cm de diâmetro), que surgem pelo hiperestímulo gonadotrófico e regridem espontaneamente após 2 a 3 meses de cessada a ação hormonal.

As pacientes com taxas de gonadotrofinas muito altas podem apresentar hipertireoidismo; este, se não controlado, poderá desencadear "crise tireotóxica", caracterizada por hipertermia, fibrilação atrial e colapso vascular (diferenciar da hipertermia maligna).

A insuficiência respiratória ocorre em 2% das pacientes com mola completa. Suas características clínicas são: ansiedade, confusão mental, taquipneia, taquicardia e infiltrado pulmonar bilateral (visível na radiografia torácica).

O tratamento quimioterápico será indicado nas formas que forem consideradas como de maior potencial de disseminação, denominadas NTG.

Os critérios para NTG estão relacionados no Quadro 1.

A escolha do esquema quimioterápico é realizada a partir da avaliação de fatores prognósticos.

A extensão clínica e a avaliação dos fatores prognósticos é realizada em conformidade com as normas expressadas pela Federação Internacional de Ginecologia e Obstetrícia (FIGO), de 2013, e referendadas pela União Internacional Contra o Câncer (UICC) e pela American Joint Committee on Cancer (AJCC).

Quadro 1 Critérios para o diagnóstico de neoplasia trofoblástica gestacional

Após esvaziamento: 4 valores β-hCG em "platô" por pelo menos 3 semanas (dias 1, 7, 14 e 21)
Após esvaziamento: aumento de 10% ou mais por 3 valores de β-hCG pelo menos 2 semanas (dias 1, 7 e 14)
Persistência de β-hCG positivo após 6 meses
Diagnóstico histológico de coriocarcinoma, mola invasora ou TTSP
Doença metastática

β-hCG: beta-gonadotrofina coriônica humana; TTSP: tumor trofoblástico do sítio placentário.
Fonte: Kohorn, 2001.

Os estágios (grupamentos/categorias) são subdivididos em baixo e alto risco, conforme a pontuação alcançada na tabela de variáveis prognósticas. A somatória conceitua a doença em baixo risco (até nota seis) e alto risco (nota igual ou maior a sete), conforme mostra a Tabela 2.

Nas formas não metastáticas ou de baixo risco (escore da FIGO até seis), é indicada a monoterapia com metotrexato (MTX) e, nas formas de alto risco (escore de FIGO maior ou igual a 7), opta-se pelo esquema múltiplo (EMA-CO) com MTX, actinomicina D e etoposídeo.

SEGUIMENTO

O seguimento pós-tratamento é realizado com β-hCG logo após a curetagem e β-hCG seriado semanalmente até ficar negativo. Deve-se confirmar β-hCG negativo mensalmente por um ano e a contracepção é obrigatória.

Tabela 2 Critérios classificatórios de doença de baixo/alto risco dos tumores trofoblásticos gestacionais

Variável prognóstica/nota	0	1	2	4
Idade (anos)	< 40	> 40	-	-
Antecedente gestacional	Mola hidatiforme	Aborto	Gravidez a termo	-
Intervalo/meses da gestação	< 4	4-< 7	7-12	> 12
hCG-sérico pré-tratamento (UI/mL)	$< 10^3$	10^3-$< 10^4$	10^4-$< 10^5$	$\geq 10^5$
Volume tumoral (útero incluso)	< 3 cm	3-< 5 cm	≥ 5 cm	-
Localizações de metástases	Pulmão	Baço, rim	Trato gastrointestinal	Cérebro, fígado
Número de metástases	-	1-4	5-8	> 8
Quimioterapia prévia falha	-	-	Monoquimioterapia	Poliquimioterapia

Fonte: Kohorn, 2001.

MANEJO EM PRONTO-SOCORRO

Em um ambiente de emergência, o manejo da DTG concentra-se na estabilização da paciente e no tratamento de quaisquer complicações imediatas, como sangramento significativo ou instabilidade hemodinâmica.

As principais estratégias de manejo incluem:

a. Avaliação inicial e estabilização: a avaliação rápida do estado hemodinâmico da paciente é fundamental. Pode ser necessária a ressuscitação com fluidos intravenosos e transfusões sanguíneas para controlar a perda aguda de sangue e estabilizar a paciente.

b. Intervenção cirúrgica: a dilatação e a curetagem por sucção são os principais procedimentos cirúrgicos para o esvaziamento uterino de uma mola hidatiforme, que frequentemente é a causa das complicações agudas na DTG. Esse procedimento deve ser realizado com orientação ultrassonográfica para minimizar o risco de perfuração uterina e garantir o esvaziamento completo. Em casos individualizados em que a preservação da fertilidade não é uma preocupação, pode-se considerar a histerectomia, especialmente em pacientes com prole constituída ou com sangramento significativo.
c. Manejo farmacológico: agentes uterotônicos, como ocitocina ou prostaglandinas, podem ser administrados durante e após o procedimento de evacuação para reduzir o risco de sangramento intenso. Nos casos de DTG de alto risco, a quimioterapia pode ser iniciada após a estabilização, com esquemas como EMA-CO (etoposídeo, MTX, actinomicina D/ciclofosfamida, vincristina), preferidos para a NTG de alto risco.
d. Monitoramento e acompanhamento: após o manejo inicial, o monitoramento rigoroso dos níveis de hCG é essencial para detectar doença persistente ou progressão para NTG. A duração do monitoramento do hCG depende do tipo histológico e da taxa de regressão da doença.
e. Consideração de terapias adicionais: nos casos de doença quimiorresistente ou complicações localizadas, pode ser necessária a ressecção cirúrgica de focos resistentes ou o uso de radioterapia.

COMPLICAÇÕES

A hemorragia é a complicação mais comum e potencialmente fatal, frequentemente resultante da invasão tumoral uterina ou em outros locais metastáticos, como pulmões, cérebro, vagina e fígado. Em cenários de emergência, a estabilização da paciente é essencial, frequentemente exigindo ressuscitação volêmica agressiva e transfusões sanguíneas para controlar a perda sanguínea aguda. A embolização pode ser utilizada para controlar hemorragias ativas e para tratar malformações arteriovenosas que podem se desenvolver após o tratamento. Em casos de hemorragia uterina grave ou ruptura uterina, a histerectomia pode ser necessária, embora seja uma opção que pode impactar a fertilidade.

As intervenções cirúrgicas que incluem a curetagem uterina ou aspiração a vácuo podem, por si só, levar a sangramento significativo, exigindo intervenções adicionais, como tamponamento com balão ou embolização das artérias uterinas, para controlar a hemorragia e preservar a fertilidade. O manejo farmacológico envolve principalmente a quimioterapia, que é a base do tratamento da DTG. No entanto, em situações de emergência, o foco imediato geralmente está nas técnicas cirúrgicas e de radiologia intervencionista para controle do sangramento. O monitoramento dos níveis de β-hCG é crucial para avaliar a resposta ao tratamento e detectar possíveis recidivas. Terapias adicionais podem incluir o uso de metotrexato ou outros agentes quimioterápicos, especialmente em casos de NTG de alto risco, em que a resistência à quimioterapia pode exigir procedimentos cirúrgicos adjuvantes. A disponibilidade de recursos em radiologia intervencionista pode facilitar o uso de procedimentos que preservam a fertilidade, com resultados encorajadores para futuras gestações. No geral, o manejo da

DTG em ambientes de emergência requer uma abordagem multidisciplinar, integrando técnicas cirúrgicas, farmacológicas e de radiologia intervencionista para abordar as complexas complicações associadas a essa condição.

BIBLIOGRAFIA CONSULTADA

Abu-Rustum NR, Yashar CM, Bean S, Bradley K, Campos SM, Chon HS, et al. Gestational trophoblastic neoplasia, version 2.2019, NCCN Clinical Practice Guidelines in Oncology. J Natl Compr Canc Netw. 2019;17(11):1374-91.

Albright BB, Ellett T, Knochenhauer HE, Goins EC, Monuszko KA, Kaplan SJ, et al. Treatments and outcomes in high-risk gestational trophoblastic neoplasia: A systematic review and meta-analysis. BJOG. 2023;130(5):443-53.

Barakat RR, Markman M, Randall ME. Principles and practice of Gynecologic Oncology. 6 ed. Philadelphia: Lippincott; 2013.

Expert Panel on Women's Imaging Panel; Dudiak KM, Maturen KE, Akin EA, Bell M, Bhosale PR, et al. ACR Appropriateness Criteria® Gestational Trophoblastic Disease. J Am Coll Radiol. 2019;16(11S):S348-63.

Elias KM, Berkowitz RS, Horowitz NS. Surgical management of gestational trophoblastic neoplasia. Hematol Oncol Clin North Am. 2024;38(6):1287-95.

Galea M, Descargues P, Hajri T, Rousset P, Devouassoux-Shisheboran M, Msika A, et al. Severe uterine haemorrhagic complications from gestational trophoblastic neoplasia. Eur J Obstet Gynecol Reprod Biol. 2025;304:30-4.

Hanna RK, Soper JT. The role of surgery and radiation therapy in the management of gestational trophoblastic disease. Oncologist. 2010;15(6):593-600.

Kohorn EI. The new FIGO 2000 staging and risk factor scoring system for gestational trophoblastic disease: description and critical assessment. Int J Gynecol Cancer. 2001;11(1):73-7.

Kolomeyevskaya NV, Tanyi JL, Coleman NM, Beasley AD, Miller HJ, Anderson ML. Balloon tamponade of hemorrhage after uterine curettage for gestational trophoblastic disease. Obstet Gynecol. 2009;113(2 Pt 2):557-60.

Kurman RJ, Carcangiu ML, Herrington CS, Young RH. WHO classification of tumours of female reproductive organs. Lyon: IARC; 2014.

Ngan HYS, Seckl MJ, Berkowitz RS, Xiang Y, Golfier F, Sekharan PK, et al. Diagnosis and management of gestational trophoblastic disease: 2021 update. Int J Gynaecol Obstet. 2021;155 (Suppl 1):86-93.

Ngan HYS, Seckl MJ, Berkowitz RS, Xiang Y, Golfier F, Sekharan PK, et al. Update on the diagnosis and management of gestational trophoblastic disease. Int J Gynaecol Obstet. 2018;143 (Suppl 2):79-85.

Pothuri B, Alvarez Secord A, Armstrong DK, Chan J, Fader AN, Huh W, et al. Anti-cancer therapy and clinical trial considerations for gynecologic oncology patients during the COVID-19 pandemic crisis. Gynecol Oncol. 2020;158(1):16-24.

Tidy J, Hancock BW, Fraser DI, Sebire NJ. The management of gestational trophoblastic disease. London: Royal College of Obstetricians and Gynaecologists; 2010.

27
Placenta prévia

Lilian de Paiva Rodrigues Hsu

DEFINIÇÃO

Atualmente, a definição mais aceita é com base nos achados ultrassonográficos. Assim, considera-se placenta prévia (PP) quando a borda placentária recobrir ou estiver até 2 cm do orifício interno do colo uterino após a 28ª semana de gestação.

CLASSIFICAÇÃO

PP é quando a placenta recobre o orifício interno (OI) do colo uterino total ou parcialmente.

A placenta de inserção baixa é caracterizada pela borda placentária localizada a menos de 20 mm do OI do colo uterino.

INCIDÊNCIA

A incidência dessa condição é de 2% com 20 semanas de gestação e, por conta do processo de migração placentária conhecida como trofotropismo, diminui para cerca de 4 a 6 casos por 1 mil nascimentos entre 34 e 39 semanas. O risco de recorrência em gestações subsequentes é relatado em 4 a 8%.

Os fatores considerados como risco encontram-se no Quadro 1.

Quadro 1 Fatores de risco para placenta prévia

Placenta prévia em gestação anterior	Fertilização *in vitro*
Multiparidade	Antecedente de endometrite
Gestação múltipla	Idade materna avançada
Antecedente de cesárea anterior	Tabagismo
Cirurgias uterinas prévias	

Metanálise incluindo mais de 2 milhões de partos indicou que a incidência de placenta prévia aumenta de 10 casos em 1 mil partos com um parto cesáreo anterior para 28 casos em 1 mil com três ou mais cesarianas. O risco relativo (RR) geral de 1,47 (IC 95% 1,44-1,51) para PP após cesariana.

A PP está associada a riscos obstétricos elevados. O impacto na gravidez, no parto e nos resultados neonatais tem sido extensivamente estudado. A hemorragia pós-parto (HPP) em mulheres com placenta prévia é uma grande preocupação em Saúde Pública.

PROPEDÊUTICA CLÍNICA

A suspeita de PP deve ser realizada em casos de sangramento vaginal durante a segunda metade da gestação. O quadro clínico se apresenta com sangramento vermelho-vivo indolor, imotivado, recorrente e progressivo. Ao exame obstétrico, o útero apresenta tônus normal, mesmo no intervalo das contrações, caso estas estejam presentes. O exame especular deve ser cuidadoso e permite avaliar a origem e a intensidade do sangramento. O toque vaginal não está indicado em casos de suspeita de PP pelo risco de hemorragia grave decorrente do contato direto com a placenta.

PROPEDÊUTICA POR IMAGEM

O exame considerado padrão-ouro para diagnóstico é a ultrassonografia (USG) transvaginal, via considerada segura para o diagnóstico, por não apresentar riscos adicionais para a gestante e que se mostra superior à avaliação por via abdominal ou transperineal. A via transvaginal apresenta maior acurácia quanto à avaliação da localização placentária, particularmente quando ela é posterior; também é melhor quando a avaliação por via abdominal não é satisfatória, como em casos de pacientes obesas ou com fibrose uterina prévia.

A identificação do sítio placentário deve ser parte do exame do ultrassom morfológico de segundo trimestre, identificando assim as mulheres com risco para PP ou placenta de inserção baixa. Nesses casos, nova avaliação deve ser feita após a 32ª semana para confirmação diagnóstica. Cerca de 90% dos casos suspeitos não têm o diagnóstico confirmado no termo. Provavelmente tal fato ocorra pela "migração placentária", que pode ser atribuída ao trofotropismo à procura de áreas de maior vascularização endometrial e que acompanha o desenvolvimento do segmento uterino.

A USG transvaginal permite, ainda, a avaliação do comprimento do colo uterino. Mulheres que apresentam a associação de colo curto e PP têm RR de 7,2 vezes mais chances para a ocorrência de hemorragia maciça durante a cesariana.

O casal necessita de esclarecimento quanto aos riscos associados e, também, sobre a importância da procura por atendimento médico imediato na ocorrência de episódios de sangramento vaginal.

As atividades físicas e as relações sexuais não são recomendadas, principalmente após a 28ª semana.

Conduta obstétrica

Deve ser individualizada, a depender de parâmetros como idade gestacional, presença e intensidade do sangramento, estabilidade hemodinâmica materna, vitalidade fetal e localização placentária.

A presença de sangramento vaginal pode ser:

1. Leve, sem repercussão materna, em idade inferior a 37 semanas. Indica observação, com controle de vitalidade fetal e monitoramento materno. Sangramento vaginal ativo requer melhor monitoramento das perdas sanguíneas e das condições maternas e fetais.
2. Intenso ou que curse com instabilidade hemodinâmica. Indica resolução da gestação por risco materno. Deve ser avaliada a necessidade de exames laboratoriais e reserva de hemocomponentes a depender da intensidade de sangramento e instabilidade clínica materna.

Conduta ativa

A idade gestacional para realização do parto em casos de PP não complicadas é de 37 semanas. A via de parto para as PP deve ser a via alta; em alguns casos de placenta de inserção baixa sem complicações, a via de parto vaginal pode ser realizada, sempre com cuidado na avaliação do sangramento vaginal, vitalidade fetal e sinais clínicos maternos. A condução do parto em casos de PP deve ser em centro terciário, com equipe multidisciplinar e, de preferência, com experiência no manejo desses casos.

Risco de hemorragia

O risco de hemorragia maciça associado à necessidade de transfusão de hemocomponentes em cesárea por PP é 12 vezes maior que o apresentado em cesariana por outra indicação.

A via de abordagem deve ser aquela em que o cirurgião tenha maior segurança. A incisão uterina deve evitar a região de inserção placentária.

Corticosteroide

O uso de corticosteroides (CE) está associado à redução nos desfechos relacionados à prematuridade, incluindo óbito perinatal, síndrome de angústia, hemorragia intraventricular e enterocolite necrosante. O tratamento com corticosteroides está associado a uma redução nos resultados adversos mais graves relacionados à prematuridade, incluindo: morte perinatal, morte neonatal, síndrome do desconforto respiratório (SDR), hemorragia intraventricular, enterocolite necrosante e necessidade de ventilação mecânica.

Tocólise

A tocólise em gestantes que apresentam trabalho de parto prematuro associado à PP pode ser administrada por 48 horas para facilitar a administração de CE. Nos casos de antecipação do parto por comprometimento das condições maternas ou fetais, a tocólise não deve ser utilizada.

MOMENTO DO PARTO

As decisões quanto ao momento do parto devem ser individualizadas e sugerem que, com base em dados limitados, mulheres com PP não complicada devem ser submetidas a parto programado entre 36 e 37 semanas de gestação. Após a 36ª semana de gestação, o risco de hemorragia é maior.

Os riscos de sangramento e a necessidade de parto de emergência aumentam com o avanço da idade gestacional, sendo relatado 4,7% com 35 semanas de gestação, 15% com 36 semanas, 30% com 37 semanas e 59% com 38 semanas.

Sangramento ativo

A probabilidade de um novo episódio hemorrágico aumenta com o número de episódios hemorrágicos anteriores. A resolução do parto por via abdominal está indicada nos casos de hemorragia materna de difícil controle, comprometimento da vitalidade fetal, idade gestacional acima de 37 semanas, e requer estabilização e preparação para o parto.

Via de parto

A opção pela via deve considerar o contexto clínico, os achados ultrassonográficos, incluindo a distância entre a borda placentária e a cabeça fetal. As mulheres que apresentam borda placentária localizadas a menos de 20 mm do OI no terceiro trimestre têm maior probabilidade de parto cesáreo quando a borda da placenta for mais espessa (acima de 10 mm) ou quando apresentar eco semelhante ao seio marginal. Estudos correspondentes são pequenos, observacionais e retrospectivos, fazendo recomendação para via de parto com base em achados ultrassonográficos pouco definidos, não avaliados rotineiramente. As taxas de sucesso do parto vaginal quando a borda placentária está entre 10 e 20 mm do OI varia muito (56 e 93%, respectivamente).

CUIDADOS NO PARTO

A PP leva à maior risco de complicações obstétricas, como hemorragia maciça e histerectomia puerperal. Faz parte do planejamento do parto o esclarecimento ao casal quanto à via de parto e possíveis complicações, como necessidade de uso de hemocomponentes e histerectomia puerperal. A recusa ao tratamento proposto deve ser documentada em prontuário.

A confirmação da efetividade da prevenção e do tratamento da anemia durante o período pré-natal deve ser realizada antes do parto.

O parto deve ser realizado por equipe formada por profissionais experientes em serviço de atendimento terciário com fácil acesso a banco de sangue e unidade de tratamento intensivo.

Estudos sugerem que preditores possam ser utilizados para determinar o risco para partos cesáreos de emergência. Pivano et al. (2015) demonstraram risco elevado quando o primeiro episódio de sangramento vaginal ocorre antes da 29ª semana de gestação (OR 2,64, IC 95% 1,17-5,98) e com a ocorrência de três ou mais episódios de hemorragia antes do parto (OR 2,53, IC 95% 1,1-5,86). Foram considerados preditores independentes para o parto de emergência: história de cesariana (OR 4,7, IC 95% 1,2-12); hemorragia durante a gestação em uma (OR 7,5, IC 95% 2,5-23), duas (OR 14, IC 95% 4,3-47) e três ou mais ocasiões (OR 27, IC 95% 8,3-90); e necessidade de transfusão sanguínea (OR 6,4, IC 95% 1,7-23).

A PP pode estar associada à apresentação anômala fetal, que requer manobras para extração fetal, portanto, o obstetra mais experiente deve estar presente caso haja necessidade de intervenção.

Nos casos de PP anterior, a incisão transplacentária está frequentemente associada ao aumento do sangramento materno. A recomendação para se evitar a incisão da placenta de localização anterior reduz a necessidade materna de transfusão sanguínea durante e após o parto. Caso isso ocorra, ou, ainda, se o acesso à cavidade uterina se der por essa via, o risco de sangramento é maior e deve-se proceder à ligadura imediata do cordão umbilical após a ultimação do parto para evitar perda sanguínea excessiva pelo recém-nascido (RN).

O controle do sangramento uterino requer ações imediatas e deve seguir a sequência: medidas farmacológicas, tamponamento intrauterino e/ou técnicas hemostáticas cirúrgicas e, por fim, técnicas radiológicas intervencionistas.

ACRETISMO PLACENTÁRIO (ESPECTRO DA PLACENTA ACRETA)

A aderência anômala da placenta à parede uterina é denominada espectro da placenta acreta (EPA). A invasão placentária pode ser classificada em acreta, increta ou percreta.

A hipótese de EPA deve ser aventada nos casos de PP, sem sangramento vaginal e que apresenta fatores de risco associados (traumas endometriais anteriores). O diagnóstico tardio de acretismo pode estar associado ao aumento na morbimortalidade materna.

O exame ultrassonográfico tem alta acurácia quando realizado por operador experiente. Apresenta sensibilidade de 90% e especificidade de 96% quando realizado por profissional treinado. Os sinais ultrassonográficos sugestivos de EPA são: miométrio retroplacentário hipoecogênico, perda ou interrupção da interface entre serosa uterina e serosa vesical, espessura miometrial inferior a 1 mm, presença de zona exofítica no território placentário, fluxo turbulento ao estudo Doppler em lago placentário ou hipervascularização da interface entre bexiga e serosa uterina, hipervascularização subplacentária (complexo venoso proeminente), vasos comunicantes entre placenta e bexiga, e vasos comunicantes com lacunas placentárias. Caso o exame de USG transvaginal não seja suficiente para a elucidação diagnóstica, pode-se recorrer ao exame de ressonância magnética (RM). A USG transvaginal tem o mesmo valor diagnóstico que a RM na identificação da invasão placentária. A RM deve ser usada como complementação diagnóstica para avaliar a profundidade da invasão e a extensão lateral, principalmente em casos de placenta com implantação posterior ou suspeita de invasão parametrial. A RM está claramente indicada quando o exame ultrassonográfico se mostrar inconclusivo. O estudo de Lopes et al. (2019) conclui que, exceto em localização placentária específica, a sensibilidade e a especificidade para o diagnóstico é similar entre a USG e a RM. Tal fato reduz a necessidade de complementação com RM na maioria dos casos, consideração importante em locais com acesso limitado ao exame.

O parto das pacientes estáveis com EPA deve ocorrer entre 34 + 0 e 35 + 6 semanas.

O planejamento cirúrgico deve incluir reserva de hemocomponentes e equipe com profissionais mais experientes. O risco associado ao parto nos casos de acretismo placentário envolve a hemorragia maciça e suas complicações, como coagulopatia, falência múltipla de órgãos e óbito materno. Em muitos casos, há necessidade de transfusão sanguínea maciça (8 unidades ou mais). Na presença de invasão vesical por tecido placentário, é recomendada a cistoscopia pré-operatória e a colocação de cateteres ureterais, o que pode prevenir lesões e sangramentos por tentativas de dissecção.

A cateterização das artérias hipogástricas por intervencionista vascular tem sido utilizada com resultados satisfatórios. A oclusão temporária, feita por meio de balão de Grüntzig, evita sangramentos que possam comprometer o campo operatório, bem como o estado hemodinâmico da paciente. O balão deve ser insuflado antes da histerotomia. Após a finalização do ato operatório, os balões são desinsuflados e os cateteres removidos depois da confirmação de ausência de sangramento. A cateterização das artérias ilíacas internas antes e após a insuflação do balão intra-arterial pode ser observada na Figura 1.

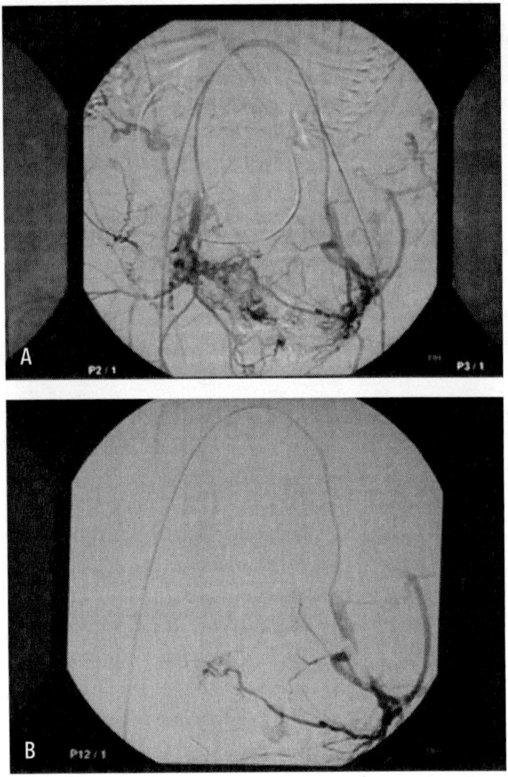

Figura 1 Radioscopia com a cateterização das artérias ilíacas internas por balão arterial (a) antes e (b) após insuflação.

Fonte: Cedido pelo Setor de Gestação de Alto Risco, da Irmandade da Santa Casa de Misericórdia de São Paulo.

A passagem de balão nas artérias ilíacas nos casos de placenta acreta pode apresentar riscos de complicações, incluindo trombo ou ruptura da artéria ilíaca e lesão do nervo ciático.

Diante do diagnóstico do EPA, se as condições cirúrgicas ideais não estiverem presentes, o ato cirúrgico deve se restringir à histerotomia e extração fetal fora da área uterina invadida, seguidas de histerografia com a placenta *in situ*. A reabordagem cirúrgica definitiva deve ser realizada dentro de 1 a 2 semanas. Não é recomendável tentar remover a placenta. O manejo da placenta deixada *in situ* está associado a complicações graves a longo prazo, como hemorragia e infecções, incluindo risco de 58% de histerectomia secundária até nove meses após o nascimento.

CONSIDERAÇÕES FINAIS

A inserção anômala placentária faz parte das síndromes hemorrágicas da segunda metade da gestação. O diagnóstico clínico pode ser confirmado por USG transvaginal, e a RM pode ser útil em alguns casos, para complementação diagnóstica. O acompanhamento pré-natal, bem como a assistência ao parto, deve ser realizado por equipe capacitada e treinada para possível atendimento emergencial. Com o diagnóstico, a gestante deve ser encaminhada para nível de atendimento terciário em saúde.

BIBLIOGRAFIA CONSULTADA

ACOG committee opinion no. 560: Medically indicated late-preterm and early-term deliveries. Obstet Gynecol. 2013;121(4):908-10.

Al-Khan A, Gupta V, Illsley NP, Mannion C, Koenig C, Bogomol A, et al. Maternal and fetal outcomes in placenta accreta after institution of team-managed care. Reprod Sci. 2014;21(6):761-71.

Amaral EM, Ferreira EC, Parpinelli MA, do Lago TDG. Pré-natal e puerpério: manual técnico: manual de consulta rápida para os profissionais de Saúde. Campinas: Universidade Estadual de Campinas (Unicamp)/Núcleo de Estudos de Políticas Públicas (NEPP)/Fundação de Desenvolvimento da Unicamp (Funcamp); 2017. Disponível em: http://www.saude.sp.gov.br/resources/ses/perfil/gestor/homepage/programa-de-fortalecimento-da-gestao-da-saude-no-estado-de-sao-paulo/consultas-publicas-manuais-da-linha-de-cuidado-da-gestante-parturiente-e-puerpera/manual_de_consulta_rapida.pdf (acesso: 11 nov. 2024).

Balayla J, Desilets J, Shrem G. Placenta previa and the risk of intrauterine growth restriction (IUGR): a systematic review and meta-analysis. J Perinat Med. 2019;47(6):577-84.

Clausen C, Lönn L, Langhoff-Roos J. Management of placenta percreta: a review of published cases. Acta Obstet Gynecol Scand. 2014;93(2): 138-43.

D'Antonio F, Bhide A. Ultrasound in placental disorders. Best Pract Res Clin Obstet Gynaecol. 2014;28(3):429-42.

Farquhar CM, Li Z, Lensen S, McLintock C, Pollock W, Peek MJ, et al. Incidence, risk factors and perinatal outcomes for placenta accreta in Australia and New Zealand: a case-control study. BMJ Open. 2017; 7(10):e017713.

Federação Brasileira das Associações de Ginecologia e Obstetrícia (Febrasgo). Comissão Nacional Especializada em Urgências Obstétricas. Comissão Nacional Especializada de Ultrassonografia em Ginecologia e Obstetrícia. Febrasgo Position Statement. Manejo do espectro da placenta acreta. 2021;(9).

Gagnon J, Boucher L, Kaufman I, Brown R, Moore A. Iliac artery rupture related to balloon insertion for placenta accreta causing maternal hemorrhage and neonatal compromise. Can J Anaesth. 2013;60(12): 1212-7.

Green L, Knight M, Seeney FM, Hopkinson C, Collins PW, Collis RE, et al. The epidemiology and outcomes of women with postpartum haemorrhage requiring massive transfusion with eight or more units of red cells: a national cross-sectional study. BJOG. 2016;123(13):2164-70.

Jauniaux E, Alfirevic Z, Bhide AG, Belfort MA, Burton GJ, Collins SL, et al. Placenta Praevia and Placenta Accreta: Diagnosis and Management: Green-top Guideline No. 27a. BJOG. 2019;126(1):e1-e48.

Klar M, Michels KB. Cesarean section and placental disorders in subsequent pregnancies – a meta-analysis. J Perinat Med. 2014;42(5): 571-83.

Lopes ES, Feitosa FEL, Brazil AV, de Castro JDV, da Costa JIF, Araujo Júnior E, et al. Assessment of sensitivity and specificity of ultrasound and magnetic resonance imaging in the diagnosis of placenta accreta. Rev Bras Ginecol Obstet. 2019;41(1):17-23.

Marshall NE, Fu R, Guise JM. Impact of multiple cesarean deliveries on maternal morbidity: a systematic review. Am J Obstet Gynecol. 2011;205(3):262. e1-8.

Matsubara S, Kuwata T, Usui R, Watanabe T, Izumi A, Ohkuchi A, et al. Important surgical measures and techniques at cesarean hysterectomy for placenta previa accreta. Acta Obstet Gynecol Scand. 2013;92(4): 372-7.

Matsueda S, Hidaka N, Kondo Y, Fujiwara A, Fukushima K, Kato K. External iliac artery thrombosis after common iliac artery balloon occlusion during cesarean hysterectomy for placenta accreta in cervico-isthmic pregnancy. J Obstet Gynaecol Res. 2015;41(11):1826-30.

Norris BL, Everaerts W, Posma E, Murphy DG, Umstad MP, Costello AJ, et al. The urologist's role in multidisciplinary management of placenta percreta. BJU Int. 2016;117(6):961-5.

Pivano A, Alessandrini M, Desbriere R, Agostini A, Opinel P, d'Ercole C, et al. A score to predict the risk of emergency caesarean delivery in women with antepartum bleeding and placenta praevia. Eur J Obstet Gynecol Reprod Biol. 2015;195:173-6.

Roberts D, Brown J, Medley N, Dalziel SR. Antenatal corticosteroids for accelerating fetal lung maturation for women at risk of preterm birth. Cochrane Database Syst Rev. 2017;3(3):CD004454.

Ruiter L, Eschbach SJ, Burgers M, Rengerink KO, van Pampus MG, Goes BY, et al. Predictors for emergency cesarean delivery in women with placenta previa. Am J Perinatol. 2016;33(14):1407-14.

Spong CY, Mercer BM, D'Alton M, Kilpatrick S, Blackwell S, Saade G. Timing of indicated late-preterm and early-term birth. Obstet Gynecol. 2011;118 (2 Pt 1):323-33.

Teare J, Evans E, Belli A, Wendler R. Sciatic nerve ischaemia after iliac artery occlusion balloon catheter placement for placenta percreta. Int J Obstet Anesth. 2014;23(2):178-81.

Vergani P, Ornaghi S, Pozzi I, Beretta P, Russo FM, Follesa I, Ghidini A. Placenta previa: distance to internal os and mode of delivery. Am J Obstet Gynecol. 2009;201(3):266.e1-5.

Verspyck E, Douysset X, Roman H, Marret S, Marpeau L. Transecting versus avoiding incision of the anterior placenta previa during cesarean delivery. Int J Gynaecol Obstet. 2015;128(1):44-7.

Wortman AC, Twickler DM, McIntire DD, Dashe JS. Bleeding complications in pregnancies with low-lying placenta. J Matern Fetal Neonatal Med. 2016;29(9):1367-71.

Zlatnik MG, Cheng YW, Norton ME, Thiet MP, Caughey AB. Placenta previa and the risk of preterm delivery. J Matern Fetal Neonatal Med. 2007;20(10):719-23.

28

Descolamento prematuro de placenta

Romulo Negrini

INTRODUÇÃO

O termo "descolamento prematuro de placenta" (DPP) refere-se à separação parcial ou total da placenta, antes da expulsão fetal, por sangramento na interface entre ela e a decídua. O diagnóstico é reservado para gestações acima de 20 semanas.

Trata-se de uma importante causa de óbito fetal, cujo retardo diagnóstico e terapêutico ainda pode resultar em complicações maternas potencialmente letais, como distúrbios graves de coagulação, anemia e insuficiência renal. Assim, diagnóstico assertivo e tratamentos clínico e obstétrico adequados são essenciais para se minimizar os riscos.

EPIDEMIOLOGIA

Trata-se de complicação que ocorre em cerca de 0,6 a 1,2% das gestações. Destas, quase metade dos casos acontecem no termo da gravidez (após 37 semanas). Entretanto, essa frequência pode ser ainda maior em mulheres com antecedente de DPP. Como se trata de uma complicação de alta recorrência, estima-se que sua incidência aumente 10 vezes em gestantes com antecedente de um DPP e 25 vezes se houver dois episódios anteriores.

Apresenta elevado índice de morbidade materna e fetal, com mortalidade perinatal de aproximadamente 12%.

FISIOPATOLOGIA

A fisiopatologia do DPP é multifatorial e relativamente complexa. Obviamente, a placenta pode descolar por trauma direto; todavia, em casos não traumáticos, há uma sequência de eventos que podem resultar em descolamento.

Dois caminhos relacionados a fatores genéticos e ambientais podem contribuir para o quadro. Cronicamente, e talvez relacionado a fatores imunológicos, pode-se dizer que há inadequada placentação com hipoperfusão local, defeito de remodelação vascular e infartos placentários, o que reduz a invasão trofoblástica, promovendo como consequência adesão deficitária da placenta na parede uterina. Isso também gera um estado hipóxico local que aumenta a expressão de fator de crescimento endotelial vascular (VEGF), o qual altera a resposta inflamatória da decídua. Em paralelo, trombose e infecção reduzem ainda mais a vascularização local e intensificam o quadro.

A fragilidade da adesão da placenta a torna suscetível ao descolamento em pequenas variações de pressão, como traumas externos ou descompressão brusca da cavidade uterina acompanhando rupturas de membranas, por exemplo.

Ainda que parcial, a ruptura promove sangramento subcoriônico dissecante, com consumo de fatores de coagulação que podem gerar coagulação intravascular disseminada (CIVD), mais frequente quando o descolamento ultrapassa 50% do território placentário, e muito associada a óbito fetal. Pode, ainda, haver infiltração sanguínea na parede uterina com hiper-reatividade miometrial e consequente fadiga muscular, o que pode gerar deficiência de miotamponamento pós-parto.

Deve-se ressaltar que esse sangramento dissecante pode ocorrer de maneira rápida e abrupta, com predomínio de sangramento de origem arterial, ou lentamente, com sangramento predominantemente venoso, chamado DPP crônico.

Com a separação da decídua, a porção descolada da placenta é incapaz de realizar trocas gasosas e de nutrientes, podendo haver comprometimento fetal.

FATORES DE RISCO

Os principais fatores de risco para o DPP são os quadros hipertensivos da gravidez. A pré-eclâmpsia, por exemplo, eleva em 4 a 6 vezes esse risco, enquanto na hipertensão crônica as chances aumentam de 3 a 4 vezes.

O tabagismo é outro importante fator associado a esse risco. Mulheres que fumam durante a gravidez apresentam de 1,7 a 2 vezes mais chance de desenvolver esse quadro. Como citado anteriormente, o antecedente de DPP também se associa a altas chances de recorrência. A Tabela 1 apresenta outros fatores de risco.

CLASSIFICAÇÃO

Pode-se classificar o DPP em três graus:

- Grau I (leve): descolamento marginal e pequeno da placenta. Quadro geralmente assintomático (DPP crônico).
- Grau II (moderado): descolamento de 1/4 a 2/3 da placenta. Apresenta sinais clássicos, como hipertonia uterina e sofrimento fetal. O feto ainda permanece vivo.
- Grau III (grave): descolamento de mais de 2/3 da placenta. Provoca óbito fetal. Pode se apresentar sem coagulopatia de consumo (IIIa) ou com ela (IIIb).

Tabela 1 Fatores de risco para descolamento prematuro de placenta (DPP)

	Intervalo de risco relativo (OR)	Força de associação
Fatores de risco clínicos/obstétricos		
Diabetes pré-gestacional	2,5-3,0	++
Polidrâmnio	2,0-3,0	++
Oligoâmnio	2,0-2,5	++
Amniorrexe prematura	1,8-5,1	++
Corioamnionite	2,0-2,5	++
Gestação múltipla	2,0-2,5	++
Fatores de risco genéticos		
Trombofilia	1,5-7,0	+++
Hiper-homocisteinemia	1,5-4,0	++
História obstétrica		
Pré-eclâmpsia prévia	1,5-2,0	++
RCIU e SFA prévios	1,4-2,0	++
DPP prévio	6,0-12,0	++++
Fatores de risco comportamentais		
Uso de cocaína	4,0-8,0	+++
Uso de álcool	1,5-2,0	++
Infertilidade	1,5-2,0	++
Anemia ferropriva	2,2	++
Depressão/ansiedade	1,2-5,0	++
Ataques de raiva	2,8	++
Violência doméstica	5,0-6,0	+++
Fatores sociodemográficos		
Idade materna > 35 anos	1,5-2,5	+
Paridade ≥ 3	1,1-1,6	+
Etnia afro americana	1,5	+

RCIU: restrição de crescimento intrauterino; SFA: sofrimento fetal agudo.
Fonte: adaptada de Brandt e Ananth, 2023.

DIAGNÓSTICO

O diagnóstico de DPP clássico e abrupto é primariamente clínico e, por se tratar de emergência médica, normalmente não há tempo para a realização de exames complementares visando à confirmação diagnóstica. Exceção se faz a casos oligossintomáticos, em que ultrassonografia (USG) e a cardiotocografia fetal podem colaborar com a elucidação diagnóstica.

Em alguns casos, o quadro será reconhecido apenas após o parto, em exame anatomopatológico da placenta ou pela visualização de área de descolamento, conhecida como cratera de Nubíola.

Trata-se, portanto, de um quadro agudo cujos principais achados clínicos são: sangramento vaginal abrupto vermelho escuro e dor abdominal e/ou lombar, frequentemente acompanhados de contrações uterinas, hipertonia uterina e alteração nos batimentos cardíacos fetais. É preciso lembrar que em até 20% dos casos o sangramento não se exterioriza por via vaginal, sendo a hipertonia um importante achado clínico. Choque hipovolêmico também remete à hipótese de DPP.

A USG, realizada excepcionalmente em casos oligossintomáticos, pode inicialmente descartar outras causas de sangramento da segunda metade da gestação, principalmente placenta prévia (PP). Em se tratando de DPP crônico, o exame apresenta sensibilidade de 57%, com valor preditivo negativo de 14% e especificidade de 100%, com valor preditivo positivo também de 100%. A baixa sensibilidade se deve ao fato de a ecogenicidade ultrassonográfica do sangue ser muito próxima à da placenta. Os achados desse exame podem ser: presença de coleção (coágulo) pré ou retroplacentária, ou, ainda, justaposta à placenta; aumento heterogêneo da espessura placentária (placentomegalia); hematoma intra-amniótico ou subcoriônico;

ou imagens sugestivas de coágulos no estômago fetal. Essas informações terão importância no acompanhamento de DPP crônico.

A cardiotocografia, também realizada de forma excepcional em casos agudos, se apresenta com bradicardia acentuada e variabilidade ausente, de forma abrupta ou precedida por desacelerações tardias ou variáveis recorrentes. Não é incomum o padrão sinusoidal. Em termos de atividade uterina, geralmente se notam contrações repetidas, em alta frequência e baixa amplitude. No DPP crônico, até que haja comprometimento fetal, o padrão cardiotocográfico é normal.

COMPLICAÇÕES

As complicações do DPP podem ser locais ou sistêmicas. As locais envolvem o útero e incluem:

- Atonia uterina pós-parto: decorrente da ação irritativa do sangue sobre a fibra muscular do útero, compondo o útero de Couvelaire, caracterizado macroscopicamente como útero edemaciado e arroxeado.
- Rotura uterina: provocada pela hipertonia uterina.

Entre as complicações sistêmicas, citam-se:

- Choque hipovolêmico.
- Insuficiência renal aguda (IRA): por má perfusão renal, evidenciada por redução de diurese e sinais de uremia.
- CIVD: por consumo de fatores de coagulação na área sangrante.
- Prematuridade: antecipação média de 3 a 4 semanas.
- Óbito perinatal: 120 em 1 mil, 15 vezes maior.
- Paralisia cerebral: 6 a 10 vezes mais chances.
- Morte materna.

- Síndrome de Sheehan (necrose hipofisária): por má perfusão hipovolêmica da hipófise aumentada de volume, seu diagnóstico costuma ser tardio por conta da amenorreia e de outros sinais de pan-hipopituitarismo.

TRATAMENTO

O tratamento envolve tanto a conduta obstétrica quanto medidas clínicas gerais. Em termos obstétricos, os casos de DPP agudo e abrupto terão a resolução dependente do estado fetal:

- Se o feto for vivo e viável, a gestação deve ser interrompida imediatamente pela via mais rápida. Caso o parto vaginal imediato não seja possível (dilatação total e feto insinuado), a cesárea será a escolha.
- Se o feto for vivo, porém inviável, ou se houver óbito fetal, a conduta depende dos parâmetros maternos. Estando a gestante hemodinamicamente estável, pode-se realizar amniotomia e condução do trabalho de parto no máximo. Em caso de instabilidade hemodinâmica materna, a gestação deve ser interrompida pela via mais rápida. Na impossibilidade de se determinar se o feto está vivo ou morto, ele deve ser considerado vivo.

Em se tratando de DPP crônico, a resolução da gravidez deve acontecer entre 36 e 37 semanas, desde que a vitalidade fetal esteja preservada (nível de evidência 4). Na expectação, deve-se realizar avaliação de vitalidade ao menos duas vezes por semana.

Em termos clínicos, a avaliação e o monitoramento da estabilidade hemodinâmica materna devem ser prontamente realizados, com cateterização venosa e generosa reposição volêmica. É importante a avaliação do hematócrito e do coagulograma, uma vez que o DPP pode levar a um quadro de CIVD.

O fluxograma apresentado na Figura 1 traz uma proposição de conduta e acompanhamento de acordo com o tipo de choque instalado.

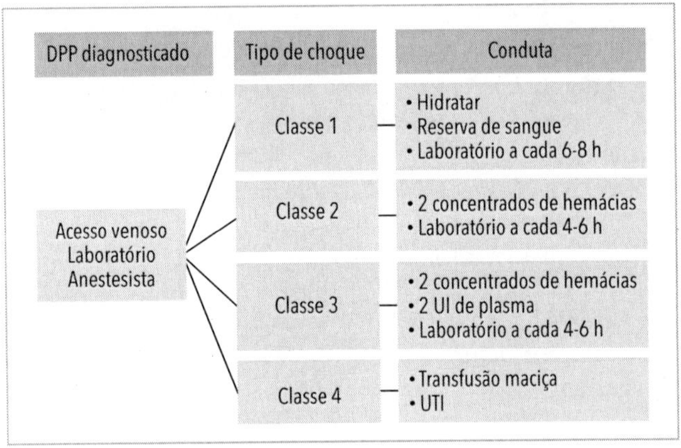

Figura 1 Tratamento clínico do descolamento prematuro de placenta (DPP).
Fonte: adaptada de Brandt e Ananth, 2023.

A Tabela 2 traz a classificação do choque decorrente da perda sanguínea.

Em casos de fibrinogênio menor do que 200 g/dL, o crioprecipitado deve ser a preferência em relação ao plasma. Na possibilidade de realização de tromboelastograma a fim de se determinar o fator de coagulação consumido ou a presença de distúrbio placentário, este deve ser usado, pois eleva a assertividade diagnóstica.

A sondagem vesical é necessária de imediato e deve-se manter diurese acima de 30 mL/h para se evitar necrose tubular aguda.

Tabela 2 Classificação do choque hipovolêmico

	Classe 1	Classe 2	Classe 3	Classe 4
Volume perdido	< 750 mL (< 15%)	750-1.500 mL (15-30%)	1,5-2 L (30-40%)	> 2 L (> 40%)
Frequência cardíaca	< 100 bpm	> 100 bpm	> 120 bpm	> 140 bpm
Frequência respiratória	14-20 bpm	20-30 bpm	30-40 bpm	> 35 bpm
Pressão arterial	Normal	Normal	Diminuída	Diminuída
Débito urinário	> 30 mL/h	20-30 mL/h	5-15 mL/h	Ausente
Estado neurológico	Ansiosa	Ansiosa/ letárgica	Ansiosa/ confusa	Confusa/ letárgica

Fonte: adaptada de Committee on Trauma, 2008.

CONSIDERAÇÕES FINAIS

O DPP é definido pela separação da placenta do seu sítio de implantação antes da expulsão fetal e após a 20ª semana de gravidez. Acontece em 0,6 a 1,2% das gestações e tem como principal fator de risco o quadro hipertensivo. O diagnóstico é, na maioria das vezes, clínico, envolvendo dor, sangramento escurecido e hipertonia. Casos insidiosos apresentam apenas sangramento discreto e podem ser confirmados por ultrassonografia. As principais complicações envolvem atonia uterina, rotura uterina, insuficiência renal aguda, prematuridade, morte fetal e paralisia cerebral do recém-nascido. A conduta em casos agudos e graves, com feto vivo e viável, é o parto pela via mais rápida. Em fetos inviáveis ou em óbito, é possível o parto vaginal. Em casos insidiosos, é possível o acompanhamento da vitalidade fetal e resolução do parto entre 36 e 37 semanas.

BIBLIOGRAFIA CONSULTADA

Ananth CV, Friedman AM. Ischemic placental disease and risks of perinatal mortality and morbidity and neurodevelopmental outcomes. Semin Perinatol. 2014;38(3):151-8.

Ananth CV, Friedman AM, Lavery JA, VanderWeele TJ, Keim S, Williams MA. Neurodevelopmental outcomes in children in relation to placental abruption. BJOG. 2017;124(3):463-72.

Ananth CV, Getahun D, Peltier MR, Smulian JC. Placental abruption in term and preterm gestations: evidence for heterogeneity in clinical pathways. Obstet Gynecol. 2006;107(4):785-92.

Ananth CV, Kinzler W. Placental abruption: pathophysiology, clinical features, diagnosis, and consequences. In: Lockwood C, ed. UpToDate. Philadelphia, PA: Wolters Kluwer Health; 2019.

Ananth CV, Oyelese Y, Prasad V, Getahun D, Smulian JC. Evidence of placental abruption as a chronic process: associations with vaginal bleeding early in pregnancy and placental lesions. Eur J Obstet Gynecol Reprod Biol. 2006;128(1-2):15-21.

Ananth CV, Skjaerven R, Klunssoyr K. Change in paternity, risk of placental abruption and confounding by birth interval: a population-based prospective cohort study in Norway, 1967-2009. BMJ Open. 2015;5(2):e007023.

Ananth CV, Wilcox AJ. Placental abruption and perinatal mortality in the United States. Am J Epidemiol. 2001;153(4):332-7.

Brandt JS, Ananth CV. Placental abruption at near-term and term gestations: pathophysiology, epidemiology, diagnosis, and management. Am J Obstet Gynecol. 2023;228(5S):S1313-29.

Cheng HT, Wang YC, Lo HC, Su LT, Lin CH, Sung FC, et al. Trauma during pregnancy: a population-based analysis of maternal outcome. World J Surg. 2012;36(12):2767-75.

Choi WY, Hoh JK. Nonlinear analysis of fetal heart rate dynamics in fetuses compromised by asymptomatic partial placental abruption. Placenta. 2015;36(12):1474-9.

Committee on Trauma, American College of Surgeons. Advanced trauma life support for doctors–student course manual. 8 ed. Chicago: American College of Surgeons; 2008.

Indications for Outpatient Antenatal Fetal Surveillance: ACOG Committee Opinion, Number 828. Obstet Gynecol. 2021;137(6):e177-97.

Inoue A, Kondoh E, Suginami K, Io S, Chigusa Y, Konishi I. Vaginal delivery after placental abruption with intrauterine fetal death: a 20-year single--center experience. J Obstet Gynaecol Res. 2017;43(4):676-81.

Krikun G, Huang ST, Schatz F, Salafia C, Stocco C, Lockwood CJ. Thrombin activation of endometrial endothelial cells: a possible role in intrauterine growth restriction. Thromb Haemost. 2007;97(2):245-53.

Modanlou HD, Murata Y. Sinusoidal heart rate pattern: reappraisal of its definition and clinical significance. J Obstet Gynaecol Res. 2004;30(3):169-80.

Odendaal HJ. Uterine contraction patterns in patients with severe abruptio placentae. S Afr Med J. 1980;57(22):908-10.

Sher G, Statland BE. Abruptio placentae with coagulopathy: a rational basis for management. Clin Obstet Gynecol. 1985;28(1):15-23.

Shinde GR, Vaswani BP, Patange RP, Laddad MM, Bhosale RB. Diagnostic performance of ultrasonography for detection of abruption and its clinical correlation and maternal and foetal outcome. J Clin Diagn Res. 2016;10(8):QC04-7.

Tikkanen M, Luukkaala T, Gissler M, Ritvanen A, Ylikorkala O, Paavonen J, et al. Decreasing perinatal mortality in placental abruption. Acta Obstet Gynecol Scand. 2013;92(3):298-305.

Tikkanen M. Etiology, clinical manifestations, and prediction of placental abruption. Acta Obstet Gynecol Scand. 2010;89(6):732-40.

Yeo L, Ananth C, Vintzileos A. Placental abruption: Yeo L, Anath C, Vintzielos A. Glob. libr. women's med., (ISSN: 1656-2228) 2008.

Zhang Y, Zuo X, Yuan T, Teng Y. Electronic fetal monitoring characteristics of a patient with sudden onset of placental abruption and intrauterine fetal demise: a case report. Medicine (Baltimore). 2019;98(18):e15472.

29

Hipertensão e gravidez

Mônica Lopez Vazquez
Sílvia Regina Piza Ferreira Jorge

INTRODUÇÃO

As síndromes hipertensivas na gravidez (SHG) englobam várias formas de hipertensão, sendo a gestação o fator que a induz ou a agrava. A relevância da SHG é imensa, visto que é causa de elevada morbimortalidade materna e fetal.

ETIOLOGIA

A etiologia da pré-eclâmpsia ainda não está completamente compreendida, havendo diversas teorias para explicá-la. Dentre elas, uma das mais estudadas é a da ausência da segunda onda de invasão do trofoblasto.

Existem critérios para determinar, desde o início da gestação, os fatores de risco para o desenvolvimento de pré-eclâmpsia: história de pré-eclâmpsia pessoal ou familiar, extremos etários da vida reprodutiva, raça negra, diabetes prévio, doença renal, gestação múltipla, nuliparidade, intervalo interpartal superior a 10 anos, presença de anticorpos antifosfolípides, trombofilias, doenças do colágeno, mola hidatiforme, índice de massa corpórea (IMC) elevado, hipertensão arterial crônica, entre outros.

FISIOPATOLOGIA

Em gestações normais, por volta do 7º dia após a fertilização, o blastocisto se fixa na decídua materna e a invade. Por privilégio imunológico, as células embrionárias proliferam. Em seguida, ocorre a migração de células do citotrofoblasto em direção às arteríolas espiraladas e a invasão destas com degeneração do endotélio vascular e perda de tecido músculo-elástico. As arteríolas passam a permitir o aumento do fluxo sanguíneo, fator necessário para o crescimento da placenta e do embrião. Essa migração se dá em duas fases chamadas "ondas de invasão de citotrofoblasto". A primeira ocorre entre a 6ª e a 8ª semana de gestação, limitando-se ao segmento decidual das arteríolas espiraladas. A segunda onda invade a porção miometrial das arteríolas entre a 16ª e a 20ª semana de gestação.

Na pré-eclâmpsia, acredita-se que não ocorra a segunda onda de migração trofoblástica, e que a migração das células do trofoblasto em direção às arteríolas espiraladas restrinja-se à porção decidual dessas arteríolas. Há manutenção da camada músculo-elástica no segmento miometrial com diminuição do calibre arteriolar. Estabelece-se, então, mecanismo de alta resistência ao fluxo sanguíneo, caracterizando a hipóxia uteroplacentária.

Concomitantemente, surge a aterose aguda, em que são evidenciadas alterações endoteliais e a proliferação da camada íntima e necrose. O espaço extracelular da camada íntima é preenchido por fibrina agregada e há lesão do endotélio. A parede dos vasos sanguíneos é acometida por necrose fibrinoide, acúmulo de macrófagos carregados de lípides, infiltrado perivascular e presença de imunocomplexos. Essas arteríolas tornam-se parcial ou completamente bloqueadas.

Dessa obstrução parcial ou total, na placenta de gestantes com pré-eclâmpsia, ocorrem áreas de infartos e hipóxia placentária. A hipóxia, por sua vez, associa-se, provavelmente, ao desequilíbrio na produção placentária de tromboxano e prostaciclinas, invertendo-se a relação entre essas substâncias quando comparada a gestações normais. Assim, a elevação do tromboxano A2, potente vasoconstritor, e a diminuição das prostaciclinas, vasodilatadores, resulta no vasoespasmo.

Pela teoria do estresse oxidativo, explica-se que a hipóxia na interface materno-fetal leve à produção de radicais livres. Estes são encontrados em quantidade abundante no sangue e em tecidos de mulheres com pré-eclâmpsia.

Atualmente, admite-se a ligação entre o fator imunológico e a doença hipertensiva específica da gravidez, embora os mecanismos ainda não sejam completamente conhecidos. Diversos fatores imunes estão alterados nas gestantes que cursam com a doença quando comparadas com as saudáveis.

Como resultado, são nítidas a vasoconstrição generalizada e a hipovolemia, produtos dos mecanismos fisiopatológicos mais aceitos atualmente.

Existem outras teorias que foram descritas, que incluem a da isquemia renal, o aumento da pressão intra-abdominal, além de teorias hormonais, metabólicas e genéticas.

DIAGNÓSTICO

Formas clínicas

O diagnóstico das síndromes hipertensivas na gestação é abalizado na possibilidade de quatro formas de manifestação: hipertensão arterial crônica (HAC), pré-eclâmpsia (PE), pré-eclâmpsia sobreposta à hipertensão arterial crônica (PE sobreposta) e hipertensão gestacional (HG).

Ainda, recentemente, a International Society for Study of Hipertension in Pregnancy (ISSHP) admitiu a possibilidade de ocorrência na gestação de um quadro denominado "hipertensão do jaleco branco".

Na prática clínica, considera-se hipertensão arterial (HA) níveis tensionais sistólicos maiores ou iguais a 140 mmHg, e diastólicos, maiores ou iguais 90 mmHg, com a gestante sentada, manguito apropriado, mantendo o braço na altura do coração, sendo necessário ao menos duas aferições com intervalos entre 2 e 4 horas. A pressão sistólica corresponde ao primeiro som de Korotkoff e a diastólica, ao V ruído.

A seguir, salientamos a quatro formas clínicas dos estados hipertensivos na gravidez:

- Hipertensão arterial crônica: presença de HA previamente reportada pela gestante ou encontrada antes da 20ª semana de gravidez.
- Pré-eclâmpsia: HA identificada após a 20ª semana de gravidez, geralmente acompanhada de proteinúria significativa (≥ 300 mg de proteína em urina de 24 horas, ou 1 g em amostra isolada de urina ou, ainda, a relação proteína/creatinina [em mg/dL] urinárias ≥ 0,3). Embora o achado de proteinúria seja frequente e considerado critério diagnóstico para PE, atualmente, a presença de proteinúria não é mandatória para o diagnóstico de PE, quando ocorrem manifestações sistêmicas ou disfunção de órgãos alvos, como trombocitopenia, disfunção hepática, insuficiência renal, cardíaca, edema agudo de pulmão ou comprometimento neurológico, eclâmpsia iminente ou eclâmpsia). Ainda, alterações placentárias e comprometimento fetal, associados às alterações fisiopatológicas que ocorrem na PE, também podem firmar o diagnóstico, mesmo na ausência de proteinúria.

- Pré-eclâmpsia sobreposta à hipertensão crônica: o diagnóstico é estabelecido quando gestantes previamente hipertensas apresentam agravo do quadro hipertensivo, presença de proteinúria significativa, disfunção de órgãos alvo.
- Hipertensão gestacional: ocorre com presença de HA após a 20ª semana de gravidez, em gestantes previamente normotensas, sem a presença de proteinúria, nem comprometimento funcional de órgãos alvo, geralmente com evolução benigna e remissão até 12 semanas do parto.

De forma didática, podemos racionalizar o diagnóstico de síndromes hipertensivas que ocorrem na gravidez, como o exposto na Tabela 1.

Tabela 1 Síndromes hipertensivas na gravidez

Pré-eclâmpsia	Hipertensão gestacional	Hipertensão crônica	Pré-eclâmpsia sobreposta à HAC
HA + proteinúria após 20ª semana, com resolução até a 12ª semana do parto	HA isolada após 20ª semana, com resolução até a 12ª semana do parto	HA prévia ou antes da 20ª semana, sem resolução até a 12ª semana do parto	PE/proteinúria em gestantes com HAC

HA: hipertensão arterial; HAC: hipertensão arterial crônica; PE: pré-eclâmpsia.

Cabe ressaltar que, mesmo sem a presença de proteinúria, as formas hipertensivas com sinais de gravidade e o comprometimento sistêmico permitem o diagnóstico de PE, como exposto no Quadro 1.

Ainda, em relação ao diagnóstico, cabe ressaltar a evolução para formas graves da pré-eclâmpsia:

- Eclâmpsia: presença de convulsões tônico-clônicas em pacientes com pré-eclâmpsia, não atribuídas a outras causas, por acometimento do sistema nervoso central (SNC). Geralmente, o quadro é precedido por sinais premonitórios, com hiperreflexia, agitação, confusão mental, escotomas, epigastralgia e cefaleia occipital, denominado iminência de eclâmpsia.

- Síndrome HELLP: (hemólise, enzimas hepáticas elevadas, baixa contagem de plaquetas) acometimento sistêmico com alterações laboratoriais definidas (Quadro 2).

Os critérios de gravidade da pré-eclâmpsia podem ser clínicos e laboratoriais, conforme exposto nos Quadros 3 e 4.

Diante do exposto, a PE pode ser categorizada de acordo com as formas clínicas expostas no Quadro 5.

Quadro 1 Sinais de gravidade da pré-eclâmpsia
Trombocitopenia < 100.000 mm^3/dL
Comprometimento renal: creatinina > 1,1 mg/dL
Elevação das transaminases 2 × em relação aos valores de referência
Sintomas neurológicos e visuais
Edema pulmonar

Quadro 2 Critérios laboratoriais da síndrome HELLP
Esquizócitos no sangue periférico
Bilirrubinas totais > 1,2 mg/dL
DHL > 600 U/L
AST/TGO > 70 U/L
Plaquetas < 100.000/mm^3

AST/TGO: aspartato aminotransferase/transaminase glutâmico-oxalacética; DHL: desidrogenase láctica; HELLP: hemólise, enzimas hepáticas elevadas, baixa contagem de plaquetas.

Quadro 3 Critérios clínicos de gravidade da pré-eclâmpsia
PA ≥ 160/110 mmHg
Sinais de ICC
Sinais de encefalopatia hipertensiva
Epigastralgia ou dor hipocôndrio direito

ICC: insuficiência cardíaca congestiva.

Quadro 4 Critérios laboratoriais de gravidade da pré-eclâmpsia
Proteinúria ≥ 2 g/L em 24 h
Oligúria < 15 mL/h – < 500 mL/24 h
Creatinina > 1,2 mg/dL
Plaquetopenia (< 100.000/mm³), coagulopatia
↑ enzimas hepáticas (TGO, TGP, DHL) e bilirrubinas
Esquizócitos em esfregaço de sangue periférico

DHL: desidrogenase láctica; TGO: transaminase glutâmico-oxalacética; TGP: transaminase glutâmico-pirúvica.

Quadro 5 Formas clínicas da pré-eclâmpsia
Leve Grave
Precoce: < 34 semanas Tardia: > 43 semanas
Pré-eclâmpsia sem sinais de gravidade Pré-eclâmpsia com sinais de gravidade

CONDUTA

O diagnóstico das síndromes hipertensivas é fundamental no acompanhamento pré-natal. Ganho ponderal rápido ("silencioso") e oscilações dos níveis tensionais devem ser considerados com seguimento no alto risco, no intuito de se evitar desfechos maternos fetais desfavoráveis.

Medidas não farmacológicas, com observação de dieta adequada, normossódica, repouso relativo, não absoluto, mas com redução de atividade física pode ser benéfico.

A avaliação laboratorial consiste na realização de exames de rotina, como hemograma, bilirrubinas, transaminases, DHL e creatinina.

Observações:

- Uma vez solicitada a proteinúria e confirmada a forma clínica da doença hipertensiva, não há necessidade de dosagens repetidas desse parâmetro.
- Ressaltamos que a dosagem de ácido úrico tem valor prognóstico e não indica isoladamente mudança de conduta.
- Exceto na suspeita de síndrome hemolítico-urêmica ou acometimento renal grave, não há necessidade de dosagem seriada de ureia.

Tratamento farmacológico

A introduçao de anti-hipertensivos deve levar em consideração os riscos do estado hipertensivo para o binômio materno-fetal. Os parâmetros que devem ser valorizados são os níveis tensionais e a presença de sinais e sintomas de acometimento sistêmico.

A HA, no geral, é classificada em leve e grave, como exposto na Tabela 2.

Tabela 2 Classificação da hipertensão arterial quanto aos níveis tensionais

HA leve	PAS entre 140-150 mmHg e/ou PAD entre 90-100 mmHg
HA moderada	PAS entre 150-160 mmHg e/ou PAD entre 100-110 mmHg
HA grave	PAS ≥ 160 mmHg e/ou PAD ≥ 110 mmHg

HA: hipertensão arterial; PAD: pressão arterial diastólica; PAS: pressão arterial sistólica.

Nos casos de HA grave (crise hipertensiva), há consenso em relação ao uso de anti-hipertensivos. Em casos de HA não grave, atualmente, o objetivo é manter a pressão arterial diastólica (PAD) máxima de 85 mmHg. Recomenda-se a introdução de anti-hipertensivos quando os níveis tensionais atingirem valores maiores ou iguais a 140 × 90 mmHg persistentes, ou maiores ou iguais a 150 × 100 mmHg.

Na Tabela 3, expomos opções de anti-hipertensivos para uso na gestação, lembrando que todos os agentes anti-hipertensivos atravessam a placenta.

Tabela 3 Opções de anti-hipertensivos para uso na gravidez

Classe do agente	Agente	Posologia
Simpaticolíticos de ação central – α-agonistas	Metildopa Clonidina	750 mg-2 g/dia 0,2-0,6 mg/dia
Bloqueadores de canal de cálcio	Nifedipino retard Anlodipino	20-120 mg/dia 5-20 mg/dia
Vasodilatador periférico	Hidralazina	50-150 mg/dia
Betabloqueadores	Metoprolol Caverdilol	100-200 mg/dia 12,5-50 mg/dia

Fonte: adaptada de Febrasgo, 2021.

Hipotensores contraindicados na gravidez

São contraindicados na gravidez os inibidores da enzima conversora da angiotensina (IECAS), bloqueadores dos receptores da angiotensina II (BRA II), inibidores diretos da renina (alisquirenos), por se associarem a alterações renais fetais.

O uso de diuréticos tiazídicos, frequentemente utilizados nas pacientes com HAC, não é habitual nos casos das síndromes hipertensivas na gravidez, por se associarem à redução de volume circulatório de líquido amniótico, tendo indicações nos casos de comprometimento renal grave e edema agudo de pulmão. Nesse caso, a furosemida é o preferencial.

No atendimento da emergência hipertensiva, os anti-hipertensivos que devem ser utilizados no atendimento são aqueles ditos emergenciais, expostos na Tabela 4. O objetivo do tratamento é a redução da PA em 15 a 25%, atingindo-se valores da pressão arterial sistólica (PAS) entre 140 e 150 mmHg e da PAD entre 90 e 100 mmHg. Qualquer que seja o anti-hipertensivo utilizado, devem-se evitar quedas bruscas da PA, pelos riscos maternos (acidente vascular encefálico [AVE], infarto), e reduzir em demasia a perfusão uteroplacentária, potencializando-se, assim, os efeitos negativos sobre o estado fetal.

Tabela 4 Anti-hipertensivos emergenciais para crise hipertensiva

Agente	Dose inicial	Repetição s/n	Dose máxima
Hidralazina	Ampola de 20 mg/mL Dose: 5 mg, IV	5 mg, IV, a cada 20 min	45 mg
Nofedipino	Cp 10 mg Dose: 10 mg, VO	10 mg, VO, a cada 20-30 min	30 mg
Nitroprussiato de sódio	0,5-10 μg/kg/min, IV	Aumentar 1 mL/h a cada 10 min	

cp: comprimido; IV: intravenosa; VO: via oral.
Fonte: adaptada de Febrasgo, 2021.

Para o tratamento da eclâmpsia ou iminência de eclâmpsia, o fármaco de eleição é o sulfato de magnésio ($MgSO_4$). E quando ocorrem sinais de acometimento sistêmico, síndrome HELLP e hipertensão de difícil controle, seu uso é recomendado.

Os esquemas recomendados são os de Pritchard (mescla as vias intramuscular [IM] e intravenosa [IV]), Zuspan e de Sibai (exclusivamente por via endovenosa [EV]), expostos na Tabela 5.

Tabela 5 Esquemas de $MgSO_4$ para tratamento de eclâmpsia/pré-eclâmpsia grave

Esquema	Ataque	Manutenção
Pritchard	4 g EV + 10 g IM	5 g a cada 4 h por 24 h
Zuspan	4 g EV	1 g/h EV por 24 h
Sibai	6 g EV	2 g/h EV por 24 h

EV: endovenosa; IM: intramuscular.

Em relação ao uso do $MgSO_4$, cabem algumas considerações:

1. Concentrações disponíveis do $MgSO_4$:
   - $MgSO_4$ a 50%: ampola com 10 mL contém 5 g de magnésio.
   - $MgSO_4$ a 20%: ampola com 10 mL contém 2 g de magnésio.
   - $MgSO_4$ a 10%: ampola com 10 mL contém 1 g de magnésio.
2. Efeitos colaterais do $MgSO_4$:
   - A concentração terapêutica do íon magnésio varia de 4 a 7 mEq/L (4,8 a 8,4 mg/dL) e o reflexo patelar fica abolido com 8 a 10 mEq/L, havendo risco de intoxicação e parada respiratória a partir de 12 mEq/L. Assim,

durante a administração, deve haver controle de reflexos periféricos, frequência respiratória, cardíaca, PA e diurese, uma vez que a via de excreção do $MgSO_4$ é renal.
   - Caso ocorra sinais de impregnação, um antídoto, gluconato de cálcio 10 mL a 10% deve ser infundido lentamente.
3. Crises convulsivas recorrentes:
   - Recomenda-se administrar 2 g IV de $MgSO_4$ em bólus e manter 2 g IV/h de manutenção. Ainda, se as convulsões persistirem por duas repetições desse esquema, a droga anticonvulsivante de eleição é a difenil-hidantoína.
4. Manutenção:
   - Recomenda-se a manutenção dos esquemas de $MgSO_4$ pelo menos por 24 horas após a última crise convulsiva e/ou após o parto.

CONDUTA OBSTÉTRICA NA PRÉ-ECLÂMPSIA

A antecipação do parto deve contemplar riscos e benefícios relacionados ao bem-estar materno e fetal, especialmente no que se refere à viabilidade fetal e prematuridade e ao acometimento sistêmico materno.

- Idade gestacional < 24 semanas: conduta expectante nessa idade gestacional está associada com alta mortalidade perinatal (mais de 80%) e morbimortalidade materna (27 a 71%). Os casos devem ser individualizados, contudo, diante da deterioração materna, a gestação deve ser interrompida.
- Idade gestacional entre 24 e 34 semanas: recomenda-se vigilância materna e fetal, clínica e com propedêutica complementar (exames laboratoriais, ultrassonografia (USG) com Doppler, cardiotocografia) para avaliação de critérios de gravidade. A depender do caso, a corticoterapia

em momento oportuno deve ser realizada, visando ao melhor resultado fetal quanto a sequelas e complicações da prematuridade.

Caso ocorra necessidade de introdução de $MgSO_4$ e relativa estabilização do quadro, sem indicação absoluta de resolução da gestação, isso pode ser mantido por 24 horas, e após a suspensão, a vigilância materna e fetal deve ser mantida.

A partir de 34 semanas, caso haja indicação, a resolução da gravidez está indicada, contudo, não se pode esquecer das complicações relacionadas com a prematuridade.

- Idade gestacional entre 34 e 37 semanas: excetuando-se a necessidade da corticoterapia, a abordagem é semelhante à das gestações entre 24 e 34 semanas, sempre se considerando a manutenção da gravidez o mais próximo possível da 37ª semana, a depender da gravidade do quadro.
- Idade gestacional ≥ 37 semanas: indica-se a resolução da gravidez, sendo a via de parto considerada de acordo com as condições obstétricas.

A Tabela 6 exemplifica a conduta considerando a gravidade do quadro e a idade gestacional.

Tabela 6 Conduta na pré-eclâmpsia

Gravidade	Pré-termo (24-34 semanas)	Termo (37 semanas)
Leve	Conduta expectante Vigilância materno-fetal Parto no momento oportuno	Parto com 37 semanas
Grave	Hospitalização Tratamento clínico Vigilância materno-fetal Antecipação do parto com 34 semanas	Antecipação do parto

Cuidados após o parto

Recomenda-se avaliação clínica e de propedêutica complementar (exames laboratoriais) do estado materno. Manutenção ou introdução de hipotensores e, nesse caso, os IECAS, também podem ser utilizados.

Caso haja necessidade de supressão do aleitamento materno, não são recomendados métodos farmacológicos, com uso de cabergolina ou bromocriptina, pelo risco de eventos cardiovasculares.

Predição

Por ser importante causa de mortalidade materna no mundo, respondendo por cerca de 10 a 15% das causas de morte materna direta, e ainda não ter a etiologia totalmente esclarecida, algumas estratégias vêm sendo adotadas com intuito de predizer-se a PE para, então, adotar-se medidas preventivas.

As estratégias de rastreamento variam na literatura quanto à eficácia, contudo, a maioria é concorde que a combinação delas é mais eficiente na predição da PE.

A seguir, colocamos as principais estratégias utilizadas na prática clínica:

- História materna: antecedentes pessoais, obstétricos. As taxas de detecção variam, sendo melhores nos casos de PE precoce.
- Pressão arterial média (PAM): PAM = PAS + 2 × PAD/3 – quando combinada com a história materna, avaliada entre 11 e 14 semanas, é um bom método de rastreio da PE.
- Marcadores bioquímicos: na medida em que se considera a angiogênese adequada ou deficiente, importante fator na etiologia da PE, a relação entre pró-angiogênicos e antiangiogênicos poderia expressar o risco de

desenvolvimento da PE. Desses marcadores bioquímicos, o fator de crescimento placentário (PIGF), secretado pelas células trofoblásticas, – parte da família do fator de crescimento endotelial (VEGF), que são pró-angiogênicos –, apresentam isoladamente taxas de detecção da PE de 55 e 33% de início precoce e tardio, respectivamente. Ainda, a proteína plasmática associada à gravidez (PAPP-A), secretada pelo sinciciotrofoblasto, e envolvida com o crescimento e desenvolvimento placentário, quando em concentrações baixas ($P < 5$), pode associar-se ao risco de desenvolver PE.

- Biomarcadores: muitos biomarcadores têm sido estudados na circulação materna, e potencialmente podem estar implicados com a etiologia complexa da PE. Contudo, quando avaliados isoladamente, não apresentam valor preditivo suficiente para uso na prática clínica, sendo mais assertivo o uso combinado com outros preditores.
- Dopplervelocimetria das artérias uterinas: a PE está associada a uma placentação anormal, com aumento na resistência vascular uteroplacentária. Com base nesse fato, a dopplervelocimetria das artérias uterinas tem sido avaliada como preditor de risco para PE. Essa avaliação é qualitativa, observando-se a incisura protodiastólica na onda de velocidade do fluxo; e quantitativa, avaliando-se o aumento do índice de pulsatilidade (IP) desse vaso. Contudo, ainda, a capacidade de predição da PE por meio da dopplervelocimetria das artérias uterinas é limitada, sendo melhor nos 2º e 3º trimestres, o que dificulta a introdução de medidas eficazes profiláticas preventivas para PE.
- Testes multiparamétricos: revisões sistemáticas que avaliaram modelos de rastreio para PE demonstraram que a

combinação de fatores materno, PAM, IP da artéria uterina, PAPP-A e PGIF no soro materno entre 11 e 13 semanas de gravidez permitiu a detecção de taxas de PE precoce em 93% e de 36% para PE tardia, com falso-positivo de 5%, reforçando a melhora de sensibilidade quando ocorre a associação das estratégias de predição.

Em relação à adequação desses modelos de rastreio, chancelados pela Internacional Federation of Gynecology and Obstetrics (FIGO), a partir de características maternas e da PAM, o modelo para a população brasileira demonstrou taxa de detecção de 67% para PE precoce, com falso-positivo de 10%, valor preditivo positiva de 17% e valor preditivo negativo de 99%.

Cabe ressaltar a importância do rastreamento universal para PE, de acordo com a disponibilidade de cada serviço.

PREVENÇÃO

Na atualidade, as intervenções que mostraram eficácia na redução de risco para PE são:

- Ácido acetilsalicílico (AAS): a introdução de AAS na dose de 150 mg/dia à noite, em gestantes com risco para PE, entre 11 e 14 semanas, demonstra redução de risco para PE precoce em cerca de 62% (estudo ASPRE – *Aspirin for Evidence-Based Preeclampsia Prevention*). A introdução do AAS preferentemente deve ser feita entre 12 e 16 semanas de gravidez. Contudo, apesar de melhor eficácia quando introduzido precocemente, por ser considerado seguro seu uso na gestação, em gestantes de alto risco, mesmo após a 16ª semana, a introdução de AAS pode ser benéfica na prevenção da PE. A prevenção deve ser mantida até a 36ª semana, mas o tratamento é considerado seguro até a proximidade do parto.

- Nos casos em que a gestante apresente alergia ao AAS, com reações urticariformes, ou contraindicações ao uso, como asma grave e distúrbios hemorrágicos, o AAS não deve ser utilizado, e nesses casos, além de suplementação de cálcio, o uso de heparina de baixo peso molecular (HNPM) pode ser indicado.
- Suplementação de cálcio: nos casos em que a ingestão de cálcio pela dieta for considerada insuficiente, a suplementação de cálcio, na dose de 1 g ou mais na segunda metade da gravidez, é considerada benéfica na prevenção da PE, reduzindo o risco de ocorrência em até 55%.
- Heparina de baixo peso molecular (HBPM): não há recomendação para o uso de HBPM na prevenção de PE. A HBPM é indicada para gestantes com outras comorbidades que necessitem de anticoagulação na gravidez, como a síndrome antifosfolípide.
- Exercício físico: exercícios de intensidade moderada (suficientes para aumentar a frequência cardíaca e permitir falar, mas não cantar), quando realizados por pelo menos 140 minutos por semana, podem reduzir o risco de ocorrência de PE em cerca de 41%.

CONSIDERAÇÕES FINAIS

As síndromes hipertensivas na gravidez estão relacionadas com o aumento da mortalidade e da morbidade materna e fetal.

BIBLIOGRAFIA CONSULTADA

Abalos E, Cuesta C, Grosso AL, Chou D, Say L. Global and regional estimates of preeclampsia and eclampsia: a systematic review. Eur J Obstet Gynecol Reprod Biol. 2013;170(1):1-7.

Boeldt DS, Bird IM. Vascular adaptation in pregnancy and endothelial dysfunction in preeclampsia. J Endocrinol. 2017;232(1):R27-44.

Brown MA, Magee LA, Kenny LC, Karumanchi SA, McCarthy FP, Saito S, et al. Hypertensive disorders of pregnancy: ISSHP classification, diagnosis, and management recommendations for international practice. Hypertension. 2018;72(1):24-43.

Federação Brasileira das Associações de Ginecologia e Obstetrícia (Febrasgo). Comissão Especializada em Gestação de Alto Risco. Pré-eclâmpsia/eclâmpsia. São Paulo: Febrasgo; 2021. (Protocolo Febrasgo - Obstetrícia n. 73).

Federação Brasileira das Associações de Ginecologia e Obstetrícia (Febrasgo). Comissão Nacional Especializada em Ultrassonografia. Predição e prevenção da pré-eclâmpsia. São Paulo: Febrasgo; 2023 (Febrasgo Position Statement nº 1).

Rocha RS, Alves JAG, Moura SBMH, Araujo Júnior E, Martins WP, Vasconcelos CTM, et al. Comparison of three algorithms for prediction preeclampsia in the first trimester of pregnancy. Pregnancy Hypertens. 2017;10:113-7.

World Health Organization. WHO recommendations for prevention and treatment of pre-eclampsia and eclampsia. Geneva: WHO; 2011.

30
Rotura prematura de membranas ovulares

Romulo Negrini

INTRODUÇÃO

A rotura prematura de membranas ovulares (RPMO) é definida como a rotura espontânea das membranas coriônica e amniótica antes do início do trabalho de parto. Essa definição independe da idade gestacional, assim, ela pode ocorrer no termo (acima de 37 semanas) ou no pré-termo (abaixo de 37 semanas).

Trata-se de uma das complicações obstétricas mais frequentes e que depende estritamente da idade gestacional e das complicações associadas, que devem ser sempre investigadas.

EPIDEMIOLOGIA

A frequência dessa ocorrência não é desprezível, uma vez que acomete 8% das gestações de termo e cerca de 3% das pré-termo, com frequência crescente conforme o aumento da idade gestacional. Mais que isso, a ruptura prematura de membranas responde por 30 a 40% dos nascimentos pré-termo, sendo uma das principais causas de prematuridade. Além disso, associa-se a outras possíveis complicações, que podem trazer sérias consequências tanto à mãe quanto ao bebê, especialmente em casos mais precoces, e incluem infecções, prolapso de cordão umbilical, hipoplasia pulmonar, descolamento prematuro de placenta, entre outras.

O intervalo entre a rotura das membranas e o início do trabalho de parto é conhecido como período de latência. Sabe-se que 60% das mulheres com RPMO entrarão em trabalho de parto nas primeiras 24 horas, especialmente em gestações de termo. Na verdade, o período médio de latência é de sete dias, sendo sua duração inversamente proporcional à idade gestacional.

FATORES DE RISCO

A RPMO tem etiologia multifatorial e, em sua maioria, idiopática. Os principais fatores de risco relacionados à RPMO são: passado de parto prematuro (principal fator, que ocorre em 32% dos casos); distensão uterina aumentada (gemelar, polidrâmnio, macrossomia fetal); desnutrição, tabagismo e doenças do colágeno, que interferem diretamente na composição da membrana ovular; infecções do trato genital inferior, cujos principais agentes são estreptococos do grupo B, *Gardnerella vaginalis*, *Neisseria Gonorrhoeae*, *Escherichia Coli*, *Bacterioides* sp., *Peptostreptococcus* e enterococos, que atuam com a produção de colagenases e proteases. Pode ocorrer ainda a RPMO secundária a procedimentos invasivos, como amniocentese, cordocentese ou cerclagem do colo uterino.

DIAGNÓSTICO

O diagnóstico é eminentemente clínico, considerando-se a história de perda líquida vaginal e exame especular com visualização de saída de líquido pelo orifício externo do colo uterino (nível de evidência 4). Esse método pode resultar em falsa positividade em 10 a 20% dos casos.

Em casos de dúvida diagnóstica, podemos utilizar alguns outros exames, que diferem em seu grau de sensibilidade e especificidade, além do custo. Os mais recomendados, por apresentarem maior sensibilidade e especificidade, são:

- Alfa-microglobulina placentária 1 (PAMG-1): *kit* que detecta presença da proteína alfa-microglobulina-1 placentária. Colhe-se *swab* do fluido vaginal em fundo de saco posterior com cotonete, mergulha-se este no solvente por 1 minuto fazendo movimentos circulares; depois, introduz-se a fita marcadora na mistura. Aguarda-se de 5 a 10 minutos. Na fita, a presença de um traço é resultado negativo para RPMO, enquanto dois traços indicam resultado positivo. É o teste de maior acurácia no diagnóstico de RPMO, com sensibilidade de 98,9% e especificidade que beira 100%.
- Proteína de ligação ao fator de crescimento semelhante à insulina tipo 1 (IGFBP-1): com metodologia de coleta semelhante à do PAMG-1, esse *kit* detecta a presença vaginal de fator de crescimento insulina-*like* 1, produzida pelas células da decídua placentária e presente em líquido amniótico. Tem maior acurácia se realizado no início do quadro, possuindo sensibilidade de 95% e especificidade de 98%.

Outros testes de custo menor apresentam uma série de fragilidades, sendo suscetíveis a queda de acurácia pela presença de fatores vaginais como corrimento e sangramento; por exemplo, em bolsa rota, espera-se que o pH vaginal tenda a alcalino, mas isso também pode acontecer em uma vaginose bacteriana. Esse é um dos motivos pelos quais o papel de nitrazina não vem sendo mais recomendado para diagnóstico de RPMO.

Assim, outras opções diagnósticas, que possuem sensibilidade e especificidade variáveis, seriam:

- Prova de cristalização: consiste em coletar material do canal cervical, com pipeta ou sonda de alívio acoplada em seringa, e colocá-lo sobre uma lâmina. Em seguida, levar ao microscópio e observar se há arborização, que é indicativa da presença de líquido amniótico.
- Teste de Ianetta: coletar material do canal cervical, com pipeta ou sonda de alívio acoplada em seringa, e colocá-lo sobre uma lâmina. Após aquecimento com isqueiro por cerca de 1 minuto, mantendo 10 cm de distância entre a chama e a lâmina, observar a coloração do conteúdo coletado. Se branco, provavelmente líquido amniótico, e, se amarronzado, conteúdo vaginal normal.
- Azul do Nilo (ou de Kittrich): aplica-se o sulfato Azul de Nilo a 1% sobre uma lâmina com esfregaço vaginal. O teste é positivo quando evidencia células fetais orangiófilas, que passam a ter uma coloração amarelo alaranjada.
- Testes de infusão: infundem-se substâncias na cavidade amniótica por meio da amniocentese e, portanto, são restritos aos casos nos quais todos os demais testes falharam. Visam confirmar a saída das substâncias instiladas na cavidade amniótica, a partir da visualização da coloração azul em tampões ou forro vaginais, no caso do Índigo Carmim, ou por meio da visualização de substâncias radiopacas, nas radiografias dos tampões vaginais obtidas posteriormente. Dados os riscos associados, possuem uso muito restrito.
- Ultrassonografia (USG) obstétrica: verificação do Índice de Líquido Amniótico (ILA) – dado subjetivo e de pouco valor para o diagnóstico de RPMO, uma vez que, estando normal, não se pode afastar a rotura e, estando reduzido, também não se confirma. Deve-se lembrar que diversas patologias cursam com redução do líquido amniótico. Baixa especificidade.

COMPLICAÇÕES

As complicações da RPMO podem ser divididas em maternas e fetais. Dentre as complicações maternas, a infecção é a principal delas. Aproximadamente um terço das gestantes com RPMO desenvolvem infecções severas como corioamnionite, endometrite ou septicemia, sendo mais frequentes em casos mais precoces.

Sabe-se que 30 a 40% dos nascimentos pré-termo estão associados à RPMO e, portanto, as principais complicações fetais relacionam-se à prematuridade. Destacam-se as seguintes complicações neonatais: hipoplasia pulmonar, anomalias ortopédicas, anomalias cerebrais (hemorragias, paralisias, dificuldade de aprendizagem), síndrome da membrana hialina, enterocolite necrosante, sepse neonatal, prolapso de cordão ou compressão funicular, todas podendo levar ao óbito fetal/neonatal.

De forma rara, e pela descompressão brusca da cavidade uterina, pode ocorrer descolamento prematuro de placenta após a ruptura das membranas, especialmente em casos de polidrâmnio. Hipoplasia pulmonar e deformidade de membros são complicações associadas ao rompimento de membranas em idade gestacionais muito baixas.

CONDUTA

Primeiramente, deve-se estratificar a idade gestacional para definição da conduta a ser tomada.

Classicamente, o limite para expectação em casos de RPMO é de 34 semanas, quando a conduta ativa é adotada. Por outro lado, revisão da Cochrane envolvendo mais de 3 mil casos mostrou que essa conduta ativa de resolução precoce aumenta a incidência de síndrome do desconforto respiratório do recém-nascido (RN) (RR 1,26, 95% CI 1,05-1,53), bem como as taxas de cesariana (RR 1,26, 95% CI 1,11-1,44). Todavia, estudos anteriores revelavam maior risco de corioamnionite na conduta expectante após 34 semanas (16 × 2%).

Assim, a conduta deve ser individualizada, levando-se em consideração principalmente a possibilidade ou não de estreita vigilância infecciosa. Portanto, não havendo complicações, a resolução da gravidez deve ocorrer entre 34 e 36 semanas e 6 dias de gravidez. Nas RPMO de termo, não há espaço para expectação.

Quando a ruptura das membranas ocorre abaixo de 34 semanas, há consenso sobre a possibilidade de conduta expectante, exceto em casos de corioamnionite deflagrada ou sofrimento fetal. Entretanto, essa expectação envolve vigilância do binômio, bem como algumas medidas com intuito de melhorar o prognóstico do feto. Nesses casos, é preciso:

- Colher cultura de secreção vaginal, além de cultura de estreptococos em *swabs* anal e vaginal. Colhe-se também hemograma de controle, urina 1 e urocultura.
- Na ausência de complicações, deve-se realizar o uso de corticoides entre 24 e 34 a 36 6/7 semanas, pois há significativa redução da morbimortalidade perinatal associada à síndrome do desconforto respiratório (RR 0,81, 95% CI 0,67-0,98) e à hemorragia intraventricular (RR 0,49, 95% CI 0,25-0,96); sem o aumento da infecção materno e/ou fetal (nível 1A de evidência). O uso do corticoide após 34 semanas traz benefícios pulmonares ao RN, todavia, aumenta as chances de hipoglicemia, razão pela qual seu uso deve ser uma decisão multiprofissional.
- O uso de sulfato de magnésio é recomendado entre 24 e 32 semanas, caso o nascimento esteja previsto para as próximas 24 horas. Com isso, há redução em até 30% do risco de paralisia cerebral.

- Parâmetros clínicos como temperatura maternal, taquicardia maternal e fetal, contrações uterinas, fisiometria, bem como parâmetros laboratoriais, como hemograma a cada 48 a 72 horas, fazem parte da vigilância infecciosa.
- Não há consenso sobre a monitorização fetal, entretanto, para fetos com prognóstico, deve-se realizar análise periódica de vitalidade, seja por cardiotocografia ou por USG. Esta última ainda pode detectar redução de movimentos respiratórios, um dos sinais precoces de infecção intrauterina.
- A tocólise não deve ser realizada, pois não prolonga significativamente o nascimento e associa-se a maior risco de Apgar menor que 7 no quinto minuto e infecção uterina.

Quando a ruptura acontece antes de 24 semanas, a situação é mais complexa. Estudos revelam que, em mais de 30% desses casos, o nascimento ocorre antes da viabilidade gestacional e pouco menos de 40% recebem alta hospitalar, sendo que desses mais de 80% apresentam alguma dependência de oxigênio e quase 50% têm doença pulmonar crônica. Não obstante, há risco de 17,3% de descolamento prematuro de placenta e 4,8% de sepse. Isso posto, os riscos devem ser expostos aos familiares, para que possam tomar uma decisão consciente sobre interrupção ou não da gestação.

CORIOAMNIONITE

Independentemente da idade gestacional, havendo corioamnionite, a gravidez deve ser interrompida com via de parto obstétrica. Esta tem como principais fatores de risco o tempo de rupturas das membranas e a quantidade de toques vaginais. Diversos microrganismos podem estar envolvidos, como ureaplasma, micoplasma, estreptococos, pseudomonas, entre outros.

Há divergências na literatura sobre o diagnóstico da corioamnionite, sendo este mais frequentemente realizado com base no conceito do tríplice sinal, ou seja, febre mais dois critérios menores: útero doloroso, taquicardia materna ou fetal, fisiometria, leucocitose acima de 15.000 a 20.000/mm^3 ou aumento de 20% de seus níveis basais. Obviamente, um contexto clínico envolvendo curva de proteína C-reativa (PCR) e vigilância dos movimentos respiratórios fetais podem contribuir para um diagnóstico mais assertivo.

Além do parto o tratamento, inclui o uso de antibioticoterapia de amplo espectro, como: ampicilina 2 g IV a cada 6 h associado à gentamicina 1,5 mg/kg IV a cada 8 h e metronidazol 500 mg IV a cada 8 h; ou clindamicina 900 mg IV a cada 8 h associado à ceftriaxona 1 g IV a cada 12 h.

PROFILAXIA DE INFECÇÃO POR *STREPTOCOCCUS AGALACTIE* (ESTREPTOCOCO DO GRUPO B)

O estreptococo do grupo B (EGB), ou *Streptococcus agalactie*, é uma bactéria Gram-positiva que coloniza os tratos gastrointestinal e genital de 15 a 40% das gestantes. Trata-se do principal agente etiológico da sepse neonatal precoce (dentro das primeiras 48 horas após o parto), associado à mortalidade de até 40%.

Conforme diretrizes do Colégio Americano de Ginecologia e Obstetrícia (ACOG) e do Ministério da Saúde do Brasil, a cultura de *swab* anal e vaginal deve ser realizada universalmente na gestação, entre 36 a 37 6/7 semanas, ou antecipada em casos de trabalho de parto prematuro ou RPMO. Exceções se fazem a casos de antecedentes de sepse neonatal precoce ou qualquer urocultura positiva para essa bactéria na gestação vigente, pois, nesse caso, a profilaxia já é indicada na iminência

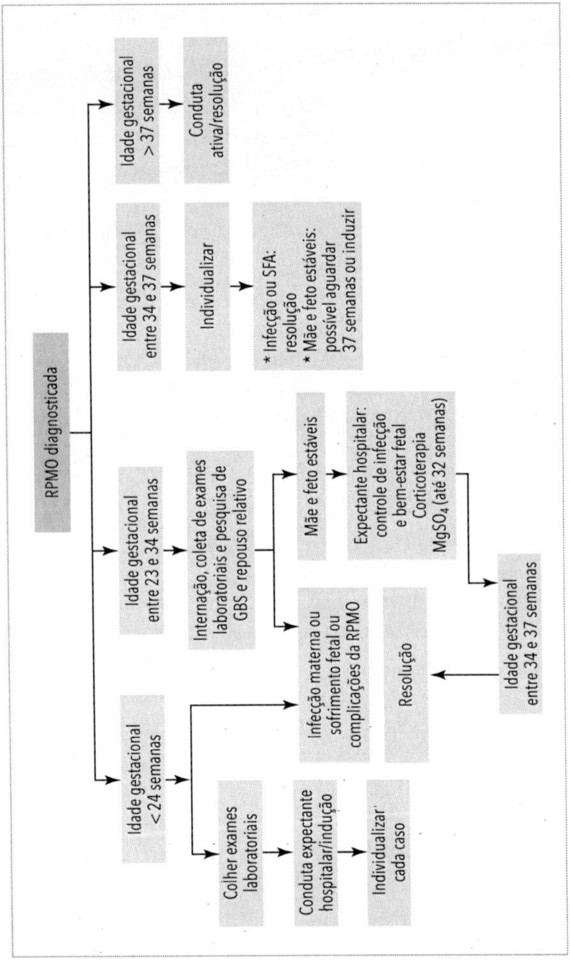

Figura 1 Fluxograma da conduta na ruptura prematura de membranas.

GBS: estreptococo do grupo B; RPMO: rotura prematura de membranas ovulares; SFA: sofrimento fetal agudo.

do nascimento. Dado o caráter intermitente da colonização, o exame tem maior sensibilidade e especificidade nas primeiras cinco semanas após sua coleta, perdendo validade após esse período.

Sendo a colonização desconhecida, as indicações de profilaxia são:

- Ruptura de membranas há pelo menos 18 horas.
- Trabalho de parto prematuro.
- Febre intraparto de origem indeterminada no trabalho de parto.

Além dos casos com urocultura positiva para estreptococo na gestação vigente ou antecedentes de sepse neonatal precoce como explicado.

A profilaxia da infecção neonatal fica reservada a casos de mulheres em trabalho de parto ou com membranas rotas, sendo desnecessárias em cesarianas eletivas, mesmo que tenham cultura positiva. No caso de trabalho de parto prematuro, a antibioticoprofilaxia deve ser mantida até inibição ou nascimento nos casos indicados.

As Tabelas 1 a 3 trazem as opções terapêuticas para profilaxia de infecção neonatal por estreptococo.

Tabela 1 Recomendação da antibioticoprofilaxia intraparto

Antibiótico	Dose de ataque	Intervalo de repetição até o nascimento	Dose de repetição
Recomendado Penicilina G	5 milhões de unidades EV	a cada 4 h	2,5 milhões de unidades EV
Alternativa Ampicilina	2 g EV	a cada 4 h	1 g EV

EV: endovenosa.
Fonte: adaptada de Todorova-Cristova et al., 2014.

Tabela 2 Antibioticoprofilaxia intraparto para pacientes alérgicas à penicilina

Antibiótico	Dose de ataque	Intervalo de repetição até o nascimento	Dose de repetição
Recomendado Alto risco para anafilaxia Clindamicina	900 mg EV	a cada 8 h	900 mg EV
Baixo risco para anafilaxia Cefazolina	2 g EV	a cada 8 h	1g EV

EV: endovenosa.

Tabela 3 Antibioticoprofilaxia intraparto para estreptococo do grupo B resistente à clindamicina ou eritromicina

Antibiótico	Dose de ataque	Intervalo de repetição até o nascimento	Dose de repetição
Vancomicina	1g EV	a cada 12 h	1 g EV

EV: endovenosa.

CONSIDERAÇÕES FINAIS

A ruptura prematura de membranas é uma das complicações obstétricas mais frequentes, ocorrendo em 8% das gestações de termo e 3% das pré-termo. Além disso, é uma das principais causas de prematuridade.

Entre os fatores de risco, as infecções vaginais são os mais frequentes, de modo que requerem tratamento precoce.

O diagnóstico será clínico em 90% dos casos, sendo os exames PAMG-1 e IGFBP-1 as melhores opções para confirmação diagnóstica nos demais 10%.

Entre as complicações, as mais frequentes são prematuridade e corioamnionite. Para evitá-la, a conduta deve ser ativa após 34 a 37 semanas. Abaixo dessa idade gestacional é possível expectação com vigilância infecciosa e do bem-estar fetal, cujas alterações indicam parto.

A RPMO é fator de risco para infecção neonatal por estreptococo do grupo B, que coloniza até 40% do trato gastrointestinal ou genital de gestantes. Por esse motivo, sua investigação é universal entre 36 e 37 6/7 semanas (ACOG), devendo a antibioticoprofilaxia ser realizada no momento do nascimento (exceto cesárea eletiva) de casos positivos ou desconhecidos com uma das seguintes características: ruptura de membranas há pelo menos 18 horas; trabalho de parto prematuro; febre intraparto de origem indeterminada no trabalho de parto. Urocultura positiva para estreptococo na gestação vigente ou antecedentes de sepse neonatal já indicam profilaxia no momento do parto, sem a necessidade de coleta da cultura. O antibiótico de escolha é penicilina cristalina, sendo opção a ampicilina.

BIBLIOGRAFIA CONSULTADA

American Academy of Pediatrics. Group B streptococcal infections. In: Kimberlin DW, (Ed.). Red Book: 2015 Report of the Committee on Infectious Diseases. 30 ed. American Academy of Pediatrics; 2015. p. 745.

American College of Obstetricians and Gynecologists. Committee Opinion 797. Prevention of Group B Streptococcal Early-Onset Disease in Newborns. Washington: ACOG; 2020.

Bond DM, Middleton P, Levett KM, van der Ham DP, Crowther CA, Buchanan SL, et al. Planned early birth versus expectant management for women with preterm prelabour rupture of membranes prior to 37 weeks' gestation for improving pregnancy outcome. Cochrane Database Syst Rev. 2017;3(3):CD004735.

Brasil. Ministério da Saúde. Ruptura Prematura de Membranas em Manual de Gestação de Alto Risco. Brasília: Ministério da Saúde; 2022.

Duke T. Neonatal pneumonia in developing countries. Arch Dis Child Fetal Neonatal Ed. 2005 May;90(3):F211-9.

Freitas FT, Romero GA. Early-onset neonatal sepsis and the implementation of group B streptococcus prophylaxis in a Brazilian maternity hospital: a descriptive study. Braz J Infect Dis. 2017 Jan-Feb;21(1):92-97.

Jung E, Romero R, Suksai M, Gotsch F, Chaemsaithong P, Erez O, et al. Clinical chorioamnionitis at term: definition, pathogenesis, microbiology, diagnosis, and treatment. Am J Obstet Gynecol. 2024;230(3S): S807-40.

Jung EJ, Byun JM, Kim YN, Lee KB, Sung MS, Kim KT, et al. Antenatal magnesium sulfate for both tocolysis and fetal neuroprotection in premature rupture of the membranes before 32 weeks' gestation. J Matern Fetal Neonatal Med. 2018;31(11):1431-41.

Kenyon S, Boulvain M, Neilson JP. Antibiotics for preterm rupture of membranes. Cochrane Database Syst Rev. 2010;(8):CD001058.

Kibel M, Asztalos E, Barrett J, Dunn MS, Tward C, Pittini A, et al. Outcomes of pregnancies complicated by preterm premature rupture of membranes between 20 and 24 weeks of gestation. Obstet Gynecol. 2016;128(2): 313-20.

Mackeen AD, Seibel-Seamon J, Muhammad J, Baxter JK, Berghella V. Tocolytics for preterm premature rupture of membranes. Cochrane Database Syst Rev. 2014; CD007062.

Magann EF, Haram K, Ounpraseuth S, Mortensen JH, Spencer HJ, Morrison JC. Use of antenatal corticosteroids in special circumstances: a comprehensive review. Acta Obstet Gynecol Scand. 2017;96(4):395-409.

McLaughlin LM, Gardener GJ. Neonatal outcomes after prelabour rupture of membranes before 24 weeks' gestation. J Paediatr Child Health. 2016 Jul;52(7):722-7.

Mercer BM. Preterm premature rupture of the membranes. Obstet Gynecol 2003; 101:178-93.

Morris JM, Roberts CL, Bowen JR, Patterson JA, Bond DM, Algert CS, et al. Immediate delivery compared with expectant management after preterm pre-labour rupture of the membranes close to term (PPROMT trial): a randomised controlled trial. Lancet. 2016;387(10017):444-52.

Naef RW, Allbert JR, Ross EL, Weber BM, Martin RW, Morrison JC. Premature rupture of membranes at 34 to 37 weeks' gestation: aggressive versus conservative management. Am J Obstet Gynecol. 1998;178(1 Pt 1):126-30.

National Collaborating Centre for Women's and Children's Health (UK). Preterm labour and birth. London: National Institute for Health and Care Excellence (UK); 2015.

Neerhof MG, Cravello C. Am J Obstet Gynecol. Disponível em: https://www.sciencedirect.com/science/article/pii/S0002937899702127"Timing of labor induction after premature rupture of membranes between 32 and 36 weeks' gestation. (acesso: abr. 2025). 1999;180(2): 349-352.

Peaceman AM, Lai Y, Rouse DJ, Spong CY, Mercer BM, Varner MW, et al. Length of latency with preterm premature rupture of membranes before 32 weeks' gestation. Am J Perinatol. 2015;32(1):57-62.

Phupong V, Kulmala L. Factors associated with latency period in preterm prelabor rupture of membranes. J Matern Fetal Neonatal Med. 2016; 29(16):2650-3.

Scorza WE, Lockwood CJ, Barss VA. Management of premature rupture of the fetal membranes at term. UpToDate; 2021.

Sung JH, Choi SJ, Oh SY, Roh CR, Kim JH. Revisiting the diagnostic criteria of clinical chorioamnionitis in preterm birth. BJOG. 2017;124(5):775-83.

van der Ham DP, van Melick MJ, Smits L, Nijhuis JG, Weiner CP, van Beek JH, et al. Methods for the diagnosis of rupture of the fetal membranes in equivocal cases: a systematic review. Eur J Obstet Gynecol Reprod Biol. 2011;157(2):123-7.

Yeo L, Ananth CV, Vintzileos A. Placental Abruption. Glob Libr Women's Med; 2009.

31

Restrição de crescimento fetal

Giselle Darahem Tedesco
Aya Carolina Kishi Diniz
Julia Marinaro Colon

INTRODUÇÃO

A restrição de crescimento fetal (RCF) é uma condição na qual o feto não atinge o potencial de crescimento esperado para a idade gestacional, sendo uma das principais complicações obstétricas, aumentando significativamente a morbimortalidade perinatal, com impactos a longo prazo na saúde do indivíduo. É caracterizada pelo peso fetal abaixo do percentil 3 de acordo com a Organização Mundial da Saúde (OMS) ou abaixo do percentil 10, segundo o American College of Obstetrics e Gynecology (ACOG).

O adequado reconhecimento e manejo da RCF são essenciais para reduzir os impactos adversos, pois acomete de 5 a 10% das gestações, sendo a segunda principal causa de mortalidade perinatal e responsável por quase um terço dos natimortos. Além disso, aumenta a frequência de nascimentos prematuros e asfixia intraparto. O avanço nas técnicas de ultrassonografia (USG) e Doppler permitiu a identificação precoce e a estratificação de risco dos fetos acometidos. Entretanto, o desafio persiste em diferenciar fetos constitucionalmente pequenos daqueles com crescimento restrito em razão de causas patológicas.

Neste capítulo serão abordados os principais aspectos da RCF, com o objetivo de apresentar ao médico obstetra um panorama atualizado e prático para o manejo dessa condição, visando à otimização dos desfechos materno-fetais.

ETIOLOGIA

A restrição do crescimento fetal possui etiologia multifatorial, e, didaticamente, participam: fatores maternos, ambientais, fetais e placentários, listados no Quadro 1.

Quadro 1 Fatores etiológicos da restrição de crescimento fetal

Maternos	▪ Doenças clínicas maternas: – Estados hipertensivos da gravidez – Diabetes *mellitus* (DM) insulinodependente com vasculopatia – Cardiopatias cianóticas – Pneumopatias restritivas – Doenças autoimunes – Trombofilias hereditárias ou adquiridas – Hiper-homocisteínemia – Anemias graves ▪ Desnutrição crônica prévia à gestação ▪ Malformações uterinas (útero bicorno ou septado)
Ambientais	▪ Habitação em altitudes elevadas e síndromes gênicas: ▪ Estresse, ansiedade e depressão ▪ Uso de drogas (tabagismo, drogas ilícitas e álcool) ▪ Exposição à radiação ou a outros fatores teratogênicos

continua

Quadro 1 Fatores etiológicos da restrição de crescimento fetal (*continuação*)

Fetais	▪ Alterações cromossômicas e síndromes gênicas ▪ Infecções materno-fetais ▪ Gestação múltipla (principalmente monocoriônicas)
Placentários	▪ Artéria umbilical única ▪ Inserção velamentosa de cordão umbilical ▪ Anormalidade do sítio de implantação placentária ▪ Placenta circunvalada ▪ Tumores placentários ▪ Mosaico placentário ▪ Infarto placentário

Fonte: Moreita Neto, 2011; Zugaib, 2020.

Anamnese detalhada, exame físico e realização de exames complementares são fundamentais para identificação do fator de risco, porém, em até 40% dos casos, a etiologia permanece desconhecida.

DIAGNÓSTICO

O diagnóstico preciso e precoce da RCF é fundamental para a melhor assistência pré-natal, perinatal e pós-natal, objetivando diminuir comorbidades clínicas relacionadas à RCF.

Inicialmente, determinar com exatidão a idade gestacional é um passo fundamental e, frequentemente, utilizamos a medida da altura uterina (diagnóstico clínico) e exames ultrassonográficos (precoce – com elevada precisão) seriados. A datação da gestação pode ser estimada segundo a data da última menstruação (DUM), desde que a paciente apresente ciclos regulares e a informe com precisão; por USG realizada até 12 semanas ou dois exames concordantes até 20 semanas. Na impossibilidade de se determinar a idade gestacional, a realização de USG quinzenal é método de escolha.

Diagnóstico clínico

Durante a anamnese, é fundamental investigar a existência de fatores de risco para RCF. No exame físico, alguns parâmetros alertam para a possibilidade de alteração no crescimento fetal, medido da altura uterina, que tem sensibilidade e especificidade acima de 80%.

A Figura 1 mostra o gráfico que relaciona a altura uterina, em centímetros, com a idade gestacional. Quando essa medida se encontra abaixo do percentil 10, 60% dos casos correspondem a fetos restritos. No entanto, essa medida tem pouco valor na presença de fetos em situação transversa, gestações múltiplas, polidrâmnio e gestantes com patologias uterinas e obesidade.

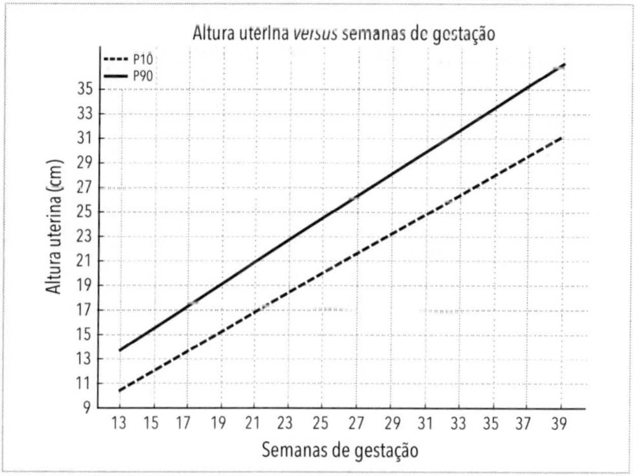

Figura 1 Gráfico correlacionando altura uterina (cm) e idade gestacional (semanas).
Fonte: adaptada de Brasil, 2012.

Ultrassonografia obstétrica

Nos casos em que há suspeita de RCF, a USG é o principal método para confirmação diagnóstica, permitindo a diferenciação entre os fetos restritos e os constitucionalmente pequenos. A avaliação do peso fetal estimado (PFE) por meio da USG é o melhor parâmetro para rastreio e diagnóstico da RCF, e colabora para a pesquisa da provável etiologia.

No cálculo do PFE, equações que consideram as medidas de circunferência abdominal (CA), circunferência cefálica, diâmetro biparietal e medida do fêmur possuem melhor acurácia. A CA reduz na RCF por diminuição do tamanho do fígado, do glicogênio acumulado e do tecido adiposo, sendo, de maneira isolada, a medida com maior sensibilidade para diagnóstico da RCF.

Paralelamente, o estudo Doppler representa método essencial no diagnóstico e manejo da RCF, permitindo a avaliação da circulação materna (artérias uterinas), feto-placentária (artérias umbilicais) e fetal (artéria cerebral média e ducto venoso), reduzindo, significativamente, a mortalidade perinatal decorrente da prematuridade iatrogênica e suas complicações.

A avaliação das artérias uterinas pelo Doppler é fundamental e, se alterada, nos permite identificar gestantes com potencial maior de desenvolvimento de pré-eclâmpsia (PE) e, consequente, insuficiência placentária, condições frequentemente associadas à RCF.

A redução do fluxo placentário é, geralmente, o primeiro sinal hemodinâmico de lesão placentária e comprometimento da microcirculação vilositária, sendo identificado ao Doppler das artérias umbilicais. Em resposta à insuficiência placentária, ocorre a centralização hemodinâmica fetal, um mecanismo de adaptação no qual há vasodilatação seletiva para órgãos vitais, como cérebro, coração e glândulas suprarrenais, e vasoconstrição em outros órgãos, como rins, pulmões, intestino, pele e esqueleto.

O desaparecimento do componente diastólico no Doppler das artérias umbilicais está associado a alterações no equilíbrio acidobásico, o que aumenta a mortalidade perinatal e o risco de complicações neonatais, por conta da vasoconstrição em diversos órgãos. A presença de fluxo diastólico reverso indica um quadro ainda mais grave.

O Doppler venoso, especialmente a avaliação do ducto venoso na RCF precoce, fornece informações essenciais sobre a resposta cardiovascular do feto. Alterações nesse compartimento, com perda da onda A (contração atrial), levando ao aumento do índice de pulsatilidade (IP), com posterior onda A ausente ou reversa, denota quadro de acidemia fetal.

A Figura 2 resume a evolução dos fluxos das artérias umbilicais, artéria cerebral média e ducto venoso fetal avaliados pelo estudo Doppler.

CLASSIFICAÇÃO

A literatura pontua que a RCF se relaciona diretamente à presença de insuficiência placentária e, dessa forma, é apresentada sob dois fenótipos: RCF precoce e RCF tardio. Ambos estão relacionados a desfechos adversos a longo prazo, desde infância até fase adulta, incluindo problemas de neurodesenvolvimento, cardiovasculares e metabólicos.

A RCF precoce ocorre antes de 32 semanas de gestação, representando 20 a 30% de todos os casos e possui maior morbimortalidade. Cerca de metade destes está relacionada à PE precoce. Por estar fortemente associada à insuficiência placentária grave e à hipoxia fetal crônica, o Doppler da artéria umbilical (AUmb) está alterado em grande parte dos casos, e sua evolução

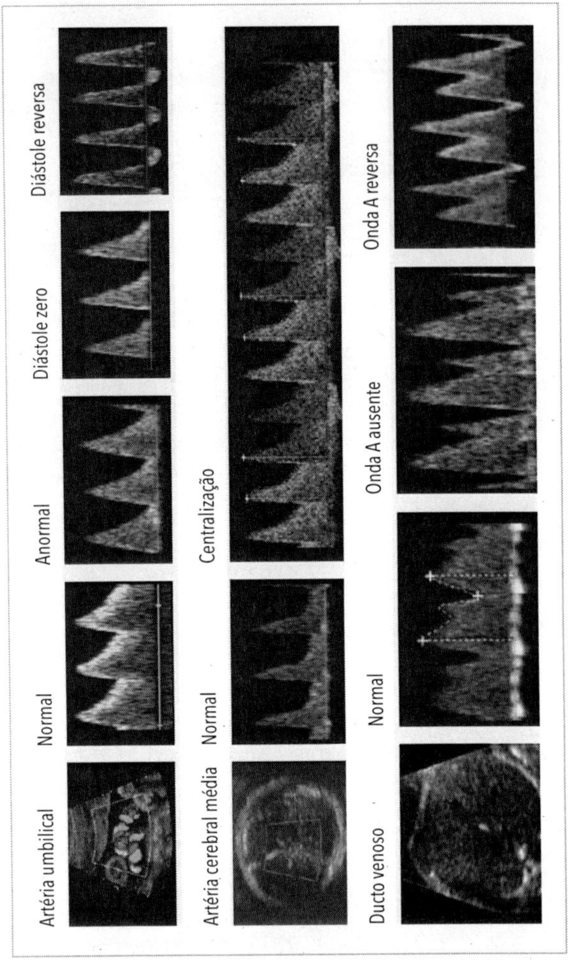

Figura 2 Avaliação dopplervelocimétrica fetal.

Fonte: adaptada de Nomura et al., 2009.

acarreta hipóxia descompensada e acidose. Entre os parâmetros avaliados na RCF precoce, a alteração no Doppler do ducto venoso é um dos principais preditores de óbito fetal a curto prazo. A presença de onda A zero ou reversa está associada a taxas elevadas de mortalidade perinatal, independentemente da idade gestacional no momento do parto (Figura 2).

A RCF tardia, correspondente a 70 a 80% dos casos, possui baixa associação com PE. Acredita-se que a doença placentária existente seja mais leve a moderada, com estudo Doppler da AUmb normal na maioria dos fetos. O principal parâmetro preditor do comprometimento fetal é a relação cérebro-umbilical que quando alterada indica priorização do fluxo cerebral fetal (vasodilatação cerebral). Não há adaptação progressiva do feto à situação de hipóxia, o que pode acarretar o óbito repentino.

A Figura 3 apresenta a classificação e os critérios diagnósticos da RCF baseados em consenso de especialistas (segundo método Delphi) A RCF pode ser classsificada em precoce

RCF precoce < 32 semanas	**RCF tardia > 32 semanas**
CA/PFE < p3 **ou** AUmb com diástole zero	CA/PFE < p3 **ou** **2 das 3 características**
CA/PFE < p10 **+** IP da Aut > p95 **ou** IP Aumb > p95	CA/PFE < p10 CA/PE queda de mais de 2 quartis na curva de crescimento RCUM < p5 ou IP da AUmb > p95
Excluídas malformações	

Figura 3 Classificação da RCF precoce e tardia segundo parâmetros ultrassonográficos e dopplerfluxométricos.

AUMB: artéria umbilical; Aut: artéria uterina; CA: circunferência abdominal; IP: índice de pulsatilidade; p: percentil; PFE: peso fetal estimado; RCUM: relação cérebro umbilical.

(antes da 32ª semana de gestação) ou tardia (após a 32ª semana de gestação), sendo utilizados parâmetros ultrassonográficos (peso fetal estimado ou circunferência abdominal) e dopplerfluxométricos (artérias uterinas, artéria umbilical e relação cérebro-umbilical).

O Quadro 2 representa as principais diferenças entre RCF precoce e RCF tardia.

Quadro 2 Restrição de crescimento precoce e tardio

Restrição de crescimento precoce	Restrição de crescimento tardio
Difícil manejo	Difícil diagnóstico
Gravde doença placentária	Moderada doença placentária
Hipóxia severa/adaptação CV sistêmica	Hipóxia leve/adaptação CV central
Feto – maior tolerância à hoipóxia	Feto – menor tolerância à hipóxia
Alta mortalidade/morbidade	Maior chance de óbito fetal
Baixa prevalência	Alta prevalência

CV: cardiovascular.

CONDUTA

A RCF está entre as patologias obstétricas com maior variação nas condutas adotadas em diferentes serviços. Atualmente, não há intervenções terapêuticas eficazes que consigam reverter ou interromper o curso progressivo da insuficiência placentária. O manejo adequado da gestante e a escolha do momento apropriado para o parto, equilibrando o risco de acidemia fetal e prematuridade, continuam sendo as principais estratégias.

Embora amplamente recomendadas, medidas gerais como a limitação da atividade física e o repouso em decúbito lateral esquerdo não possuem evidências científicas robustas que comprovem seus benefícios. Vários estudos multicêntricos têm demonstrado que o uso de ácido acetilsalicílico (AAS) em baixas doses não tem mostrado benefícios estatisticamente significativos na prevenção ou no tratamento da RCF. Assim, a prevenção e o tratamento dos fatores de risco associados à etiologia da RCF são fundamentais, com ênfase especial no controle do tabagismo, reconhecido como um dos principais fatores predisponentes. Além disso, o uso de drogas ilícitas também deve ser desencorajado.

O acompanhamento de uma gestante diagnosticada com RCF deve ser feito em centro terciário por conta das complicações associadas e da necessidade de avaliações mais complexas. Destacamos que, na RCF precoce, investigação detalhada de quadros infecciosos maternos, trombofilias e oferecimento de estudo genético fetal ganham expressiva importância.

Inúmeros são os protocolos para manejo do feto restrito. Apesar dos diversos estudos disponíveis, estes não são homogêneos e não apresentam alto grau de evidência, principalmente, em relação ao momento do parto. Na opinião da maioria dos autores, o controle da vitalidade fetal deve ser precoce a partir de 24 a 26 semanas (a depender da viabilidade do serviço) e deve ser composta de diferentes testes (dopplervelocimetria, cardiotocografia computadorizada ou convencional e perfil biofísico fetal (PBF). Além disso, o óbito fetal pode ocorrer de maneira inesperada quando há RCF tardia, o que pode ser minimizado com intensificação do controle de vitalidade fetal a partir de 34 semanas.

Em um trabalho importante de revisão realizado pela Comissão da Sociedade de Obstetrícia e Ginecologia do Estado de São Paulo (SOGESP), com objetivo de melhor assistência materno-fetal, considerando a infraestrutura disponível em cada serviço, foram propostas recomendações ao parto do feto restrito. Em nosso Departamento adotamos estas recomendações quanto aos fetos restritos, e pontuamos a assistência ao feto pequeno para idade gestacional.

Estadio 0 – Fetos pequenos para idade gestacional

Quando causas infecciosas e genéticas são excluídas, os resultados perinatais em fetos pequenos para a idade gestacional geralmente são favoráveis. O acompanhamento padrão envolve a avaliação quinzenal do crescimento fetal e do Doppler, sendo que a indução do parto é recomendada a partir da 39ª semana. Para minimizar o risco de complicações, como a hiperestimulação, a indução cervical com cateter de Foley pode ser uma opção. A literatura aponta que o monitoramento a cada duas semanas é uma prática segura.

Estadio I – Insuficiência placenta leve

Neste estadio são incluídos fetos com peso entre o percentil 3 e 10, entretanto com estudo Doppler normal das artérias umbilicais, mas alterado nas artérias uterinas. Na ausência de outras anomalias, as evidências indicam um baixo risco de deterioração fetal antes do termo. O controle da vitalidade fetal será realizado semanalmente.

A indução do parto entre 37ª a 38ª semanas é considerada viável, embora o risco de sofrimento fetal intraparto seja elevado. A indução cervical com cateter de Foley é igualmente recomendada, e o monitoramento semanal é adequado para o acompanhamento da gestação.

Ressaltamos que se o estudo Doppler da artéria umbilical demonstrar diástole baixa (mas presente), o controle da vitalidade deverá ser realizado duas vezes na semana, parto após a 36ª a 37ª semanas e se induzido com monitorização ativa do bem-estar fetal.

Estadio II – Insuficiência placentária severa

Nesse estadio, a alteração mais marcante é ausência de velocidade diastólica final na artéria umbilical (diástole zero).

A abordagem para esse estadio envolve a recomendação de avaliação diária da vitalidade fetal e parto após 34 semanas, considerando o aumento do risco de complicações, como a necessidade de parto cesáreo emergencial durante a indução, o que pode superar 50%.

Estadio III - Sinais de baixo risco de acidemia fetal

Esse estadio é caracterizado pela presença de diástole reversa na artéria umbilical ou o índice de pulsatilidade do ducto venoso (DV) acima do percentil 95. Está associado a um risco elevado de natimortalidade e piores resultados neurológicos. No entanto, como ainda não há sinais de morte iminente dentro de poucos dias, pode ser considerado adiar a resolução da gestação para minimizar os efeitos deletérios da prematuridade severa. Entretanto, estudos apontam que a presença de diástole zero e/ou reversa estão relacionadas ao desenvolvimento neurológico anormal. Dessa forma, recomenda-se o monitoramento a cada 24 a 48 horas e parto após as 30 semanas por meio de parto por via alta.

Estadio IV - Acidemia fetal e alto risco de morte fetal

Nesse estadio, há a presença de desacelerações espontâneas da frequência cardíaca fetal (FCF), diminuição do intervalo de variabilidade da frequência cardíaca (STV, do inglês *short term variation*) < 3 ms na cardiotocografia computadorizada ou onda A reversa no Doppler do ducto venoso. A desaceleração espontânea da FCF é um sinal alarmante, geralmente precedido pelos outros dois sinais mencionados e, embora seja rara, se persistente, pode justificar a realização de uma cesariana de emergência.

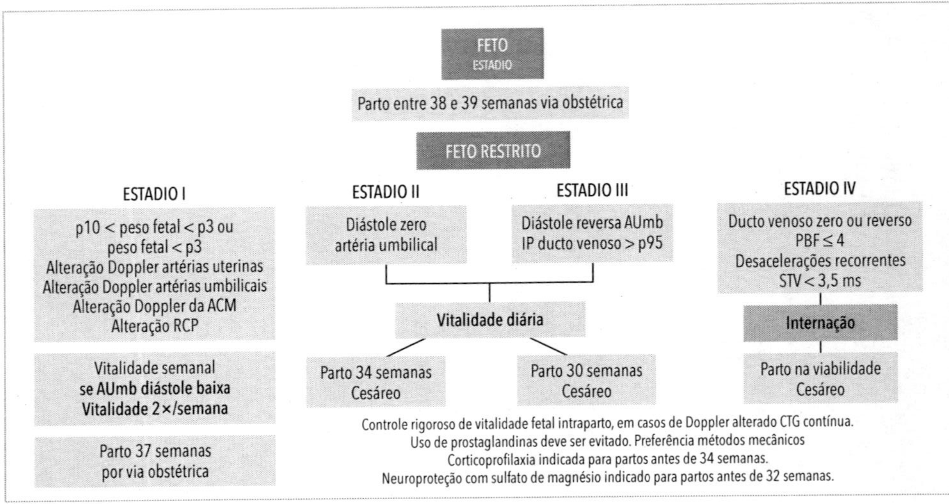

Figura 4 Fluxograma de acompanhamento da RCF.

ACM: artéria cerebral média; AUmb: Doppler da artéria umbilical; IP: índice de pulsatilidade; p: percentil; PBF: perfil biofisico fetal; RCP: restrição de crescimento fetal; STV: *short term variation*; viabilidade: limite inferior de idade gestacional recomendado de acordo com os dados atuais da literatura, que relatam pelo menos 50% de sobrevivência intacta. O limite pode ser ajustado conforme os desejos dos pais ou de acordo com as estatísticas locais de sobrevivência intacta.

Fonte: adaptada de Figueras; Gratacós, 2014; Caetano, 2023.

As alterações na cardiotocografia computadorizada e do Doppler do ducto venoso estão associadas à altas taxas de mortalidade e deficiência neurológica nos próximos 3 a 7 dias. O parto deve ser realizado por via alta após as 26 semanas, preferencialmente em centro terciário e após o uso de corticoides para maturação pulmonar. Como a sobrevida apenas ultrapassa 50% após as 26 a 28 semanas, antes desse limite os pais devem ser aconselhados por uma equipe multidisciplinar. O monitoramento deve ser realizado a cada 12 a 24 horas até a resolução da gestação.

Nos casos de resolução, os corticosteroides devem ser administrados entre 24 e 34 semanas, de preferência em ciclo único e o mais próximo possível do parto (dentro dos sete dias prévios, no máximo), para acelerar a maturidade pulmonar e redução do risco de hemorragias parenquimatosas, especialmente em sistema nervoso central (SNC). Dois esquemas de corticoprofilaxia podem ser escolhidos: 12 mg de betametasona intramuscular (IM) com intervalo de 24 horas (2 doses) ou 6 mg de dexametasona a cada 12 horas, por dois dias (4 doses).

Para partos antes de 32 semanas, o sulfato de magnésio é preconizado para neuroproteção, da mesma forma como é recomendada para qualquer feto pré-termo com risco iminente de nascimento. A dose e o modo de administração materna são os mesmos utilizados nos casos de uso de sulfato de magnésio por pré-eclâmpsia com critérios de gravidade.

CONSIDERAÇÕES FINAIS

A RCF é uma condição obstétrica relevante associada ao aumento da morbimortalidade perinatal. De etiologia multifatorial, fatores de risco maternos, fetais, placentários ou ambientais são fundamentais a serem investigados. A USG seriada e o estudo Doppler são base fundamentais para diagnóstico e manejo. A RCF pode ser precoce (antes de 32 semanas), geralmente associada à insuficiência placentária severa, ou tardia (após 32 semanas), com menor comprometimento hemodinâmico inicial. A conduta depende da gravidade do caso e envolve monitoramento intensivo, antecipação do parto (em alguns casos) e, portanto, cuidados em centros especializados.

Como não há tratamento efetivo para reversão da RCF, é imprescindível que, na limitação dos métodos diagnósticos, critérios para a interrupção da gestação sejam estabelecidos em momento oportuno, visto que o risco de óbito fetal e de morbimortalidade neonatal por conta da insuficiência placentária e prematuridade permeiam esse contexto.

- A restrição de crescimento fetal (RCF) ocorre quando o feto não atinge o potencial de crescimento esperado, aumentando o risco de morbimortalidade perinatal.
- Etiologia multifatorial: fatores maternos, fetais, placentários e ambientais.
- O diagnóstico precoce é essencial, utilizando ultrassonografia obstétrica e estudo Doppler como métodos na diferenciação dos fetos constitucionalmente pequenos dos fetos restritos.
- A classificação da RCF é dividida em precoce (antes de 32 semanas) e tardia (após 32 semanas) segundo parâmetros ultrassonográficos.
- O manejo da RCF envolve controle dopplerfluxométrico, e a decisão do momento do parto deve considerar os riscos da prematuridade e óbito fetal.

BIBLIOGRAFIA CONSULTADA

Bauer S, Hentschel R, Wagner P, Bauer K. Umbilical artery end-diastolic velocity as a predictor of adverse perinatal outcome in intrauterine growth restriction. Eur J Obstet Gynecol Reprod Biol. 2001;99(2):149-55.

Berkowitz GS, Lapinski RH, Godbold JH, Bernstein PS. Maternal smoking and the risk of fetal growth restriction. J Obstet Gynaecol. 2016;36(4):484-9.

Brasil. Ministério da Saúde. Secretaria de Atenção Primária à Saúde. Departamento de Atenção Básica. Atenção ao pré-natal de baixo risco. Brasília: Ministério da Saúde; 2012.

Brasil. Ministério da Saúde. Secretaria de Atenção Primária à Saúde. Departamento de Ações Programáticas. Restrição do crescimento fetal. In: Manual de gestação de alto risco [recurso eletrônico]. Brasília: Ministério da Saúde; 2022. p. 123-35.

Caetano ACR, Marcolin AC, Zamarian ACP, Tedesco GD, Nardozza LMM, Miyadahira S. Resolução da Gravidez na Restrição de Crescimento Fetal. Recomendações SOGESP, 2023.

Cetin I, Alvino F, Radaelli T, Pardi G, Bulfamante G, Marconi AM, et al. Placental insufficiency and fetal growth restriction: the role of Doppler ultrasonography. J Perinat Med. 2009;37(4):311-9.

Doyle LW, Crowther CA, Middleton P, Marret S, Rouse D. Magnesium sulphate for women at risk of preterm birth for neuroprotection of the fetus. Cochrane Database of Systematic Reviews 2009, Issue 1.

Figueras F, Gratacós E. Update on the diagnosis and classification of fetal growth restriction and proposal of a stage-based management protocol. Fetal Diagn Ther. 2014;36(2):86-98.

Gagnon R, Wilson L. Doppler ultrasound and management of fetal growth restriction. Am J Obstet Gynecol. 2015;213(6):799-808.

Gordijin SJ, Beune IM, Thilaganathan B, Papageorghiou A, Baschat AA, Baker PN. Consensus definition of fetal Growth restriction: a Delphi procedure. Ultrasound Obstet Gynecol. 2016:48(3):333-the 9.

Henn L, Kirkegaard I, Fenger-Grøn M, Henriksen TB. Effects of physical activity restriction and bed rest on maternal and fetal outcomes in pregnancy with restricted fetal growth. Eur J Obstet Gynecol Reprod Biol. 2015;185:103-10.

Lackman F, Capewell V, Gagnon R, Richardson B. Fetal umbilical cord oxygen values and birth to placental weight ratio in relation to size at birth. Am J Obstet Gynecol. 2001;185:674-82.

Moreira Neto AR, Rodrigues LS, Rocha Filho DR, Nunes F, Nunes MS. Etiologia da restrição de crescimento intrauterino (RCIU). Comun Ciênc Saúde. 2011;22(Suppl 1):S21-30.

Nomura RMY, Miyadahira S, Zugaib M. Avaliação da vitalidade fetal anteparto. Rev Bras Ginecol Obstet. 2009;31(10):513-26.

Pastore DEA, Valente IS, Jales RM. Interpretação do Doppler obstétrico na avaliação da vitalidade fetal. Campinas: Dr Pixel; 2016.

Restrição de Crescimento Fetal. In: Mattar R, Souza E, Sun SY, organizadores. Gestação de alto risco. Barueri: Manole; 2024.

Roberts D, Brown J, Medley N, Dalziel SR. Antenatal corticosteroids for accelerating fetal lung maturation for women at risk of preterm birth. Cochrane Database Syst Rev. 2017;(3):CD004454.

Rodríguez MP, González CA, Espinoza J. Low-dose aspirin and fetal growth restriction: a systematic review. J Obstet Gynaecol Res. 2017;43(2):296-303.

Saccone G, Berghella V. Antenatal corticosteroids for maturity of term or near-term fetuses: systematic review and meta-analysis of randomized controlled trials. BMJ. 2016;355:i5044.

Snijders RJ, Nicolaides KH. Fetal biometry at 14-40 weeks' gestation. Ultrasound Obstet Gynecol. 1994;4:34.

Vintzileos AM, Campbell WA, Rodis JF, Bors-Koefoed R, Nochimson DJ. Fetal weight estimation formulas with head, abdominal, femur, and thigh circumference measurements. Am J Obstet Gynecol. 1987;157(2):410-4.

Zugaib M. Restrição de crescimento fetal. In: Zugaib M, organizador. Obstetrícia: diagnóstico e tratamento. 3. ed. São Paulo: Atheneu; 2020. p. 684-703.

32
Diabetes gestacional

Lilian de Paiva Rodrigues Hsu
Romulo Negrini

INTRODUÇÃO

A forma mais prevalente de hiperglicemia na gestação é o diabetes *mellitus* gestacional (DMG), que é definido como uma intolerância aos carboidratos de gravidade variável, que se inicia durante a gestação, porém não preenche critérios diagnósticos de diabetes *mellitus* (DM) fora da gestação. O DMG afeta de 3 a 25% das gestações, dependendo do grupo étnico e do critério diagnóstico utilizado. A hiperglicemia, em qualquer de suas formas, pode ser detectada pela primeira vez na gestação, devendo ser diferenciada em duas categorias, segundo a Organização Mundial da Saúde (OMS): DM diagnosticado durante a gestação (*overt diabetes*) ou DMG.

A classificação e os critérios diagnósticos da hiperglicemia na gestação são:

1. Diagnóstico de DM prévio à gestação: DM pré-gestacional (tipo 1, tipo 2, outros).
2. Sem diagnóstico de DM prévio à gestação:
   a. DM diagnosticado durante a gestação (*overt diabetes*):
      - glicemia de jejum ≥ 126 mg/dL, glicemia ao acaso ≥ 200 mg/dL ou hemoglobina glicada (HbA1c) ≥ 6,5%; ou

- teste oral de tolerância à glicose (TOTG) de 75 g após a 24ª semana: apresentando glicemia após 2 h ≥ 200 mg/dL.

b. DMG:
- glicemia de jejum: de 92 a 125 mg/dL; ou
- TOTG após a 24ª semana com um valor alterado: glicemia de jejum de 92 a 125 mg/dL, glicemia após 1 h ≥ 180 mg/dL, ou glicemia após 2 h 153 a 199 mg/dL.

DIAGNÓSTICO

A detecção precoce da DMG possibilita melhor acompanhamento e tratamento, com significativa redução da morbidade materna e perinatal. O rastreamento durante o pré-natal ainda é um ponto de discussão. Todas as gestantes, por ocasião de sua primeira consulta de pré-natal, devem ser avaliadas por anamnese minuciosa quanto aos fatores considerados de risco para DMG (Quadro 1).

Quadro 1 Fatores de risco para diabetes gestacional *mellitus* (DMG)

Maternos
▪ Idade (aumento progressivo do risco, conforme aumenta a idade materna) ▪ Sobrepeso/obesidade ▪ Antecedente de familiar de 1º grau com diabetes *mellitus* (DM) ▪ Antecedentes pessoais de alterações metabólicas: – HbA1c 5,7% – Síndrome dos ovários policísticos – Hipertrigliceridemia ▪ Hipertensão arterial sistêmica (HAS) ▪ Acantose *nigricans* ▪ Intolerância à glicose prévia ▪ Doença cardiovascular aterosclerótica ▪ Uso de medicamentos hiperglicemiantes ▪ DMG em gestação anterior

continua

Quadro 1 Fatores de risco para diabetes gestacional *mellitus* (DMG) (*continuação*)

Antecedentes obstétricos
▪ Malformação fetal ▪ Morte fetal ou neonatal ▪ Abortamentos ▪ Volume de líquido amniótico aumentado ▪ Intolerância à glicose em gestação anterior ▪ Macrossomia fetal
Gestação atual
▪ Ganho de peso excessivo ▪ Altura uterina acima do esperado ▪ Volume de líquido amniótico aumentado

HbA1c: hemoglobina glicada.

A recomendação mais aceita por diferentes sociedades quanto ao rastreamento e diagnóstico do DMG consiste em testar a glicemia de jejum na primeira consulta do pré-natal. Os valores e as interpretações estão apresentados na Tabela 1.

O diagnóstico de DM prévio não diagnosticado poderá ainda ser feito se um dos testes a seguir mostrar-se alterado:

- Glicemia 2 h após sobrecarga com 75 g de glicose ≥ 200 mg/dL.
- HbA1c ≥ 6,5%.
- Glicemia aleatória ≥ 200 mg/dL na presença de sintomas.

Tabela 1 Valores de glicemia de jejum para diagnóstico de diabetes na gestação

Glicemia de jejum (mg/dL)	Diagnóstico
< 92	Normal
92-126	Diabetes *mellitus* gestacional (DMG)
≥ 126	Diabetes *mellitus* (DM)

Na ausência de sintomas, a confirmação será feita por novo exame com valor alterado. Gestantes com glicemia de jejum inferiores a 92 mg/dL devem ser submetidas ao TOTG entre 24 e 28 semanas gestacionais. As dosagens devem ser realizadas em jejum, e também 1 e 2 horas depois da ingestão de 75 g de glicose (Tabela 2).

Tabela 2 Critérios diagnósticos para diabetes *mellitus* gestacional (DMG) de acordo com teste oral de tolerância à glicose (TOTG)

Critérios diagnósticos	Glicemia (mg/dL)
Glicemia de jejum	≥ 92
Glicemia 1 h após a sobrecarga	≥ 180
Glicemia 2 h após a sobrecarga	≥ 153

Se a primeira consulta de pré-natal ocorrer tardiamente, entre 20 e 28 semanas gestacionais, o exame recomendado é o TOTG, a ser realizado entre 24 e 28 semanas de gestação. Caso a primeira consulta ocorra somente após a 28ª semana de gravidez, o TOTG deve ser feito imediatamente.

Diabetes *mellitus* pré-gestacional

As gestantes portadoras de DM pré-gestacional (tipo 1 ou 2) devem ser alertadas sobre a importância de um adequado controle glicêmico como condição para a concepção. Menores riscos para anomalias congênitas estão relacionados a HbA1c < 6,5% antes da concepção. Em estudos observacionais no primeiro trimestre de gestação, valores de HbA1c < 6,5% foram associados a menores taxas de desfechos adversos fetais.

Diabetes *mellitus* gestacional

Recomenda-se que o controle metabólico seja realizado com a monitorização das medidas de glicose plasmática em sangue venoso ou por glicemia capilar, feita quatro vezes ao dia: em jejum e após as três principais refeições (desjejum, almoço e jantar). As metas de glicemia capilar na gestação estão apresentadas na Tabela 3.

Tabela 3 Metas de glicemia capilar para diabetes *mellitus* na gestação

Coleta	Valores (mg/dL)
Jejum	< 95
1 h pós-prandial	< 140
2 h pós prandial	< 120

TRATAMENTO

Ajustes no estilo de vida são medidas essenciais para gestantes diagnosticadas com DM, contribuindo significativamente para regularizar os índices de glicose no sangue. A manutenção desses níveis mais estáveis pode diminuir o risco de comorbidades materna e fetal. Cerca de 70% das grávidas com DMG pode gerenciar seus níveis de açúcar no sangue eficientemente com modificações no estilo de vida, sem a necessidade de medicamentos.

A recomendação central desses ajustes foca na nutrição apropriada, complementada por atividades físicas aeróbicas regulares.

Dieta

Gestantes diabéticas necessitam de orientações nutricionais individualizadas que levem em consideração seu peso atual, altura, idade gestacional, estado nutricional, índice de massa corporal (IMC), e seu gasto calórico.

A dieta deve apresentar 40 a 55% de carboidratos e 20 a 35% de gorduras. Com relação às proteínas, a American Diabetes Association (ADA) considera distribuição aceitável um total de 15 a 20%, priorizando as fontes proteicas de alto valor biológico. A necessidade de vitaminas e minerais e o aporte de fibras (20 a 35 g/dia ou 14 g/1.000 kcal) assemelham-se ao recomendado para gestantes sem diabetes.

Longos períodos em jejum devem ser evitados, o que pode ser conseguido a partir de uma divisão equilibrada das calorias ao longo do dia. Um método comum envolve dividir as calorias em oito partes e ingerir 1/8 no café da manhã, 1/8 no lanche da manhã, 1/4 no almoço, 1/8 no lanche da tarde, 1/4 no jantar e 1/8 antes de dormir.

A suplementação com ácido fólico está indicada desde o período periconcepcional. A suplementação de outras vitaminas e sais minerais pode ser realizada quando detectadas deficiências nutricionais.

Atividade física

A atividade física reduz a resistência à insulina e facilita a utilização periférica de glicose, com consequente melhora do controle glicêmico. O exercício ajuda a manter a glicemia em cheque, induzindo a ativação dos receptores de glicose GLUT4 no músculo e otimizando assim a captação de glicose pelas células musculares. As gestantes devem ser encorajadas para a prática de atividade física, desde que não exista qualquer contraindicação clínica ou obstétrica. É importante salientar que a atividade física deve ser feita de forma regular

(150 min/semana) e não deve ser exaustiva, extenuante ou capaz de desencadear contrações uterinas.

As gestantes sedentárias podem ser orientadas a iniciar com programa de caminhadas regulares e/ou outros exercícios de baixo impacto. Aquelas que já praticavam de forma regular podem manter suas atividades físicas habituais, evitando os exercícios de alto impacto ou que predisponham à perda de equilíbrio. Devem ser evitadas as práticas realizadas em temperaturas elevadas.

ACOMPANHAMENTO PRÉ-NATAL

O atendimento por equipe multidisciplinar, incluindo obstetra, endocrinologista, profissional da enfermagem, nutricionista, profissional da psicologia e neonatologista, propicia à gestante maior segurança e adesão ao tratamento. As consultas podem ser quinzenais até a 32ª semana de gestação, ocasião em que passa a ser realizada semanalmente até o parto. Essa periodicidade pode ser alterada a depender do controle metabólico materno e das complicações fetais apresentadas. O monitoramento do ganho ponderal, da altura uterina e dos níveis tensionais permite a detecção precoce de pré-eclâmpsia (PE), aumento do volume de líquido amniótico e crescimento fetal excessivo, compatíveis com descontrole metabólico materno.

O rastreamento para possíveis infecções maternas deve ser preocupação constante durante o atendimento à gestante. A investigação de bacteriúria assintomática e outras infecções do trato urinário deve ser realizada a cada trimestre, objetivando diagnóstico e terapêutica precoces.

A ultrassonografia (USG) realizada no primeiro trimestre tem importância para datar a idade gestacional, assim como rastrear malformações fetais; entre a 18ª e a 22ª semanas, é fundamental para a avaliação da morfologia fetal; e a partir da 30ª semana deve ser realizada mensalmente, para avaliação da biometria e do desenvolvimento fetal, índice de líquido amniótico (ILA) e grau de maturidade placentária. O ILA é considerado marcador relevante para o descontrole metabólico fetal. Nos casos em que se detecta desvio do crescimento fetal ou alteração do volume de líquido amniótico, o acompanhamento deve ser realizado a cada duas semanas. A avaliação pela dopplervelocimetria das artérias umbilical e cerebral média pode ser realizada, preferencialmente, a cada 15 dias nos casos que cursam com hipertensão arterial, PE e vasculopatia diabética. O estudo anatômico e funcional do coração fetal pode ser realizado por meio de ecocardiografia fetal realizada entre 20 e 24 semanas de gestação.

A cardiotocografia basal anteparto deve ser solicitada a partir da 28ª à 30ª semana de gestação. A periodicidade deve ser semanal para as gestantes acompanhadas em regime ambulatorial e diária para aquelas em regime hospitalar.

Insulinoterapia

A terapêutica insulínica está indicada quando o controle metabólico não se apresentar adequado após 15 dias de dieta, ou seja, quando a associação dieta e atividade física não conseguir manter metas glicêmicas. O exame ultrassonográfico do abdome fetal auxilia na identificação de gestantes que possam se beneficiar da insulinoterapia. Avaliação fetal entre a 29ª e a 33ª semanas de gestação mostrando medida da circunferência abdominal maior ou igual ao percentil 75 indica esse grupo de gestantes.

Pelo fato de a insulina não atravessar a placenta, todos os tipos sintéticos do hormônio podem ser utilizados. As mais utilizadas na gestação são a insulina de ação intermediária (NPH) e a de ação rápida (regular). Ajustes nas doses de insulina são necessários e devem considerar o ganho ponderal, o perfil glicêmico e a resposta à terapêutica instituída.

Em mulheres que usavam insulina previamente à gravidez, geralmente é necessário reduzir a dose entre 10 e 20% durante o primeiro trimestre. Entre a 18ª e a 24ª semana de gestação, em média, essa dose deve ser aumentada. No terceiro trimestre, o aumento da produção de hormônios placentários com ação antagônica à da insulina resulta em maior necessidade de insulina, chegando a atingir o dobro ou triplo da dose usada antes da gestação.

A insulina NPH, de ação intermediária, tem início de efeito entre 2 e 4 horas após a administração, com pico em aproximadamente oito horas e duração total entre 12 e 18 horas. Seu uso é mais frequente na gravidez. De maneira geral, pode ser administrada em duas ou três doses ao longo do dia, sendo a maior delas no período da manhã.

As doses iniciais da insulina NPH variam conforme diversos fatores individuais e as fases da gravidez, pois os hormônios contrarreguladores à ação da insulina tendem a aumentar com o avanço da gestação. Para mulheres com diabetes pré-existente, recomendam-se 0,7 UI/kg/dia até 13 semanas, 0,8 UI/kg/dia de 14 a 16 semanas, 0,9 UI/kg/dia de 27 a 37 semanas e 1 UI/kg/dia de 38 semanas em diante, uma vez que os contrarreguladores aumentam com o evoluir da gestação, mas isso varia conforme os controles glicêmicos detectados. Para mulheres com DMG, a dose inicial total deve ser de 0,5 UI/kg/dia, com avaliações periódicas de perfil glicêmico até se atingir o controle ideal.

É importante monitorar qualquer melhora súbita e inesperada nas concentrações de glicose no final da gravidez, que pode sinalizar uma insuficiência placentária com redução da produção de hormônio lactogênico placentário.

Hipoglicemiantes orais

Quanto aos medicamentos orais, a metformina é frequentemente adotada. Age reduzindo a gliconeogênese hepática e a absorção intestinal de glicose, bem como aumentando a sensibilidade à insulina. O uso de metformina é considerado uma opção na terapia do DMG. No entanto, ainda são necessários mais estudos para fornecer evidências de segurança no longo prazo para a prole que foi exposta à metformina no ambiente intrauterino.

A Sociedade Brasileira de Diabetes (SBD) sugere a associação de metformina com insulina em gestantes com DMG que necessitem de altas doses de insulina (> 2 UI/kg/dia), sem controle glicêmico adequado ou com ganho excessivo de peso materno ou fetal. A dose inicial é de 500 mg, uma ou duas vezes ao dia, junto com a alimentação. Deve-se titular a dose a cada uma a duas semanas para atingir as metas glicêmicas, até dose diária máxima de 2.500 mg.

ASSISTÊNCIA AO PARTO

- Gestantes com controle metabólico adequado, sem complicações clínicas ou fetais associadas: podem aguardar a evolução da gestação até o termo. Nos casos de trabalho de parto pré-termo, o uso de corticosteroides para maturação pulmonar fetal, assim como de tocolíticos, não é contraindicado, mas necessita de monitoramento intensivo da glicemia e ajustes nas doses de insulina quando necessário.

- Gestantes com complicações maternas (doença hipertensiva, descompensação metabólica) ou fetais (macrossomia fetal, sofrimento fetal): o parto pode ser antecipado e a via de parto deve ser de indicação obstétrica. Deve-se estar atento aos sinais de desproporção cefalopélvica, quando está contraindicada a via vaginal. Faltam evidências na literatura para sustentar o fato de que a estimativa do peso fetal deve orientar o planejamento da via de parto. Ainda não está estabelecido o ponto de corte do peso fetal estimado acima do qual a cesárea deve ser indicada. Em mulheres diagnosticadas com DMG, uma avaliação inicial dos níveis de glicose é realizada na admissão. Se a medição for ≤ 100 mg/dL, é indicado o início de soro glicosado a 10% com uma velocidade de 50 mL/h, ajustando-se a taxa de infusão de acordo com as medições subsequentes que acontecem a cada duas horas. Níveis detectados acima de 140 mg/dL podem exigir a administração de insulina. Para cesarianas planejadas, é aconselhável um período de jejum de oito horas, bem como o uso de uma terça parte da dose de insulina usada no dia anterior. Nos casos de parto não programado, nos quais a dose diária de insulina já foi administrada, recomenda-se a manutenção de acesso venoso com infusão contínua de solução de glicose, além da monitoração da glicemia capilar. Durante o trabalho de parto, a glicemia deve ser mantida próxima aos valores normais. Recomenda-se monitoração fetal intraparto.

PUERPÉRIO

As recomendações consistem em observação dos níveis glicêmicos nos primeiros dias após o parto e orientação para a manutenção de dieta saudável. As necessidades de insulina diminuem abruptamente nos dias subsequentes ao parto. Em alguns casos, o monitoramento da glicemia de jejum por 24 a 72 horas após o parto pode ser realizado para identificar mulheres com hiperglicemia persistente. Nesses casos, a dose deve ser ajustada para 30% da dose recebida no final na gestação ou para a dose pré-gestacional. A maior parte das mulheres não mais requer o uso de insulina.

O TOTG deve ser reavaliado a partir de 6 a 12 semanas após o parto. Se os resultados mostrarem valores acima de 200 mg/dL, confirma-se o diagnóstico de DM persistente. Resultados entre 140 e 200 mg/dL sugerem intolerância aos carboidratos que requer uma abordagem preventiva incluindo dieta, exercícios e monitoramento da pressão arterial e do perfil lipídico. Se os valores encontrados forem inferiores a 140 mg/dL, recomenda-se manter o monitoramento a cada três anos.

BIBLIOGRAFIA CONSULTADA

American Diabetes Association. 2. Classification and diagnosis of diabetes. Diabetes Care. 2017;40(Suppl 1):S11-S24.

American Diabetes Association. Standards of medical care in diabetes. Diabetes Care. 2017;40(Suppl 1):S1-131.

Castorino K, Osumili B, Lakiang T, Banerjee KK, Goldyn A, Piras de Oliveira C. Insulin use during gestational and pre-existing diabetes in pregnancy: a systematic review of study design. Diabetes Ther. 2024;15(5):929-1045.

Coustan DR. Gestational diabetes mellitus. Clin Chem. 2013;59(9):1310-21.

Diagnostic criteria and classification of hyperglycaemia first detected in pregnancy: a World Health Organization Guideline. Diabetes Res Clin Pract. 2014;103(3):341-63.

Garber AJ, Abrahamson MJ, Barzilay JI, Blonde L, Bloomgarden ZT, Bush MA, et al. Consensus statement by the American Association of Clinical Endocrinologists and American College of Endocrinology on the comprehensive type 2 diabetes management algorithm: 2018 executive summary. Endocr Pract. 2018;24(1):91-120.

HAPO Study Cooperative Research Group; Metzger BE, Lowe LP, Dyer AR, Trimble ER, Chaovarindr U, et al. Hyperglycemia and adverse pregnancy outcomes. N Engl J Med. 2008;358(19):1991-2002.

International Association of Diabetes and Pregnancy Study Groups Consensus Panel; Metzger BE, Gabbe SG, Persson B, Buchanan TA, Catalano PA, et al. International Association of Diabetes and Pregnancy Study Groups recommendations on the diagnosis and classification of hyperglycemia in pregnancy. Diabetes Care. 2010;33(3):676-82.

National Institute for Health and Care Excellence. NICE Guideline [NG3]. Diabetes in pregnancy: management from preconception to the postnatal period; 2015. Disponível em: http://www.nice.org.uk/guidance/ng3 (acesso: 25 abr. 2025).

Practice bulletin no. 137: gestational diabetes mellitus. Obstet Gynecol. 2013;122(2 Pt 1):406-16.

Sociedade Brasileira de Diabetes. Diretrizes da Sociedade Brasileira de Diabetes (2015-2016). In: Oliveira JEP, Vencio S, org. São Paulo: A.C. Farmacêutica; 2016.

World Health Organization. Global report on diabetes. Geneva: WHO; 2016. Disponível em: http://apps.who.int/iris/bitstream/10665/204871/1/9789241565257_eng.pdf (acesso: 25 abr. 2025).

Zajdenverg L, Dualib P, Façanha C, Goldbert A, Negrato C, Forti A, et al. Tratamento farmacológico do diabetes na gestação. Sociedade Brasileira de Diabetes; 2023.

33

Parto em paciente com vírus da imunodeficiência humana

Fernando Moreira de Andrade
Soraya Gomes de Amorim Andrade

INTRODUÇÃO

Pacientes com infecção pelo vírus da imunodeficiência humana (HIV) enfrentam riscos aumentados durante o parto associados a desfechos perinatais adversos, mesmo com o uso da terapia antirretroviral (TARV). Estudos indicam que a infecção materna por HIV está consistentemente associada a um maior risco de parto prematuro, baixo peso ao nascer e recém-nascidos (RN) pequenos para a idade gestacional. Esses riscos persistem independentemente do regime da TARV utilizado, mas o impacto específico pode variar conforme a classe de medicamentos antirretrovirais.

Além disso, a infecção por HIV está associada a um risco aumentado de complicações obstétricas diretas, como infecções intrauterinas e sepse puerperal, especialmente em casos de cesariana. A TARV, embora seja essencial para reduzir a transmissão vertical do HIV, pode não eliminar completamente o risco de desfechos adversos, e a escolha do esquema medicamentoso pode influenciar esses resultados.

A importância da TARV na redução da transmissão vertical do HIV está bem estabelecida, podendo chegar a menos de 1% com o uso adequado durante a gravidez e intervenções intraparto e pós-parto de acordo com os protocolos estabelecidos. No entanto, mesmo com a TARV, as mulheres HIV-positivas continuam a apresentar taxas mais altas de desfechos perinatais adversos em comparação com mulheres HIV-negativas. Portanto, é crucial otimizar o manejo da TARV durante a gestação e implementar cuidados pré-natais direcionados para melhorar os desfechos perinatais em mulheres soropositivas para o HIV.

O acompanhamento obstétrico de gestantes HIV-positivas deve ser abrangente e embasado em diretrizes atualizadas para garantir a saúde materna e reduzir o risco de transmissão vertical do HIV. As recomendações incluem os aspectos indicados a seguir.

TERAPIA ANTIRRETROVIRAL COMBINADA

É essencial que as gestantes HIV-positivas iniciem ou continuem a terapia antirretroviral combinada (cART) durante a gravidez. O uso de regimes baseados em inibidores de integrase é atualmente recomendado como primeira linha, em razão de sua eficácia e de seu perfil de segurança.

MONITORAMENTO CLÍNICO E LABORATORIAL

Devem-se realizar monitoramento rigoroso da carga viral (CV) e contagem de células CD4 ao longo da gravidez. Testes de função hepática e renal, além de hemogramas, são importantes para monitorar efeitos adversos da TARV.

TESTAGEM E RETESTAGEM

Todas as gestantes devem ser testadas para HIV no início do pré-natal. Para aquelas em alto risco de adquirir HIV, recomenda-se um segundo teste no terceiro trimestre, antes das 36 semanas de gestação.

PLANEJAMENTO DO PARTO

Para mulheres com CV não detectada, o parto pode ser planejado de forma semelhante ao de mulheres HIV-negativas. No entanto, para aquelas com CV desconhecida ou não controlada, pode ser indicado parto cesariana, para reduzir o risco de transmissão vertical.

CUIDADOS PÓS-PARTO E AMAMENTAÇÃO

Nos países de alta renda, a amamentação é geralmente desencorajada para mulheres HIV-positivas, a menos que a CV seja não detectada e a TARV seja mantida até o desmame. Em países subdesenvolvidos, a amamentação exclusiva pode ser recomendada, desde que a TARV seja continuada.

USO DE *CHECKLISTS*

A utilização de *checklists* atualizados pode ajudar a garantir que todos os aspectos críticos do cuidado sejam abordados, melhorando sua segurança e garantindo sua continuidade durante sua gravidez e no pós-parto. Essas recomendações visam otimizar o manejo da infecção por HIV durante a gravidez, minimizando os riscos para a mãe e o recém-nascido.

A CV do HIV desempenha papel crucial no planejamento do parto em gestantes HIV-positivas, influenciando a decisão entre parto vaginal e cesariana. De acordo com as diretrizes atuais, uma cesariana eletiva é recomendada para mulheres com CV > 1.000 cópias/mL próximo ao momento do parto, pois isso ajuda a reduzir o risco de transmissão vertical do HIV. Quando a CV ≤ 1.000 cópias/mL, a maioria dos partos pode ser realizada por via vaginal. Assim, o monitoramento rigoroso da CV durante a gravidez é essencial para o planejamento adequado do parto, garantindo que as intervenções necessárias sejam implementadas para minimizar o risco de transmissão do HIV ao recém-nascido.

O tratamento antirretroviral (TARV) padrão para gestantes HIV-positivas com CV detectável geralmente segue as diretrizes que recomendam o uso de uma combinação de medicamentos eficazes tanto para a saúde materna quanto para a prevenção da transmissão vertical. De acordo com as diretrizes da Organização Mundial da Saúde (OMS), o regime de primeira linha recomendado inclui tenofovir disoproxil fumarato (TDF) combinado com lamivudina (3TC) ou entricitabina (FTC), em ambos os casos com um inibidor da integrase como o dolutegravir (DTG).

Estudos como o IMPAACT 2010/VESTED demonstraram que regimes contendo dolutegravir, em combinação com entricitabina e tenofovir (seja alafenamida ou disoproxil fumarato), são altamente eficazes em alcançar a supressão viral até o momento do parto e apresentam um perfil de segurança favorável. Esses regimes são preferidos em virtude de sua eficácia virológica superior e da menor frequência de desfechos adversos na gravidez em comparação com regimes embasados em efavirenz.

É importante monitorar a CV regularmente durante a gravidez para ajustar o tratamento conforme necessário e garantir a supressão viral até o parto, minimizando assim o risco de transmissão do HIV para o RN.

MANEJO OBSTÉTRICO E VIAS DE PARTO NA GESTANTE COM HIV

Pacientes com CV desconhecida ou superior a 1.000 cópias/mL devem ter a cesárea eletiva indicada com 38 semanas, pois essa medida reduz o risco de transmissão vertical do HIV. Para gestantes em uso de antirretrovirais com CV não detectada ou

CV < 1.000 cópias/mL, a via de parto é de indicação obstétrica. Se não houver outra indicação para a via alta, além da infecção pelo HIV, o parto vaginal deve ser realizado, pois a cesárea com CV < 1.000 cópias/mL não muda o risco de transmissão vertical. Gestantes com CV detectável < 1.000 cópias/mL devem receber zidovudina (AZT) por via intravenosa (IV) por pelo menos três horas antes do parto, bem como ser indicada para cesariana eletiva pela alta CV.

Não é necessário uso de zidovudina naquelas gestantes que apresentem CV indetectável após 34 semanas de gestação e estejam em TARV com boa adesão. Entretanto, independentemente da CV, se houver história de má adesão à TARV, a equipe de assistência pode eleger ou não o uso de zidovudina intraparto. O protocolo para administração de zidovudina IV durante o trabalho de parto em gestantes HIV-positivas com CV elevada ou desconhecida é bem estabelecido e visa reduzir o risco de transmissão vertical do HIV. De acordo com diretrizes e estudos disponíveis, a zidovudina deve ser administrada da seguinte forma:

1. Dose inicial: administrar dose inicial de 2 mg/kg de peso corporal total, por IV, durante uma hora.
2. Infusão contínua: após a dose inicial, continuar com uma infusão IV contínua de 1 mg/kg/h até o clampeamento do cordão umbilical.

Esse regime é recomendado em situações na qual a CV materna é desconhecida ou elevada, pois a zidovudina IV tem demonstrado eficácia na redução da transmissão do HIV de mãe para filho nessas circunstâncias. Estudos indicam que, mesmo na era da cART, a zidovudina IV continua sendo uma ferramenta eficaz para reduzir a transmissão em casos de falha terapêutica.

É importante notar que, nos EUA, o uso de zidovudina é aprovado como a primeira escolha pelo Food and Drugs Administration (FDA) para prevenção da transmissão materno-fetal do HIV. A administração dessa medicação durante o trabalho de parto é uma prática padrão em muitos protocolos, especialmente quando a CV está detectável.

Trabalho de parto pré-termo

A tocólise é a conduta mais adequada para trabalho de parto com idade gestacional inferior a 34 semanas de gestação. Deve-se atentar para o uso da zidovudina IV concomitante à inibição do trabalho de parto pré-termo e se a CV for > 1.000 cópias/mL.

Ruptura prematura das membranas

A resolução da gestação com ruptura prematura das membranas deve ser indicada com 34 semanas a depender do valor da CV e das condições favoráveis ou não para indução do trabalho de parto. Para idade gestacional inferior a 34 semanas, a conduta expectante pode ser admitida com o uso de hiper-hidratação oral na presença de oligoâmnio, considerando as condições clínicas maternas; bem como corticosteroide para aceleração da maturidade pulmonar entre 23 e 34 semanas e antibioticoterapia para o estreptococo do grupo B (penicilina G cristalina, preferencialmente ampicilina ou clindamicina).

Trabalho de parto a termo

Na mulher em trabalho de parto, com ou sem ruptura prematura ou precoce das membranas, é preciso avaliar as condições dessa evolução e os possíveis riscos de complicações. Frente à previsão de um parto prolongado ou distócico, mesmo que a CV seja < 1.000 cópias/mL, deve-se considerar a resolução por cesariana. Caso as condições anatômicas da pelve e do colo uterino sejam favoráveis e estejam associadas ao uso regular de TARV, com CV < 1.000 cópias/mL, em apresentação cefálica, a via de parto pode ser vaginal. Quando indicada a via vaginal, pode-se utilizar ocitocina e/ou misoprostol para induzir ou estimular o trabalho de parto.

Cuidados específicos durante o parto vaginal

- Deve ser evitado parto instrumentalizado. A aplicação do fórceps ou do vácuo-extrator será admitida somente com indicação obstétrica precisa.
- Evitar toques sucessivos durante o trabalho de parto, assim como amniotomia artificial. Deve-se utilizar partograma.
- Quando a CV for superior a 50 cópias e inferior a 1.000 cópias, recomenda-se evitar a manutenção da gestação com ruptura prematura das membranas por longos períodos. Isso se deve ao fato de que a taxa de transmissão vertical do HIV aumenta significativamente após quatro horas de bolsa rota.
- A ligadura do cordão deve ser feita imediatamente após a extração fetal. Nunca se deve proceder à ordenha do cordão.
- A episiotomia deve ser realizada apenas após avaliação criteriosa e protegida por compressas umedecidas com o degermante utilizado na assepsia inicial.

Cuidados específicos da cesariana eletiva

- Confirmar idade gestacional de 38 semanas.
- Se houver trabalho de parto antes da realização da cesárea, avaliar dilatação cervical. Em caso de dilatação < 4 cm,

deve-se manter a indicação de cesárea e iniciar imediatamente zidovudina IV a ser mantida por pelo menos três horas.

- Proceder ao parto empelicado sempre que possível.
- A ligadura do cordão deve ser imediata após a retirada do feto.
- Antes da histerotomia, deve-se realizar a hemostasia do máximo de vasos maternos da parede abdominal com troca de campos estéreis, reduzindo o contato do feto com o sangue materno.

MANEJO DAS COMPLICAÇÕES NO PARTO E ORIENTAÇÕES PARA A PUÉRPERA COM HIV

Durante o manejo de complicações obstétricas em pacientes HIV-positivas, além da TARV padrão, algumas medicações e orientações adicionais podem ser consideradas para tratar complicações específicas que possam surgir durante o parto:

1. Zidovudina IV: reforçando que, em casos de carga viral elevada ou desconhecida, a administração de zidovudina IV durante o trabalho de parto é recomendada para reduzir o risco de transmissão vertical do HIV. Esse protocolo é bem estabelecido e visa diminuir a transmissão vertical durante o parto.
2. Profilaxia para infecções oportunistas: em pacientes com imunossupressão significativa, a profilaxia para infecções oportunistas, como a pneumonia por *Pneumocystis jirovecii* pode ser necessária. A escolha do agente profilático deve ser baseada no estado imunológico da paciente e nas diretrizes locais.
3. Tratamento de hipertensão arterial pulmonar associada ao HIV: embora rara, a hipertensão arterial pulmonar associada

ao HIV pode ser uma complicação grave. O tratamento pode incluir o uso de medicamentos como sildenafila e ambrisentana, conforme relatado em casos específicos.

4. Profilaxia antiviral para herpes simples: em pacientes coinfectadas com o vírus do herpes simples (HSV), o uso de aciclovir ou valaciclovir pode ser considerado para prevenir a necessidade de cesariana em decorrência de lesões ativas de HSV. No entanto, a decisão deve ser individualizada com base na presença de lesões ativas e no histórico de infecções por HSV.
5. Bloqueio da lactação: o risco de transmissão vertical do HIV também existe na amamentação. Assim, a lactação dessas pacientes deve ser bloqueada no pós-parto imediato com dois comprimidos por via oral de cabergolina 0,5 mg, em dose única. O fato de a mãe utilizar TARV não controla a eliminação do HIV pelo leite e não garante proteção da transmissão vertical. Pela legislação brasileira, a criança exposta, infectada ou não, terá direito a receber a fórmula láctea infantil até completar seis meses de vida. Uma das intervenções mais efetivas para evitar a amamentação natural é começar a orientação para o aleitamento artificial já durante o pré-natal. Orientar que haverá suspensão da lactação apenas depois do parto traz menor adesão a essa medida. O aleitamento cruzado (amamentação da criança por outra nutriz), a alimentação mista (leite humano e fórmula infantil) e o uso de leite humano com pasteurização domiciliar são contraindicados. Deve-se considerar que mulheres que não amamentam podem voltar a ovular a partir de quatro semanas após o parto, com período curto de amenorreia no puerpério. Assim, essas pacientes devem ser orientadas quanto aos métodos contraceptivos, considerando seus direitos sexuais e reprodutivos.

Essas medicações e orientações devem ser consideradas no contexto de um plano de manejo abrangente que inclua TARV contínua e monitoramento cuidadoso da CV. A colaboração com uma equipe multidisciplinar é essencial para otimizar os resultados maternos e neonatais.

BIBLIOGRAFIA CONSULTADA

ACOG Committee Opinion no. 752: prenatal and perinatal human immunodeficiency virus testing. Obstet Gynecol. 2018;132(3):e138-42.

Atowoju I, Dawer P, Asrani M, Panjiyar B. Impact of maternal HIV infection on perinatal outcomes: a systematic review. Int J Gynaecol Obstet. 2024;166(1):35-43.

Benson J, Pierre C, Joseph NT. Updates in the management of HIV during pregnancy. Clin Obstet Gynecol. 2024;67(3):644-51.

Boering P, Murray C, Portwood C, Hey M, Thompson L, Beck K, et al. Perinatal outcomes among pregnant women with HIV initiating antiretroviral therapy preconception and antenatally. AIDS. 2025;39(5):581-96.

Brasil. Ministério da Saúde. Secretaria de Ciência, Tecnologia, Inovação e Insumos Estratégicos em Saúde. Departamento de Gestão e Incorporação de Tecnologias e Inovação em Saúde. Protocolo clínico e diretrizes terapêuticas para prevenção da transmissão vertical do HIV, sífilis e hepatites virais. Brasília: Ministério da Saúde; 2020.

Brasil. Ministério da Saúde. Secretaria de Vigilância em Saúde. Departamento de Doenças de Condições Crônicas e Infecções Sexualmente Transmissíveis. Protocolo clínico e diretrizes terapêuticas para atenção integral às pessoas com infecções sexualmente transmissíveis (IST). Brasília: Ministério da Saúde; 2020.

Calvert C, Ronsmans C. HIV and the risk of direct obstetric complications: a systematic review and meta-analysis. PLoS One. 2013;8(10):e74848.

Cassimatis IR, Ayala LD, Miller ES, Garcia PM, Jao J, Yee LM. Third-trimester repeat HIV testing: it is time we make it universal. Am J Obstet Gynecol. 2021;225(5):494-9.

Chappell CA, Cohn SE. Prevention of perinatal transmission of human immunodeficiency virus. Infect Dis Clin North Am. 2014;28(4):529-47.

Chilaka VN, Konje JC. HIV in pregnancy: an update. Eur J Obstet Gynecol Reprod Biol. 2021;256:484-91.

Chinula L, Ziemba L, Brummel S, McCarthy K, Coletti A, Krotje C, et al. Efficacy and safety of three antiretroviral therapy regimens started in pregnancy up to 50 weeks post-partum: a multicentre, open-label, randomised, controlled, phase 3 trial. Lancet HIV. 2023;10(6):e363-74.

Cowdell I, Beck K, Hey M, Portwood C, Sexton H, Kumarendran M, et al. Association of nucleoside reverse transcriptase inhibitors with adverse perinatal outcomes in pregnant women living with HIV: systematic review and meta-analysis. Clin Microbiol Infect. 2025:S1198-743X(25)00019-9.

Gibson KS, Toner LE. Society for Maternal-Fetal Medicine special statement: updated checklists for pregnancy management in persons with HIV. Am J Obstet Gynecol. 2020;223(5):B6-11.

Hey M, Thompson L, Portwood C, Sexton H, Kumarendran M, Brandon Z, et al. Adverse perinatal outcomes associated with different classes of antiretroviral drugs in pregnant women with HIV. AIDS. 2025;39(2):162-74.

Lockman S, Brummel SS, Ziemba L, Stranix-Chibanda L, McCarthy K, Coletti A, et al. Efficacy and safety of dolutegravir with emtricitabine and tenofovir alafenamide fumarate or tenofovir disoproxil fumarate, and efavirenz, emtricitabine, and tenofovir disoproxil fumarate HIV antiretroviral therapy regimens started in pregnancy (IMPAACT 2010/VESTED): a multicentre, open-label, randomised, controlled, phase 3 trial. Lancet. 2021;397(10281):1276-92.

Newman T, Cafardi JM, Warshak CR. Human immunodeficiency virus-associated pulmonary arterial hypertension diagnosed postpartum. Obstet Gynecol. 2015;125(1):193-5.

Shinar S, Agrawal S, Ryu M, Walmsley S, Serghides L, Yudin MH, et al. Perinatal outcomes in women living with HIV-1 and receiving antiretroviral therapy: a systematic review and meta-analysis. Acta Obstet Gynecol Scand. 2022;101(2):168-82.

Slogrove AL, Bovu A, de Beer S, Phelanyane F, Williams PL, Heekes A, et al. Maternal and birth outcomes in pregnant people with and without HIV in the Western Cape, South Africa. AIDS. 2024;38(1):59-67.

Sperling RS, Stratton P. Treatment options for human immunodeficiency virus-infected pregnant women. Obstetric-Gynecologic Working Group of the AIDS Clinical Trials Group of the National Institute of Allergy and Infectious Diseases. Obstet Gynecol. 1992;79(3):443-8.

Thompson DR, Momplaisir FM, Adams JW, Yehia BR, Anderson EA, Alleyne G, et al. Mode of delivery among HIV-infected pregnant women in Philadelphia, 2005-2013. PLoS One. 2015;10(12):e0144592.

Tukei VJ, Hoffman HJ, Greenberg L, Thabelo R, Nchephe M, Mots'oane T, et al. Adverse pregnancy outcomes among HIV-positive women in the era of universal antiretroviral therapy remain elevated compared with HIV-negative women. Pediatr Infect Dis J. 2021;40(9):821-6.

Venkatesh KK, Morrison L, Livingston EG, Stek A, Read JS, Shapiro DE, et al. Changing patterns and factors associated with mode of delivery among pregnant women with human immunodeficiency virus infection in the United States. Obstet Gynecol. 2018;131(5):879-90.

Wales PW, Allen N, Worthington P, George D, Compher C; American Society for Parenteral and Enteral Nutrition; et al. ASPEN. clinical guidelines: support of pediatric patients with intestinal failure at risk of parenteral nutrition-associated liver disease. J Parenter Enteral Nutr. 2014;38(5):538-57.

34
Hemorragia pós-parto

Sílvia Regina Piza Ferreira Jorge
Paula Smith Coelho

INTRODUÇÃO E EPIDEMIOLOGIA

A hemorragia pós-parto (HPP) é definida como a perda excessiva de sangue após o parto, sendo considerada uma emergência obstétrica. Estima-se que ocorra em cerca de 1 a 10% de todos os partos, constituindo uma das principais causas de morte materna evitável no Brasil e no mundo. É também, portanto, um marcador de qualidade da assistência obstétrica oferecida em diferentes serviços e do nível de desenvolvimento de diferentes países. A recente mudança de partos domiciliares para partos em unidades de saúde em muitos países de baixa e média rendas oferece novas oportunidades para salvar vidas. No entanto, o uso inconsistente ou tardio de intervenções eficazes para prevenção e tratamento da HPP, seja por falta de bancos de sangue ou por falta de treinamento profissional, tem resultado em taxas inaceitáveis de mortes maternas relacionadas à hemorragia.

DEFINIÇÃO

Algumas definições diferentes foram propostas ao longo dos anos na tentativa de estabelecer limites claros entre o fisiológico e o patológico no que tange ao volume de sangramento aceitável no pós-parto. Algumas definições anteriores estipulavam diferenças entre os valores aceitáveis de perda sanguínea para cada via de parto; tal classificação, no entanto, tem caído em desuso. A definição mais aceita atualmente foi proposta feita em 2017 pelo American College of Obstetricians and Gynecologists (ACOG), que estabelece o diagnóstico de HPP em duas situações:

1. Perda sanguínea superior a 1.000 mL ou mais nas primeiras 24 horas pós-parto, independentemente da via de parto (normal ou cesariana); ou
2. Situações em que a perda sanguínea é acompanhada de sintomas de hipovolemia, independentemente do volume de sangue perdido.

FATORES DE RISCO

Alguns fatores de risco para HPP podem ser identificados no pré-natal e no intraparto. Essa identificação precoce permite uma melhor preparação e manejo proativo, reduzindo potencialmente o risco de complicações graves. Ainda assim, é importante lembrar que a maioria dos casos de HPP pode ocorrer sem fatores de risco identificáveis. O Quadro 1 relaciona fatores de risco habituais identificáveis.

Quadro 1 Fatores de risco para hemorragia pós-parto (HPP)

Fatores de risco pré-natais	Fatores de risco intraparto
Idade materna avançada (> 35 anos)	Trabalho de parto prolongado
Multiparidade	Indução do parto
Cesárea prévia ou cirurgia uterina	Uso de ocitocina

continua

Quadro 1 Fatores de risco para hemorragia pós-parto (HPP) (*continuação*)

Fatores de risco pré-natais	Fatores de risco intraparto
Histórico de HPP anterior	Parto vaginal instrumentalizado (fórceps ou vácuo-extrator)
Gestação múltipla	Episiotomia
Doenças hipertensivas na gravidez	Corioamnionite
Obesidade materna	Macrossomia fetal

ETIOLOGIA

Para rápida memorização, as principais causas de HPP podem ser sumarizadas na Tabela 1, que expõe os mnemônicos dos 4Ts para memorização:

1. Tônus: a atonia uterina representa a causa mais comum de HPP, responsável por 70 a 80% dos casos. Ocorre por falha na contração sustentada do miométrio, que levaria à formação do globo de segurança de Pinnard. Alguns mecanismos que podem contribuir para esse evento são o trabalho de parto prolongado, a corioamnionite e o uso de ocitocina para manejo do parto, além de eventos que causem sobredistensão uterina, como gestação múltipla, polidrâmnio e macrossomia.

Tabela 1 Causas da hemorragia pós-parto

"4 Ts"	Causa	Frequência
Tônus	Atonia uterina	70%
Trauma	Lacerações, hematomas, inversão e rotura uterina	19%
Tecido	Retenção placentária, acretismo, coágulos	10%
Trombina	Coagulopatias, uso de anticoagulantes	1%

Fonte: OPAS, 2018.

2. Trauma: responsável por 15 a 20% dos casos, inclui lacerações ou hematomas perineais, episiotomias ou, em casos mais graves, rotura uterina. O parto vaginal instrumentalizado com fórceps ou vácuo-extrator aumenta o risco de HPP por essa etiologia.
3. Tecido: restos ovulares ou placentários, quando não identificados e devidamente retirados, podem aumentar o risco de HPP em até 3,5 vezes. Placentas com lobo acessório ou *succenturiata* são fatores de risco
4. Trombina: distúrbios da coagulação, sejam congênitos ou adquiridos, comprometem a formação de coágulos estáveis, perpetuando o sangramento. Em casos graves de HPP, pode se desenvolver uma coagulopatia de consumo, culminando, inclusive, em coagulação vascular disseminada, que exacerba ainda mais o quadro.

DIAGNÓSTICO E AVALIAÇÃO INICIAL

O diagnóstico precoce da HPP é fundamental para seu manejo eficaz. Como já citado, a definição atualmente mais aceita é a de perda volêmica cumulativa nas primeiras 24 horas pós-parto superior a 1.000 mL, independentemente da via, ou qualquer perda que leve à instabilidade clínica da paciente. A queda dos parâmetros laboratoriais (hemoglobina e hematimetria) ocorre tardiamente e não reflete, de imediato, as perdas sanguíneas. As estratégias para estimar a perda volêmica são variadas e incluem a estimativa visual, a pesagem de compressas, o uso de dispositivos coletores e a mensuração dos parâmetros clínicos, dentre os quais se destaca o índice de choque (IC).

Estimativa visual

A estimativa visual da perda sanguínea tem caráter subjetivo e pode subestimar as perdas, principalmente se forem volumosas. Por outro lado, pode ser uma estratégia adicional para abordar sangramentos ainda em fase inicial.

Pesagem de compressas

A pesagem das compressas se apresenta como uma ferramenta adicional e é especialmente útil durante cesarianas ou histerectomias periparto. Para o cálculo da perda volêmica por meio da pesagem das compressas sujas de sangue, deve-se pontuar que a densidade do sangue é próxima da densidade da água; portanto, 1 mL de sangue corresponde a 1 grama de peso. Conhecendo-se o peso de uma compressa seca e multiplicando-se pelo número de compressas usadas, o cálculo da perda pode ser realizado por meio da fórmula:

Perda sanguínea estimada (mL)

Peso das compressas sujas de sangue –
Peso das compressas secas

Dispositivos coletores

Outra opção para estimativa das perdas volêmicas é o uso de dispositivos coletores. Podem ser sacos, bolsas ou fraldas e devem ser posicionados logo após o parto vaginal. O uso de dispositivos coletores é superior à estimativa visual de perda, além de ser um método de fácil aplicação e amplamente disponível.

Índice de choque

Índice de choque = frequência cardíaca ÷ pressão arterial sistólica

O uso de sinais clínicos combinados, como no índice de choque, permite rastreio, diagnóstico e intervenção em etapas ainda iniciais no quadro de HPP. Este índice é um marcador precoce de instabilidade hemodinâmica, além de orientar etapas de intervenção e resposta às medidas terapêuticas, expostas na Tabela 2.

Além disso, outros sinais vitais são importantes ferramentas de estimativa da gravidade do sangramento e permitem o monitoramento da abordagem da paciente com HPP, podendo sinalizar o aumento de risco de desfecho materno adverso, como exposto na Tabela 3.

Tabela 2 Interpretação e abordagem do índice de choque na hemorragia pós-parto

Valor	Interpretação	Abordagem
≥ 0,9	Risco de transfusão	Abordagem agressiva e transferência Traje antichoque não pneumático Hemotransfusão
≥ 1,4	Necessidade de transfusão maciça provável	Abordagem agressiva e imediata do foco sangrante Traje antichoque não pneumático Protocolo de transfusão maciça
≥ 1,7	Necessidade de transfusão maciça provável; risco alto de resultado materno adverso	Abordagem agressiva e imediata do foco sangrante Traje antichoque não pneumático Protocolo de transfusão maciça

Fonte: OPAS, 2018.

Tabela 3 Correlação entre grau de choque, sinais vitais, índice de choque e necessidade transfusional

Grau de choque	Perda volêmica (% e mL)	Nível de consciência	Perfusão	Frequência cardíaca (bpm)	Pressão arterial sistêmica (mmHg)	Índice de choque	Transfusão
Compensado	10-15% 500-1.000 mL	Normal	Normal	60-90	> 90	0,7-1,0	Usualmente não
Leve	16-25% 1.000-1.500 mL	Normal e/ou agitada	Palidez, frieza	91-100	80-90	1,0-1,3	Possível
Moderado	26-35% 1.500-2.000 mL	Agitada	Palidez, frieza, sudorese	101-120	70-79	1,3-1,7	Usualmente exigida
Grave	> 35% > 2.000 mL	Letárgica ou inconsciente	Palidez, frieza, sudorese, perfusão capilar < 3"	> 120	< 70	≥ 1,7	Possivelmente maciça

Fonte: OPAS, 2018.

TRATAMENTO

Manejo inicial

O tratamento da HPP requer uma abordagem rápida, sistemática e multidisciplinar. A implementação de protocolos padronizados e o uso de pacotes de estratégias de cuidado (*bundles*) têm demonstrado melhores resultados.

A intervenção com controle precoce do sítio do sangramento é a estratégia mais eficaz na prevenção da deterioração clínica da paciente com HPP em choque hipovolêmico. Foi nesse contexto que nasceu o termo "hora de ouro na obstetrícia", em referência à estratégia de diagnóstico e intervenção para controle da hemorragia ainda na primeira hora pós-parto.

A primeira medida no manejo do quadro de HPP começa antes, na preparação e no treinamento da equipe para o reconhecimento precoce do quadro, no preparo do material em um *kit* de hemorragia e na atuação em equipe durante o atendimento. Assim que diagnosticado um evento de HPP, a primeira manobra a ser realizada é a compressão uterina bimanual (manobra de Hamilton) em pacientes anestesiadas, ou de Chantrapitak caso a paciente não tenha recebido analgesia durante seu parto. Independentemente da manobra escolhida, ela deve ser mantida a todo o tempo, enquanto as próximas etapas de reanimação são seguidas. A Figura 1 demonstra as manobras iniciais citadas.

Outros membros da equipe deverão realizar a monitorização clínica da paciente, incluindo instalação de máscara de oxigênio (O_2 a 100% com fluxo de 8 a 10 L/min), instalação de dois acessos venosos calibrosos (jelco 14 ou 16) para reanimação volêmica e coleta de exames laboratoriais (tipagem sanguínea e fator Rh, provas cruzadas, fibrinogênio, fatores de coagulação e teste do coágulo, ou de Wiener). Em casos graves

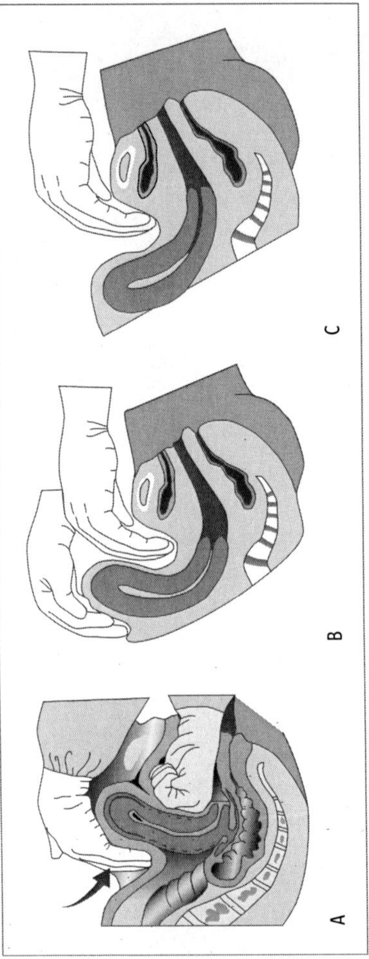

Figura 1 Manobras de compressão uterina. A: manobra de Hamilton; B: manobra de Chantrapitak para pacientes com parede abdominal relaxada; C: manobra de Chantrapitak para pacientes com parede abdominal tensa.

Fonte: adaptada de Anderson, 2007.

em que gasometria arterial dificilmente poderá ser realizada, o acesso venoso periférico também pode ser usado para coleta de lactato e gasometria.

Elevação dos membros inferiores, aquecimento da paciente e antibioticoprofilaxia também devem ser realizadas. Quando disponível, um traje antichoque não pneumático (TAN) poderá ser usado, principalmente em contextos que exijam remoção para um centro terciário para tratamento definitivo. A sondagem vesical de demora deverá ser realizada para controle do débito urinário e, em conjunto com o índice de choque, servirá para guiar o estado hemodinâmico da paciente, a resposta ao tratamento instituído e a necessidade de avançar nos próximos passos.

Manejo farmacológico

A administração de uterotônicos é a intervenção mais crítica no cenário de manejo da HPP. Visando ao tratamento da atonia uterina, a ocitocina e o ácido tranexâmico são as primeiras drogas de escolha no tratamento. O ácido tranexâmico possui ação na cascata de coagulação, trazendo alguma resposta na redução do sangramento mesmo nos quadros de HPP não relacionados ao tônus uterino. A dose inicial é de 1 g diluído em 100 mL de SF 0,9%, administrada em 10 minutos. Sua melhor ação acontece se a droga é iniciada nas primeiras três horas do evento, estando, por isso, indicada o mais precocemente possível. Uma segunda dose de 1 g pode ser administrada em 30 minutos se for constatada manutenção da hemorragia após 30 minutos. Se houver novo quadro de sangramento nas primeiras 24 horas após a dose inicial, uma nova dose de 1 g deve ser administrada.

Já a ocitocina está indicada em dose de ataque de 5 UI em três minutos, seguida de dose de manutenção de 20 a 40 UI em 500 mL de SF 0,9%, com infusão a 250 mL/h. Um esquema sequencial de mesma dosagem (20 a 40 UI em 500 mL de soro fisiológico) pode ser administrado a 125 mL/h, durante as quatro próximas horas. Na ausência de resposta nos próximos 15 minutos, deve-se partir para a utilização dos próximos uterotônicos. Para pacientes sem quadro hipertensivo e que não fazem uso de terapia antirretroviral com inibidores de protease, a próxima escolha deverá ser a metilergometrina (0,2 mg/ampola), uma ampola, por via intramuscular (IM), em dose única ou com uma segunda dose com posologia semelhante repetida após 20 minutos. O uterotônico de terceira linha é a prostaglandina, na apresentação de 200 mcg/comprimido, devendo ser administrados 800 a 1.000 mcg por via retal, em dose única. A Tabela 4 expõe a sequência de drogas utilizadas e suas respectivas doses para o tratamento farmacológico da HPP por atonia uterina.

Tabela 4 Drogas utilizadas no manejo farmacológico da hemorragia pós-parto

Ácido tranexâmico	▪ Dose: 1g, IV, em 10 min, repetir após 30 min se sangramento persistir ▪ Administrar dentro de 3 h após o parto
Ocitocina	▪ Dose inicial: 5 UI em 3 min + 20-40 UI em 500 mL de SF 0,9% IV, 250 mL/h ▪ Manutenção: 20-40 UI em 500 mL de SF 0,9% IV, 125 mL/h
Ergometrina/ metilergometrina	▪ Dose: 0,2 mg, IM, podendo repetir a mesma dose 20 min após a primeira ▪ Contraindicada em pacientes com quadro de hipertensão
Misoprostol	▪ Dose: 800-1.000 mcg, via retal, dose única ▪ Apresentação VO não está disponível no Brasil

IM: via intramuscular; IV: via intravenosa; SF: soro fisiológico; VO: via oral.

Manejo não farmacológico

Em caso de atonia uterina após falha da terapia medicamentosa associada à compressão uterina bimanual, está indicado o uso do balão de tamponamento intrauterino. O mecanismo de ação desses dispositivos consiste em promover um aumento da pressão hidrostática intrauterina, elevando a pressão capilar miometrial e gerando consequente redução do fluxo sanguíneo nas artérias uterinas.

Os balões podem ser industrializados ou, na indisponibilidade deles, confeccionados artesanalmente (Figura 2). Alguns dos balões industrializados, como o de Bakri, possuem um sistema de drenagem que permite manter o controle das perdas, auxiliando na avaliação da eficácia do método. O método pode ser utilizado em casos de HPP no parto normal ou cesariana. Após o parto vaginal, a infusão recomendada é entre 350 e 500 mL. Para parto cesariana, está indicada a infusão com 250 a 300 mL para reduzir o risco de deiscência da histerorrafia.

O tamponamento com balão pode evitar cirurgias em até 75% dos casos refratários. Seu uso está contraindicado em situações de infecções na genitália interna, anomalias com distorção da cavidade uterina, rotura uterina, alergia a componentes do balão e sangramento arterial que demanda tratamento cirúrgico ou embolização. A manutenção do balão intrauterino está indicada por até 24 horas, no máximo.

Diante do controle do sangramento e da melhora da estabilidade clínica e hemodinâmica da paciente, a retirada precoce (após apenas 12 horas) pode ser realizada, com o benefício de redução do risco de infecção. O esvaziamento deve ser realizado gradualmente, com esvaziamento de 100 mL a cada 15 minutos, em vigência da infusão da dose de manutenção da ocitocina. Em caso de recidiva hemorrágica durante o processo

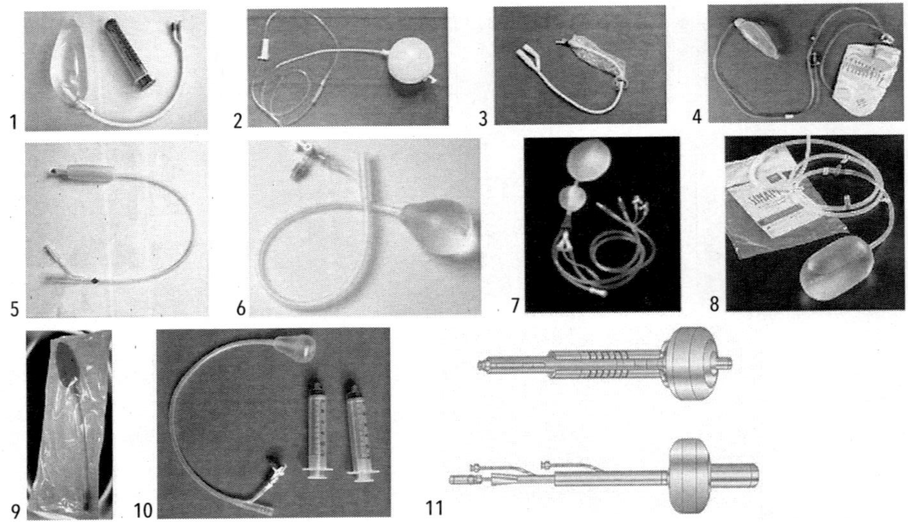

Figura 2 Balões de tamponamento intrauterino. Artesanais: 1: Shivkar; 2: Baskett; 3: El Hennawy; 4: Alves; 5: Bakri; 6: BT-Cath; 7: Ebb; 8: Ellavi; 9: Zhukovskiy; 10: Pergo; 11: Kyoto.

Fonte: acervo dos autores.

de remoção, o balão deve ser novamente insuflado enquanto a paciente é preparada para a abordagem dos próximos passos cirúrgicos por meio da laparotomia.

Novos dispositivos intrauterinos induzidos por vácuo têm sido utilizados no tratamento não cirúrgico da HPP. Seu mecanismo de ação consiste em, por ação do vácuo, realizar aspiração sanguínea intrauterina, promovendo o esvaziamento sanguíneo contínuo da cavidade uterina enquanto se obtém um efeito de compressão na camada vascular miometrial. A estratégia apresenta boas taxas de sucesso tanto para pós-parto cesariana quanto por via vaginal, porém sua eficácia no tamponamento uterino ainda necessita de mais estudos.

Caso ocorra falha do balão intrauterino, está indicada a realização de suturas de compressão uterina. A técnica mais disseminada é a de B-Lynch, porém há outras opções, como Haymann, Cho e Pereira. A chance de sucesso de uma sutura hemostática é de 91% e sua aplicação pode ser isolada ou associada ao balão uterino.

Outro recurso plausível de sucesso é a embolização arterial das artérias uterinas, devendo ser utilizada na falha de medidas medicamentosas e não cirúrgicas. Uma limitação ao método é a necessidade de uma equipe de radiointervenção disponível para a realização do procedimento. Está particularmente indicado em situações de acretismo placentário ou trauma vascular

Na falha das intervenções medicamentosas, das não cirúrgicas e das suturas de compressão uterina, está indicada a realização da ligadura arterial das artérias uterinas e, em caso de falha, das ilíacas. Como última opção, deve-se considerar a histerectomia subtotal, muitas vezes necessária em pacientes hemodinamicamente instáveis. Apesar de ser considerada um recurso final e definitivo, a decisão pela abordagem não deve ser postergada se julgada realmente necessária.

O tratamento final para HPP por outras etiologias deverá ser individualizado. Exemplos de tratamentos específicos seriam curagem e curetagem uterina para restos ovulares, suturas para lacerações de trajeto e episiotomia, manobra de reposicionamento uterino na inversão uterina, laparotomia para reparo ou histerectomia nos casos de rotura uterina, e transfusão de hemocomponentes no contexto das coagulopatias.

É fundamental realizar a correta associação da etiologia com seu tratamento, pois tanto um diagnóstico incorreto quanto uma conduta inadequada podem determinar a persistência da hemorragia e a rápida deterioração clínica da paciente.

Prevenção da hemorragia pós-parto

A estimativa do risco tem sido recomendada como estratégia para a programação de uma abordagem racional na assistência ao nascimento, permitindo a adoção de medidas preventivas de complexidade variável e custo acessível, com potencial para reduzir em mais da metade a ocorrência de hemorragia pós-parto. O Quadro 2 exemplifica fatores de risco e as recomendações assistencias para prevenção da HPP.

Quadro 2 Estratificação de risco para hemorragia pós-parto e recomendações assistenciais

Risco	Características da paciente	Recomendações assistenciais
Baixo	▪ Ausência de cicatriz uterina ▪ Gestação única ▪ ≤ 3 partos vaginais anteriores ▪ Ausência de coagulopatia ▪ Sem antecedente de HPP	▪ Manejo ativo do 3º estágio ▪ Observação por 1-2 h no pós-parto em ambiente adequado* ▪ Estímulo à presença de acompanhante para identificar sinais de alerta

continua

Quadro 2 Estratificação de risco para hemorragia pós-parto e recomendações assistenciais (*continuação*)

Risco	Características da paciente	Recomendações assistenciais
Médio	▪ Cesariana/cirurgia uterina prévia ▪ PE leve ▪ Hipertensão gestacional leve ▪ Superdistensão uterina (macrossomia, polidrâmnio, gestação múltipla) ▪ ≥ 4 partos vaginais prévios ▪ Corioamnionite ▪ Antecedente de HPP ou atonia uterina ▪ Obesidade materna (IMC > 35 kg/m²) ▪ Indução do parto	▪ Manejo ativo do 3º estágio ▪ Observação por 1-2 h no pós-parto em ambiente adequado* ▪ Estímulo à presença de acompanhante para identificar sinais de alerta ▪ **Hemograma** ▪ **Acesso venoso periférico (jelco 16)** ▪ **Tipagem sanguínea** ▪ **Identificação do risco da paciente**
Alto	▪ PP ou placenta de inserção baixa ▪ PE grave ▪ Hematócrito < 30% + fatores de risco ▪ Plaquetas < 100.000/mm³ ▪ Sangramento ativo na admissão ▪ Coagulopatias ▪ Uso de anticoagulantes ▪ DPP ▪ Placentação anômala (acretismo) ▪ Presença ≥ 2 fatores de risco	▪ Manejo ativo do 3º estágio ▪ Observação por 1-2 h no pós-parto em ambiente adequado* ▪ Estimular a presença de acompanhante para identificar sinais de alerta ▪ Hemograma ▪ Acesso venoso periférico (jelco 16) ▪ Tipagem sanguínea ▪ Identificação do risco da paciente ▪ **Prova cruzada** ▪ **Reserva de sangue (concentrado de hemácias)****

DPP: descolamento prematuro de placenta; HPP: hemorragia pós-parto; IMC: índice de massa corporal; PE: pré-eclâmpsia; PP: placenta prévia.

* Não encaminhar médio/baixo risco para enfermarias de risco habitual; buscar local com possibilidade de monitoramento adequado.

** Hemocomponentes de acordo com a especificidade do quadro.

Fonte: adaptado de Soares et al., 2011; OPAS, 2018; Febrasgo, 2024.

A medida preventiva mais eficaz e que deve ser inserida como procedimento de rotina universal é a realização de ocitocina profilática após todos os nascimentos para evitar a atonia uterina.

O manejo ativo do terceiro período do trabalho de parto (MATP) é uma estratégia que envolve a adoção de algumas medidas como profilaxia medicamentosa com ocitocina (principal medida), clampeamento oportuno do cordão umbilical (após o primeiro minuto de vida, também chamado tardio, e que deve ser realizado em todos os recém-nascidos hígidos, pelo benefícios que produz, e por não prolongar o período de dequitação, extração manual da placenta, o risco de HPP, a necessidade de hemotransfusão ou o aumento do uso de medicamentos uterotônicos) e tração controlada do cordão umbilical (realizada com cuidado para não provocar inversão uterina e/ou rotura do cordão umbilical); mas não substitui o uso de ocitocina profilática. Admite-se que o MATP é capaz de reduzir em mais de 60% os casos de HPP. O Quadro 3 reforça as medidas que devem ser adotadas no MATP.

A prevenção medicamentosa com ocitocina deve ser realizada de modo universal na assistência ao nascimento e ao parto, sendo esta a medicação de primeira escolha na prevenção da HPP. É capaz de reduzir em mais de 50% a HPP por atonia uterina, ou seja, a principal causa de HPP. Existem, na literatura algumas propostas de esquemas profiláticos que diferem quanto a via de administração e dose. Atualmente, o esquema proposto pela Federação Internacional de Ginecologia e Obstetrícia (FIGO) em 2012 é o mais utilizado, com 10 UI, IM. A discussão gira em torno do uso da via endovenosa (EV), situação mais comum no caso das cesarianas. Na via EV, a infusão deve ser lenta e controlada para que ocorra efeito clínico prolongado.

Quadro 3 Manejo ativo do terceiro período do trabalho de parto

Medidas de prevenção	Características	Observações
Ocitocina após o parto	▪ 10 UI, IM, após o nascimento (PN/PC)	Reduz em 50% atonia uterina
Clampeamento oportuno do cordão umbilical	▪ Na ausência de contraindicações	
Tração controlada do cordão umbilical	▪ Profissional treinado ▪ Associar a manobra de Brandt-Andrews para estabilização uterina	
Vigilância/massagem uterina após dequitação	▪ Massagem gentil a cada 15 min nas primeiras 2 h após a dequitação	
Outras medidas preventivas	▪ Uso racional de ocitocina no TP ▪ Episiotomia seletiva ▪ Evitar manobra de Kristeller ▪ Contato pele a pele com a mãe na 1ª hora de vida (contudo, não previne HPP) ▪ Ácido tranexâmico nos partos de alto risco	

HPP: hemorragia pós-parto; IM: via intramuscular; PC: perímetro cefálico; PN: peso neonatal; TP: trabalho de parto
Fonte: OPAS, 2018.

Os receptores da ocitocina são altamente sensíveis e podem sofrer um processo de *downregulation* quando expostos à ocitocina por períodos prolongados. Esse efeito é dependente da dose e não interfere no efeito de outros uterotônicos.

O Quadro 4 demonstra os esquemas profiláticos recomendados para prevenção de HPP nos partos vaginal ou cesariana.

Cabe, ainda, ressaltar a importância de disponibilizar rapidamente *kits* de emergência para o atendimento de HPP, contendo os itens apresentados no Quadro 5. O Quadro 6 lista os passos a serem seguidos na assistência aos casos de HPP.

De modo resumido, o manejo proposto diante da HPP é apresentado no Quadro 7 e na Figura 3.

Quadro 4 Esquemas profiláticos para administração de ocitocina no parto

Parto vaginal	▪ 10 UI de ocitocina, IM, logo após o nascimento
Parto cesariana	▪ 10 UI de ocitocina, IM, logo após o nascimento – em pacientes anestesiadas, aplicar em área indolor, preferentemente no múscula vasto lateral de coxa ▪ Opções de profilaxia IV: Regra dos três ou ▪ 5 UI de ocitocina, IV lenta, por 3 min, seguidas de dose de manutenção de 20 UI de ocitocina em 500 mL de SF 0,9% a 125 mL/h por 4-12 h, em bomba de infusão contínua

IM: intramuscular; IV: intravenoso; SF: soro fisiológico.

Quadro 5 *Kit* de emergência para hemorragia pós-parto

1. Medicamentos
   - Ocitocina (5 UI/ampola, total de 17 ampolas)
   - Misoprostol (200 mcg/comprimido, total de 5 comprimidos)
   - Ergometrina (0,2 mg/ampola, total de 1 ampola)
   - Ácido tranexâmico (250 mg/ampola, total de 4 ampolas)
2. Equipamentos
   - Sondas de Foley (tamanhos 16 e 18)
   - Balão de tamponamento uterino (p. ex., Bakri, sonda vesical de Foley com preservativo e fio cirúrgico)
   - Espéculo vaginal
   - Pinças de Kocher e Kelly
   - Tesouras
3. Materiais para acesso venoso
   - Cateteres intravenosos de grande calibre (14 e 16 G)
   - Equipos de infusão rápida
4. Materiais para coleta de amostras
   - Tubos para hemograma, coagulograma, tipagem sanguínea e teste do coágulo
5. Equipamentos de proteção individual (EPI)

Quadro 6 *Checklist* de assistência da hemorragia pós-parto (HPP)

1. Prevenção
   - Manejo ativo do terceiro estágio do trabalho de parto
   - Identificação e manejo de fatores de risco
2. Reconhecimento precoce
   - Avaliação contínua da perda sanguínea
   - Monitoramento rigoroso dos sinais vitais
3. Ação rápida e coordenada
   - Ativação imediata do protocolo de HPP
   - Abordagem multidisciplinar
4. Manejo escalonado
   - Início com medidas menos invasivas
   - Progressão para intervenções mais agressivas conforme necessário
5. Tratamento específico
   - Uterotônicos como primeira linha
   - Medidas mecânicas (compressão, tamponamento)
   - Intervenções cirúrgicas quando indicadas
6. Cuidados pós-crise
   - Monitoramento contínuo nas primeiras 24 h
   - Manejo de anemia e outras complicações

Quadro 7 Manejo rápido da hemorragia pós-parto (HPP)

Identificação de HPP ou presunção de sangramento aumentado
▪ Chamar ajuda: 2 médicos obstetras, 1 enfermeiro obstetra, 2 técnicos de enfermagem ▪ Iniciar manobra de compressão uterina ▪ Providenciar 2 acessos venosos calibrosos (jelco 14–16) ▪ O_2 em máscara facial a 8-10 L/min ▪ Aquecimento (manta térmica, cobertores) ▪ Elevação de membros inferiores ▪ Monitorização contínua: FC, PA, temperatura corporal, saturação de oxigênio ▪ Calcular IC (FC/PA sistólica)

continua

Quadro 7 Manejo rápido da hemorragia pós-parto (HPP) (*continuação*)

Acesso venoso 1	**Acesso venoso 2**
▪ Coletar exames: tipagem sanguínea/prova cruzada, hemograma, coagulograma, fibrinogênio, ionograma e teste de coágulo ▪ Administrar ácido tranexâmico (1 g em 100 mL de SF 0,9% em 10 min) ▪ Infundir cristaloides (SF 0,9% ou Ringer-lactato), reavaliando a cada 500 mL e não excedendo 2.000 mL	▪ Iniciar tratamento de atonia uterina, identificar foco hemorrágico e excluir outras etiologias (lacerações, hematomas, retenção de material ovular, coagulopatias etc.) com a revisão do canal de parto ▪ Administrar dose inicial de ocitocina (5 UI, EV lento, em 3 min, seguidas de 20-40 UI em 500 mL de SF 0,9% a 250 mL/h) ▪ Administrar dose de manutenção de ocitocina (20-40 UI em 500 mL de SF, 0,9% a 125 mL/h, por 4 h)

Redução do sangramento e estabilidade hemodinâmica após medidas iniciais

Sim ↓	Não ↓
▪ Avaliar manutenção de ocitocina em doses menores (20 UI, 67,5 mL/h)	▪ Progredir terapia farmacológica: metilergometrina (0,2 mg, IM; exceto se houver hipertensão ou uso de inibidores de protease); misoprostol (800-1.000 mcg, VR; 600 mcg, SL) ▪ Avaliar segundas doses de metilergometrina (após 20 min) e ácido tranexâmico (após 30 min) ▪ Solicitar gasometria e lactato ▪ Hemotransfusão (2 concentrados de hemácias; transfusão maciça no caso de choque grave) ▪ Terapias intensivas (balão intrauterino, dispositivo intrauterino de controle hemorrágico induzido por vácuo, ligaduras vasculares, suturas uterinas compressivas, embolização arterial, histerectomia, controle de danos) no caso de falha da terapia farmacológica

FC: frequência cardíaca; HPP: hemorragia pós-parto; IM: via intramuscular; PA: pressão arterial; SF: soro fisiológico; SL: sublingual; VR: via retal.

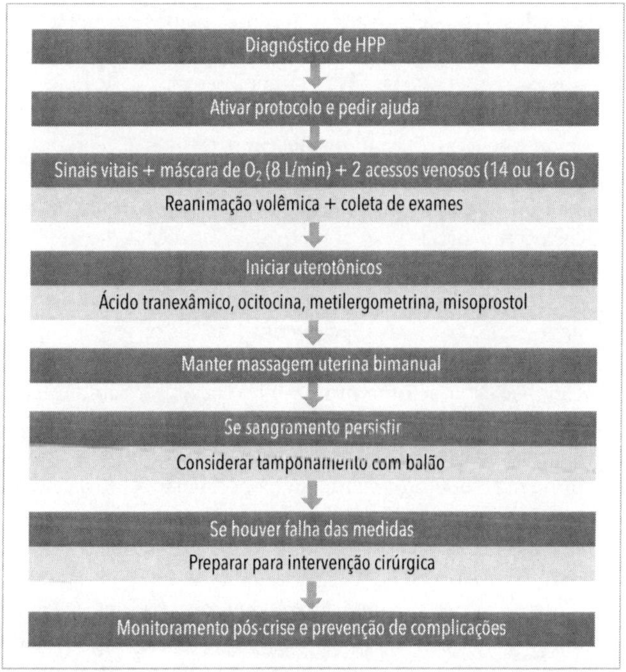

Figura 3 Fluxograma para o manejo rápido da hemorragia pós-parto (HPP).
Fonte: Febrasgo, 2024.

CONSIDERAÇÕES FINAIS

O manejo eficaz da HPP é uma habilidade que salva vidas, logo a competência nesse cenário terá impacto direto na saúde e segurança de suas pacientes. Além disso, tão relevante quanto o diagnóstico e a pronta intervenção na HPP, a identificação de fatores de risco é uma responsabilidade compartilhada por toda a equipe obstétrica nas diferentes etapas no pré-natal, parto e pós-parto. Uma abordagem proativa e sistemática pode salvar vidas e reduzir significativamente a morbidade materna.

- Os pontos-chave para o manejo bem-sucedido da hemorragia pós-parto são identificação precoce, ação rápida e uma abordagem sistemática e escalonada do tratamento.
- A identificação e o manejo de fatores de risco devem começar no pré-natal.
- No cenário da hemorragia pós-parto o tempo é crítico: cada intervenção deve ser implementada rapidamente e deve-se fazer a reavaliação contínua da resposta ao tratamento.
- Deve-se estar sempre pronto para escalonar rapidamente as intervenções se o sangramento persistir.
- O treinamento regular da equipe é fundamental para a prevenção eficaz da hemorragia pós-parto, com a revisão regular de protocolos e *bundles* (estratégias) de cuidado.
- Comunicação clara e trabalho em equipe são essenciais para o sucesso da abordagem.
- A prevenção é a melhor forma de reduzir a incidência da hemorragia pós-parto. As manobras de manejo ativo do terceiro período são cruciais nessa jornada.

BIBLIOGRAFIA CONSULTADA

Agarwal V, Suri J, Agarwal P, Gupta S, Mishra PK, Mittal P. Shock index as a predictor of maternal outcome in postpartum hemorrhage. J South Asian Feder Obstet Gynaecol. 2021;13:127-32.

Althabe F, Therrien MNS, Pingray V, Hermida J, Gülmezoglu AM, Armbruster D, et al. Postpartum hemorrhage care bundles to improve adherence to guidelines: a WHO technical consultation. Int J Gynaecol Obstet. 2020;148(3):290-9.

Anderson JM, Etches D. Prevention and management of postpartum hemorrhage. Am Fam Physician. 2007;75(6):875-82.

Bouchghoul H, Madar H, Resch B, Pineles BL, Mattuizzi A, Froeliger A, et al. Uterine-sparing surgical procedures to control postpartum hemorrhage. Am J Obstet Gynecol. 2024;230(3S):S1066-S1075.e4.

Committee on Practice Bulletins-Obstetrics. Practice bulletin no. 183: postpartum hemorrhage. Obstet Gynecol. 2017;130(4):e168-86.

Federação Brasileira das Associações de Ginecologia e Obstetrícia. Febrasgo position statement – Hemorragia pós-parto: prevenção, diagnóstico e manejo não cirúrgico. Febrasgo; 2024.

Gallos I, Devall A, Martin J, Middleton L, Beeson L, Galadanci H, et al. Randomized trial of early detection and treatment of postpartum hemorrhage. N Engl J Med. 2023;389(1):11-21.

Gillissen A, van den Akker T, Caram-Deelder C, Henriquez DDCA, Nij Bijvank SWA, Bloemenkamp KWM, et al. Predictive value of a bleeding score for postpartum hemorrhage. Res Pract Thromb Haemost. 2019;3(2): 277-81.

Ginnane JF, Aziz S, Sultana S, Allen CL, McDougall A, Eddy KE, et al. The cost-effectiveness of preventing, diagnosing, and treating postpartum haemorrhage: a systematic review of economic evaluations. PLoS Med. 2024;21(9):e1004461.

Lertbunnaphong T, Lapthanapat N, Leetheeragul J, Hakularb P, Ownon A. Postpartum blood loss: visual estimation versus objective quantification with a novel birthing drape. Singapore Med J. 2016;57(6):325-8.

Liu Y, Shen Y, Zhu W, Qiu JB, Huang Q, Ye WQ. Clinical assessment indicators of postpartum hemorrhage: a systematic review. Chin Nurs Res. 2017;4(4):170-7.

Organização Pan-Americana da Saúde. Recomendações assistenciais para prevenção, diagnóstico e tratamento da hemorragia obstétrica. Brasília: OPAS; 2018.

Sheiner E, Sarid L, Levy A, Seidman DS, Hallak M. Obstetric risk factors and outcome of pregnancies complicated with early postpartum hemorrhage: a population-based study. J Matern Fetal Neonatal Med. 2005;18(3):149-54.

35 Infecção puerperal

José Delicato Filho
Sílvia Regina Piza Ferreira Jorge

INTRODUÇÃO

A infecção puerperal, também chamada morbidade febril puerperal, consiste em importante causa de morbimortalidade entre as mulheres, ocupando, a depender do país, o terceiro ou quarto lugar entre as causas de morte materna. Em países em desenvolvimento, sua incidência está estimada em 1 a 4% após parto vaginal e entre 10 e 20% após cesariana, contabilizando aproximadamente 75 mil mortes maternas por dia.

Normalmente, 48 a 72 horas após o início do tratamento a paciente já começa a ter melhora clínica; caso isso não ocorra, é importante investigar complicações, uma vez que a evolução para sepse grave é uma condição potencialmente fatal.

DEFINIÇÃO

Segundo texto de 1992 da Organização Mundial da Saúde (OMS), "é a infecção do trato genital, em qualquer momento, entre a ruptura das membranas ou o trabalho de parto e o 42º dia após o parto". Além disso, devem estar presentes ao menos dois dos seguintes achados:

- Dor pélvica.
- Febre superior a 38°C.
- Corrimento vaginal anormal (pus).
- Corrimento vaginal mau cheiroso.
- Atraso na involução uterina (< 2 cm/dia nos primeiros oito dias).

FATORES DE RISCO

Os fatores de risco para infecção puerperal são:

- Comorbidades maternas, como anemia, obesidade, diabetes e imunossupressão.
- Tabagismo.
- Idade materna avançada.
- Amniorrexe e/ou trabalho de parto prolongado.
- Toque vaginal excessivo.
- Cerclagem.
- Infecções preexistentes (principalmente infecção do trato urinário – ITU).
- Placenta de inserção baixa.
- Episiotomia.
- Extração manual da placenta.
- Laceração perineal de 3º ou 4º graus.
- Hemorragia ante, intra e/ou pós-parto.
- Retenção placentária.
- Cesariana.
- Lesão de órgão (intestino, bexiga).
- Antibioticoprofilaxia inadequada (tempo, dose, droga).
- Infecção por *Streptococcus* do grupo A.
- Más condições de higiene, assepsia e/ou antissepsia.
- Baixo nível socioeconômico.

Dentre estes, a cesariana é importante fator de risco para infecção puerperal, especialmente quando ocorre após o início do trabalho de parto, aumentando o risco em 4,7 vezes. O risco de endometrite vai de 0,2 a 2% nos partos vaginais para 1,55 a 18% nas cesarianas.

PATÓGENOS ENVOLVIDOS

Os patógenos habitualmente envolvidos na infecção puerperal estão expostos no Quadro 1.

Quadro 1 Patógenos frequentemente envolvidos na infecção puerperal

Aeróbios Gram-positivos	*Streptococcus* dos grupos A, B, C e D Enterococos *Staphylococcus aureus* *Staphylococcus epidermidis*
Aeróbios Gram-negativos	*Escherichia coli* *Pseudomonas aeruginosa* *Enterobacter* (*K. pneumoniae*) *Proteus* sp. *Haemophilus influenzae*
Aeróbios Gram-variável	*Gardnerella vaginalis* *Peptococcus* *Bacteroides* *Clostridium* *Fusobacterium* *Peptostreptococcus*
Outros	*Chlamydia* sp. *Neisseria gonorrhoeae* *Ureaplasma* *Mycoplasma*

DIAGNÓSTICO

Na avaliação da puérpera febril, além de anamnese e exame físico detalhados, com pesquisa de sinais e sintomas, recomenda-se realizar exames complementares.

Sinais e sintomas

- Queda do estado geral (inapetência, prostração).
- Febre e/ou calafrios.
- Diarreia e/ou vômitos.
- Dor/sensibilidade abdominopélvica.
- Dispneia.

Diagnósticos diferenciais

- Mastite.
- Infecção do trato urinário.
- Pneumonia.
- Outros sítios de infecção.

Exames complementares

- Hemograma completo.
- Hemocultura.
- Cultura de material endocervical, endometrial e/ou da ferida operatória.
- Exame de imagem (ultrassonografia, tomografia computadorizada, ressonância magnética).

FORMAS CLÍNICAS E TRATAMENTO

Endometrite puerperal

Infecção polimicrobiana com bactérias aeróbias e anaeróbias (*Chlamydia trachomatis*, *Mycoplasmas* e/ou *Ureaplasma urealyticum*) que ascendem do trato genital inferior para dentro do útero. É a principal causa de infecção puerperal. Caracteriza-se pela presença de dois ou mais eventos:

- Febre (temperatura oral igual ou maior que 38°C) em qualquer ocasião.
- Dor pélvica ou aumento da sensibilidade uterina.
- Hipoinvolução uterina (redução da altura uterina inferior a 1 cm/dia).
- Drenagem uterina anormal (secreção purulenta, corrimento genital fétido).
- Colo prévio.

Tratamento

Em grande parte dos casos, a infecção inicialmente pode ser leve ou moderada, respondendo a esquemas antibióticos como os sugeridos na Tabela 1.

Tabela 1 Esquemas antibióticos para tratamento de endometrite

Esquema	Antimicrobiano	Dose
Esquema 1	Clindamicina + Gentamicina	900 mg, a cada 8 h 5 mg/kg , IV, a cada 24 h ou 1,5 mg/kg, IV, a cada 8 h
Esquema 2	Ampicilna-sulbactam	3 g, IV, a cada 6 h
Esquema 3	Ampicilina se persistência de febre após 48 h	2 g, IV
Esquema 4	Piperacilina-tazobactam se persistência de febre após 48 h	4,5 g, IV, a cada 8 h
Esquema 5	Ampicilina + Gentamicina + Metronidazol	2 g, IV 1,5-2 mg/kg 500 mg, IV, a cada 6 h

Febre puerperal

A morbidade febril puerperal consiste na ocorrência de dois episódios de febre com temperatura oral igual ou superior a 38°C, com intervalo mínimo de quatro horas entre eles, após 24 horas do parto. Se forem descartadas outras causas de febre, o quadro deverá ser conduzido como endometrite puerperal.

Tratamento cirúrgico

Recomenda-se curetagem uterina após o início da antibioticoterapia, devendo-se fazer uso de ocitocina durante o procedimento.

Observações

- As pacientes deverão permanecer em regime de antibioticoterapia endovenoso por período de 24 a 48 horas após o último pico febril. Se houver boa evolução, o tratamento pode ser suspenso após esse prazo sem necessidade de escalonamento de drogas.
- Não é recomendado o uso terapêutico do antibiótico administrado previamente como profilático na assistência ao parto.
- Caso não ocorra melhora clínica no prazo de 48 a 72 horas de tratamento, deve-se reavaliar a evolução com exame clínico e propedêutica complementar para investigar a formação de abscesso pélvico ou outros focos infecciosos, e adicionar ampicilina caso o esquema não contemple seu uso.
- Se não houver melhora clínica nem indicação cirúrgica, deve-se aventar a possibilidade da ocorrência de tromboflebite pélvica e a heparinização da paciente.

- Em cerca de 15% dos casos, a endometrite pode se manifestar de modo tardio, cerca de uma semana após o parto com quadro de hemorragia.
- Na prevenção da endometrite pós-parto, recomenda-se antibioticoprofilaxia no pré-operatório nas cesarianas (diferentemente do parto vaginal, cuja profilaxia antibiótica não previne a endometrite puerperal) e evita-se tricotomia com lâminas. Devem-se realizar degermação e antissepsia da pele cuidadosas, bem como embrocação vaginal com antisséptico.

Infecção de ferida operatória

A infecção de ferida operatória é definida como aquela que acomete a incisão cirúrgica ou qualquer parte da anatomia manipulada durante o procedimento, surgindo nos primeiros 30 dias após a cirurgia ou em até um ano nos casos em que há colocação de prótese. Pode ser classificada em:

- Superficial: apenas pele e tecido subcutâneo.
- Profunda: acometimento de fáscia e músculos e/ou órgãos, com acometimento de útero ou cavidade abdominal.

Pode ser consequente à ferida cirúrgica da cesariana, da episiotomia ou de laceração. Nas cesarianas, com a introdução do antibiótico profilático, a infecção da ferida oscila entre 1 e 2%.

Entre os fatores de risco, estão obesidade, corioamnionite, hematoma subcutâneo, transfusão sanguínea no intraoperatório e parto cesariana não programado.

Geralmente, quando ocorre precocemente (quatro a sete dias após a cesariana), tem como agente etiológico provável estreptococos beta-hemolíticos do grupo A ou B. Nas infecções mais tardias, os agentes mais prováveis são *Staphylococcus epidermidis* ou *aureus*, *Escherichia coli*, *Proteus mirabilis* ou provenientes da flora cervicovaginal.

Nos casos mais leves, observa-se eritema, edema e hipertermia decidual. Casos moderados ou mais graves caracterizam-se por dor intensa em região de ferida operatória, febre baixa (até 38,3°C), secreção purulenta (sempre que presente, deve ser coletada para cultura) e deiscência da sutura.

Tratamento

- Infeção superficial: tratamento ambulatorial com cefazolina 1 g, a cada 8 horas, ou, alternativamente, oxacilina 2 g, a cada 6 horas. Também, podem ser utilizados clindamicina, sulfametoxazol com trimetoprima e amoxicilina com clavulanato.
- Infecção profunda: oxacilina 2 g, a cada 6 horas + gentamicina 1 a 2,5 mg/kg/dose, a cada 8 a 12 horas + metronidazol 500 mg, a cada 6 horas, ou, alternativamente, ceftriaxona 2 g, a cada 24 horas + metronidazol 500 mg, a cada 6 horas, em ambiente hospitalar.

Tratamento cirúrgico

Deve-se proceder aos seguintes passos: retirada da sutura, drenagem de abscessos, desbridamento de tecidos desvitalizados e necróticos, e lavagem exaustiva da área abordada.

Tromboflebite séptica pélvica

É uma das complicações menos comuns da endometrite, representando apenas 1% dos casos, porém tem alta morbidade.

A hipercoagulabilidade característica do puerpério e, ainda, a associação com a presença de bactérias na corrente sanguínea levam à hiperreatividade dos vasos, podendo ser causa de foco de êmbolos para outros órgãos, principalmente rim e pulmão.

Os sinais e sintomas mais comuns são febre, dor pélvica e massa abdominal palpável, podendo se apresentar, também, com taquicardia e taquipneia associadas.

O diagnóstico é difícil, pois o exame físico é pouco elucidativo e a ultrassonografia (USG) fornece auxílio; portanto, o método de eleição para identificar trombose da veia ovariana pós-parto é a tomografia computadorizada (TC), com ou sem contraste, podendo-se também fazer uso da ressonância magnética (RM).

Tratamento

O tratamento deverá ser realizado com a associação de antimicrobianos (os mesmos do tratamento da endometrite) com anticoagulantes, inicialmente enoxaparina em dose terapêutica de 1 mg/kg, a cada 12 horas, seguida da associação com varfarina 10 mg/dia, suspendendo-se em seguida a enoxaparina. Nesse momento, é importante adequar a dose da varfarina para manter a razão normalizada internacional (RNI) entre 2 e 3. Os antibióticos são mantidos por 48 a 72 horas e o anticoagulante, por duas semanas. Caso haja comprometimento trombótico de veia cava inferior ou veia renal, a anticoagulação deve ser mantida por três meses.

Anexite

É a inflamação de ovários e tubas uterinas (mais comum). A clínica pode ser abrupta, normalmente aparecendo após dez dias do parto/abortamento, com sinais de rebaixamento do estado geral, taquicardia, hipotensão, dor em hipogástrio e febre extremamente alta ou mais arrastada, apresentando-se associada a dor abdominal (principalmente em fossas ilíacas), dor intensa à palpação abdominal e dor nos anexos ao toque vaginal. Outro achado clínico é a hipoinvolução uterina com sangramento vaginal.

Tratamento

O tratamento é conservador, com analgesia e antibioticoterapia (os mesmos do tratamento da endometrite). No entanto, em casos excepcionais, é realizada a salpingectomia, por conta do risco de piossalpinge.

Parametrite

Trata-se da inflamação do paramétrio, sendo o paramétrio laterocervical o mais afetado. Normalmente, decorre de infecção de ferida operatória e/ou de lacerações com proliferação linfática das bactérias, podendo apresentar pontos de flutuação e/ou abscessos. A clínica caracteriza-se por febre com duração superior a dez dias, que se eleva gradualmente, atingindo até 39°C em pouco tempo. O toque vaginal revela dor intensa e endurecimento do paramétrio

Tratamento

- A antibioticoterapia é semelhante à indicada para endometrite e, caso haja abscessos, está indicada a drenagem cirúrgica.

Peritonite

A inflamação do peritônio é caracterizada por febre alta superior a 40°C, taquicardia, distensão abdominal, íleo paralítico, Blumberg positivo e dor intensa ao toque bimanual vaginal.

Tratamento

Realizado com analgésicos, anti-inflamatórios e antibioticoterapia semelhante à indicada para endometrite.

Tratamento cirúrgico

Consiste na drenagem de possível abscesso por colpotomia ou, em casos de peritonite generalizada e/ou resistente à antibioticoterapia, histerectomia.

Sepse puerperal

Sepse é uma síndrome clínica caracterizada pela presença de disfunção orgânica ameaçadora à vida em decorrência de uma resposta desregulada à infecção. Manifesta-se de forma heterogênea, a depender do estágio clínico e do paciente envolvido, caracterizando um desafio para todos os especialistas, incluindo profissionais da obstetrícia, em razão da necessidade de pronto diagnóstico e tratamento precoce.

Na população obstétrica, apesar dos avanços obtidos no combate à morbimortalidade materna nos últimos anos, a taxa de mortalidade materna relacionada à sepse aumentou, ocorrendo em 0,002 a 0,01% de todas as gestações, o que corresponde a 10,7% de todas as mortes maternas no mundo. Gestantes negras, tabagistas e acima de 35 anos apresentam maior risco de desenvolver sepse.

A clínica da sepse puerperal é inespecífica, com mal-estar geral, febre alta (acima de 38,3°C), secreção vaginal purulenta, taquicardia, taquipneia e, em estágios avançados, possível hipotermia. A origem da sepse nem sempre é muito clara, mas a dor pode indicar o foco da infecção.

Tratamento

O tratamento de sepse, sepse grave e choque séptico é dividido em três tipos:

- Terapia inicial/ressuscitação inicial: infusão de fluidos deve ser iniciada em pacientes hemodinamicamente instáveis ou com evidências de hipoperfusão tecidual (aumento de lactato). Os melhores parâmetros para avaliar a eficácia da ressuscitação são os clínicos, uma vez que a pressão arterial média (PAM) da puérpera pode estar reduzida fisiologicamente, devendo-se considerar também nível de consciência, diurese e nível de lactato.

- Terapia antimicrobiana: geralmente, a sepse puerperal se caracteriza como uma infecção polimicrobiana, devendo-se iniciar a antibioticoterapia o mais brevemente possível, com antimicrobianos de amplo espectro com cobertura para bactérias Gram-positivas, Gram-negativas e anaeróbias.
- Terapia de suporte: pode haver necessidade de suporte ventilatório e renal, transfusão de hemoconcentrados, sedação, nutrição enteral/parenteral, profilaxia de tromboembolismo etc. É importante não exagerar em nenhuma dessas terapias, pois, em excesso, elas também podem causar danos.

BIBLIOGRAFIA CONSULTADA

Brasil. Ministério da Saúde. Secretaria de Políticas de Saúde. Área Técnica da Saúde da Mulher. Urgências e emergências maternas: guia para diagnóstico e conduta em situações de risco de morte materna. 2. ed. Brasília: Ministério da Saúde; 2000.

Federação Brasileira das Associações de Ginecologia e Obstetrícia. Comissão Nacional Especializada em Assistência ao Abortamento, Parto e Puerpério. Brasília: Febrasgo; 2021 (Protocolo Febrasgo – Obstetrícia, nº 93.).

Luz SH, Steibel JA, Steibel G, Cunha Filho EV. Infecção puerperal. São Paulo: Febrasgo; 2018. (Protocolo Febrasgo – Obstetrícia, nº 117).

Santos APD, Urbanetz AA, coords. Urgências e emergências em ginecologia e obstetrícia. Barueri, SP: Manole; 2019.

36

Abdome agudo em obstetrícia

José Cesar Assef
Jacqueline Arantes Giannini Perlingeiro

INTRODUÇÃO

A dor abdominal permanece como uma queixa recorrente nos serviços de emergência, demandando um diagnóstico preciso e uma intervenção adequada em tempo hábil. Apesar dos avanços tecnológicos na medicina, pacientes com abdome agudo, por vezes, ainda enfrentam diagnósticos atrasados ou até mesmo equivocados. Essa situação destaca a urgência de uma avaliação clínica minuciosa e da implementação de protocolos eficazes para garantir o manejo apropriado dessas condições críticas. Quando ocorre na gestante, os aspectos diagnósticos e terapêuticos tornam-se ainda mais complexos em virtude das alterações anatômicas e fisiológicas presentes na evolução da gestação.

De maneira sucinta, pode-se entender o abdome agudo como uma situação de dor abdominal que faz com que o paciente procure um atendimento médico de urgência e necessita de um tratamento, que pode ser clínico ou cirúrgico.

A partir dessa definição, fica clara a grande importância da avaliação do doente com dor abdominal, pois um diagnóstico equivocado pode determinar uma terapêutica clínica em um doente com afecção de tratamento operatório e, não menos importante, acontecer o contrário, levando à realização de um procedimento cirúrgico desnecessário.

Na gestante, isso pode trazer consequências ainda maiores. Várias situações ou doenças podem determinar o abdome agudo nessas pacientes quer seja de origem obstétrica, ginecológica ou do trato digestório, algumas de tratamento clínico e outras tantas que requerem terapêutica operatória. Esses aspectos aumentam a dificuldade que existe na avaliação da dor abdominal, podendo levar a indicações operatórias desnecessárias ou, ainda, retardar o diagnóstico e indicar tardiamente uma cirurgia. Soma-se a isso, em obstetrícia, o fato de que uma indicação terapêutica inadequada pode comprometer não somente a gestante, mas também o feto.

O abdome agudo de origem não obstétrica pode ser classificado em cinco tipos, nos quais a dor abdominal é decorrente de estruturas ou órgãos localizados no abdome (Quadro 1). Seu tratamento é potencialmente operatório.

A história clínica e o exame físico são de extrema importância, tanto para a hipótese diagnóstica correta quanto para a escolha dos exames complementares pertinentes e adequados, quando necessários. Os exames laboratoriais e os métodos de imagem poderão ou não ser realizados e, quando solicitados, devem ser selecionados de acordo com a suspeita clínica e a condição da gestação. Deve haver muito critério na indicação e na interpretação dos exames complementares, pois nem sempre os achados são compatíveis com a hipótese clínica, principalmente na gestante, quando alterações fisiológicas e anatômicas podem dificultar o diagnóstico.

Quadro 1 Causas abdominais de abdome agudo

Abdome agudo inflamatório	Apendicite aguda, colecistite aguda, pancreatite aguda, diverticulite aguda, doença inflamatória pélvica
Abdome agudo obstrutivo	Bridas, hérnia encarcerada ou estrangulada, tumores de cólon e reto, volvo de sigmoide ou do ceco, fecaloma, íleo biliar, invaginação intestinal, bolo de áscaris, obstrução antropilórica
Abdome agudo perfurativo	Úlcera gastroduodenal perfurada, neoplasia gástrica perfurada, perfurações intestinais por corpo estranho
Abdome agudo vascular	Embolia e trombose da artéria mesentérica, trombose da veia mesentérica e isquemia vascular mesentérica não oclusiva
Abdome agudo hemorrágico	Gravidez ectópica rota, cisto de ovário hemorrágico roto, aneurisma de aorta roto, sangramento peritoneal ou retroperitoneal decorrente de anticoagulação oral

CARACTERIZAÇÃO DA DOR

Inicialmente, são fundamentais os conceitos, de dor visceral e dor somática. A dor visceral resulta da estimulação de fibras do sistema nervoso autônomo, que inervam o peritônio visceral. Essa dor é mal localizada e, portanto, pode ser sentida em local diferente daquele do órgão doente. A dor somática ocorre quando há comprometimento do peritônio parietal, que possui inervação periférica. Ela é mais bem-localizada, percebida no local do órgão doente, mais intensa e associada a sinais de irritação peritoneal. Dessa diferença decorre a importância de a doente apontar os locais de início e atual da dor, assim como sua irradiação e o ponto mais doloroso.

Por ser a dor abdominal o principal sintoma do abdome agudo, deve-se procurar caracterizá-la da forma mais precisa possível. Devem ser identificados o tipo de dor, sua intensidade, tempo de evolução, localização e irradiação, fatores de melhora e piora, e sinais e sintomas associados.

A dor abdominal pode ser súbita ou insidiosa, contínua ou em cólica, de caráter progressivo ou não. A dor em cólica costuma ser facilmente interpretada, pois ocorre em ciclos, intercalando períodos de aumento de intensidade, como se algo estivesse sendo torcido dentro do abdome, com períodos de alívio. Ela corresponde a dor de víscera oca, como nas obstruções mecânicas do trato gastrointestinal, nas cólicas biliares e nas cólicas ureterais. A dor contínua, geralmente de intensidade menor que os momentos de exacerbação da dor em cólica, costuma ocorrer nos processos inflamatórios da cavidade peritoneal e em casos de isquemia com necrose intestinal.

No abdome agudo inflamatório (AAI), a dor tem início insidioso, é contínua e tem curso progressivo. Na fase inicial, a dor é em epigástrio ou mesogástrio, ou seja, mal localizada (dor visceral); posteriormente, quando compromete o peritônio parietal, a dor passa a ser localizada na topografia do órgão doente.

No abdome agudo hemorrágico (AAH), a dor é geralmente de início súbito e contínua, porém menos intensa que no abdome agudo perfurativo (AAP), uma vez que o sangue não é um grande fator de irritação peritoneal.

Quanto à localização, a dor pode ser difusa ou localizada, sendo que nesta última deve-se procurar relacionar o diagnóstico com os órgãos correspondentes à topografia da dor.

Por fim, além da dor, os fatores acompanhantes também são importantes para elucidação diagnóstica, como a presença de febre, vômitos e alterações do ritmo intestinal, sempre considerando que, na gestante, algumas dessas manifestações podem ser inerentes à própria gestação.

ANTECEDENTES PESSOAIS

A avaliação dos antecedentes gerais, bem como informações sobre a gravidez, é de suma importância. O entendimento das alterações fisiológicas e morfológicas específicas dessa condição, aliado a um atendimento interdisciplinar com o obstetra, é essencial para garantir diagnóstico e tratamento precoces e adequados. Essa colaboração entre profissionais é fundamental para otimizar o cuidado com a gestante e abordar as complexidades que podem surgir durante o manejo de qualquer condição médica.

EXAME FÍSICO

O exame físico geral e específico do abdome também é importante no abdome agudo. O exame geral fornece informações tanto para caracterizar eventual gravidade (desidratação, choque, sepse) quanto para diagnosticar alteração extra-abdominal que possa justificar a dor. O exame físico específico do abdome deve incluir inspeção, percussão, palpação e ausculta. A palpação do abdome tem papel fundamental na avaliação de irritação peritoneal. Os sinais de irritação peritoneal são as contraturas voluntárias e involuntárias do abdome e a descompressão brusca dolorosa.

Ainda no exame físico, o toque retal e os exames ginecológico e obstétrico propiciam a indicação do exame complementar mais apropriado para a definição do diagnóstico e tratamento.

EXAMES COMPLEMENTARES

Após a avaliação clínica detalhada, muitas vezes são necessários exames complementares, tanto laboratoriais como de imagens.

Exames laboratoriais

Alguns exames laboratoriais são indicados para auxílio diagnóstico e outros, para avaliação geral da doente e do risco cirúrgico.

Dentre os primeiros, podem ser incluídos hemograma, amilase, lipase, urina tipo I e fração beta da gonadotrofina coriônica humana (beta-hCG), a depender da hipótese diagnóstica clínica.

No hemograma, a presença de leucocitose ou leucopenia com aumento de células jovens pode indicar quadro infeccioso ou isquemia intestinal. Essa alteração laboratorial ajuda no diagnóstico, mas não é patognomônica de nenhuma doença específica. Na gestante, o exame deve ser interpretado com muita cautela, considerando-se que nessa fase há aumento fisiológico dos leucócitos no hemograma. Também é importante saber que pode haver infecções abdominais de tratamento operatório sem alteração dos leucócitos e, ainda, leucocitoses até significativas em doenças que são de tratamento clínico.

A amilase e a lipase séricas são utilizadas na suspeita de pancreatite aguda. Valores de amilase três vezes maiores do que o normal são altamente sugestivos desse diagnóstico. É importante lembrar, entretanto, que o aumento da amilasemia também pode ocorrer em outras afecções abdominais e extra-abdominais, e o exame normal não afasta o diagnóstico de pancreatite aguda.

O exame de urina tipo I deve ser interpretado com cautela, pois pequena leucocitúria e hematúria não necessariamente significam problemas urinários e podem estar presentes nas apendicites agudas retrocecais ou naquelas em que o apêndice inflamado está em contato com a bexiga urinária.

Exames de imagem

A radiografia simples é um exame utilizado frequentemente nos serviços de emergência, porém muitas vezes solicitados desnecessariamente. Apesar de ser um exame rápido e de baixo custo, seu real valor é na suspeita clínica de abdome agudo perfurativo e obstrutivo, em que pode mostrar alterações significativas para a confirmação diagnóstica. Entretanto, por conta da irradiação inerente ao exame não deve ser realizado na mulher grávida ou mesmo na suspeita de gravidez.

A ultrassonografia (USG) do abdome é um exame útil e tem indicação principalmente em algumas causas de AAI, podendo confirmar diagnóstico na colecistite aguda. Ela também pode ser associada à USG transvaginal, auxiliando na investigação de dor abdominal na gestante, pois não apresenta contraindicação.

Por fim, a tomografia computadorizada (TC) apresenta alta sensibilidade e especificidade no diagnóstico do abdome agudo, entretanto, está contraindicada por conta do risco da exposição à irradiação ionizante. Na gestante, é substituída pela ressonância magnética (RM) quando necessário.

CAUSAS MAIS COMUNS DE ABDOME AGUDO NÃO OBSTÉTRICO NA GESTAÇÃO

Dentre as causas não obstétricas de abdome agudo na gestante, destacam-se a apendicite aguda, a colecistite aguda e a pancreatite aguda.

Apendicite aguda

A apendicite aguda é a causa mais comum de abdome agudo não obstétrico durante a gravidez. Seu diagnóstico na gestante pode ser um desafio, visto que os sintomas muitas vezes se confundem com os próprios da gravidez e ao exame físico, o local de dor nem sempre é a fossa ilíaca direita como ocorre habitualmente. Durante a gestação, o local de dor muda com as alterações anatômicas do período gestacional, embora raramente o apêndice possa se manter na sua localização habitual. Com o aumento progressivo do útero, o ceco e o apêndice vão se deslocando para cima e para a direita, mudando a localização da dor conforme o trimestre de gestação. Assim, na avaliação inicial da gestante com dor abdominal, as causas relacionadas à gestação são as primeiras a serem consideradas.

A maior dificuldade de um diagnóstico precoce do que na não gestante acarreta a possibilidade de um retardo no tratamento, tornando importante um atendimento multidisciplinar com o obstetra e o cirurgião geral.

Os exames laboratoriais não são específicos, visto que, na gestação, há aumento fisiológico dos leucócitos e da Proteína C Reativa (PCR). Embora a simples leucocitose não ajude, a presença no hemograma de bastões e outras células imaturas deve chamar a atenção para a procura efetiva de um quadro de AAI, para que se obtenha diagnóstico e tratamento precoces.

Além disso, há ainda a contraindicação da TC de abdome por conta do risco de exposiçao à irradiação ionizante, contribuindo também para a possibilidade de retardo no diagnóstico de apendicite aguda na gestante.

A USG torna-se o método radiológico mais utilizado na avaliação diagnóstica na gestante, com sensibilidade moderada, uma vez que a visualização anatômica pode ser limitada em virtude do útero gravídico. Com melhores sensibilidade e especificidade, quando necessário, a RM é a opção para a gestante com suspeita de apendicite aguda, tendo indicação quando os resultados da USG não permitem estabelecer o diagnóstico, evitando assim os potenciais riscos da TC. Assim, em gestantes, a incidência de apendicite aguda complicada, em fase avançada, é maior do que em não gestantes, aumentando as taxas de morbimortalidade.

No que se refere ao tratamento, o método conservador não é apropriado na gestante, e entendemos que a apendicectomia realizada precocemente é o método a ser utilizado, sendo que a cirurgia não deve ser retardada por conta de complicações de extrema gravidade, tanto para a mãe quanto para o feto. Quanto à via de acesso para o tratamento operatório, tanto a via laparoscópica quanto a aberta podem ser usadas com segurança. Embora a via laparoscópica para tratamento da apendicite aguda possa ser indicada em todos os trimestres, alguns autores entendem que ela está mais indicada nos dois primeiros trimestres e a cirurgia aberta, no último.

Colecistite aguda

A colecistite aguda é a segunda causa mais comum de abdome agudo na gestação. Sua manifestação clínica é semelhante à observada nas gestantes e não gestantes, com dor no quadrante superior direito, náuseas e vômitos.

Assim como na apendicite aguda, os exames laboratoriais não são específicos, porém, na colecistite aguda, a USG abdominal, além de ser o exame de escolha, é um método altamente efetivo.

A escolha da melhor opção terapêutica para a gestante com colecistite aguda ainda gera debate. Embora essa condição frequentemente exija tratamento operatório, o tratamento clínico pode ser eficaz, evitando a necessidade de uma cirurgia de urgência. Alguns autores defendem a realização de colecistectomia precoce durante a gravidez, argumentando que isso pode prevenir complicações futuras e a readmissão do paciente por conta de recidivas. Por outro lado, muitos especialistas afirmam que o tratamento clínico é adequado para casos de colecistite aguda não complicada, sugerindo que a cirurgia deve ser postergada sempre que possível, sendo considerada apenas quando o quadro persiste apesar da terapêutica clínica.

O padrão-ouro para tratamento na população geral é a colecistectomia por videolaparoscopia, porém a conduta para os diferentes graus da colecistite aguda na gravidez não é igual. A realização desse procedimento de urgência é particularmente recomendada no segundo trimestre de gestação. Para o primeiro e o terceiro trimestres, a conduta ainda é discutida. Na fase precoce da gestação, alguns consideram que a cirurgia não costuma ser recomendada, pois é um período crítico para o desenvolvimento fetal. No final da gestação, a abordagem terapêutica continua a ser objeto de discussão. Durante essa fase, a colecistite aguda leve pode ser tratada de forma segura com medidas clínicas. Para casos de colecistite moderada, uma alternativa é a colecistostomia, que pode servir como uma estratégia de controle de danos, permitindo que a colecistectomia seja realizada após o parto. Em contrapartida, na colecistite aguda grave, especialmente em situações críticas ou diante de um quadro agudo não controlado, a realização imediata da colecistectomia é necessária.

Quanto à via de acesso cirúrgico, a videolaparoscopia pode ser realizada com segurança em qualquer trimestre da gestação. Apesar de haver certo receio de que a laparoscopia no primeiro trimestre da gestação possa induzir aborto espontâneo, não há evidências suficientes nesse sentido.

Pancreatite aguda

A causa mais comum de pancreatite aguda na gestação é a colelitíase, seguida pelo uso de bebida alcoólica e pela hiperlipidemia. Sua apresentação clínica é semelhante à observada na não gestante, com dor epigástrica, irradiação para os hipocôndrios e dorso, acompanhada de vômitos.

A confirmação diagnóstica depende da presença de pelo menos dois dos seguintes critérios: característica clínica da dor, exame laboratorial (amilase e lipase) e métodos de imagem. Neste último, o método ideal de avaliação é a TC de abdome, porém, como citado anteriormente, ela deve ser evitada na grávida por conta dos riscos potenciais associados à exposição à radiação. Dessa forma, as opções seriam a USG, que tem grande efetividade para identificar os cálculos biliares, porém com limitações na avaliação do pâncreas, e a RM.

O tratamento não difere entre a gestante e a não gestante, sendo inicialmente clínico, com jejum, hidratação e sedação para a dor, havendo resolução na maioria dos casos.

A antibioticoterapia ainda é controversa também na população geral, devendo ser introduzida em casos de infecção e de acordo com o grau de necrose pancreática. Métodos invasivos, como a radiologia intervencionista ou mesmo cirurgia, ficam reservados para os casos que evoluem com complicações infecciosas locais (necrose infectada).

Na maioria dos casos, os cálculos que desencadeiam a pancreatite aguda já migraram para o duodeno por meio da papila de Vater, entretanto, nas poucas vezes que o cálculo permanece na via biliar ou há evolução com colangite, o tratamento deve ser por meio da colangiopancreatografia retrógrada endoscópica (CPRE) para drenagem da via biliar, com papilotomia e extração dos cálculos.

CONSIDERAÇÕES FINAIS

O diagnóstico e o tratamento do abdome agudo na gestação representam importante desafio na prática médica. Exigem não apenas conhecimento e experiência, mas, acima de tudo, serenidade para lidar com uma condição que pode se apresentar de diferentes formas em função de sua complexidade.

A abordagem que parece mais eficaz para amenizar esse problema é a atuação de forma multidisciplinar, envolvendo representantes das equipes de cirurgia e obstetrícia. Essa colaboração entre especialistas é essencial para garantir um cuidado integral e integrado às pacientes, promovendo melhores resultados clínicos e maior segurança durante o manejo das condições que afetam gestantes.

BIBLIOGRAFIA CONSULTADA

Al Samaraee A, Bhattacharya V. Challenges encountered in the management of gall stones induced pancreatitis in pregnancy. Int J Surg. 2019;71:72-8.

Alsadery HA, Bamalan OA, Aljubran HJ, Albaish LJ, Al Ghanim BZ. Non obstetric acute abdomen in pregnancy: a review of literature. Med Arch. 2023;77(4):293-8.

Bufman H, Raskin D, Barash Y, Inbar Y, Mashiach R, Tau N. Findings on emergent magnetic resonance imaging in pregnant patients with suspected appendicitis: a single center perspective. PLoS One. 2024;19(2):e0288156.

Cheng V, Matsushima K, Sandhu K, Ashbrook M, Matsuo K, Inaba K, et al. Surgical trends in the management of acute cholecystitis during pregnancy. Surg Endosc. 2021;35(10):5752-9.

Dempsey PJ, Delaney FT, Geoghegan T, Lawler L, Bolster F. MR imaging of acute abdominal pain in pregnancy. Br J Radiol. 2022;95(1136):20211114.

Haque M, Kamal F, Chowdhury S, Uzzaman M, Aziz I. Non-obstetric causes and presentation of acute abdomen among the pregnant women. J Family Reprod Health. 2014;8(3):117-22.

Lie G, Eleti S, Chan D, Roshen M, Cross S, Qureshi M. Imaging the acute abdomen in pregnancy: a radiological decision-making tool and the role of MRI. Clin Radiol. 2022;77(9):639-49.

Mądro A. Pancreatitis in pregnancy-comprehensive review. Int J Environ Res Public Health. 2022;19(23):16179.

Pearl J, Price R, Richardson W, Fanelli R. SAGES guidelines for diagnosis, treatment, and use of laparoscopy for surgical problems during pregnancy. Surg Endosc. 2011;25(11):3479-92.

Rios-Diaz AJ, Oliver EA, Bevilacqua LA, Metcalfe D, Yeo CJ, Berghella V, et al. Is it safe to manage acute cholecystitis nonoperatively during pregnancy? A nationwide analysis of morbidity according to management strategy. Ann Surg. 2020;272(3):449-56.

Rountis A, Dimitroulis D, Nikiteas N. Laparoscopic appendectomy vs open appendectomy during pregnancy: a systematic review. Hippokratia. 2022;26(1):1-6.

Sedaghat N, Cao AM, Eslick GD, Cox MR. Laparoscopic versus open cholecystectomy in pregnancy: a systematic review and meta-analysis. Surg Endosc. 2017;31(2):673-9.

Skubic JJ, Salim A. Emergency general surgery in pregnancy. Trauma Surg Acute Care Open. 2017;2(1):e000125.

Thanasa A, Thanasa E, Antoniou IR, Leroutsos A, Gerokostas EE, Kontogeorgis G, et al. Early diagnosis of acute appendicitis in the second trimester of pregnancy based on non-typical clinical findings: report of a rare case and a mini-review of the literature. Cureus. 2024;16(5):e61463.

Tinoco RC, Tinoco ACA, Sueth DM, Pena FM, Horta LA, Fregona L. Colecistite aguda litiásica durante a gravidez: uso da ultra-sonografia laparoscópica trans-operatória. Rev Bras Videocir. 2006;4(3):131-4.

Yavuz Y, Sentürk M, Gümüş T, Patmano M. Acute appendicitis in pregnancy. Ulus Travma Acil Cerrahi Derg. 2021;27(1):85-8.

Zanuto TS, Silva LVB, Zanuto BS, Gondin MB, Daguer LR, Lobo NS, et al. Apendicite aguda na gravidez: uma revisão integrativa. Res Soc Dev. 2023;12(3):e25012340716.

Zhang W, Yi H, Cai M, Zhang J. Management strategies for acute cholecystitis in late pregnancy: a multicenter retrospective study. BMC Surg. 2023;23(1):340.

Índice remissivo

C

D

R

S

U

V

W